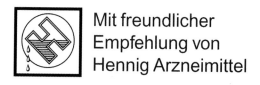

Mit freundlicher
Empfehlung von
Hennig Arzneimittel

Schwindel aus interdisziplinärer Sicht

Herausgegeben von
C.-Toni Haid

Mit Beiträgen von

Gottfried Aust
Eberhard Bender
Claus-Frenz Claussen
Arne Ernst
Ales Hahn
Bernhard Hofferberth
Günter Hortmann
Heinrich Iro
Gerhard Koniszewski
Johannes Lang
Thomas Lenarz

Michael Mocny
Dethard Nagel
Karsten Ritter
W. D. Schäfer
Helmut Schaaf
Hans Scherer
Wolfgang Stoll
Frank Waldfahrer
Martin Westhofen
Stephan R. Wolf

116 Abbildungen
48 Tabellen

Georg Thieme Verlag
Stuttgart · New York

Bibliografische Information der Deutschen Bibliothek

Die Deutsche Bibliothek verzeichnet diese Publikation in der Deutschen Nationalbibliografie; detaillierte bibliografische Daten sind im Internet über http://dnb.ddb.de abrufbar.

Wichtiger Hinweis: Wie jede Wissenschaft ist die Medizin ständigen Entwicklungen unterworfen. Forschung und klinische Erfahrung erweitern unsere Erkenntnisse, insbesondere was Behandlung und medikamentöse Therapie anbelangt. Soweit in diesem Buch eine Dosierung oder eine Applikation erwähnt wird, darf der Leser zwar darauf vertrauen, dass Autoren, Herausgeber und Verlag große Sorgfalt aufgewendet haben, damit diese Angabe **dem Wissensstand bei Fertigstellung des Buches** entspricht.

Für Angaben über Dosierungsanweisungen und Applikationsformen kann vom Verlag jedoch keine Gewähr übernommen werden. **Jeder Benutzer ist angehalten,** durch sorgfältige Prüfung der Beipackzettel der verwendeten Präparate und gegebenenfalls nach Konsultation eines Spezialisten festzustellen, ob die dort gegebene Empfehlung für Dosierungen oder die Beachtung von Kontraindikationen gegenüber der Angabe in diesem Buch abweicht. Eine solche Prüfung ist besonders wichtig bei selten verwendeten Präparaten oder solchen, die neu auf den Markt gebracht worden sind. **Jede Dosierung oder Applikation erfolgt auf eigene Gefahr des Benutzers.** Autoren und Verlag appellieren an jeden Benutzer, ihm etwa auffallende Ungenauigkeiten dem Verlag mitzuteilen.

© 2003 Georg Thieme Verlag
Rüdigerstraße 14
70469 Stuttgart
Unsere Homepage: http://www.thieme.de

Printed in Germany

Umschlaggestaltung: Thieme Verlagsgruppe
Satz und Druck: Druckhaus Götz GmbH, Ludwigsburg
    www.druckhaus-goetz.de
Buchbinder: Held, Rottenburg

ISBN 3-13-132811-8   1 2 3 4 5 6

Vorwort

Viele Ärzte unterschiedlicher Fachdisziplinen werden oft mit Patienten konfrontiert, die über Schwindel klagen. Dieses sehr häufig vorkommende und von den Patienten oftmals als quälend empfundene Symptom ist dem Charakteristikum Schmerz ähnlich unangenehm. Aus diesem Grund wurden an der Euromed**Clinic**® in Fürth Fortbildungsveranstaltungen darüber veranstaltet, zuletzt vom 25.–27. Januar 2002 mit dem Thema **„Schwindel und Gleichgewichtsstörungen – eine interdisziplinäre Herausforderung"**. Dank der renommierten Referenten war die Resonanz der teilnehmenden Ärzte so groß, dass der Wunsch entstand, ein Buch mit dem Titel: **„Schwindel aus interdisziplinärer Sicht"** herauszugeben.

Freundlicherweise haben die Firma Hennig Arzneimittel GmbH + Co. KG und Fa. GN-Otometrics GmbH die Finanzierung der Drucklegung des Buches unterstützt, wofür sich der Herausgeber sehr herzlich bedanken möchte. Dadurch wird der Wunsch verwirklicht, dieses wichtige und häufig auftretende Symptom, nämlich Schwindel, Ärzten verschiedener Fachdisziplinen wie dem HNO-Arzt, dem Neurologen, dem Ophthalmologen, dem Orthopäden, dem Internisten und dem Allgemeinarzt, um nur einige zu nennen, wichtige Informationen darüber zu vermitteln. Den Kollegen, die dieses Buch zur Hand nehmen, soll es als Leitfaden für den klinischen Alltag dienen.

Den Mitautoren dieses Buches sei für ihre engagierte Mitarbeit gedankt. Dem Thieme-Verlag, insbesondere Frau Angelika Rückle und Frau Elke Rettig, möchte ich für die Veröffentlichung dieses Buches danken. Meinem HNO-Team, insbesondere Frau G. Gebhard, Frau A. Sain, Herrn Dr. med. D. Nagel und Herrn Doz. Dr. med. J. Rehberg möchte ich herzlich für ihren persönlichen Einsatz danken.

Prof. Dr. med. C.-Toni Haid

Alphabetisches Adressverzeichnis der Autoren

PD Dr. med. Gottfried Aust
Beratungsstelle für Hörbehinderte
Paster-Behrens-Str. 81
12359 Berlin 47

Dr. Dr. med. Eberhard Bender
Facharzt für Mund-, Kiefer- und
Gesichtschirurgie
Michael-Vogel-Str. 1 e
91052 Erlangen

Prof. Dr. med. Claus-Frenz Claussen
Extraordinarius für Neurootologie
Kurhausstraße 12
97688 Bad Kissingen

Prof. Dr. med. Arne Ernst
Direktor der HNO-Klinik im UKB
Rapsweg 55
12683 Berlin

Prof. Dr. med. Ales Hahn, Csc
Orl Klinika Fakultni Nemocnice
Královské Vinohrady
ENT Department of 3rd Medical
Faculty of Charles University
Srobárova 50
CZ-10034 Prague 10 – Vinohrady

Prof. Dr. med. C.-Toni Haid
Leitender Arzt der HNO-Abteilung
EuromedClinic®
Europa-Allee 1
90763 Fürth

Prof. Dr. med. Bernhard Hofferberth
Chefarzt der Neurologischen Klinik
Krankenhaus Lindenbrunn
Postfach 11 20
31861 Coppenbrügge

Günter Hortmann
GN Otometrics GmbH & Co. KG
Robert-Bosch-Str. 6
72654 Neckartenzlingen

Prof. Dr. med. Heinrich Iro
Direktor der Klinik und Poliklinik für
Hals-Nasen-Ohrenkranke
Universität Erlangen-Nürnberg
Waldstraße 1
91054 Erlangen

Prof. Dr. med. Gerhard Koniszewski
Chefarzt für Augenheilkunde
Klinikum Nürnberg
Flurstraße 17
90410 Nürnberg

Prof. Dr. med. Johannes Lang
ehem. Leiter des Anatomischen Instituts
Gebrüder Grimm Straße 15
97078 Würzburg

Prof. Dr. med. Thomas Lenarz
Direktor der HNO-Klinik
Medizinische Hochschule Hannover
Carl-Neuberg-Str. 1
30625 Hannover

Dr. med. Michael Mocny
Innere Medizin
EuromedClinic®
Europa-Allee 1
90763 Fürth

Dr. med. Dethard Nagel
HNO-Abteilung
EuromedClinic®
Europa-Allee 1
90763 Fürth

Prof. Dr. med. Karsten Ritter
Chefarzt der HNO-Abteilung
Evang. Diakonissenanstalt
Gröpelinger Heerstraße 406 – 408
28239 Bremen

Prof. Dr. W. D. Schäfer
Sehschule der Univ.-Augenklinik
Josef-Schneider-Str. 11
97080 Würzburg

Dr. Helmut Schaaf
Tinnitus Klinik Bad Arolsen
Große Allee 3
34454 Arolsen

Prof. Dr. med. Hans Scherer
Direktor der HNO-Klinik der
Freien Universität Berlin
Klinikum Benjamin Franklin
Hindenburg Damm 30
12200 Berlin

Prof. Dr. med. Wolfgang Stoll
Direktor der Univ.-HNO-Klinik
Kardinal-von-Galen-Ring 10
48149 Münster

Dr. med. Frank Waldfahrer
Klinik und Poliklinik für
Hals-Nasen-Ohrenkranke
Universität Erlangen-Nürnberg
Waldstraße 1
91054 Erlangen

Prof. Dr. med. Martin Westhofen
Direktor der Klinik für Hals-, Nasen-,
Ohrenheilkunde und Plastische Kopf- und
Halschirurgie
Universitätsklinikum der RWTH Aachen
Pauwelsstraße 30
52074 Aachen

Prof. Dr. med. Stephan R. Wolf
Leitender Arzt der HNO-Abteilung
Euromed**Clinic** ®
Europa-Allee 1
90763 Fürth

Inhaltsverzeichnis

Anatomie und Physiologie des vestibulären Systems

Die Entwicklungsgeschichte des Innenohres

K. Ritter, Bremen

Die im Laufe der Phylogenese gebildeten Sinnesorgane tierischer Organismen sind Messinstrumente, die bestimmte physikalische oder chemische Zustände und deren Veränderungen wahrnehmen, um dem Organismus das Überleben zu sichern. Das erste Auftreten von Sinneswahrnehmungen liegt etwa 700 Millionen Jahre zurück. Die Notwendigkeit, sich im Medium Wasser, in dem das Leben begann, zu orientieren, führte zur Entwicklung einer „Ursinneszelle", die sich an der Erdwendigkeit oder dem Gravitropismus, d. h. der Orientierung am Vektor der Schwerkraft, ausrichtete. Es handelt sich hierbei um das bei den Quallen oder Medusen vorhandene Statozystensystem. In dieser Zyste liegt ein relativ schwerer Körper, der Statolith, auf einem Polster von Sinneszellen, der wegen der Schwerkraftwirkung jeweils immer an unterster Stelle der flüssigkeitsgefüllten Hohlkugel liegt. Durch Verbiegung der Haare reizt der Statolith die darunterliegenden Rezeptoren. Die von diesen Zellen abgehenden Nervenbahnen sind so gestaltet, dass sie dem Tier stets seine Lage erkennbar machen und bei Bedarf gleichzeitig Muskeln oder Organsysteme in Tätigkeit setzen, welche die normale Lage wieder herstellen. Die Urmeduse des Kambriums besaß dieses System noch nicht. Wenn ihr das schwere Missgeschick passierte umzukippen, so war sie nicht mehr fähig, zur Oberfläche in die nahrungsreiche Zone zu schwimmen. Sie sank, auf dem Rücken nach unten, und starb.

Die Natur arbeitet opportunistisch. Das Lagesinnesorgan Statozyste war so erfolgreich, dass es von den Nachfolgern der Qualle bis zum Menschen im Laufe der Phylogenese in den erwähnten 700 Millionen Jahren immer wieder verwendet wurde. Unser archaistisches Lagesinnesorgan im Labyrinth, also im Utriculus und Sacculus, arbeitet noch immer nach dem gleichen Prinzip und auch unser Hörorgan, das erst etwa vor 270 Millionen Jahren im Perm entwickelt worden war, arbeitet letztlich nach dem gleichen Prinzip, nämlich der Erregung von Sinneszellen mit Härchen.

Auch in den Pflanzen wird das System des Gravitropismus ausgenutzt. In den Zellen von Wurzelhalmen oder -zweigen sind spezifisch schwerere, Stärke speichernde Organellen, die Amyloplasten, vorhanden, die jeweils am Grund der Zelle, der Schwerkraft entsprechend, liegen und so die Wachstumsrichtung bestimmen.

Eine Art erstes Hör- und Gleichgewichtsorgan besitzen die stammesgeschichtlich früh entstandenen Fische im sog. Seitenlinienorgan. Auch hier sind druckperzipierende Sinneszellen vorhanden, die Schallwellen wahrnehmen können und so die Funktion eines primitiven, statoakustischen Organs ausüben. Sie übertragen Strömungsverhältnisse des Mediums Wasser, geringste Druckveränderungen, Stromrichtungen, Gezeiten und Abstand der Fische zueinander. Mit ihrer Hilfe können Fische nahende Feinde oder Beuteobjekte orten, solange diese sich bewegen, also Druckschwankungen erzeugen. Unter der Oberhaut der Fische und unter den Schuppen verläuft ein röhrenförmiger Kanal, der durch die Schuppen hindurch Öffnungen nach außen hat. Die Druckwellen des Wassers werden auf den leicht gallertigen Inhalt des Kanals übertragen und je nach der Strömungsrichtung werden dort die Sinnesknospen bewegt.

An diesen Ausführungen erkennen Sie also, dass unser archaisches Gleichgewichtsorgan uralt ist und dass sich das Prinzip der Erregung von Sinneszellen über Statolithen auch beim Menschen im Sacculus und Utriculus noch immer vorhanden ist und sich nur wenig fortentwickelt hat. Die Entwicklung von Haarzellen als Sinnesorgane, wie sie bei den Fischen auftreten, wurde später entwickelt und ist beim Menschen, wie wir noch erkennen werden, in den Ampullen des Bogenganges vorhanden, schließlich auch natürlich im Hörorgan.

War es nur ein Versuch oder gar ein Irrtum der Natur, als Fische oder Lurche im Karbon vor 375 Millionen Jahren vom Wasser auf das Land überwechselten? Mehrere Probleme mussten hierbei gelöst werden. Hierzu gehören die Fortbewegung auf dem Land, die Sauerstoffversorgung aus der Luft, die Aufrechterhaltung des osmotischen Drucks, der Schutz der äußeren Körperhöhle vor Austrocknung und natürlich die Anpassung der Schallwahrnehmung an den Unterschied zwischen Wasser- und Luftschall, denn die Methode der Fische, Schallwellen durch den Körper aufzunehmen, funktioniert in der Luft nicht. So entwickelten die Lurche als erste ein Trommelfell, womit es möglich war, Schallschwingungen der Luft als ein flüssiges Medium im Inneren des Körpers zu übertragen. So haben sich die Landtiere und wir schließlich nur noch Wasser in den Hohlräumen des Innenohres erhalten.

Bei den Insekten haben einige Gattungen ganz unterschiedliche Hörorgane entwickelt, die sich in drei Gruppentypen einteilen lassen: Hörorgane, Tympanalorgane und das Johnston'sche Organ. Alle besitzen lange, leicht bewegliche, an exponierten Körperstellen lokalisierte Haare, die aufgrund ihrer hohen Beweglichkeit die Schallwellen in Tonempfindungen umsetzen. Die Küchenschabe z. B. besitzt nur ein Hörhaar mit einem besonders langen Hebel in einer Art Kugelgelenk, wodurch die Rezeptorzelle erregt wird. Mit einem typischen Schallempfänger, dem Tympanalorgan, ist die Heuschrecke ausgestattet. Sie besitzt zwei gespannte Trommelfelle und Resonanzräume und kann Frequenzintensitäten und Richtung des Schalls unterscheiden. Komplizierter aufgebaut ist das Hörorgan der Stechmücke im zweiten Fühlerglied, die feinste Borstenhärchen entwickelt hat und bereits verschiedene Frequenzen zu unterscheiden vermag. Diese Beispiele zeigen die Entwicklung vom Sinneshaar mit der Erkennung einer Frequenz über das Erkennen der Richtung bis hin zum Wahrnehmen verschiedener Frequenzen.

Eine Besonderheit gibt es bei den Fledermäusen. Nachtvögel, wie Eulen und Käuzchen, sind nicht in der Lage, bei vollständiger Dunkelheit zu fliegen. Sie würden gegen Hindernisse stoßen. Fledermäuse dagegen können ohne Schwierigkeiten ihre völlig lichtlosen Wohnhöhlen verlassen, ohne untereinander oder an Wandungen anzuprallen. Sie stoßen hierbei ultrakurze Ortungslaute in einem Zeitintervall von 0,1 – 1 msek mit Grundfrequenzen von 30 000 bis 120 000 Hz aus.

Die Peillaute entsprechen in ihrer Intensität der Lautstärke eines Flugzeuges.

Elefanten dagegen verständigen sich mit Infraschall unter 16 Hz. Diese laute Kommunikation reicht von Vorhandenmustern bei einer drohenden Gefahr bis zu Lockrufen über kilometerweite Entfernungen, um z. B. anderen Herden die gleiche Wanderungsrichtung mitzuteilen. Sie ist auch wichtig bei der Partnersuche, die rasch geschehen muss, da die Empfängnisbereitschaft meist nur 24 Stunden dauert.

Nun aber zum *Innenohr beim Menschen*. Das Labyrinth liegt gut geschützt im harten Knochen des Felsenbeins eingelagert. Das Hohlraumorgan wird von einer äußerst harten, dreischichtigen, periostalen, enchondralen und enostalen Knochenwand, dem knöchernen Labyrinth, umgeben. Der Knochen ist so hart, dass er nur schwer frakturiert. Sollte er jedoch brechen, so kann er wegen des Mangels an Osteoblasten nicht heilen. In diesem Knochen eingebettet liegt das knöcherne Labyrinth, das aus einem akustischen Teil, der Schnecke, und einem vestibulären oder statischen Teil, dem Vorhof und den drei Bogengängen, besteht. Der Vorhof oder das Vestibulum ist 4 – 5 mm groß, die laterale Wand entspricht der medialen Wand des Mittelohrs, die mediale Wand enthält die kleinen Einbuchtungen zur Aufnahme von Utriculus und weiter unten Sacculus. Die drei Bogengänge haben nicht 6 Öffnungen zum Vestibulum sondern nur 5, da der hintere Schenkel des oberen und hinteren Bogenganges eine gemeinsame Öffnung, das Crus commune, besitzen, sodass das Vestibulum insgesamt 5 Öffnungen zu den Bogengängen aufweist. Die Bogengänge sind halbkreisförmig gebogene Kanäle mit einem elliptischen Querschnitt von etwa 1,2 mm Durchmesser. Sie sind erheblichen individuellen Schwankungen unterworfen. Wir unterscheiden den oberen oder superioren Bogengang, der kranial auf der Pyramidenoberkante eine kleine Erhebung, die Eminentia arcuata, ausbildet, den hinteren oder posterioren sowie den lateralen oder horizontalen Bogengang. Am Beginn dieser Bogengänge sind Erweiterungen, die Ampullen, vorhanden, danach gehen sie in die Schenkel der Bogengänge, das Crus ampullare, über.

In diesem knöchernen Labyrinth befindet sich das noch kompliziertere häutige Labyrinth. Es handelt sich um ein geschlossenes, schlauchartiges System von Hohlräumen, das teilweise an der knöchernen Wandung des Labyrinths befestigt ist und etwa $1/3$ des Lumens ausfüllt. Es besteht aus kollagenen, elastischen Fasern mit sternförmig verästelten Zellen. Im häutigen Labyrinth befindet sich eine Endolymphe, die in der Stria vascularis des Ductus cochlearis gebildet wird. Das häutige Labyrinth besteht aus dem Utriculus, Sacculus, den drei Bogengängen und dem Ductus cochlearis.

Wir sollten uns ganz klein machen und in diesem Labyrinth umherwandern. Wir beginnen im Utriculus: Der Utriculus ist ein etwa 5 mm langer Schlauch im Recessus ellipticus des Vorhofs gelegen und fest am Knochen verankert. In diesen Utriculus münden die drei Bogengänge, natürlich ebenso mit 5 Öffnungen, wie oben beschrieben, da auch der obere und hintere häutige Bogengang ein gemeinsames Crus haben. An der Unterwand des Utriculus befindet sich die Macula, die das eigentliche Sinnesorgan aufnimmt. Sie ist herzförmig, mit einer Ausdehnung von 2–3 mm. Vom Utriculus können wir durch den Canalis utriculosaccularis in den Sacculus wandern. Es handelt sich hierbei um einen winzigen Verbindungsgang, in dem eine kleine Klappe, die Bast'sche Klappe, vorhanden ist, die den Endolymphstrom reguliert. Der Sacculus ist ein abgeplatteter, rundlicher, im Recessus sphaericus des knöchernen Vorhofs gelegener häutiger Hohlraum, der fest verankert im Vorhofknochen vorhanden ist. Er besitzt die 1–2 mm breite Macula zur Aufnahme des entsprechenden Sinnesorgans. Vom Sacculus können wir durch den 0,7 mm langen und 0,2–0,5 mm im Durchmesser betragenden Ductus reuniens in den Ductus cochlearis, das Hörorgan, wandern, worin das Corti-Organ als Sinnesorgan eingebettet ist. Vom Sacculus gelangen wir ebenfalls in das endolymphatische System bis unter die Dura mater. Vom Utriculus gehen – wie erwähnt – die häutigen Bogengänge aus. Jeder Bogengang hat am Beginn eine Erweiterung, die Ampulle, in der die Crista ampullaris, also das Sinnesorgan, liegt.

Die Macula im Utriculus und Sacculus weist an der Basis eine zarte, strukturlose Basilarmembran auf. Hierauf sind Stütz- und Sinneszellen fixiert. Wir unterscheiden 2 Typen von Sinneszellen, Typ I und II, wobei der erste eine flaschen- oder birnenähnliche Form aufweist, der zweite ist zylindrisch. Jede Zelle trägt 70–80 Zilien sowie ein Kinozilium, die von einem Endolymphraum umgeben in die Otolithenmembran hereinragt. Diese Otolithenmembran besteht aus Mukopolysacchariden. Auf ihnen liegen die Otolithen, bei denen es sich um kristalline Körner aus Calciumcarbonat mit rhomboider Form handelt.

In den Ampullen der häutigen Bogengänge liegt am Boden eine quer zum Verlauf des Ganges verlaufende Barriere vor, die etwa 1/3 des Umfangs der Ampulle ausfüllt. Sie heißt Crista ampullaris und liegt im Sulcus ampullaris, welcher den Nerv aufnimmt. Auf dieser Crista sitzt die etwa 1 mm hohe Cupula, die bis zum Ampullendach heraufreicht und wasserdicht abschließt. Die Cupula ist mit der Membrana tectoria auf dem Corti-Organ zu vergleichen und im Aufbau sehr ähnlich. Sie ist von Kanälen durchzogen. Zwischen Crista und Cupula liegt ein 2–5 mm breiter, subcupulärer Spalt mit fadenähnlichen Strukturen zur Beweglichkeit der Cupula. Auf der Crista ampullaris sitzt, ähnlich wie auf der Macula des Utriculus und Sacculus, eine Basilarmembran, auf dieser wiederum, in Stützzellen eingebettet, die Sinneszellen liegen, die ebenfalls wie im Utriculus und Sacculus in zwei Typen unterteilt sind. Die bauchigen Formen von Typ I sind zahlreicher und liegen mehr zentral, die zylindrischen von Typ II sind seltener und liegen mehr peripher. Auch diese Sinneszellen weisen etwa 60 Sinneshaare, die Stereozilien, auf, sowie ein einziges Kinozilium. Die Sinneszellen sind verschieden lang und stufenförmig angeordnet. Das Kinozilium dürfte ein älteres Überbleibsel aus der Entwicklungsgeschichte sein, wie ich es Ihnen an den Tierbeispielen dargelegt habe. Die beiden Zelltypen unterscheiden sich nicht nur in ihrer Form, sondern auch in ihrer Struktur im Golgi-Apparat sowie in der Innervation. Der erwähnte wasserdichte Abschluss der Cupula im Ampullendach ist inzwischen tierexperimentell bewiesen, so durch Injektionsversuche mit verdünnter Tusche. Ohne diesen wasserdichten Abschluss würde das System nicht funktionieren.

Während uns das Sinnesorgan in Utriculus und Macula Translationsbewegungen übermittelt, melden die Sinnesorgane in den Bogengängen Rotationsbewegungen. Die unterschiedliche Auslenkung der Cupula verändert die Frequenz der Aktionspotenziale. Die Rezeptoren senden auch in Ruhe stets Aktionspotenziale (Grundfrequenz) aus. Bei einer Bewegung in eine Richtung zeigt die Frequenz eine hohe Beschleunigung, bei entgegengesetzter Drehung nimmt die Frequenz ab, sodass wir stets durch aktivierende und hemmende Reizungen der Sinneszellen und Übertragung über das nervale System über Rotationsbewegungen informiert sind.

Literatur beim Verfasser.

Anatomie des vestibulären Systems

J. Lang, Würzburg

Im alten Rom wurde als Vestibulum der Vorraum des Hauses bezeichnet; darin wurde die Tunika abgelegt.

Im Vestibulum **des Innenohrs** befinden sich Sacculus, Utriculus und einige Gangsysteme sowie Nerven.

Vestibulum

Das Vestibulum (Abb. 1) ist ein ovoider, seitlich etwas abgeplatteter Hohlraum mit einem sagittalen

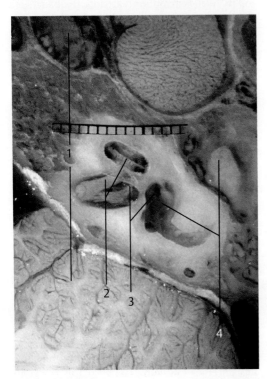

Abb. 1   Vestibulum
Transversalschnitt durch Meatus acusticus internus und Umgebung (4-Jähriger)
1. Ganglion trigeminale und Cerebellum
2. Pars cochlearis (im Meatus acusticus internus und Cochlea)
3. Pars vestibularis, Vestibulum canalis semicircularis lateralis und Macula utriculi
4. Incus und Cavitas tympanica

Durchmesser von 5 – 7 mm, einem vertikalen von 4 – 5 mm und einem transversalen von 3 – 4 mm (oberhalb der Fenestra vestibuli). Unterhalb der Fenestra vestibuli beträgt der Querdurchmesser nach Graf Spee (1896) nur 2,8 mm, ein Maß, das mit unseren Schnitten (bei großer Variationsbreite) übereinstimmt. Das Vestibulum stellt den zentralen Teil des Labyrinthus osseus dar, befindet sich zwischen Bogengängen und Cochlea und ist gleichsam deren Vereinigungs- oder Ausgangszone. Außen grenzt es an die Cavitas tympanica, innen an den Grund des Meatus acusticus internus, vorn an die Schnecke und seitlich, hinten und oben an die Bogengänge. Der vordere untere, mehr medial gelegene Vestibulumanteil wird als Recessus sphaericus bezeichnet (Abb. 2).

Ihm liegt der Sacculus an, für dessen ableitende Sinnesnerven eine Macula cribrosa media entwickelt ist. Diese grenzt an den Fundus meatus acustici interni. Der länglich-ovale Recessus ellipticus liegt dahinter und oberhalb davon.

Zwischen beiden befindet sich die Crista obliqua. Im Recessus ellipticus, im Dachabschnitt und an medialen Wandteilen ist der Utriculus platziert. Die ableitenden Nerven des Utriculus, der Canales semicirculares anterior et lateralis ziehen durch die Macula cribrosa superior hindurch. Die Crista vestibuli endet oben mit einer konischen Spitze, die als Pyramis vestibuli bezeichnet wird. Sie ist durch die Fenestra vestibuli hinter deren oberem Rand sichtbar. Hyrtl (1885) bezeichnete die Recessus früher richtiger als Recessus hemisphaericus und hemiellipticus. An der vorderen Wand des Recessus sphaericus mündet die Scala vestibuli der Cochlea. Im Bereich des Recessus ellipticus münden die 3 Bogengänge mit 5 Öffnungen ein. Das Crus commune mündet in den medialen und hinteren Wandabschnitt des Utriculus und ist etwas größer als die anderen 4. Unmittelbar davor befindet sich die Öffnung für den Aquaeductus vestibuli, zu dem eine kleine Rinne (Sulcus Morgagni) an der medialen Wand des Vestibulum führt.

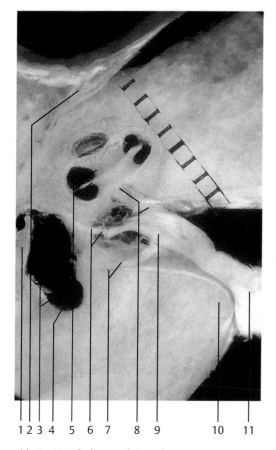

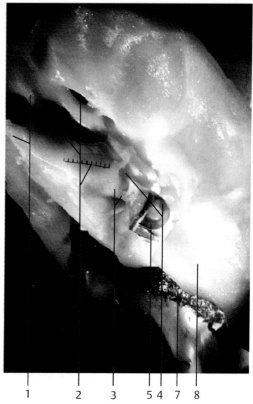

1 2 3 5 4 7 8

Abb. 3 Bogengangsystem injiziert und umgebende Strukturen (Präparat Professor Stennert, Göttingen), von oben
1. Lingula sphenoidalis und Apex partis petrosae
2. Foramen lacerum inferior und Foramen ovale, Millimeterpapier
3. Porus acusticus internus, Oberwand
4. Meatus acusticus internus, Seitenwand und Crista transversa
5. Fossa geniculata und Canalis semicircularis anterior
6. Canalis semicircularis lateralis et posterior
7. Sinus sigmoideus
8. Antrum mastoideum, von unten durchleuchtet

1 2 3 4 5 6 7 8 9 10 11

Abb. 2 Vestibulum und Umgebung
1. Fenestra vestibuli
2. N. petrosus major
3. Vestibulum
4. Cochlea (Mittelwindung), Modiolus und Lamina spiralis ossea
5. Area vestibularis inferior und N. saccularis
6. Foramen singulare und N. ampullaris posterior
7. Ganglion vestibulare, Pars inferior
8. Area cochleae und N. VIII, Pars cochlearis
9. N. VIII
10. Meatus acusticus internus
11. Meatus acusticus externus

Canales semicirculares

Jeder der 3 halbkreisförmigen Kanäle (Abb. 3) umspannt etwa ²/₃ eines Kreisbogens. Die Kanäle sind seitlich etwas abgeplattet und an einem ihrer Enden erweitert: Ampullae osseae. Ihre engeren Abschnitte werden Crura ossea bezeichnet. Der Canalis semicircularis anterior ist etwa 14 mm lang, der Canalis semicircularis lateralis 12–15 mm und der Canalis semicircularis poste-rior 16 mm. Die Ampullen der genannten Kanäle sind etwa 2,7 mm lang, 1,6 mm tief und 2,3 mm breit (Vierordt 1906).

Canalis semicircularis anterior

Anderen Befunden zufolge ist der *Canalis semicircularis anterior* 15–20 mm lang und steht in einer vertikalen Ebene. An unserem Material fanden sich häufig Durchbiegungen seines vorderen (ampullären) Endes nach lateral (Abb. 4).

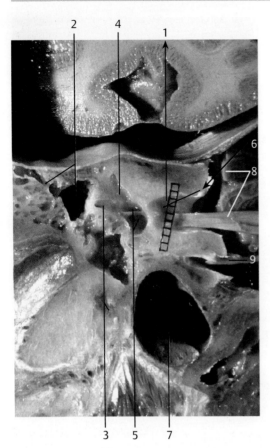

Abb. **4** Frontalschnitt durch Pars petrosa und vestibuläres System von vorne
1. Meatus acusticus exterior (externus), Rückwand
2. Cellulae mastoideae und Antrum mastoideum
3. Canalis semicircularis lateralis und N. VII
4. Canalis semicircularis superior und Ampulle
5. Vestibulum und basale Schneckenwindung
6. Meatus acusticus interior (internus), Oberwand (Millimeterpapier) und Crista transversa
7. Bulbus V. jugularis superior
8. N. VIII und cerebellum
9. N. IX

Im übrigen Verlauf schneidet dann die Achse des Kanals die Pyramidenachse etwa im Winkel von ca. 90°. Sein hinteres Ende bildet mit dem oberen Schenkel des Canalis semicircularis posterior das Crus commune. An unseren Transversalschnitten in der Ebene des Meatus acusticus internus betrug der Abstand zwischen vorderem und hinterem Kanalende 8,3 (7,2 – 9,2) mm und die Distanz zwischen den einander zugekehrten

Abschnitten beider Kanalenden 5,4 (4,1 – 6,3) mm. Der weiteste Kanal für den dicksten Zweig der A. subarcuata liegt näher am hinteren Schenkel als am vorderen. Den Durchmesser des vorderen Schenkels des Canalis semicircularis anterior bestimmten wir in dessen Längsrichtung mit 1,5 (1,3 – 1,8) mm, in der Querrichtung mit 1,2 (1,0 – 1,5) mm. Der lange Durchmesser des hinteren Schenkels ergab sich mit 1,3 (1,1 – 1,7) mm, der kurze mit 1,0 (0,7 – 1,5) mm. Evans (1954) wies auf vertikale und seitlich abgesenkte Typen der Canales semicirculares anteriores (superiores) hin. Weiteres siehe Lang 1991.

Betont sei, dass an unserem Material (selten) die Knochenwand des Canalis semicircularis anterior fehlte und das Kanallumen direkt an die Dura mater der Fossa cranii media grenzte. Schon Flesch (1879) beobachtete eine Rückbildung der Knochenwand des Canalis semicircularis anterior an dessen Oberseite. Der Kanal lag rechts auf einer Strecke von 2,5 mm, links auf einer Strecke von 4 mm Länge der Dura an und konnte noch eine Strecke weit durchschimmernd im Knochen beobachtet werden. Der obere Umfang des Bogens wölbt bei Neugeborenen regelmäßig die Eminentia arcuata auf, bei Erwachsenen ist diese durch unterschiedliche Entwicklung von Juga cerebralia nur in ca. 50 % sicher zu erkennen. Der Canalis semicircularis anterior kann auch Canalis semicircularis superior bezeichnet werden.

Canalis semicircularis posterior

Der hintere Bogengang ist ebenfalls in einer vertikalen Ebene eingestellt und verläuft etwa in der Längsachse der Pars petrosa. Das nichtampulläre Ende mündet mit dem des Canalis semicircularis anterior zusammen in das Crus commune, das ampulläre Ende am unteren Schenkel des Kanals in den Utriculus. Albers und Casselman (1996) bestimmten die Distanz des Kanals mit MRI-Technik bei 20 Versuchspersonen mit 2,12 mm, bei 23 an Morbus-Ménière-Erkrankten mit 1,88 mm (Abb. **3**).

Canalis semicircularis lateralis

Der Canalis semicircularis lateralis ist etwa horizontal orientiert, sinkt jedoch nach seitlich und unten, sowie nach hinten und unten um jeweils 15 – 30° ab. Die Ampulle des 12 – 15 mm langen Kanals befindet sich vorn und öffnet sich in den vorderen lateralen Winkel des Utriculus (s.

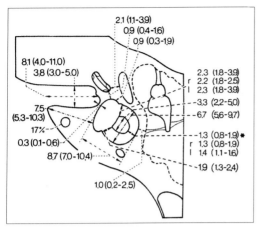

2,1 (1,1–3,9)
0,9 (0,4–1,6)
0,9 (0,3–1,9)

8,1 (4,0–11,0)
3,8 (3,0–5,0)

2,3 (1,8–3,9)
r 2,2 (1,8–2,5)
l 2,3 (1,8–3,9)

– 3,3 (2,2–5,0)
– 6,7 (5,6–9,7)

7,5
(5,3–10,3)
17%
0,3 (0,1–0,6)
8,7 (7,0–10,4)

– 1,3 (0,8–1,9) ✳
r 1,3 (0,8–1,9)
l 1,4 (1,1–1,6)

– 1,9 (1,3–2,4)

1,0 (0,2–2,5)

Abb. **5** Vestibulum und Umgebung an einem Transversalschnitt von oben. Alle Maße in mm (Extremwerte und Seitenunterschiede)

Abb. **4**) unmittelbar oberhalb der Fenestra vestibuli und unterhalb der Öffnung des ampullären Endes des Canalis semicircularis anterior. Sein Crus simplex mündet unterhalb des Crus osseum commune ins Vestibulum. An unserem Material (Transversalschnitte) ergab sich eine *geradlinige* Außenlänge des Kanals von 6,7 (5,6 – 9,7) mm und ein Abstand der inneren Bogenteile von 3,3 (2,2 – 5,0) mm, den Durchmesser des Kanals bestimmten wir mit 1,3 (0,8 – 1,9) mm (Lang und Hack 1985). Weitere Maße siehe Abb. **5**.

Sercer (1958) wies darauf hin, dass sich bei Neugeborenen die Fenestra vestibuli unterhalb der größten Vorwölbung des Canalis semicircularis lateralis befindet. Bei Erwachsenen liegt sie unterhalb der Ampulle dieses Kanals. Bei Erwachsenen stellten Caix und Outrequin (1979) fest, dass der Canalis semicircularis lateralis mit der Ebene des Foramen magnum Winkel von 9° (– 7° bis + 28°) bildet. Die negativen Werte zeigen an, dass der Canalis semicircularis lateralis mit seiner Achse nach unten von der Ebene des Foramen magnum weist. Nach vorn schneidet eine Tangente durch den Canalis semicircularis lateralis die Stirngegend, und zwar 11,54 – 40 mm zum Nasion. Das hintere Ende des Canalis semicircularis lateralis liegt 27,6 (0 – 51) mm hinter dem Opisthion (bei Seitbetrachtung). Der Winkel zwischen der Nasion-Opisthion-Ebene macht diesen Autoren zufolge 6° (0° – 16°) aus.

Der Winkel zwischen den beiden vertikalen Kanälen beträgt nach Caix und Outrequin (1979) etwa 88°, symmetrische Kanäle links und rechts fanden sich nur an 4 von 25 Schädeln.

Utriculus (das „Schläuchlein") und Macula utriculi

Das größere der so genannten statischen Sinnesorgane wird wegen seiner unregelmäßig länglichen Form als Utriculus bezeichnet (Abb. **6**). Er liegt den oberen hinteren Abschnitten der Vesti-

Abb. **6** Ganglion vestibulare und benachbarte Nerven und Gangsysteme

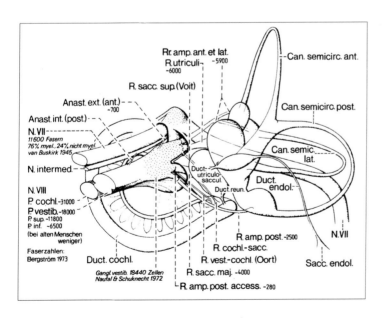

Rr. amp. ant. et lat.
R. utriculi–
–6000

R. sacc. sup. (Voit)

Anast. ext. (ant.)–
–700

Anast. int. (post.)–

N. VII
11 600 Fasern
76% myel., 24% nicht myel.
van Buskirk 1945

N. intermed.

N. VIII
P. cochl. –31000
P. vestib. –18000
P. sup. –11800
P. inf. –6500
(bei alten Menschen weniger)
Faserzahlen:
Bergström 1973

Gangl. vestib. 18440 Zellen
Naufal & Schuknecht 1972

Duct. cochl.

Can. semicirc. ant.
–5900

Can. semicirc. post.

Can. semic. lat.

Duct. utriculo-saccul.
Duct. reun.
Duct. endol.

R. amp. post. –2500
R. cochl.-sacc.
R. vest.-cochl. (Oort)
R. sacc. maj. –4000
R. amp. post. access. –280

N. VII

Sacc. endol.

bulumwand an und unterhalb des Recessus ellipticus. Nach Vierordt (1906) ist der Utriculus 3,8 mm lang und 2 mm breit. Nach Beck und Bader (1963) ist der Utriculus der Macula utriculi 2,7 mm breit, medial der Macula jedoch 1,4–2,0 mm (s. auch Abb. 1).

Die Länge des Utriculus zwischen Crista ampullaris anterior und Abgang des Sinus superior (= Einmündung des Crus commune) macht ihren Befunden zufolge 4,25 mm, die Länge vom Utriculus vom Anfang der Ampulla anterior zur medialen Wand des Sinus superior macht ihren Befunden zufolge 4,7 mm, jene zum Abgang des Sinus superior 4,5 mm aus.

Abstände zur Fenestra vestibuli

Die Macula utriculi ist 2–3 mm breit, befindet sich im seitlichen Bogenabschnitt und in benachbarten Teilen der Seitenwand. Den Abstand zwischen Mitte des Oberrandes der Fenestra vestibuli und Macula utriculi bestimmten Beck und Bader (1963) mit 0,6 mm. Der kürzeste Abstand zur Oberkante der Fenestra vestibuli wurde mit 0,3 mm berechnet. Die Distanz zwischen Macula und Vorderkante der Fenestra vestibuli macht 1,6 mm aus. Lehnhardt (1964) wies darauf hin, dass bei Stapesoperationen auch die dichte Nachbarschaft des Utriculus (und Sacculus und Fenestra vestibuli) beachtet werden muss. Er weist auf Befunde von Beck und Bader hin, die den Abstand der unteren Wand des medial und oben gelegenen Utriculus von der Fenestra vestibuli mit 1,6–2 mm bestimmten. Anson und Bast (1960, Anson 1961) bestimmten die Distanz zwischen hinterem Unterrand der Fenestra vestibuli und Utriculus mit 1,3–1,6 mm, Ward (1961) gab Schrankenwerte von 0,8 und 2,5 mm an und Beck und Bader einen Mittelwert von 1,4 mm. Vom oberen Rand der Fenestra vestibuli aus beträgt die Distanz nach Anson und Bast (1956) sowie nach Beck und Bader 0,3 mm.

Sacculus (das „Säckchen") und Macula sacculi

Der Sacculus ist von vorn betrachtet annähernd kugelförmig und liegt im Recessus sphaericus in der Nähe der Öffnung der Scala vestibuli cochleae (s. Abb. 6). Er ist von vorn nach hinten kegelförmig. Ein Teil seiner Oberfläche steht mit der unteren Fläche des Utriculus in Kontakt. In seine Vorderwand ist die Macula sacculi eingebaut, welche annähernd rechtwinkelig zur Macula utriculi steht. Die Höhlung kommuniziert über den Y-förmigen Ductus utriculosaccularis mit dem Utriculus. Nach Beck und Bader (1963) beträgt der Querdurchmesser des Sacculus 2 mm, der vertikale Durchmesser 2,9 mm. Nach Rosenhall (1972) macht die Länge der Macula sacculi 2,6 mm und ihre maximale Breite ca. 1,2 mm aus. Ihre Fläche umfasst 2,44 (2,04–2,84) mm^2. Sie besitzt eine leichte anterosuperiore Ausbuchtung. Ihre Striola erstreckt sich als S-förmiger Streifen vom anterosuperioren Rand zum posteroinferioren. Die strioläre Fläche der Macula sacculi umfasst 0,26 mm^2 und damit etwa 10,5 % der gesamten Maculafläche. Sie ist in der Ebene des hinteren Bogenganges eingestellt. Ihre Breite bestimmte Rosenhall (1972) mit 0,13 mm. Die Zellzahl der Macula sacculi beträgt 18 000 (16 000–21 300). Die Anzahl der Haarzellen im Bereich der Striola ist um etwa 21 % geringer als in der Peripherie der Macula.

Distanzen

Von der Unterkantenmitte der Fenestra vestibuli ist der Sacculusvorderrand nach Beck und Bader 1,1 mm entfernt. Die Distanz zur Macula sacculi macht 2,3 mm aus. An der Vorderkante der Fenestra vestibuli wurde der Abstand zum Sacculusvorderrand mit 0,75–1,0 mm vermessen. Anson und Bast (1960, Anson 1961) gaben Abstände von 0,78 mm an. Vom mittleren Teil der Stapesfußplatte zum Sacculus bestimmte Anson eine Distanz von 1,0 mm, Ward (1961) eine von 1,0–1,6 mm und Beck und Bader eine von 1,0 mm. Der hintere Teil der Stapesfußplatte besitzt nach Anson und Beck und Bader eine Distanz von 1,6 mm zum Sacculus. Noch größer ist die Distanz zwischen Unterkante der Fenestra vestibuli und Macula sacculi, welche nach Beck und Bader 2,3 mm ausmacht.

Wandbau

Die Wand des Utriculus besteht nach Smith (1956) aus platten Epithelzellen, die fingerförmige und sich verzweigende Fortsätze besitzen. Diese projizieren sich in die Endolymphe hinein. Ihre Basalmembran grenzt den Utriculus von der Perilymphe ab. Im Bereich der Macula utriculi konnten zwei unterschiedliche Sinneszelltypen festgestellt werden: kurze und isoprismatische und größere schmalere Zellen. Die größeren Zellen sind gleichsam von Nervenfasern eingekreist, und zwar dicht zur Zellmembran, während die kürzeren mehr diffus innerviert erscheinen.

Macula

Nach Rosenhall (1972) umfasst die Macula utriculi in der Ebene des lateralen Bogenganges eine Fläche von 4,29 (3,89 – 4,88) mm^2. Hinten springt sie in einem scharfen Winkel vor, ihr vorderer lateraler Teil zeigt eine abgestumpfte Ausbuchtung, vorne medial findet sich eine kleine Inzisur. Die Länge der Macula macht Rosenhall zufolge 2,8, die maximale Breite 2,2 mm aus. Die Striola (Einzugsgebiet der Nerven) erstreckt sich vom vorderen Rand halbmondförmig zum medialen Teil. Ihre Breite macht etwa 0,13 mm aus und das hintere Ende ist etwas breiter als das vordere.

Statokonien

Der Macula utriculi liegt die Membrana statoconorium auf, in welche Fortsätze der Sinneszellen hineinragen. Die auf ihr befestigten Statoconia sind nach Ross und Mitarbeitern (1975) zwischen 1,5 und 19 µm groß und besitzen meist eine zylindrische Form. Außerdem kommen Zwillingstypen sowie rhomboide Formen als freie oder angelagerte Statoconia mit Kantenlängen von 0,1 – 1,3 µm vor. Bei 3 Tage bis 83 Jahre alten Menschen wurden auch multifacettierte und mit rhomboiden Enden versehene Statoconia aufgefunden. Die Statoconia bestehen nahezu aus reinem Calzit, ihre Struktureinheit ist der Rhomboeder. Sie wachsen zunächst rasch, dann langsamer heran (insbesondere an den Enden).

Pars vestibularis des Nervus vestibulocochlearis

Sando und Mitarbeiter (1972) untersuchten den Verlauf der Fasern der Pars vestibularis bei Katzen. Ihren Befunden zufolge verlaufen in der oberen Hälfte der Pars vestibularis im Meatus Fasern aus der vorderen Hälfte der Cristae, der vorderen Hälfte des Canalis semicircularis anterior ganz oben, darunter jene aus der hinteren Hälfte der Crista des Canalis semicircularis anterior und unterhalb dieser die Fasern aus der Crista des Canalis semicircularis lateralis. Dann folgen Fasern aus der oberen Hälfte des N. utricularis, der von vorderen und oberen Abschnitten der Macula utriculi stammt. Darunter verlaufen die Fasern aus dem

hinteren unteren Abschnitt der Macula utriculi. Die meisten Fasern des N. saccularis ziehen in den unteren Abschnitt des N. vestibularis ein. Nur die Voit'sche Anastomose erreicht den oberen Abschnitt der Pars vestibularis distal des Ganglion vestibuli. In der Mitte des Meatus acusticus internus zieht das obere Bündel wie am Fundusbereich. Lediglich der N. utricularis sondert sich ab. Im unteren Abschnitt des N. vestibularis der Kanalstrecke ziehen aber die Fasern des Canalis semicircularis posterior oberhalb des N. saccularis. Die gesamte untere Fasergruppe verläuft unmittelbar hinter dem N. utricularis und anschließend verlaufen die Fasern aus dem Canalis semicircularis posterior zwischen den Fasern des Canalis semicircularis anterior und des Canalis semicircularis lateralis oben und jenen aus dem Utriculus und Sacculus unten. Medial des Porus acusticus internus kommt es zu einem spiraligen Verlauf der Fasern aus den Kanälen gegenüber jenen aus den Maculae im Uhrzeigersinn, während die Fasern aus den Maculae utriculi et sacculi gegen den Uhrzeigersinn rotiert sind. Am Porus acusticus internus verläuft der N. facialis unmittelbar vor den Fasern der Pars vestibularis, die aus den Cristae der Canales semicirculares stammen.

Ganglion vestibulare

In den Nomina Anatomica (1989) werden beim Ganglion vestibulare (Abb. 7 und **8**) ein Ramus communicans cochlearis, eine Pars rostralis (superior), ein N. utriculoampullaris, ein N. utricularis, ein N. ampullaris anterior und ein N. ampullaris lateralis beschrieben. Die Pars caudalis (inferior) entlässt den N. ampullaris posterior und den N. saccularis. Bergström unterschied am Ganglion vestibulare eine Pars inferior sowie einen dazwischen liegenden Isthmus. Die Hauptausdehnung des Ganglion ist schräg von vorn und lateral nach unten und hinten und medial gerichtet. Die Pars superior ist größer. In sie ziehen Fasern aus den Nn. ampullares lateralis et anteriores sowie aus dem N. utriculares ein. Die Pars inferior enthält Zellen des N. saccularis und des N. ampullaris posterior. Die Lage der Zellen für den Voit'schen Nerv (N. saccularis superior) konnte Bergström nicht lokalisieren. Die Zellen der Pars superior des Ganglion reichen am weitesten nach peripher in den Ramus ampullaris lateralis hinein (bis zu 3 mm proximal der Ampulle). Die maximale Länge des Y-förmigen Ganglion beträgt ca. 3 mm. Die so genannten Füße des Y haben eine Dicke von

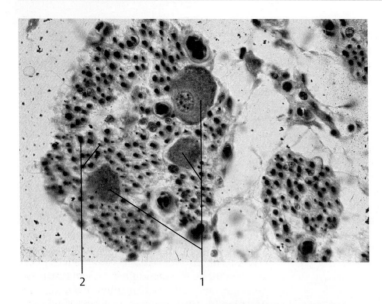

Abb. 7 Zellen des Ganglion vestibulare einer 54-jährigen Patientin, Luxol Fast Blue mit Silberimprägnierung
1. Ganglienzellen
2. Nervenfasern unterschiedlicher Dicke

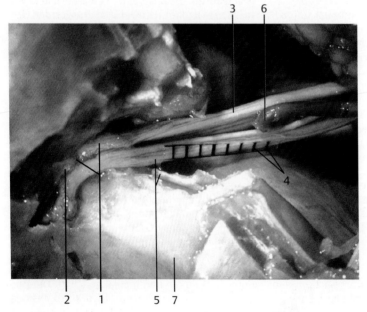

Abb. 8 Nn. facialis, intermedius und vestibulocochlearis einer 54-Jährigen von oben
1. Ganglion geniculi und Pars tympanica, Anfangsstrecke
2. Pars labyrinthica n. VII
3. Pars vestibularis superior, Ganglion und dist. Anastomosen
4. Millimeterpapier an N. VII und N. intermedius
5. Pars vestibularis inferior und Dura mater, abgehoben
6. Schlinge der A. cerebelli inferior ant. zwischen Pars vestibularis und N. intermedius
7. Facies posteriores partis petrosae

0,1–1 mm. Der Isthmus ganglionaris ist 0,4–0,5 mm lang und ca. 1 mm breit. Die Gesamtlänge des Ganglion bestimmte er mit 4–4,5 mm. Die Ganglienzellen für den Sacculus sind vor und peripher zu jenen des hinteren Bogengangs lokalisiert. Die meisten Zellen des Ganglion vestibulare sind 30–40 (15–50) μm groß. Weiteres s. Abb. 7.

Fundus und Meatus acusticus internus

Fundus

Der Fundus des Meatus acusticus internus wird durch die Crista transversa in einen kleineren oberen und einen größeren unteren Abschnitt untergliedert. Medial und vorne befindet sich die Eingangspforte in die Pars labyrinthica des N. facialis: Foramen meatale canalis facialis = Area nervi facialis. Seitlich und hinten liegt im oberen Abschnitt die Area vestibularis superior. Unterhalb der Crista transversa befindet sich medial die Area cochleae und der Tractus spiralis foraminosus und lateral die Area vestibularis inferior und das Foramen singulare. Die Spitze der Crista transversa liegt an unserem Material im Mittel 2,59 mm oberhalb des Bodens des Fundus meatus acustici interni und 1,34 mm unterhalb seines Dachabschnittes (Lang und Stöber 1987). Die Breite der Basis cristae (= Höhe) bestimmten wir mit im Mittel 1,18 mm. Ihre Länge macht im Mittel 3,10 mm aus (diese Maße sind an Frontalschnitten in der Ebene des Meatus acusticus internus bestimmt worden). Betont sei, dass an Frontalschnitten der obere Anteil des Fundus vom Vestibulum durch eine 0,78 (0,1 – 3,2) mm dicke Knochenschicht getrennt ist, der untere durch eine 1,06 (0,1 – 3,9) mm dicke.

Der obere Fundusteil ist außerdem durch eine Crista verticalis (Bill's bar) in einen medialen Abschnitt (Foramen meatale) und einen lateralen für den oberen Vestibularisanteil abgegrenzt. Aus der Area vestibularis superior ziehen der Ramus am-

pullaris anterior et lateralis, der Ramus utriculi und der Ramus saccularis superior (Voit) zum Fundus meatus acustici interni. Aus der Area vestibularis inferior erreichen der Ramus saccularis major, der Ramus ampullaris posterior (durch das Foramen singulare, Abb. **9**) und der Ramus vestibulocochlearis (Oort) die laterale Fundusregion. Fast regelmäßig kommt ein dünner akzessorischer Nerv zur Ampulle des Canalis semicircularis posterior vor. Dieser verlässt die Pars inferior 1 – 2 mm proximal und etwas oberhalb des Hauptastes (Bergström 1973). Einmal ging er vom Ramus ampullaris posterior innerhalb des Meatus, ein anderes Mal von der distalen Zone des Ramus ampullaris posterior ab und zog isoliert zur Ampulle.

Lang (1998) berichtete über die **Rotation der Faserbündel** im Nervus vestibulocochlearis. Im Gebiet des Fundus meatus acustici internus lassen sich der N. facialis, sowie die Pars superior und die Pars inferior des N. vestibularis und die Pars cochlearis leicht voneinander abgrenzen. Die vorderen und hinteren Anastomosen zwischen der Pars vestibularis superior und dem N. intermedius sowie der Ramus superior saccularis von

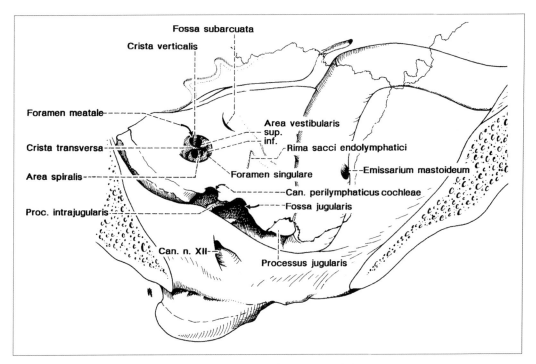

Abb. **9** Fundus des Meatus acusticus internus und Umgebung von medial

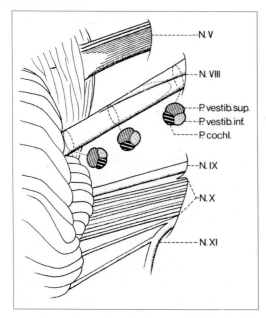

Abb. **10** Rotation der Faserbündel des N. vestibulocochlearis

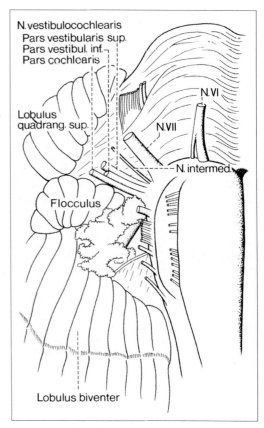

Abb. **11** Eintrittszonen der Hauptteile des N. vestibulocochlearis, von basal präpariert

Voit werden abgetrennt. Anschließend kann die Hauptmasse der Faserbündel des oberen und unteren Vestibularisanteils sowie die Pars cochlearis vom Meatus acusticus internus bis zum Hirnstamm zergliedert werden. In der Gegend des Porus acusticus internus verläuft der meist dickere obere Vestibularisanteil am oberen Umfang des N. vestibulocochlearis. Im Mittelabschnitt der Fossa cranii posterior ist dieser Teil an der medialen und oberen Zirkumferenz des 8. Hirnnervs und im Gebiet des Hirnstammes am medialen Umfang platziert (Abb. **10** und **11**). Die Pars vestibularis inferior enthält etwa 4000 Fasern des N. saccularis major, den akzessorischen Ast für die hintere Ampulle, deren Hauptnerv und einige dünnere Anastomosen des Oort'schen Nervs. Nach Durchtrennung dieser Anastomosen verläuft die Pars vestibularis inferior im Gebiet des Porus acusticus internus am unteren und lateralen Umfang des N. vestibulocochlearis. Im Porusgebiet verläuft die Pars cochlearis (wie im Fundusbereich) am unteren medialen und vorderen Nervenabschnitt. In der Fossa cranii posterior kommt es zur Rotation der Pars cochlearis, die schließlich im Hirnstamm im lateralsten Gebiet des N. vestibulocochlearis verläuft und das Cochleariskerngebiet erreicht.

Medial der Pars cochlearis tritt die Pars inferior und medial sowie etwas vor der Pars inferior der Pars vestibularis die Pars vestibularis superior in das Gehirn ein. Es wird darauf hingewiesen, dass

1. der N. vestibulocochlearis in der Fossa cranii posterior 15 (9 – 22) mm lang ist,
2. das zentrale Segment (eigentlich ein Hirnteil) an unserem histologischen Material (Nerven gestreckt, aber ohne Schrumpfungsartefakte) 10 (6 – 15) mm lang ist,
3. sich am seitlichen Umfang des 8. Hirnnervs an dessen Verlauf in der hinteren Schädelgrube meist eine Rinne erkennen lässt, die die Pars vestibularis superior von der Pars vestibularis inferior abgrenzt,
4. die Rotation der Fasern der Pars cochlearis im Meatus acusticus internus und nicht nur im Modiolus deutlich zu sehen ist,
5. der N. vestibulocochlearis in der Nachbarschaft seiner Eintrittszone ins Gehirn in 94% einen ovalen, in 6% einen rundlichen Querschnitt besitzt,

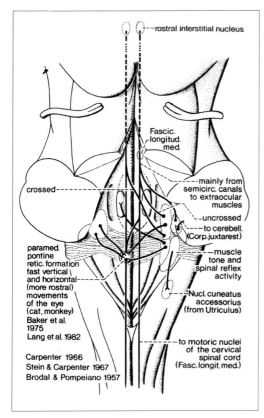

rostral interstitial nucleus

Fascic. longitud. med.

crossed

mainly from semicirc. canals to extraocular muscles

uncrossed

to cerebell. (Corp. juxtarest)

paramed. pontine retic. formation fast vertical and horizontal (more rostral) movements of the eye (cat, monkey) Baker et al. 1975
Lang et al. 1982

muscle tone and spinal reflex activity

Nucl. cuneatus accessorius (from Utriculus)

to motoric nuclei of the cervical spinal cord (Fasc. longit. med.)

Carpenter 1966
Stein & Carpenter 1967
Brodal & Pompeiano 1957

Abb. **12**   Die wichtigsten Faserverbindungen der Vestibulariskerne im Hirnstamm

6. der lange Durchmesser dieses Querschnittes an unserem Material mit 3 (2 – 5) mm, der kurze mit 1,3 (1 – 2,5) mm bestimmt wurde,
7. dass sich unmittelbar hinter und lateral der Eintrittszone des Hirnnervs die Apertura lateralis des 4. Ventrikels befindet,
8. sich die Aus- (bzw. Eintritts-)zone des N. intermedius zwischen denen des 7. und 8. Hirnnervs oder im Gebiet der Eintrittszone der Pars superior (der Pars vestibularis) befinden kann,
9. diese Topographie des Verlaufs der Hauptfasern am Stamm des Hirnnervs für die Diagnostik und Operationen von ärztlichem Interesse ist.

Vestibulariskerne

Die Endkerne des N. vestibularis lassen sich in zwei Säulen – eine laterale und eine mediale – zergliedern. In der lateralen Zellsäule liegen von rostral nach kaudal: Nucleus vestibularis cranialis, Nucleus vestibularis lateralis, Nucleus vestibularis caudalis. Die mediale Säule umfasst den Nucleus vestibularis medialis (Abb. **12**).

Nucleus vestibularis medialis (Schwalbe)

Nucleus vestibularis medialis – Nystagmus

Neuere Untersuchungen machen es wahrscheinlich, dass der Nucleus vestibularis medialis nicht nur eine wesentliche Rolle beim labyrinthinen Nystagmus spielt, sondern auch in die horizontalen Augenbewegungen (Bewegungssteuerung) eingreift. Zahlreiche Fasern aus diesem Kern ziehen nämlich zum Nucleus n. abducentis und bewirken eine monosynaptische Exzitation des kontralateralen N. abducens und eine monosynaptische Inhibition des ipsilateralen Abduzensfasergebietes nach Reizung. Stimulation des Nucleus vestibularis cranialis hat keine derartigen Folgen.

Nucleus vestibularis lateralis (Deiters)

Er ist der ursprünglichste der Vestibularisendkerne und mit ca. 50 000 Zellen der größte. Er befindet sich dorsal der Umbiegungsstelle des Pedunculus cerebellaris caudalis in das Kleinhirn und dorsal des Nucleus spinalis n. trigemini. Der großzellige Kern stellt ein ursprüngliches Koordinationszentrum dar.

Nucleus vestibularis cranialis (Bechterew)

Er besitzt ca. 35 000 Zellen und liegt an der lateralen Wand des Ventriculus IV etwas vor der Umbiegungsstelle des Pedunculus cerebellaris caudalis. Die Neuriten seiner großen Ganglienzellen ziehen zu den Nuclei fastigii cerebelli und aszendierende Fasern zum Fasciculus longitudinalis, und zwar zur gleichen und zur Gegenseite.

Nucleus vestibularis caudalis (Roller)

Dieser Kern weist rund 50 000 Zellen auf und liegt mit seinem oberen Ende zwischen Nucleus vestibularis medialis und Nucleus vestibularis lateralis und reicht kaudalwärts bis zum Tuberculum gracile und zum Tuberculum cuneatum.

Experimentelle Läsionen der Pars vestibularis

Nach Stein und Carpenter (1967), die 40 Affen untersuchten, zeigte sich, dass bei Durchschneidung der peripheren Zweige der Ganglia vestibularia keine zentrale Degeneration in den Kerngebieten erfolgte. Läsionen des Teils des Ganglion vestibulare superius, in den Fasern der Cristae der Canales semicirculares anteriores et laterales einziehen, bewirkten maximale Degeneration in den Nuclei vestibulares craniales und mediales (rostrale Abschnitte). Läsionen der Teile des Ganglion vestibulare superius, in welche die Macula des Utriculus projiziert, hatten maximale Degeneration im Nucleus vestibularis medialis (kaudaler Abschnitt) und caudalis (mediodorsaler Abschnitt) zur Folge. Einige deszendierende Fasern aus dem Utriculus ziehen in den Nucleus cuneatus accessorius ein.

Kleine Läsionen in Abschnitten des Ganglion vestibulare inferius ließen Beziehungen erkennen zwischen der Crista des Canalis semicircularis posterior und dem Nucleus vestibularis cranialis (kaudomedialer Abschnitt) sowie vom Sacculus zu dorsolateralen Abschnitten des Nucleus vestibularis caudalis.

Direkte sensorische Kleinhirnbahn

Die nicht an den Vestibulariskernen endenden zentralen Neuriten ziehen als direkte sensorische Kleinhirnbahn ins Kleinhirn und außerdem zum gegenseitigen Ursprungskern des N. abducens, der auch von primären vestibulären Afferenzen erreicht wird. Die ältere Meinung, der Tractus vestibulocerebellaris ziehe in die ganze Pars noduloflocularis des Kleinhirns (= Archaeocerebellum) ein, wird dadurch eingeschränkt. Rückläufige Impulse dieses Gebietes erreichen die Nuclei vestibulares sowie die Formatio reticularis tegmenti (Abb. **13**).

Sekundäre Vestibularisbahnen

Tractus vestibulospinalis und Fasciculus longitudinalis medialis

Aus dem Nucleus vestibularis lateralis ziehen Fasern im Tractus vestibulospinalis lateralis, ipsilateral und somatotopisch gegliedert, im seitlichen Teil des Funiculus ventralis durch die ganze Medulla spinalis. Sie beeinflussen die Rückenmarkreflexaktivität und den Muskeltonus der Extensoren. Die übrigen drei Vestibulariskerne entlassen Fasern in den Fasciculus longitudinalis medialis in dorsomedialen Abschnitten des ganzen Hirnstammes. Kaudal verläuft der Fasciculus longitudinalis medialis im Funiculus ventralis der Medulla spinalis. Die Fasern entstammen den Nuclei vestibulares cranialis et caudalis und bilden den Tractus vestibulospinalis medialis, der nicht bis unterhalb mittlerer Thorakalsegmente absteigt. Die Muskeln des Halses und der oberen Extremitäten werden durch ihn unter vestibuläre Reflexkontrolle gebracht. Die aufsteigenden Teile des Fasciculus longitudinalis medialis gehen bevorzugt von den Nuclei vestibulares craniales et me-

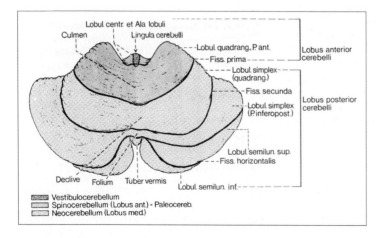

Abb. **13** Vestibulocerebellum und Nachbarschaft von oben

diales aus. Die des rostralen Kernes bleiben ipsilateral, die des Nucleus vestibularis medialis verlaufen bilateral. Diese aszendierenden Fasern bauen eine vestibulomesenzephale Projektionsbahn auf und enden überwiegend an motorischen Augenmuskelkernen und dem Nucleus interstitialis von Cajal. Aus dem Nucleus interstitialis geht der dünne Tractus interstitiospinalis aus, der mit dem Fasciculus longitudinalis medialis die ganze Länge des Hirnstammes und des Rückenmarks durchzieht. Diese Fasern verbinden ebenfalls die Nuclei vestibulares mit Kerngebieten der Augenmuskeln und bewirken elementare Reflexe: Augenbewegungen, kompensatorisch für Kopfbewegungen. Weitere aszendierende Fasern aus dem Vestibulariskerngebiet erreichen über den Fasciculus longitudinalis medialis den Nucleus ventralis posterior inferior, einen kleinen, aber gut abgrenzbaren Thalamuskern, dessen Efferenzen sich der thalamokortikalen Projektionsbahn anschließen und den vorderen Abschnitt des Sulcus intraparietalis erreichen sollen.

Kommissuren

Zwischen beiden Nuclei vestibulares rostrales und vestibulares laterales gibt es Rechts-links-Verbindungen. Ladpli und Brodal (1968) konnten zeigen, dass Schädigungen des Nucleus vestibularis cranialis zahlreiche degenerierende Fasern innerhalb des kontralateralen Kerns und im ventralen Kern, sowie im Nucleus vestibularis caudalis zur Folge haben; Schädigungen des Nucleus vestibularis caudalis bewirken eine Degeneration von Kommissurenfasern zu ventralen und lateralen Kerngebieten der Gegenseite. Pompeiano und Mitarbeiter (1978; Untersuchungen an Katzen) bestätigen mit anderer Methodik diese Ergebnisse: Die Kommissurenfasern gehen hauptsächlich von der peripheren Zone des Nucleus vestibularis medialis und vestibularis caudalis ab. Keine Kommissurenfasern ließen sich aus dem mittleren Gebiet des Nucleus vestibularis cranialis und dem Nucleus vestibularis lateralis, dem dorsomedialen Abschnitt des unteren Gebietes des Nucleus vestibularis medialis und des dorsolateralen Abschnittes des rostralen Teils des Nucleus vestibularis caudalis nachweisen.

Ein Teil der vestibulären Kerngebiete entlässt Kommissurenfasern zu jenen kontralateralen Kernen, die primäre vestibuläre Afferenzen speziell von den Canales semicirculares erhalten, und verknüpft diese mit vestibulookulären Bahnen.

Diese Fasern stammen aus dem Nucleus vestibularis medialis und aus dem Nucleus vestibularis caudalis: inhibitorische Funktion auf die kontralateralen sekundären Vestibularisneurone der Canales semicirculares. Auf diese Weise entsteht ein gekreuztes labyrinthäres Kontrollsystem des vestibulookulären Reflexbogens, das konjugierte Augenbewegungen dem Einfluss der Canales semicirculares unterwirft. Es wird angenommen, dass auch das Kleinhirn die Kommissurenfasern zu beeinflussen imstande ist.

Aus dem kaudalen Abschnitt des Nucleus fastigii sollen Bahnen zum gegenseitigen vestibulären Kerngebiet ziehen. Dieses erhält, so betrachtet, nicht nur einen exzitatorischen Input vom ipsilateralen Canalis semicircularis lateralis, sondern inhibiert die kontralateralen vestibulookulären Neuronen des horizontalen Kanalsystems über inhibitorische Interneuronen. Die Kommissurenverbindungen scheinen auf das vestibuläre Kanal-Okulomotorius-System begrenzt zu sein, während das Otolithensystem beider Seiten keine derart engen, ausgeprägten Kommissuren besitzt.

Retikulovestibuläre Verbindungen

Retikulovestibuläre Verbindungen wurden von verschiedenen Autoren nachgewiesen. Zahlreiche Fasern entstammen den Nuclei reticulares gigantocellulares pontis caudalis und pontis oralis, welche bilateral die 4 Hauptkerne mit ipsilateralem Übergewicht erreichen. Aus der Formatio reticularis des Mesencephalon wurden bisher keine Bahnen zu den Nuclei vestibulares festgestellt. Auch Pompeiano und Mitarbeiter (1978) konnten lediglich zeigen, dass die Neuronen zu den Nuclei vestibulares aus dem Medullagebiet und pontinen Bereichen der Formatio reticularis herstammen. Die gekreuzte und ungekreuzte retikulovestibuläre Bahn zum Deiters'schen Kern stellt eine bilaterale Konvergenz des Inputs dieses Kerngebiets dar.

Tractus vestibulothalamicus

Noch nicht genauer untersuchte Bahnen ziehen von den Nuclei vestibulares, vielleicht nach Unterbrechung im Nucleus interstitialis, zum Thalamus und von diesem zur Großhirnrinde. Zweifellos werden vom Vestibularisapparat ausgelöste Empfindungen bewusst.

Nach Deecke und Mitarbeiter (1974) stellt der Nucleus ventralis posterior inferior des Thalamus einen vestibulären Relaiskern dar. Die Zellen dieses Kerns projizieren zum vestibulären Kortex. Nach Durchschneidung der Pars vestibularis n. VIII waren sowohl die Impulse zum Nucleus ventralis posterior inferior thalami, als auch zum vestibulären Kortexgebiet verschwunden. Komplette Zerebellektomie hatte keine Veränderung der evozierten Potenziale zur Folge.

Nach Kornhuber (1972) enden Vestibularisfasern (beim Rhesusaffen) im ventrokaudalen Abschnitt des lateralen Thalamus. Das kortikale Areal liegt nach Kornhuber im Gyrus postcentralis in Höhe des somatosensorischen Projektionsgebiets für den Mund. Schwarz und Mitarbeiter (1973) weisen darauf hin, dass das vestibuläre Kortexfeld sich zyto- und myeloarchitektonisch bei Versuchstieren einheitlich als Streifen tief im Sulcus intraparietalis nachweisen lässt. Es liegt ihren Befunden zufolge nicht im primären somatosensorischen Kortexgebiet und erhält bilaterale afferente Fasern von Area 18 sowie der Hals-Arm-Region des motorischen Kortexgebietes. Der somatosensorische Kortex bis einschließlich des Vestibularisgebietes besitzt Assoziationsfasern zum Lobus parietalis. Nach Kornhuber sind das Vestibularissystem und das propriozeptive somatosensorische System in allen Ebenen des zentralnervösen Systems zusammengeschaltet. Die kortikale Projektion erlaubt eine stärkere Koordination für Haltung und Raumorientierung.

Andere Fasern aus dem vestibulären Endkerngebiet ziehen zum Pallidum, weitere zum Nucleus reticularis tegmenti (Tractus vestibuloreticularis) sowie als Tractus vestibulotectalis zur Lamina tecti. Wieder andere Fasern sollen zum Nucleus ruber ziehen und über diesen mit den motorischen Vorderhornzellen zusammengekoppelt sein (Tractus rubrospinalis).

Literatur siehe bei

Lang J (1981), Klinische Anatomie des Kopfes, Springer-Verlag Berlin, Heidelberg, New York

Lang J (1991), Clinical Anatomy of the Posterior Cranial Fossa and its Foramina, Thieme Medical Publishers Inc., Thieme Verlag Stuttgart, New York

Lang J (1995 und 2. Auflage 2002), Skull Base and Related Structures, Schattauer Stuttgart, New York

Weitere Literatur beim Verfasser.

Physiologie des vestibulären Systems

C.-F. Claussen, Bad Kissingen

Einleitung

Schwindel zählt zu den Urkrankheitserlebnissen des Menschen wie Schmerz, Fieber, Schwäche, Lähmung usw. Schwindel ist klinisch als Alarmsignal der gestörten Gleichgewichtsfunktion zu betrachten.

In Deutschland ist Schwindel statistisch eines der häufigsten Symptome, das die Patienten befällt. Wir wissen, dass etwa jeder 10. Patient, der einen Arzt jedweder Fachrichtung aufsucht, an Schwindel leidet. Dabei kann Schwindel das Hauptsymptom sein oder ein Symptom unter anderen. Aus der statistischen Auswertung sehr umfangreicher neurootologischer Untersuchungen von ca. 30 000 neurootologischen Patienten (NODEC) wissen wir, dass Schwindel in etwa der Hälfte aller Fälle mit einem Herz- und/oder Kreislaufleiden vergesellschaftet vorkommt, d.h. als Ausdruck von Versorgungsstörungen innerhalb der zentralnervösen Regelkreise für Gleichgewicht.

Den auf die Behandlung von Schwindel spezialisierten Ärzten ist bekannt, dass drei wesentliche Methoden ärztlicher Diagnostik im Falle von Schwindelkranken harmonisch ineinandergreifen sollen. Dabei verfolgen diese Ärzte 1. die Vorgeschichte der Patienten, d.h. die Anamnese, mit der Darstellungsmethode „Wort", 2. die in den Körperstrukturen sichtbaren Krankheitserscheinungen mit der Inspektion, mit Röntgenbildern, mit sonographischen Darstellungen usw., d.h. mit der Darstellungsmethode „Bild", und schließlich 3. die zeitveränderlichen Lebensfunktionen mit der Darstellungsmethode „Zahl und Funktionskennlinie". Auf das letztgenannte Gebiet hat sich eine jüngere Gruppe von funktionsanalysierenden Ärzten, nämlich die Neurootologen, spezialisiert.

Patienten, die an einer Gleichgewichtsfunktionsstörung leiden, klagen subjektiv über die folgenden drei Erlebnisgruppen:
1. Vertigo, d.h. Erlebnisse mit Schwindel, abnormen Lage-, Bewegungs- oder optischen Phänomenen.
2. Nausea, d.h. vegetative Reaktionen wie Schweißausbrüche, vermehrte Speichelsekretion, Kältegefühl, Würgen, Übelkeit, Erbrechen oder Kollaps.
3. Auffällige sensomotorische Reaktionen, d.h. Kopf-Körper-Taumeligkeit (u.a. Dystasie, Dysbasie, Dystaxie), Gangabweichungen oder Bilderrucken im Sinne von Nystagmus.

Diesen drei Phänomenen müssen physiologische Erklärungen und Modelle Rechnung tragen.

Die objektive und quantitative, klinische funktionelle Diagnose wird heute beim Schwindelpatienten im Wesentlichen aufgrund der dritten Phänomenengruppe gestellt, nämlich durch die so genannten sensomotorischen Reaktionen an den Augen (Nystagmus) und im Kopf-Körper-Bereich (u.a. Dystasie, Dysbasie, Dystaxie, Gangabweichungen, usw.).

Über die physiologische Entstehung von subjektivem Schwindel

Der im Zentralnervensystem netzwerkartig angelegte Gleichgewichtsregulationskomplex bildet ein universelles System aus „Hardware" und „Software" mit einem rückgekoppelten Alarmsystem für die verschiedensten Störungen, nicht nur an Ohr, Auge, Halsmuskulatur usw., sondern auch bei allen Störungen der raumbezogenen unterbewussten Regulation von Blick, Körperstellung und Fortbewegung im Raume. Der Oberbegriff für diese Alarmmeldungen aufgrund von „Error Messages im System" ist der Schwindel mit seinen verschiedenen qualitativen und quantitativen Mustern.

Schwindelanfälle führen zu einem subjektiven Krankheitsgefühl der Patienten. Die Lebensqualität ist extrem stark eingeschränkt. Eine direkte Lebensgefahr besteht aufgrund von Schwindelanfällen aber nur in den seltensten Fällen, wie dies am so genannten physiologischen Schwindel erkennbar wird.

Mithilfe der „autognostischen Methode" hat der Physiologe Purkinje die psychophysischen

Phänomene des situationsbedingten Schwindels dazu benutzt, um ohne aufwändige moderne Messverfahren Grundsätzliches über die Gleichgewichtsregulation aus der Selbstbeobachtung bei verschiedenen experimentell variierten Schwindelauslösesituationen abzuleiten.

Nachfolgend werden einige Modelle zur situationsbedingten Schwindelauslösung bei Normalpersonen besprochen. Allerdings ist der Schwindel bei Vertigo-Patienten dann aber als ein wichtiges Alarmsystem für ernst zu nehmende Erkrankungen anzunehmen.

Höhenschwindel

Um zu erklären, wie Schwindel entsteht, ist eines der wichtigen Modelle der Höhenschwindel:

Der Mensch besitzt in seinem Innenohr Schwererezeptoren, das sind die Otolithen. Sie werden durch die Schwerkraft auf den Erdmittelpunkt ausgerichtet. Als Kehrwert davon ist ein „Oben" in uns angelegt, um uns immer senkrecht zur Erdschwere aufzustellen. Der Mensch, der auf einer Ebene steht, bezieht sich ebenfalls auf ein visuelles „Oben". Er blickt auf die größte Bezugsebene vor sich und richtet sich daran mithilfe dieses „visuellen Oben" auf. Er ist dann in vestibulärer und visueller, d.h. in sensorischer Harmonie. Das läuft unterbewusst ab.

Stellt man denselben gesunden Menschen nun auf die Kante eines Hochhauses, dann melden seine Otolithen, wenn die Augen geschlossen sind, er stehe richtig. Öffnet er aber die Augen, bemerkt er eine „unsichtbare Hand", die ihn in den Abgrund stürzen will. Sie will ihn aber nicht ganz in den Abgrund stürzen, sondern es ist der optische Aufrichtungsreflex, der ihn senkrecht zur größten sichtbaren Bezugsebene einstellen will, die aber als Hauswand steil vor ihm hinabzieht. Das würde letztendlich für ihn einen lebensgefährlichen Absturz bedeuten. Dieser Datenkonflikt, der bis ins Bewusstsein durchschlägt, d.h. diese Error-Message des menschlichen Zentralnervensystemes, äußert sich in Schwindelerlebnissen.

Raumkrankheit

In der Flug- und in der Weltraummedizin hat man sich in den vergangenen Jahren besonders mit der Tatsache beschäftigt, dass bei hohen Beschleunigungsbelastungen und insbesondere bei Veränderungen der Schwereverhältnisse bzw. bei Auftreten von Schwerelosigkeit eine ausgeprägte Schwindelsymptomatik auftritt. Beim Fehlen jeglicher Schwere haben die Menschen z.B. ständig das innere Gefühl des „Auf-dem-Kopfe-Stehens". Die Veränderung der vestibulären Beschleunigungsbelastung bringt sie fortlaufend in Konflikte mit der visuell beobachtbaren Umwelt. Hordinsky berichtete z.B., dass sowohl die russischen, als auch die amerikanischen Astronauten in einem hohen Prozentsatz an der so genannten Raumkrankheit leiden.

Die Raumkrankheit wird durch die Schwerelosigkeit ausgelöst. Im Hinblick auf das Vestibularissystem handelt es sich bei der Raumkrankheit ebenfalls um eine Kinetose.

Unter 235 Kosmonauten aller Nationalitäten waren in einer früheren Studie etwa 92 an der Raumkrankheit erkrankt. Das sind 39% aller Astronauten.

Es gibt verschiedene Hypothesen, um die Raumkrankheit zu erklären. Die erste Hypothese greift die Tatsache auf, dass Gravitätsafferenzen aus dem Bereich der Otolithen im Weltraum fehlen. Dadurch sind die utrikulären Reflexe und wichtige Steuerelemente für Vertikalbewegungen und für die Blickstabilisierungen konfliktartig gestört. So ist es möglich, dass jedesmal, wenn die Kosmonauten den Kopf bewegen, der Gain des vestibulookulären Reflexes in der Vertikalebene nicht korrekt angepasst ist.

Der zentrifugale Beschleunigungsschwindel

Zur Simulation bestimmter Aspekte der Raumkrankheit wurde u.a. eine Versuchsanordnung in einem so genannten „Slow rotating room" gewählt. Dabei werden die Probanden durch die fortlaufende Drehung des Raumes einer Zentrifugalbeschleunigung ausgesetzt, die sich zur Schwerebeschleunigung hinzufügt. Das „Oben", welches mit dem Vestibularsystem empfunden wird, steht nicht mehr senkrecht oben, sondern ist entsprechend dem Beschleunigungsgradienten schräg abgekippt. Diesem abgekippten vestibulären „Oben" steht in der Realität des um eine zentrale Achse auf Kufen rotierenden Raumes ein normales visuelles Bezugssystem gegenüber.

Bringt man dieses Bezugssystem alleine durch Beleuchtungsänderung in eine sich ändernde Darstellung, so erlebt der normale Proband Schwindel mit nicht mehr einzuordnendem scheinbarem Stürzen und Fallen nach Art einer Illusion. (Anmerkung: Der Autor hat selbst 1972, 1973 und 1974 an solchen Versuchen bei der NASA in den USA teilgenommen.) Die Verstellung der vestibulären Bezugsebene durch diesen Versuch stellt das Gegenstück zur visuellen Raumveränderung beim Höhenschwindel dar. Beide Versuche lassen erkennen, dass auch bei völlig gesunden Menschen über einen Datenkonflikt in den das Raumkonzept erstellenden Sinnessystemen Schwindel mit oder ohne Nausea entstehen kann.

Bahnhofsschwindel

Schwindel als Ausdruck einer „intersensorischen Error-Message" entsteht erfahrungsgemäß auch bei anderen Gelegenheiten, z. B. im Bahnhof beim Blick aus dem Zugfenster auf andere Züge und durch andere Zugfenster hindurch. Fährt der Nachbarzug an, so verspürt der Proband zunächst ein Unsicherheits- und leichtes Schwindelgefühl. Dies beruht darauf, dass die visuelle Umweltkontrolle über das retinookuläre System meldet, dass eine Bewegung gegenüber der Umgebung stattfindet. Das vestibuläre System hingegen kann keine Körperverschiebung oder adäquate Beschleunigung feststellen. Da der Nachbarzug mit einer Beschleunigung anfährt und diese Beschleunigung auch visuell als Ortsveränderung wahrgenommen wird, stehen die beiden Rezeptorafferenzen in einem Konflikt zueinander. Dies führt zu dem psychophysischen kortikalen Phänomen des Schwindels. Die Situation kann nur intellektuell aufgelöst werden. Zum Teil unterstützt die Person die Auflösung dieses Phänomens durch die Aktivierung seines Vestibularsystemes, indem er den Kopf leicht hin- und herdreht, um sich zu vergewissern, dass tatsächlich keine eigene Beschleunigung oder Bewegung im Gange ist. Ist die Situation gelöst, erlischt der Schwindel augenblicklich.

Schiffskabinenschwindel

Als eine Sonderform der Seekrankheit muss der Schiffskabinenschwindel bezeichnet werden. Wenn sich der Patient in der Schiffskabine befindet und das Schiff auf hoher See heftigen Schaukelbewegungen ausgesetzt ist, dann entsteht ein typischer Datenkonflikt zwischen den visuellen und vestibulären Afferenzen. Mit den Augen kann der Patient sich einen festen Bezug an der Kabinenwand und am Kabinenboden vor sich schaffen. Davon aber weichen ganz erheblich die Beschleunigungen linearer und angulärer Natur ab, denen die Vestibularorgane während der Schau-

kelbewegungen ausgesetzt sind. Dieser Datenkonflikt zwischen visueller und vestibulärer Afferenz mündet einerseits in das psychologische Phänomen des Schwindels und andererseits in heftige vegetative Reaktionen des Nauseakomplexes ein.

Seekrankheit

Die Seekrankheit ist eine Variante der Reisekrankheiten bzw. der Kinetosen.

Typische Zeichen der Seekrankheit sind, dass man sich hinlegen muss. Man vermindert die Aufmerksamkeit. Es vermindert sich der Gain der vestibulookulären Reflexe.

Eine Gegenmaßnahme bei Seekrankheit besteht darin, dass man an Bord geht und einen festen Bezugspunkt am Horizont anschaut. Damit kann man dann auch die Schiffsbewegungen antizipieren, sich darauf einstellen und durch zusätzliche Bewegungen des eigenen Körpers ausgleichen.

Durch Habituation kommt es nachfolgend dazu, dass man bei Seeleuten auch davon spricht, dass sie „Seebeine" haben. Sie haben sich dann durch eine mehrparametrige und multisensorielle Adaptation und Habituation vestibulospinal, vestibulovegetativ und vestibulookulär an die Schiffsbewegungen angepasst.

Immer wieder berichten Seeleute, dass sie in einem neuen Seegebiet oder auf einem neuen Schiff unterschiedlicher Größe zu ihrer eigenen Überraschung wieder an der Seekrankheit leiden. Nach mehreren Anfällen der Seekrankheit stellt sich dann meist wiederum die Seefestigkeit ein.

Kinetosen

Als Kinetosen bezeichnet man die so genannten Reisekrankheiten. Es sind Krankheitsbilder, die durch überstarke Bewegungen bzw. Beschleunigungseffekte und wechselnde Schwerefelder verursacht sind, wie z. B. die Seekrankheit, die Flugoder Luftkrankheit, die Eisenbahnkrankheit, die Autokrankheit und neuerdings auch die Raumkrankheit. Normalerweise wird die Bewegungskrankheit durch passive Bewegungen in einem Fahrzeug ausgelöst. Entweder handelt es sich um ungewöhnliche Beschleunigungsmuster, oder aber der Proband nimmt widersprüchliche Informationen aus dem Seh- und Gleichgewichtsbereich wahr. Unter Deck in einem Schiff wird optisch eine stabile Umgebung wahrgenommen, während heftige Vertikalbeschleunigungen stark irritierend auf das vestibuläre Trägheitssensorensystem einwirken.

Im Vordergrund steht bei diesen Erkrankungen die des Vestibularapparates mit vorgeformten Konzepten des menschlichen Raumzentrums. Von dort werden Impulse zu den vegetativen Stammhirnzentren geschickt, die einen eigenständigen vegetativen Anfall auslösen, den so genannten Nauseakomplex. Die Symptome sind vielfach Schwindel, Blässe, Erbrechen, Schweißausbruch, Blutdrucksenkung. Säuglinge werden erfahrungsgemäß noch nicht bewegungs- oder seekrank.

Untersuchungen über die Kinetose haben gezeigt, dass Frequenzerhöhungen der Bewegungsschwankungen das Krankheitsgefühl vermindern, während niedrige Bewegungsfrequenzen von etwa 0,2 Hz oder mit einer Periode von 5 Sekunden am unangenehmsten sind. Die Auslösbarkeit der Bewegungskrankheit wird noch gesteigert, wenn Bewegungen in zwei Oszillationsebenen einander ergänzen, wenn z.B. das Fahrzeug eine große Drehbewegung durchführt und der Kopf sich in einer anderen Drehebene zusätzlich mit Beschleunigungsveränderungen bewegt. Solche Ergänzungsbeschleunigungen treten z.B. als Coriolisphänomene bei Flugzeugpiloten im Kurvenflug auf.

Die Empfindlichkeit für die Bewegungskrankheit ist individuell äußerst variabel, aber auch für denselben Probanden im Laufe seines Lebens. Es ist bekannt, dass Kinder unter 2 Jahren ausgesprochen resistent gegen die Bewegungskrankheit sind. Sie empfinden scheinbar ein Vergnügen daran, komplizierte Kopfbewegungen und visuell vestibuläre Interaktionen hervorzurufen. Mit dem weiteren Heranwachsen werden die größeren Kinder sehr schnell immer empfindlicher für die Bewegungskrankheit. Dabei spielt anscheinend die Reifung der visuell vestibulären Bahnenverknüpfungen eine große Rolle. Bei 80% der Kinder im 8.–12. Lebensjahr muss dann mit einem verstärkten Auftreten einer Reisekrankheit gerechnet werden. Danach vermindert sich die Anfallshäufigkeit wieder.

Die sich ausbildenden Reflexsysteme können durch psychologische Faktoren konditioniert werden, was wiederum zu einer Verstärkung der Beschwerden führen kann. Manchmal genügt dann alleine die Vorstellung einer Reise bzw. einer unangenehmen Bewegung, um Schwindel und Nausea auszulösen.

Dementsprechend können sedierende und antiemetische Medikamente die Beschwerden mildern.

Besonders im Auto darf der Bewegungskranke die visuell vestibulären Interaktionen nicht dadurch stören, dass er die Augenkontrolle verlagert, z.B. indem er sich von der Straße vor ihm abwendet und liest.

Die so genannte Autokrankheit, Ausdruck einer Dysregulation im komplexen Gleichgewichtssinn

Von der Autokrankheit ist bekannt, dass der Fahrer wesentlich seltener von ihr befallen wird als der Mitfahrer. Der Fahrer kann sich nämlich viel mehr in das Bewegungsmuster des Fahrzeuges einpassen, denn dieses wird ja letzlich von ihm aktiv gesteuert. Er kann z.B. mit seinem Kopf beim Kurvenfahren die auftretenden zentrifugalen Schleuderkräfte in eine senkrechte Linie einfügen, indem er sich ähnlich dem Motorradfahrer leicht in die Kurve hineinlegt. Der Mitfahrer wird aber durch die Zentrifugalkraft seitlich so belastet, dass er einen verstärkten Angriffspunkt für die Schwererezeptoren im Innenohr, die Otolithenapparate, bietet. Genauso kann sich der Fahrer vom Empfindungskonzept her auf nahende Beschleunigungsstöße, die etwa durch ein Schlagloch oder Unebenheiten in der Fahrbahn ausgeübt werden, einstellen, während der Mitfahrer diesen Ereignissen mehr oder weniger unvorbereitet ausgeliefert ist.

Deshalb leiden mitfahrende Passagiere, insbesondere auch Kinder zwischen dem 8. und dem 12. Lebensjahr, deren innere Gleichgewichts-Regulations-Konzepte sich zu diesem Zeitpunkt in einem Umbauprozess befinden, verstärkt an der Reisekrankheit im Auto.

Der krankhafte Schwindel

Vertigo

Das Wort „Vertigo" leitet sich von dem lateinischen Begriff „vertere", d.h. drehen, ab. Dementsprechend bezeichnet Vertigo primär einen Drehschwindel. Er wird heute aber auch allgemeiner für die Beschreibung jeglichen Schwindels verwendet. Es kann sich um einen großen Drehschwindelanfall, aber auch um ein unbestimmtes Schwank- und Schaukelgefühl handeln. Der krankhafte Schwindel ist in der Regel auch von

Fallneigung, Desorientierung und evtl. Seitenabweichung begleitet.

Der krankhafte Schwindel bzw. Vertigo entsteht meist ebenfalls durch die Inkongruenz der vestibulären und der sensiblen bzw. optischen Wahrnehmungen. Dann sind entweder ein oder mehrere Rezeptoren oder die zentralen Verarbeitungsstrukturen im Gehirn oder beides krankhaft verändert. Der Schwindel ist oft von vegetativen Symptomen wie Erbrechen, Übelkeit, Schweißausbruch, Tachykardie und Kollaps als so genannter Nauseakomplex begleitet.

Daneben tritt auch Nystagmus als Zeichen einer begleitenden opto-motorischen Gleichgewichtsstörung auf.

Oft sind die Schwindelanfälle kombiniert, zusammengesetzt aus mehreren voneinander abgrenzbaren Sensationen, wie z. B. Drehschwindel-, Schwankschwindel-, Liftempfindung usw. Daneben besteht auch eine Lateropulsion bzw. eine Fallneigung.

Wenn der Vestibularapparat peripher gestört ist, kann das z. B. eine Neuronitis vestibularis, ein akuter Vestibularisausfall, eine Ménière-Erkrankung oder ein Lermoyez-Syndrom u. a. m. sein. Daneben kommt auch ein Unsicherheits-, ein Schwäche- und Trunkenheitsgefühl vor. Letzteres wird in der älteren Literatur auch dem unsystematischen Schwindel infolge extravestibulärer Erkrankungen wie Anämie, Herz-Kreislauf-Erkrankungen, Magen-Darm-Störungen, als so genannter Magenschwindel zugerechnet.

Nach dem Ort des auslösenden Prozesses unterscheidet man einen okulären Schwindel bei Refraktionsstörungen, der oft mit Kopfschmerzen vergesellschaftet ist, oder einen zerebellären Schwindel, der mit Kleinhirnzeichen verknüpft ist. Vor allem aber tritt ein labyrinthärer oder vestibulärer Schwindel infolge von Erkrankungen des Ohrlabyrinths oder der zugehörigen Bahnen und Zentren durch Entzündung, Intoxikation, Alkohol, Streptomycin etc., Tumoren (z. B. bulbopontiner Tumor, Akustikusneurinom) oder Trauma, und ferner als experimenteller kalorischer oder galvanischer Schwindel auf.

Alle genannten Phänomene des Schwindelkomplexes können auch auftreten, wenn bei einer Person einzelne Sinnessysteme im Innenohr oder im Auge, bzw. in den Nerven oder in den Hirnbahnen in ihrem Stoffwechsel gestört sind, oder aber wenn es in den verschiedenen Etagen der Sinnesbahnen zu Zelldegenerationen oder gar Narbenbildungen gekommen ist. Dann kann das im Hirn gelegene Raumzentrum keine eindeutigen Informationen über „richtiges" Stehen, Gehen und Raumerfassen mehr liefern. Vor unseren Augen scheint der Raum dann zu schwanken, das Stehen wird unsicher und geht in Taumeln über.

Der periphere vestibuläre Drehschwindel

Für den Krankheitsfall mit Schwindel gibt es eine ganze Reihe von Erklärungsmodellen. Eines der am besten verständlichen ist das des einseitigen Vestibularisausfalles. Der häufigste Vestibularisausfall entsteht z. B. durch einen Innenohrinfarkt. Der Mensch vermindert dadurch auffällig stark den Informationstonus eines Vestibularorganes gegenüber dem anderen. Der Hirnstamm fragt aber ständig den Informationsstrom beider Vestibularorgane ab. Das Zentralnervensystem interpretiert diese Situation dann so, wie wenn man sich in einer Kreiselbewegung befindet, wobei das vorangehende Sinnesorgan mehr Informationen liefert und das nachfolgende weniger. Als Ergebnis erlebt der Patient dadurch einen Drehschwindel.

Sinne und Raum

Die „**Sinne**" sind bedeutsam für die Fähigkeiten von Mensch und Tier, Reize diffus über den gesamten Körper oder mittels spezieller, den einzelnen Sinnen zugeordneter Sinnesorgane zu empfinden beziehungsweise wahrzunehmen und gegebenenfalls spezifisch darauf zu reagieren, indem Raumstabilität hergestellt wird.

Phylogenie der Sinne für die Gleichgewichtsregulation

Alle beweglichen Lebewesen orientieren sich im Gravitationsfeld der Erde. Vergleiche mit noch heute lebenden Arten machen deutlich, dass Haarzellen als Sensoren für die Wasserströmung und solchen Zellen aufliegende Otokonien als Gravitationsdetektoren bei den Meeresbewohnern im Präkambrium bereits ausgebildet waren. Mit dem sich stromlinienförmigen Strecken des Körpers rückten die Haarzellen bei einigen Arten beiderseits entlang der Flanken in eine Reihe und bildeten das Seitenlinienorgan z. B. der Fische. Sie fanden sich nun in Grübchen am Grunde einer Rinne angeordnet. Diese Rinne verschloss sich im Kopfbereich: so entstand vor Millionen Jahren das für die Wirbeltiere so typische Vestibularorgan. Es besteht bei auf dem Boden lebenden Spezies aus einem Bogengang, später wie bei den noch jetzt lebenden Neunaugen aus zwei Bogengängen, diese Tiere schwimmen meeresbodennahe und haben immer wieder Bodenkontakt, und schließlich bei den frei im Raum schwimmenden Knochenfischen aus drei Bogengängen.

Ontogenie der Sinne für die Gleichgewichtsregulation

Die der phylogenetischen analoge ontogenetische Entwicklung vollzieht sich beim Menschen in den ersten Gestationswochen. Bis zum Schwangerschaftsende sind nicht nur Bogengangs- und Maculasysteme beiderseits ausgebildet und fast von endgültiger Größe, sondern auch die Vestibularkerne im Hirnstamm zeigen die Anordnung wie beim Erwachsenen. Die Myelinisierung der vestibulären Afferenzen ist bis zum Geburtstermin ebenso wie die der okulomotorischen Axone weit fortgeschritten. Es lassen sich pränatal ab der 27. Woche vestibulomotorische Reaktionen beim Menschen wie z. B. okuläre und Kopfnystagmen auslösen.

Im Laufe der postnatalen Entwicklung treten die sensomotorischen Teilleistungen, deren kontinuierliches Zusammenwirken die Regulierung des Gleichgewichtes bei allen altersgerechten Bewegungen bewirkt, nacheinander in Erscheinung. Die ersten vestibulookulären gefolgt von den vestibulospinalen Reaktionen sind unmittelbar nach der Geburt beobachtbar. Die retinookulären Reaktionen treten in ihrer Hirnstammform in den ersten Lebenstagen auf. Die Mitwirkung der Sehrinde und damit die Ausbildung des visuellen Greifreflexes benötigt im Mittel 3 Monate. Zeitlich parallel, aber sich über die ersten Lebensjahre erstreckend, entwickeln sich die kortiko- und vestibulospinalen Einflüsse und ihre zerebelläre Steuerung auf die Motoneurone in den Segmenten des Rückenmarkes. Sie sind als Kopf-, Körperhaltungs- und Stellreflexe, also die Fähigkeit zum Kopfhochhalten, Kriechen, Sitzen und Laufen bei jedem einzelnen Kind zu verfolgen.

Das menschliche Raumkonzept, seine zugehörigen Sensoren und Bahnen

Aus der Anatomie und der Physiologie des Menschen ist bekannt, dass sich die menschliche Gleichgewichtsfunktion auf die gleichzeitige Auswertung von Sinnesinformationen aus dem Auge, über unsere sichtbare Umwelt, aus dem Schwererezeptor im Innenohr, dem Vestibularapparat, über das Schwerefeld der Erde, aus dem Höranteil des Ohres über die Schallfelder unserer Umgebung und aus den Sehnen-, Muskel- und Gelenksrezeptoren, der so genannten Propriozeptivität besonders des Halses, des Rumpfes und der Beine über die Körperstellung im Raum gemeinsam und simultan abgestuft informieren.

Diese Informationen werden von den Sinnen über so genannte empfindliche oder sensorische Nerven in einen besonderen Abschnitt im Hirnstamm in das Mittelhirn geleitet. Durch programmartige Verschaltung entstehen dort Steuerimpulse, die in einem computerbusartigen Leitungssystem bis in den Körper weitergegeben werden. Dieses Leitungssystem heißt auch mittleres Längsbündel. Vom Mittelhirn aus werden aber auch die koordinierten Feineinstellungen beider Augen auf die angeblickte Sehwelt vorgenommen. Ferner erfolgt von hier das richtige Steuern und Gegensteuern der Rumpf- und Körpermuskulatur, damit wir nicht durch zu große Schwankungen des Kopfes und des Rumpfes die am Augenhintergrund gesehenen Bilder zum Verschwimmen bringen und uns nicht selbst in die Gefahr des Umfallens oder Hinstürzens oder Seitenabweichens bringen.

Der subjektiv erlebte Schwindel entspricht dann einer Widerspiegelung von Fehlsteuerungen in diesem System an Verarbeitungsinhalten der seitlichen und hinteren Hirnrinde des Großhirns. Mit den modernen Verfahren der vestibulär evozierten Hirnpotenziale können wir mit einer kombinierten elektroenzephalographischen Computertechnik Schwindelphänomene in ihren kortikalen Epiphänomenen an bestimmten Orten auf der Hirnoberfläche lokalisieren und sichtbar machen.

Die Gleichgewichtsregulation im Mittelhirn ist sehr eng verzahnt mit dem eigentlichen antriebsregulierenden System des Gehirns. Dieses wird auch aktivierendes oder retikuläres System der Formatio reticularis genannt.

Noch komplexer wird die Verschaltung der Systeme wenn man daran denkt, dass in den Kernen des Hirnstammes die präganglionären parasympathischen Nervenzellen liegen. Diese projizieren Gleichgewichtsfunktionsstörungen auf die Atmung, die Herzfrequenz, die Körpertemperatur, die Magen-Darm-Motilität usw. Die sympathischen und parasympathischen Fehlsteuerungen führen bei starken Schwindelbelastungen schließlich zu der bekannten schwindelbegleitenden vegetativen Reaktion, die auch Nausea, d. h. Seekrankheit, genannt wird. Diese Krankheitserscheinung geht mit Übelkeit, Würgen, Erbrechen und sogar Kollaps einher.

Die optischen Sensoren

Das Auge ist das Sehwerkzeug. Es ist ein lichtempfindliches Sinnesorgan. Das Auge besteht aus dem Augapfel und den Hilfsorganen. Die Rezeptorzellen des Sehens sind die lichtperzipierenden Stäbchen und Zäpfchen im Sinnesepithel der Netzhaut am Augenhintergrund.

Das Auge als okulomotorischer Effektor. Der willkürlichen Augenbewegung dienen die 6 äußeren Augenmuskeln, d. h. Musculus rectus lateralis, Musculus rectus medialis, Musculus rectus superior, Musculus obliquus inferior, Musculus rectus inferior und Musculus obliquus superior. Sie heben oder senken den Augapfel, drehen ihn seitwärts oder einwärts und ändern damit die Blickrichtung. Sie sind auch für die motorische Ausfuhr der ruckartigen Augenbewegungen, des Nystagmus, verantwortlich.

Der Horizontalnystagmus resultiert aus dem Wechsel der langsamen und schnellen Anspannungen des Musculus rectus medialis, der vom Nervus oculomotorius innerviert wird, und dem Musculus rectus lateralis mit Innervation durch den Nervus abducens.

Das Auge als corneoretinaler Dipol. Die bioelektrischen Ladungen des Augapfels bauen sich nach Art eines Dipoles auf. Die bioelektrisch aktive Retina ist negativ geladen, während die elektrisch weitgehend inaktive Cornea positiv geladen ist. Das corneoretinale Dipolpotenzial dient der Augeneigenmarkierung bei der Elektronystagmographie bzw. Elektrookulographie.

Die vestibulären Sensoren

Das Labyrinthorgan enthält außer dem Schneckengang (Corti-Organ) des Innenohres 5 vestibuläre Strukturen mit unterschiedlichen Mechanorezeptoren (3 Bogengänge und 2 Otolithen).

Die Haarzellenfelder des sackförmigen Utriculus und Sacculus, die Maculae staticae, reagieren auf Linearbeschleunigung, beispielsweise durch die Einwirkung der Schwerkraft. Die Stereozilien dieser Sinneszellen sind in eine gallertige Membran eingebettet, die mit Kristallen, den so genannten Otolithen (Statokonien), belegt ist. Wird die normalerweise mehr horizontal stehende Macula utriculi gekippt, so gleitet diese Statokonienmembran unter dem Einfluss der Schwerkraft nach unten, dadurch werden die Zilien der Sinneszellen ausgelenkt, was für sie einen adäquaten Reiz darstellt, dem eine dem Grad der Abscherung entsprechende Entladefrequenz folgt. Da die Haarzellen in zwei Richtungen angeordnet sind, kann das ZNS aus den verschiedenen Entladefrequenzen, die ihm simultan über die afferenten Utriculusfasern zugeleitet werden, die Lage des Kopfes „berechnen". Die Macula sacculi ist senkrecht angeordnet und reagiert daher besonders auf vertikale Beschleunigungen; bei seitlicher Neigung des Kopfes sind die Sacculi aber auch an dessen Haltung beteiligt.

In Verbindung mit dem Utriculus stehen die 3 Bogengänge, die Canales semicirculares; ihre Rezeptorenfelder, die Cristae ampullares, sind auf die Wahrnehmung von Winkelbeschleunigungen spezialisiert. Die Haarzellen der Cristae ampullares sind in die gallertige Cupula eingebettet, welche bei einer Beschleunigung in der Ebene des Bogengangs durch die Trägheit der Endolymphe eine Auslenkung erfährt, wodurch wieder Zilien umgebogen werden. Das Umbiegen der Zilien bewirkt eine Änderung der Entladefrequenz der Sinneszellen, man spricht von einer bidirektionalen Frequenzmodulation. Aufgrund der Anordnung der Bogengänge in den 3 Ebenen des Raumes erhält das ZNS als Dateneingang unterschiedliche Entladefrequenzen aus den verschiedenen Rezeptorenfeldern, welche ihm die Berechnung von Drehbeschleunigungen jeder Richtung ermöglichen.

Die kinästhetischen Sensoren

Über verschiedene Mechanorezeptoren in Gelenken und Muskeln erhält das ZNS Informationen über die Länge und Spannung einzelner Muskeln und damit über die Lage eines bestimmten Körperteils im Raum.

In Bändern und Gelenken kennt man bisher 4 verschiedene Rezeptortypen, welche der Registrierung von Gelenkspositionen und -bewegungen dienen.

In den Bändern handelt es sich um langsam adaptierende, sehnenspindelähnliche Elemente, die von Fasern mit großem Durchmesser innerviert werden. In der Gelenkskapsel sind Ruffini-

Körperchen und „paciniforme" Rezeptorelemente zu finden, die von Fasern mit mittlerem Durchmesser innerviert werden. Die Ruffini-Körperchen sprechen sowohl auf Bewegung als auch auf die Gelenksposition an, während die Rezeptoren der Bänder nur über die Gelenksposition, die paciniformen Elemente nur über Bewegungen informieren. Sowohl in Bändern, wie auch in Gelenken gibt es schließlich freie Nervenendigungen kleiner III(A)-Fasern und markloser IV(C)-Fasern, die auf extreme schmerzhafte Gelenkbewegungen spezialisiert sein sollen. Bei der Katze wurden in der Halswirbelsäule auch Gelenkrezeptoren gefunden.

Auf welche Weise das ZNS Informationen über eine Gelenkposition erhält, ist noch nicht genau geklärt, denn die Mehrzahl der Rezeptoren spricht nur auf die maximale Streckung oder Beugung eines Gelenkes an, während innerhalb des gesamten Bewegungsumfanges ein Lagesinn gegeben ist.

In den Muskeln gibt es ebenfalls 4 Rezeptortypen: Sehnenspindeln (Golgi-Organe,Tendorezeptoren), Muskelspindeln, Pacini-Körperchen und freie Nervenendigungen. Die Sehnenspindel wird von einer Ib(A)-Faser innerviert, sie nimmt hauptsächlich aktive Muskelkontraktionen auf. Die Muskelspindel wird efferent von dünnen Motoneuronenfasern versorgt, afferent werden dem ZNS über eine große Ia(A)-Faser Informationen über die Dynamik und über II(A)-Fasern Informationen über den Dehnungszustand des Muskels zugeführt. Die Pacini-Körperchen sind von II(A)-Fasern innerviert und reagieren auf Schwingungsreize. Die freien Nervenendigungen gehen von III(A)- und IV(C)-Fasern aus. Sie dienen der Aufnahme starker Schadreize, entsprechend den Schmerzrezeptoren anderer Gewebe.

Somästhetische Nervenbahnen

Somatosensible Informationen aus Muskel- und Gelenksrezeptoren gelangen über ein dorsales (posteriores) und ein ventrales (anterolaterales) Bahnensystem im Rückenmark zur Großhirnrinde. Hierbei verlaufen die kinästhetischen Bahnen zusammen mit epikritischen taktilen Bahnen im Hinterstrang, die für die Tiefensensibilität zuständigen Bahnen hingegen zusammen mit denen für Schmerz-, Temperatur- und Berührungsempfindung im Vorderseitenstrang.

Die Fasern für die epikritische Wahrnehmung von Berührung oder Druck, Muskeldehnung und -spannung sowie Gelenksposition ziehen im Hinterstrang, der sich aus dem Fasciculus gracilis (Goll-Strang) und dem Fasciculus cuneatus (Burdach-Strang) zusammensetzt, zum größten Teil zu den Nuclei gracilis und cuneatus, teils direkt, teils nach Umschaltung auf den dorsolateralen Strang; teilweise aktivieren sie auch spinale Neuronen zur Reflexauslösung. Nur wenige Nervenfasern endigen als Tractus spinocervicalis im Nucleus lateralis cervicalis oder gelangen zum Z-Kern, der als Umschaltstation für Muskelspindelafferenzen Anteil am somästhetischen System hat.

Die oben genannten Kerne stehen über den Lemniscus medialis mit dem kontralateralen Nucleus ventralis posterolateralis (VLP) des Thalamus in Verbindung, welcher auf die somatosensiblen Regionen der Großhirnrinde projiziert.

Die afferenten Fasern, die durch Druck, Berührung, Temperatur und Vibration erregt werden, ziehen im Tractus spinothalamicus lateralis und im kleineren Tractus spinoreticularis des Vorderseitenstranges zu den höheren Zentren.

Umschaltstationen für die wenig spezifischen spinothalamischen Neuronen, welche auf Höhe der Zellkörper zum größten Teil auf die Gegenseite kreuzen, sind der Nucleus ventralis posterolateralis (neospinothalamische Projektion), die hintere Kerngruppe, sowie die Nuclei intralaminares (paläospinothalamische Projektion). Der Tractus spinoreticularis aktiviert Nervenzellen in der Formatio reticularis des Hirnstamms, von denen dann die Projektion auf die Nuclei intralaminares des Thalamus erfolgt. Den genannten Kernen sind wieder Perzeptionsfelder auf der Großhirnrinde zugeordnet.

Vestibulariskerne

Im dorsolateralen Teil von Pons und Medulla oblongata, am Boden des vierten Ventrikels, befinden sich die Nuclei superior, medialis, lateralis und inferior des N. vestibularis. Über die bipolaren Vestibularisneuronen der Pars vestibularis des achten Hirnnervs, deren Somata im Ganglion vestibulare liegen, gelangen die Signale aus Utriculus und Sacculus hauptsächlich zu den Nuclei medialis (Schwalbe), lateralis (Deiters-Kern) und inferior (Nucleus descendens), während die Afferenzen der Bogengänge größtenteils in den Nuclei superior, lateralis und medialis, zum Teil aber auch im vestibulären Kleinhirnabschnitt enden. Darüber hinaus erhalten die Vestibulariskerne auch Informationen aus dem Rückenmark, dem

Kleinhirn, der Formatio reticularis und aus höheren Zentren.

Von den Vestibulariskernen ziehen Bahnen zum Rückenmark, zum Kleinhirn und zu den Augenmuskelkernen, sowie zur Formatio reticularis, zum Thalamus, zum Colliculus superior und zu anderen höheren Zentren.

Kleinhirn

Die Funktion des Kleinhirns besteht vereinfacht ausgedrückt in einer Hemmung exzitatorischer Relaisneuronen, die mit anderen motorischen ZNS-Abschnitten in Verbindung stehen.

Für die vestibulären Funktionen ist im Kleinhirn der phylogenetisch älteste Teil, das Archizerebellum zuständig. Es umfasst Teile der Uvula, den Nodulus und den Flocculus, welche zusammen den Lobus nodulofloccularis und die Lingula bilden. „Input" aus dem Gleichgewichtsorgan erhält das Vestibulozerebellum über die Tractus vestibulozerebellares, teils direkt, teils über die Vestibulariskerne, deren Neurone in umgekehrter Richtung vom Vestibulozerebellum gehemmt werden. Über komplexe Verschaltungen ist es vermutlich in der Lage, das Ausmaß reflektorisch (beispielsweise aufgrund des vestibulookulären Reflexes) ausgelöster Bewegungen so zu regulieren, dass sie genau die von den labyrinthären Rezeptoren registrierten Kopfbewegungen ausgleichen, zumindest aber kann es durch Errechnung von Fehlersignalen in der Reflexbahn kompensatorische Änderungen bewirken. Durch optische oder propriozeptive Signale, die das Kleinhirn mit Kletterfasern aus der unteren Olive erreichen, kann die Leitungsintensität der transzerebellaren Bahnen entsprechend beeinflusst werden.

Die Bewegungssteuerung der Rumpf-, Schulter- und Beckengürtelmuskulatur obliegt dem Paläozerebellum, zu dem der mediane Anteil des Vermis, ein Teil der Uvula und die Pyramiden gehören. Seinen Input empfängt dieses System vor allem vom Tractus spinocerebellaris. Seine efferenten Bahnen gelangen zum größten Teil mit hemmender Wirkung zu den Vestibulariskernen. Diese Projektionen sind noch weit komplexer als die vestibulozerebellären. Wahrscheinlich dienen sie der Steuerung vestibulärer Reaktionen auf Signale aus dem Rückenmark. Das Neozerebellum, welches aus dem Mittelteil des Vermis (Lobulus VI) und den Kleinhirnhemisphären besteht, erhält ebenfalls einen Input aus dem Rückenmark, zusätzlich aber auch Informationen aus der Großhirnrinde über die Brückenkerne.

Die Signale von den propriozeptiven Afferenzen (Muskel- und Gelenkrezeptoren) und den exterozeptiven Apparaten (Berührungs- und Druckempfänger) verlaufen in den gleichseitigen Tractus spinocerebellaris posterior und cuneocerebellaris, wobei ersterer für die untere, letzterer für die obere Extremität zuständig ist.

Die Tractus spinocerebellaris anterior (gleichseitig) und rostralis (gekreuzt) informieren die Kleinhirnrinde über die Aktivität von Zwischenneuronen in den motorischen Zentren des Rückenmarks. Die Neuronen dieser beiden Bahnen leiten ein komplexes Erregungsmuster aus der Peripherie; typischerweise bezieht ein einzelnes Neuron dabei seine Erregung aus Rezeptoren mehrerer Beinmuskeln, die an einer bestimmten Bewegung beteiligt sind. Sie stehen auch unter starkem Einfluss höherer ZNS-Zentren, z. B. über die kortiko-, retikulo-, rubro-, propriospinalen und die Pyramiden-Systeme.

Aus den Nuclei reticulares laterales und paramediani der Medulla, dem Nucleus reticularis tegmenti pontis und in geringerem Maße aus der medianen Formatio reticularis werden weite Teile des Kleinhirns und die tiefen Rückenmarkkerne über die retikulozerebellären Bahnen mit Informationen gespeist. Hier werden Erregungen aus dem Rückenmark, der Großhirnrinde, sowie den Nuclei ruber und fastigii verarbeitet.

Signale von der Großhirnrinde, wo die Gleichgewichtskerne im Lobus parietalis, im basalen Teil des Gyrus postcentralis und im oberen Temporallappen repräsentiert sind, gelangen auch über pontozerebelläre Bahnen zur Kleinhirnrinde. Ihre funktionelle Rolle ist jedoch noch weitgehend ungeklärt. Auch über die Funktion der Kletterfasern, welche über die Olive Erregungen aus dem Rückenmark, der motorischen Rinde, dem Nucleus ruber, dem Darkschewitsch-Kern, dem zentralen Höhlengrau und der akzessorischen Sehbahn erhalten, ist bislang wenig bekannt.

Efferenzen des Nucleus fastigii verlaufen über den Nucleus vestibularis lateralis zur pontomedullären und mesenzephalen Formatio reticularis, zum Nucleus reticularis lateralis sowie zur unteren Olive. In der Formatio reticularis kann so eine Erregung vegetativer Kerngruppen auf labyrinthäre Reize hin stattfinden, wodurch die Nauseasymptome bei Schwindelpatienten bewirkt werden. Die Nuclei globosus und emboliformis entsenden erregende Fasern in den kontralateralen Nucleus ruber. Die motorische Großhirnrinde erhält vom Nucleus dentatus über den Nucleus ventralis lateralis thalami und den Nucleus ventralis anterior Informationen aus der Kleinhirnrinde.

Nystagmus

Grundsätzlich zählt das Funktionsbild des Nystagmus zu den normalen Lebensäußerungen eines gesunden Menschen. Bei den nystagmischen Augenbewegungen handelt es sich um unwillkürliche, quasi reflektorische Augenbewegungen, wobei der Reflexablauf kompliziert ist.

(Vereinzelt wurden uns willkürliche nystagmusartige Augenbewegungen bei indischen Tempeltänzern beschrieben und demonstriert, welche die extremen ruckartigen Farbveränderungen zwischen Sklera und Iris als mimisches Ausdrucksmittel ihres Tanzes seit der Kindheit eingeübt hatten.)

Physiologisch-anatomische Grundlage des Nystagmus

Der Begriff „Nystagmus" kommt aus dem Griechischen. Er bedeutet soviel wie „ich neige mich". Er beschreibt sozusagen eine Kopfbewegung einer sitzenden Person, die sich nach vorne neigt, den Kopf langsam senkt und sich schnell wieder aufrichtet, um den Kopf zurückzuziehen. Diese Bewegung ist asymmetrisch. Sie besteht aus einer langsamen Phase, die von einer schnellen Rückführbewegung in die Ausgangslage gefolgt ist. Allgemein gesprochen bezeichnet Nystagmus heute unwillkürliche Bewegungen der Augäpfel, wie z. B. den Eisenbahnnystagmus, den experimentellen kalorischen oder rotatorischen Nystagmus, den spontanen vestibulären Ausfallnystagmus, aber auch das Augenzittern. Die Bewegung erfolgt meist horizontal, seltener vertikal oder rotatorisch. Der Nystagmus kann vorübergehend auch beim gesunden Menschen bei extremer Blickrichtung nach rechts oder links, beim Verfolgen bewegter Gegenstände mit den Augen, z. B. vom fahrenden Zug aus als Eisenbahnnystagmus, und bei Drehung des Kopfes auftreten. Der typische okuläre Nystagmus kann sowohl spontan als auch vestibulär, als auch retinookulär oder zervikal ausgelöst werden.

Der physiologische vestibuläre Nystagmus wird durch die Reizung der Sinneszellen im Vestibularapparat hervorgerufen. Er dient dann auch als Modell für eine typische zentralnervöse Nystagmusentstehung. Genügend lang andauernde Dreh- und kalorische Reize können den vestibulären Nystagmus auslösen. Seine langsame Phase hängt von der Erregung der vestibulären Neuronen ab bzw. von der vestibulären Tonusdifferenz zwischen den Neuronen beider Seiten. Sie werden unterbrochen von der schnellen Nystagmusphase. Die vestibulären Neuronen, die für die Augenmuskeltonusänderung bzw. die langsame Nystagmusphase verantwortlich sind, arbeiten synoptisch mit anderen pontomesenzephalen Neuronen verknüpft zusammen. Die letztgenannten Neuronen verfügen aber über eine wesentlich höhere Erregbarkeitsschwelle. Wenn mit einer gewissen zeitlichen Verzögerung dieser Schwellenwert erreicht ist, löst die Erregung dieser Neuronen die Aktivität okulärer Motoneuronen aus, welche die Antagonisten der im Gange befindlichen langsamen Augenabweichbewegungen versorgen. Es entsteht am Auge die schnelle Nystagmusphase. Gleichzeitig bewirken diese in der Formatio reticularis des paramedianen pontinen Bereiches gelegenen Schaltneuronen eine zurückführende Inhibition auf die Zellen der Vestibulariskerne. Dadurch bricht der afferente Informationsstrom von den vestibulären Neuronen über die Paraabduzenskerne zu den okulomotorischen Neuronen ab. Die Unterbrechung des vestibulookulomotorischen Informationsstromes bewirkt ihrerseits eine Aktivitätshemmung der interkalaren retikulären Neuronen. Die Blockierung der vestibulären Neuronen hört auf und eine neue tonische Augenabweichbewegung bzw. langsame Nystagmusphase beginnt. Diese wird wiederum von einer schnellen Phase gefolgt. Dadurch entsteht der Nystagmusrhythmus. Verallgemeinert könnte man die schnelle Nystagmusphase als das Ergebnis einer Vielkanalsteuerung auffassen. Wie Trincker und Bartual nachgewiesen haben, gibt es nur einen Nystagmusgenerator, der phänotypisch gleichgestaltete Nystagmussignale auch bei unterschiedlichen vestibulären, optokinetischen und zervikalen Reizen auslöst.

Dieses einfache Schema des Nystagmusgenerators ist überlagert durch eine Reihe von Bahnen, die für den Kliniker von besonderer diagnostischer Bedeutung sind. Dies sind die nystagmusregulierenden und nystagmusdämpfenden Bahnensysteme und Schleifen. Im Bereich der Nachbarschaft des IV. Ventrikels zieht ein solches Bahnensystem vom Nucleus fastigii über den Tractus juxtarestiforme jeweils zu den Vestibulariskernen der Gegenseite. Es dämpft Amplitude und Frequenz des vestibulären Nystagmus.

Eine obere Dämpfung erfährt das nystagmus-generierende System über das rubro-nigro-striatale und thalamische System. Ihre Einflüsse machen sich besonders bei der Regelung der Nystagmusfrequenz, der Koordination und der zeitlichen Nystagmusreaktionsabläufe bemerkbar.

Neben dem vestibulookulären gibt es auch einen retinookulären Nystagmus. Dieser wird dadurch stimuliert, dass ein bewegtes Objekt vor dem ruhenden Auge oder ein ruhendes Objekt vor dem vorbeiziehenden Auge jeweils so erfasst werden muss, dass es auf die empfindliche Retinapartie, die Fovea centralis, fällt. Es entstehen am Augenbulbus langsame Folgebewegungen in Richtung der wirklichen oder imaginären Bewegung des Objektes. Diese Folgebewegungen des Auges werden durch schnelle Rückstellbewegungen in entgegengesetzter Richtung unterbrochen. Der optokinetische Nystagmus ist u. a. auch als Eisenbahnnystagmus beim Blick aus dem Fenster eines Zuges an vorbeifahrenden Landschaftsbildern bekannt. Man unterscheidet einen subkortikalen optokinetischen Nystagmus, den so genannten Stier- oder Starrnystagmus, von dem kortikalen optokinetischen Nystagmus, dem so genannten Schaunystagmus. Der subkortikale optokinetische Nystagmus ist bei niederen Tieren gut entwickelt. Er tritt auf, wenn sich alle Teile der Umgebung in dieselbe Richtung bewegen. Dieser Nystagmus ist an das Vorhandensein von subkortikalen Schaltkreisen geknüpft. Dabei spielen die Verbindungen zwischen dem Tractus opticus, dem Colliculus superior, der prätektalen Formatio reticularis und den Augenmuskelkernen eine besondere Rolle.

Die Nystagmusrichtung und -koordination

Man definiert die Richtung des Nystagmus entsprechend der schnellen Nystagmusphase. Diese charakterisiert den Nystagmus inspektorisch bereits nach seiner Richtung sowie nach seiner Intensität. Außerdem beurteilt man die Koordination der Nystagmusschläge, die gleichzeitig an beiden Augen auftreten. Diese können koordiniert, d. h. beide Augen schlagen kongruent in derselben Weise in dieselbe Richtung, bzw. dyskoordiniert oder dissoziiert sein.

Elektronystagmographie

Die Elektronystagmographie, welche erstmals im Jahre 1922 von Schott in Köln beschrieben wurde, beruht auf der elektrischen Eigenmarkierung beider Augenbulbi. Durch Oberflächenelektroden auf der Haut neben, über und unter den Augen lassen sich sowohl bei geöffneten, wie auch bei geschlossenen Augen unblutig und nichtinvasiv die Augenbewegungen fortlaufend ableiten und nach elektronischer Verstärkung auf geeigneten Schreibern registrieren. Dieses Verfahren wird bevorzugt für die Topodiagnostik vestibulärer und retinookulärer Gleichgewichtsfunktionsstörungen benutzt.

Mithilfe der Elektronystagmographie lässt sich z. B. ein verändertes Verhalten der verschiedenen Gleichgewichtsregulationsbahnen objektiv und quantitativ feststellen.

Die Analyse von Nystagmusbewegungen ist für die neurootologische Differenzialdiagnose von Gleichgewichtsfunktionsstörungen sehr wichtig. Sie gestattet die feingliedrige Überprüfung topodiagnostisch wichtiger vestibulookulärer und retinookulärer Bahnensysteme.

Der Vorteil der Elektronystagmographie liegt darin, dass man Augenbewegungen sowohl bei geöffneten, als auch bei geschlossenen Augen, bei Gesunden, bei Alten, bei Kindern, bei Kranken, bei Sterbenden in analoger Weise ableiten kann. Die Ergebnisse sind objektiv und auf Registrierkurven dokumentiert. Wir verwenden ein polygraphisches ENG-Schema nach Claussen, bei dem 5 Registrierspuren mit folgender Signalbelegung benutzt werden:

Spur 1 = horizontale Summenbewegung beider Augen;
Spur 2 = horizontale monokuläre Bewegung des rechten Auges;
Spur 3 = horizontale monokuläre Bewegung des linken Auges;
Spur 4 = vertikale monokuläre Bewegung des rechten Auges;
Spur 5 = vertikale monokuläre Bewegung des linken Auges.

Zusätzlich wird simultan immer das vestibulokardiale EKG auf den Polygrafen registriert.

Empfindlichkeit der Elektronystagmographie bei neurootologischen Untersuchungen

In einer japanischen Studie an 1118 neurootologischen Patienten verglichen Sakata et al. 1993 die klinische Nystagmuserkennungsrate mit der Frenzelbrille, einer modernen Infrarot-CCD-Videotechnik und der Elektronystagmographie. Dabei ist anzumerken, dass Prof. Dr. Dr. Sakata weltweit als einer der erfahrensten Neurootologen im Hinblick auf die Verwendung der Frenzelbrille gilt. Beim Vergleich der Nystagmuserkennung mittels Frenzelbrille bzw. Elektronystagmographie stellen die Autoren fest, dass in 68,3 % der ausgewerteten Fälle der Nystagmus mit der Elektronystagmographie wahrgenommen wurde. In allen diesen Fällen konnte man aber mittels Frenzelbrille keinen Nystagmus erkennen. In 12,5 % der Fälle wurde ein Nystagmus weder mit der Frenzelbrille noch mit dem ENG beobachtet. In 17,2 % der Fälle wurde der Nystagmus sowohl mit der Frenzelbrille als auch mit der Elektronystagmographie beobachtet.

Insgesamt gehen die Autoren davon aus, dass die Nystagmuserkennungsrate mit der Elektronystagmographie gegenüber der Frenzelbrille um das 34,2fache höher liegt. Diese Aussagen beziehen sich auf die Nystagmusanalyse des Spontannystagmus, des Blickrichtungsnystagmus, des Lagenystagmus, des Lagerungsnystagmus. Ferner wurde in dieser Studie festgestellt, dass die Elektronystagmographie auch über eine 13,5fach höhere Nystagmuserkennungsfähigkeit im Vergleich zur Infrarotvideotechnik verfügt.

Verbindung der Elektronystagmographie mit Kennlinienschemata wichtiger Testauswertungen

Die quantitative Nystagmusanalyse findet ihren klinisch verwertbaren Niederschlag in besonderen Kennlinienschemata, so z.B. im kalorischen vestibulookulären Schmetterlingsschema, im per- und postrotatorischen vestibulookulären L-Schema des rotatorischen Intensitätsdämpfungstests, im retinookulären optokinetischen Drachenschema und anderen mehr. Alle genannten Tests nehmen eine Teiltestsynopsis zu einer Testgesamtgestalt mit überlagerten Normbereichen vor.

Diagnostisch ist die kalorische Vestibularisprüfung nach wie vor am bedeutendsten. Die monaurale kalorische Vestibularisprüfung wurde 1906 durch Robert Bárány als neurootologische Untersuchungsmethode eingeführt, der dafür 1914 mit dem Nobelpreis belohnt wurde.

Im Zusammenhang mit der elektronystagmographischen Aufzeichnung der Nystagmusreaktionen und der quantitativen und synoptischen Auswertung der Reaktionsparameter mittels z.B. der Schmetterlingskennliniengraphik von Claussen stellt sie einen großen Fortschritt in der Diagnostik von Schwindelleiden und Erkrankungen des Vestibularapparates dar. Der Vorteil dieser Methode liegt darin, dass – im Gegensatz zur binauralen rotatorischen Prüfung – die rechten und linken Vestibularapparate einzeln und ohne Maskierungsprobleme der Gegenseite auf ihre Funktionstüchtigkeit hin geprüft werden können.

Die Nystagmusintegration

Die Blickfeldstabilisierung

Unabhängig davon, ob sich der Beobachter selbst bewegt oder nicht, werden unter natürlichen Bedingungen ruhende Objekte unbewegt und bewegte Objekte bewegt wahrgenommen. Das geschieht durch das Zusammenwirken des vestibulookulären Reflexes (VOR) mit dem retinookulären (ROR). Dabei wirken von im Hals und Rumpf befindlichen Rezeptoren gesteuerte Reflexe auf die Augenbewegungen (COR) immer dann befördernd, wenn eine Kopfbewegung gegen den ruhenden Rumpf oder eine Rumpfbewegung gegen den ruhenden Kopf ausgeführt wird.

Der vestibulookuläre Reflex (VOR)

Eine gerichtete Endolymphdruckerhöhung bewirkt im ampullären Rezeptorepithel in dem horizontalen bzw. dem vertikalen Bogen der zugehörigen Ampullen eine Erhöhung der Ruheaktivität. Der Druckreiz dehnt die Zellmembran beider Rezeptorzelltypen in den Cristae ampullares vor allem im Bereich der Zilien und öffnet dadurch Kalziumkanäle. Der dadurch bewirkte intrazelluläre Kalziumanstieg löst eine vermehrte Transmitterfreisetzung aus, sodass sich die Aktionspotenzialsequenz im afferenten Anteil der Axone des Nervus vestibularis reizintensitätsproportional erhöht. Über die vestibulären Kerne im Hirnstamm und von dort über das mediale Längsbündel werden die Kerne der äußeren Augenmuskeln erreicht und jene Motoneuronen aktiviert, die eine der Bewegung des jeweilig erregten Bogenganges entgegengesetzte Augenbewegung auslösen. Über ihre Geschwindigkeit und Amplitude entsteht keine Rückmeldung an das vestibuläre Rezeptorsystem: Die präzise Steuerung durch Vestibularreiz ausgelöster Augenbewegungen geschieht mithilfe des im Nebenschluss des Reflexweges liegenden miterregten Vestibulozerebellum, insbesondere den Flocculus. Die Augendeviationen sind von ihnen entgegengerichteten sakkadischen Rückstellbewegungen immer dann gefolgt, wenn sie einen Deviationswinkel von ca.

10° überschreiten. Sakkaden werden im Hirnstamm generiert.

Der retinookuläre Reflex (ROR) oder die optokinetische Nystagmusreaktion (OKN)

Der ROR ist eine Augenbewegung, die relativ langsamen Bewegungen des visuellen Umfeldes folgt. Solche Umfeldbewegungen treten immer dann unter natürlichen Bedingungen auf, wenn Kopfbewegungen ausgeführt werden. VOR und ROR führen so während einer Kopfbewegung zur Blickfeldstabilisierung. Bei unbewegtem Kopf stabilisiert der ROR die Augenstellungen. Wie beim VOR werden Augendeviationen, die mehr als 10° von der Ruhestellung abweichen, durch schnelle Rücksteuerbewegungen ausgeglichen: langsame Bewegungen mit dem bewegten Objekt und diesen entgegengerichtete Rückstellbewegungen sind der OKN. Es gibt einen subkortikal und einen kortikal verschalteten ROR.

Der subkortikale Reflexweg verläuft über die Retinaganglienzellaxone zum Nucleus tractus opticus, von dort zum ventromedialen Anteil des retikulären Kerns der Brückenhaube (NRTP) und schließlich zum Vestibularzellkomplex. Von hier läuft die Erregung wie beim VOR zu den äußeren Augenmuskeln. Auch dieser Erregungsweg verläuft im Nebenschluss über das Kleinhirn, da vom NRTP Verbindungen zur unteren Olive, von dort zu den Purkinje-Zellen im Kleinhirnflocculus und von diesen zu den Vestibularkernen verlaufen. Das Kleinhirn kontrolliert das Verhältnis von Augen- zu Objektgeschwindigkeit, das rasche Zusammenwirken des ROR mit dem VOR und schließlich die Adaptation der Augenbewegungen an die Objektbewegung. Der subkortikale ROR wird durch großflächige Reizung der Retinaperipherie ausgelöst und auch beim großhirnlosen Versuchstier gefunden. Er wird durch zusätzlichen stationären Lichtreiz gehemmt und zeigt nach Reizende einen Nachnystagmus.

Der kortikale Reflexweg läuft von den Ganglienzellen der Retina über das Corpus geniculatum laterale, die Sehrinde und den Colliculus superior, um von dort direkt über den Kleinhirnflocculus die vestibulären Kerne zu erreichen. Der kortikale ROR, auch als visueller Greifreflex bezeichnet, wird durch Reizung fovealer oder parafovealer Retinaabschnitte ausgelöst, wird durch zusätzliche unbewegte optische Reize nicht gehemmt und zeigt keinen Nachnystagmus. Der VOR wird bei gleichzeitig ablaufendem ROR gehemmt, die Blickfeldstabilisierung wird dann von beiden Formen des ROR ausgeführt. Sie ist im Gegensatz zum VOR in einem geschlossenen System geregelt, sodass die Retina mit der Fovea stets auf das angepeilte Objekt ausgerichtet bleibt.

Der zervikookuläre Reflex (COR)

Bei Bewegung des Rumpfes gegen den unbewegten Kopf löst diese entgegengerichtete langsame Augenbewegungen aus, den COR. Der Reflexweg verläuft von den so genannten Halswirbelgelenksrezeptoren ausgehend ipsilateral im Halsmark, kreuzt dann zum Teil zur Gegenseite und gelangt über die vestibulären Kerne oder direkt zu den Motoneuronen in den Augenmuskelkernen. Bei Labyrinthausfall nimmt die zervikookuläre Reflexantwort zu und kompensiert damit teilweise den fehlenden oder eingeschränkten VOR. Auch diese Reaktion wird im Nebenschluss über die Kleinhirnflocculus stabilisiert und an die aktuelle Erregungssituation im Gesamtgleichgewichtsregulationssystem adaptiert.

Die Untersuchung von VOR, ROR und COR erlaubt die Prüfung der Leistungsparameter von neuronalen Netzwerken im Hirnstamm, Mittelhirn und Kleinhirn sowie der sie speisenden peripheren Rezeptoren, soweit es sich um unwillkürlich reflexartig ablaufende Reaktionen handelt. Bezieht man in die Untersuchung auch Sakkaden und langsame Augenbewegungen ein, besteht die Möglichkeit, funktionelle Eigenschaften jener Neuronennetze einzubeziehen, die sich im Dienzephalon und in der Hirnrinde befinden und im Dienste der Willkürmotorik stehen.

Die sakkadischen Augenbewegungen

Ein Neuronennetz, das in Gruppen entladende, plötzlich pausierende und während Fixation tonisch entladende Zellen miteinander verknüpft, befindet sich in der retikulären Formation des Hirnstamms in der Nähe des Abduzenskerngebietes. Es generiert jenes Erregungsmuster in den Augenmuskelkerngebieten, das zu raschen kleinamplitudigen Augenbewegungen, den Sakkaden führt. Das Netz wird angesteuert von Mittelhirnneuronen des Colliculus superior (CS), aus dem Signale für Richtung und Amplitude der Sakkaden unter Berücksichtigung der gerade bestehenden Augenstellung eingespeist werden. Das beiden Strukturen vorgelagerte präfrontale kortikale Augenfeld steuert sowohl das pontine sakkadengenerierende Neuronennetz als auch den CS. Eine Funktionseinschränkung des CS führt zum Verlust der Fähigkeit, ein bewegtes Objekt zu fixieren. Schließlich steuert die okzipitale Sehrinde sowohl den Hirnstamm-Sakkadengeneratorkomplex, als auch den CS. Sie bewirkt das visuelle Ergreifen eines erkannten Objektes mithilfe sakkadischer Augenbewegungen.

Der Sakkadengeneratorkomplex ist darüber hinaus mit den unwillkürlichen Reaktionen der VOR und ROR generierenden Neuronen in den vestibulären Kernen und im Kleinhirn verbunden. Sakkaden können also willkürlich und unwillkürlich generiert werden, wobei immer der gleiche Sakkadengenerator im Hirnstamm funktioniert, aber von sehr verschiedenen Strukturen angesteuert wird.

Die gleitenden Augenbewegungen

Einem langsam bewegten Lichtsignal kann durch langsame Augenbewegungen die Fovea centralis so nachgeführt werden, dass das Signal ständig auf die Fovea projiziert bleibt. Ausgelöst im präfrontalen kortikalen Augenfeld wird die Erregung einem in Abduzenskernnähe gelegenen Neuronennetz zugeleitet und von dort auf die Augenmuskelkerne verschaltet. Im Nebenschluss bewirken Teile des Kleinhirnwurms die Stabilisierung des gesehenen Objektbildes im Bereich der Fovea.

Die Kopf-Körper-Stellungsregulationen unter Einbeziehung des vestibulospinalen Systems

Neben den umfangreichen Untersuchungen in der klinischen Neurootologie, die die Biokybernetik der vestibulookulären und retinookulären Nystagmussysteme erfassen, ist zur Beurteilung der Orientierung des Menschen im dreidimensionalen Raum auch die Erfassung des vestibulospinalen Regelkreises des frei stehenden und gehenden Menschen von Bedeutung.

Das sensomotorische System, welches die Bewahrung der aufrechten Körperhaltung und des Gleichgewichts ermöglicht, besteht aus mehreren morphologischen und funktionellen Einheiten, welche sowohl untereinander, als auch mit anderen Systemen komplex verschaltet sind. In der Peripherie beliefern neben den Sinneszellen des Vestibularapparates auch die Stäbchen- und Zapfenzellen der Augennetzhaut, die Haarzellen der

Cochlea und die Dehnungsrezeptoren der Skelettmuskulatur das Zentralnervensystem mit Informationen über die momentanen Stellungen und Bewegungen von Gliedern, Kopf und Körper im Raum. Die morphologische und physiologische Entwicklung von vestibulookulärem und vestibulospinalem Funktionssystem wurde von Schwartze et al. am Versuchstier untersucht. Die zentralnervösen Strukturen des Gleichgewichtsfunktionssystems befinden sich im Mesenzephalon, in der Pons und im Kleinhirn; untereinander sind sie durch das mediale Längsbündel (Fasciculus longitudinalis medialis) verbunden, von welchem Fasern bis in die oberen Rückenmarkssegmente zu verfolgen sind. Claussen bezeichnet es daher als die „primär gleichgewichtsregulierende Säule".

Craniocorpographie (CCG)

Zur einfachen und schnellen Objektivierung von ataktischer oder parkinsonartiger Kopf-Körpertaumeligkeit, peripheren Vestibularisabweichreaktionen, zentraler Hirnstammtaumeligkeit ist dieser vestibulospinale CCG-Test mit Registrierung tatsächlicher Kopf- und Schulterbewegungen für eine sorgfältige neurootologische Begutachtung unerlässlich. Der Stehversuch nach Romberg und der Tretversuch nach Unterberger und Fukuda haben sich als die klinisch wichtigsten vestibulospinalen Versuche u. a. für die Craniocorpographie (CCG) erwiesen. Beide Tests werden z. B. als Leuchtspuren auf ein und derselben fotografischen Aufnahme als Mehrfachbelichtung registriert. Diese Tests liefern typische Reaktionsmuster für periphere vestibulospinale und zentrale Störungen. Durch die fotografische Aufnahme der Leuchtspurmuster entsteht unmittelbar ein Versuchsdokument, welches anschließend sofort ausgewertet werden kann. Der technische Aufwand ist sehr gering. Die Anlage ist für den Untersucher leicht verständlich. Die Untersuchung verlangt keine umfangreichen Kenntnisse und ist schnell erlernbar. Die Versuchsdurchführung erfordert nur einen geringen Zeitaufwand (circa 4 Minuten pro Messung).

Der Tretversuch ist im Vergleich zum Stehversuch der klinisch empfindlichere vestibulospinale Test.

Im Zusammenhang mit der Aufzeichnung vestibulospinaler Reaktionen durch die Craniocorpographie (Claussen 1970), bei der die optische und akustische Orientierung weitgehend ausgeschaltet sein sollen, interessiert uns heute speziell die

Verarbeitung der Informationen, die aus Vestibularorganen, Gelenkpositions- sowie Muskeldehnungsrezeptoren, d. h. dem propriozeptiven System dem ZNS zufließen und deren Beeinflussung durch Regulationen in der hinteren Schädelgrube und aus dem Großhirn.

Durch die Weiterentwicklung der Craniocorpographie zur computergestützten Ultraschall-Craniocorpographie (USCCG) im Sinne eines mathematisch definierten „Local-Positioning"-Systems (Human Space Trail) konnten wir seit mehr als 10 Jahren simultane, 4-dimensionale Darstellungen (Länge, Breite, Höhe und Zeit) von Markierungspunkten an Kopf und Schultern entwickeln und bisher in mehr als 14000 Untersuchungen bei Normalpersonen und Patienten überprüfen. Dafür verwenden wir das „Human-space-trail-Computerprogramm (HUSPATRAC), welches nicht nur mehrdimensionale statische, sondern auch dynamisch bewegte Abbildungen liefert. Zusätzlich haben wir mit dem Kopf-Beuge- und Rotationstest (Nefert) und dem Kopfschiebetest in 5 Richtungen (Lolavheslit) den klassischen vestibulospinalen Funktionsprüfungen, d. h. dem Stehtest nach Romberg und dem Tretversuch nach Unterberger und Fukuda, 2 spezielle Untersuchungsverfahren für die berührungslose, objektive und quantitative Kopf-Hals-Bewegungsanalyse gegenüber dem Körper hinzugefügt. Bei ganz unterschiedlichen Bedingungen der Kopfhaltefunktion können wir jetzt auch objektiv und quantitativ darstellen, ob zum Beispiel posttraumatisch die Kopfkörperverbindung versteift oder gelockert, ob sie in einer oder mehreren Richtungen eingeschränkt ist oder ob sie Kompensations- bzw. Schonhaltungen des Kopfes durch Verlagerungen der Kopfhalteachse zur Darstellung bringt. Ferner werden auch gestische Kopfbewegungen analysierbar.

Die vestibulovegetativen Integrationen des Stammhirnbereiches

Die im Hirnstamm gelegenen Kreislaufzentren sind Regulationszentren in der Formatio reticularis der Medulla oblongata, welche die Impulse für herzregulatorische Nerven und die vasokonstriktorischen Nerven liefern. Die medullären oder bulbären Kreislaufzentren arbeiten weitgehend autonom. Doch werden sie durch übergeordnete Zentren im Zwischenhirn, die dienzephalen oder hypothalamischen Kreislaufzentren und durch die motorische Hirnrinde beeinflusst. Eine Akti-

vierung der Kreislaufzentren erfolgt durch periphere Afferenzen aus den pressorezeptorischen Kreislaufzonen und durch die chemische Blutbeschaffenheit. Die spinalen Kreislaufzentren in der Seitensäule des Rückenmarks, d. h. die präganglionären Neuronen des Sympathikus, sind untergeordnete Zentren von geringerer Automatie.

Zur Abschätzung der vestibulokardialen Regulationsfähigkeit verwendet Claussen gemeinsam mit der neurootometrischen polygraphischen Aufzeichnung des ENG die simultane EKG-Registrierung nach Einthoven während der experimentellen vestibulären Reizungen. Die Ergebnisse lassen Rückschlüsse auf die schwindelbegleitenden Nauseareaktionen zu.

An dieser Stelle muss auch eingefügt werden, dass im unteren Abschnitt des Hirnstammes am Ende des 4. Ventrikels die Chemo-Rezeptoren-Triggerzone (CTZ) angeordnet ist. Von hier aus beeinflussen zahlreiche Antivertiginosa (z. B. Dimenhydrinat) therapeutisch die symptomatische Schwere von Schwindelanfällen.

Kompensations- und Ausgleichsfunktionen des Gleichgewichtsregulationssystemes

Das Regulationssystem für die menschliche Gleichgewichtssteuerung weist ein hohes Maß an Ausgleichsfunktionen bei Störungen auf, die zum Teil bereits bei niederen Wirbeltieren, wie z. B. Fischen (Scholle), in ihrer einfachen und grundsätzlichen Entwicklung anzutreffen sind.

Eine Besonderheit ist die Plastizität der neuronalen Strukturen und Regeltheorie im menschlichen Gleichgewichtssystem. Quasi durch selbstregulierende Softwareanpassung und Fehlerausgleich kann der Mensch auch anfängliche Krisen durch Gleichgewichtsdefekte ausgleichend überwinden. Von diesen Mechanismen, die nachfolgend in ihren Grundlagen beschrieben werden, machen wir heute in der neurootologisch geprägten Physiotherapie gebrauch.

Adaptation

Adaptation bedeutet die Anpassung an veränderte oder langdauernde Sinnesbelastungen. Allgemein bekannt ist die Adaptation der Lichtempfindlichkeit des Auges beim Übergang vom Hellen zum Dunkeln. Dort vollzieht sich die Anpassung unter der fortdauernden Lichtreizung langsamer als umgekehrt. Es gibt auch eine vestibuläre Adaptation des Schweresinnes durch efferente

Regulation der Empfindlichkeitsverstellung der vestibulären Rezeptoren im Innenohr. Solche Phänomene sind z. B. auf der gesunden Seite während der Erholungsphase bei einen kontralateralen Vestibularisausfall bekannt.

Habituation des vestibulären Systemes

Die Habituation des vestibulären Systemes wurde 1906 von Abels erstmals beschrieben, als er darauf hinwies, dass die Seekrankheit bei dafür empfindlichen Seeleuten schrittweise vermindert wird und auch verschwinden kann. Die Habituation ist definiert durch die Verminderung der Intensität und Dauer der subjektiven Vestibularisreaktionen. Zur selben Zeit hat Bárány festgestellt, dass sich die vestibulären Reaktionen von Balletttänzerinnen durch Übungen mit Drehungen auffällig vermindern. Ganz besonders beobachtete er eine starke Verringerung des postrotatorischen Nystagmus. Die progressive Verminderung der vestibulären Reaktionsantworten während einer Wiederholung des Stimulus kann man auch erworbene und situationangepasste Verminderung der vestibulären Antwort nennen. Diese erworbene Reaktionsverminderung wird zentralnervös gespeichert. Sie kann damit auch von Untersuchung zu Untersuchung genau gemessen werden. Die Habituation ist nicht ganz spezifisch für einen einzigen vestibulären Stimulus. Sie kann vielmehr auch von einer Stimulusart zur anderen übertragen werden.

Claussen hat zur Bestimmung der vestibulären Habituation das „kalorische Anpassungszyklogramm" entwickelt. Dieses baut auf den seriell aufeinander gelegten Quadranten des Schmetterlingskalorigrammes nach Art einer schneckenförmigen zyklischen Struktur einer mathematischen Spirale auf. Es werden gleichartige Serienstimuli kalorisch nach dem Schmetterlingsmodus ausgewertet. Es gibt typische Muster für einwandfreie herabregulierende Habituation, aber auch für seriell aufschaukelnde zentrale Enthemmungszustände bei labiler Regulationslage.

Der Transfer einer vestibulären Habituation lässt sich z. B. dadurch beobachten, dass zunächst eine kalorische Habituation gemessen wird. Danach wird dann die rotatorische Vestibularisprüfung durchgeführt und ausgewertet. Dabei kann man beobachten, dass auch die rotatorische Vestibularisprüfung in ihrer Reaktionsstärke vermindert ist.

Ferner lässt sich Habituation auch bei optokinetischen Stimuli, die wiederholt angewendet werden, beobachten. Auch diese optokinetischen Stimuli können durch kalorische Prüfungen modifiziert werden. Auf diesem Gebiet hat Claussen den „Kalorisations-Pendel-Interferenz-Test (KPIT)" entwickelt.

Klinisch verwendet man die Habituationsphänomene, um eine vestibuläre Trainingsbehandlung zur Verminderung von Gleichgewichtsbeschwerden durchzuführen.

Da die Habituation über lange Zeit erhalten bleibt, kann man sie nicht einfach mit Reflexermüdung erklären. Vielmehr handelt es sich um ein aktives Lernphänomen, welches u. a. die supratentoriellen Strukturen der Basalganglien und des Corpus striatum einschaltet.

Kompensation

Der Begriff „Kompensation" bezeichnet ein zentralnervöses Phänomen, welches die Zeichen einer Störung dadurch verschwinden lässt, dass ergänzende Funktionskreise zugeschaltet werden. Aufgrund der neuronalen Plastizität wird eine Störung verdeckt, obschon die Läsion weiter besteht. Zum Teil lässt sich die Läsion in ihrer grundsätzlichen Anlage dann nur noch mit der monauralen kalorischen Prüfung nachweisen. Im täglichen Leben spielt sie aber keine Rolle mehr.

Die Kompensation eines einseitigen vestibulären Ausfalles macht sich durch die zunehmende Abschwächung der Schwindelbeschwerden des Spontannystagmus und der Kopf-Körper-Abweichung bemerkbar. Der Sitz der vestibulären Kompensation wird dann in Regelkreisen der Vestibulariskerne vermutet.

Ein wichtiger Mechanismus der Kompensation ist dabei die sensorielle Substitution durch die stellvertretende Neubewertung der Perzeption durch Regelkreise einer intermediären neuronalen Plastizität.

Klinisch wird die komplette vestibuläre Kompensation durch die Abwesenheit von Spontannystagmus bei gleichzeitigem Ausfall oder Hemmung eines postkalorischen Nystagmus, die Abwesenheit eines Richtungsüberwiegens bei kalorischen, sowie bei Drehpendelprüfungen, sowie auch die Abwesenheit von Kopf-Körperabweichungen bei der Craniocorpographie des Tretversuches, des Wofec usw. beschrieben.

Schlussbemerkung

Das gesamte Gleichgewichtssystem ist nicht in einem einzigen Arbeitsgang überprüfbar. Die Gleichgewichtsregulation findet nach Art eines komplizierten Computernetzwerkes statt. Es sind verschiedene Sensoren und verschiedene Zentren des Gehirns in wirksamen Unter- und in Oberzentren zusammengefasst. Deshalb bildet man in der Klinik für die Untersuchung auch Teilsysteme, die einer systematischen Eingabe-Ausgabe-Beziehungsanalyse zugänglich sind.

Dieses diagnostische Vorgehen bezeichnet man auch als „äquilibriometrische oder neurootologische Netzwerkanalyse".

Die Äquilibriometrie stützt sich dabei heute noch zum größten Teil auf die Untersuchung des vom vestibulären Innenohr zum Auge ziehenden Regelsystems, indem einseitig mit kalorischen Wasserspülungsreizen und beidseits mit Drehstuhlreizen gearbeitet wird. Eine große Bedeutung besitzt daneben aber auch die Untersuchung des vom Sehauge zum motorisch bewegten Auge ziehenden retinookulären Systems. Bei dieser Prüfung ist die Netzhaut des Auges der Rezeptor und der Augenbulbus mit den äußeren Augenmuskeln der Effektor. Die außen am Auge angreifenden sechs Augenmuskeln formen ein Wirkgefüge, welches auch noch gegensinnig das andere Auge abfragt und in den Bewegungen unterstützen kann. Fallen einer oder mehrere dieser Augenmuskeln an einem Auge aus, oder ist der Gleichlauf zwischen beiden Augen gestört, so entstehen Doppelbilder.

Eine optokinetische Prüfung sollte deshalb als einfache Augenbewegungsprüfung jeder elektronystagmographischen Untersuchung bei der „äquilibriometrischen Netzwerkanalyse" vorausgehen. Wenn nämlich die Augen den Reiz nicht sehen können, so ist das Nachblicken behindert. Wenn darüber hinaus das muskuläre Auge gelähmt ist, so steht auch nicht zu erwarten, dass ein vom Vestibularorgan ausgehender Nystagmus ausgelöst werden kann. Ist es dennoch möglich, bei einer Augenmuskellähmung mit gelähmt erscheinendem Verhalten des Auges einen vom Innenohr ausgehenden Nystagmus auszulösen, so kann man davon ausgehen, dass keine eigentliche Lähmung der Augenmuskeln selbst vorliegt, sondern dass eine Lähmung von den Augensteuerkernen im Hirnstamm ausgeht. Es handelt sich dann also um eine Störung im Bereich des Zusammenspieles zwischen der im Hirn gelegenen Sehbahn und den Augenmuskelkernen.

Die neuroanatomische Organisation der Körpersteuerung ist wesentlich komplizierter als die der Nystagmussteuerung. Deshalb hat sich historisch zunächst innerhalb der Äquilibriometrie, d. h. des messenden Untersuchens der Gleichgewichtsfunktion, die Nystagmusanalyse schneller entwickelt als die Analyse der Kopf-Körper-Bewegungsreaktionen. Allerdings hat es im Laufe der Zeit auch eine Reihe interessanter Ansätze zur klinischen Auswertung der Geh- und Stehreaktionen (Romberg, Unterberger, Fukuda) und des Vermessens der Kopf-Körper-Taumeligkeit (Human Space Trail [HUSPATRAC], Claussen) gegeben.

Diese Zusammenhänge sind für den Laien oder den nicht eingeweihten Arzt ähnlich kompliziert wie etwa die Fehlersuche in einem modernen Computersystem.

Literatur

Aantaa, E.: Retino-ocular function testing in office practice. Proc. NES, 1988 (Vol. XII/XIII) pp. 167–172.

Abels, H.: Über Nachempfindungen im Gebiete des kinästhetischen und statischen Sinnes. Zeitschr. f. Psych. 1907, Bd. XLIII, 268.

Abels, H.: Die Seekrankheit. aus: G. Alexander, O. Marburg, H. Brunner: Handbuch der Neurologie des Ohres. Bd. III, pg. 601–628, Urban und Schwarzenberg, Berlin, Wien, 1926

Adler, M.: Psychologisch-psychiatrische Gesichtspunkte zum gestörten Gleichgewicht. Proc. NES, 1975 (Vol. I) pp. 425–434.

Alexander, G., Marburg, O., Brunner, H.: Handbuch der Neurologie des Ohres. Bd. I, Urban und Schwarzenberg, Berlin, Wien, 1924

Alexander, G., Marburg, O., Brunner, H.: Handbuch der Neurologie des Ohres. Bd. II, 1, Urban und Schwarzenberg, Berlin, Wien, 1928

Alexander, G., Marburg, O., Brunner, H.: Handbuch der Neurologie des Ohres. Bd. II, 2, Urban und Schwarzenberg, Berlin, Wien, 1929

Alexander, G., Marburg, O., Brunner, H.: Handbuch der Neurologie des Ohres. Bd. III, Urban und Schwarzenberg, Berlin, Wien, 1926

Anadao, C.A., Moreira, E., Campos. M.I., Godoy, N.P.: Exercises of Vestibular Compensation: Neurootological Evaluation Before and After Exercises (preliminary remarks). Proc. NES, 1987 (Vol. XV,2) pp. 221–223.

Aust, G., Claussen, C.F.: Über die technische Durchführung der klinischen Elektronystagmographie. Mediz. Markt/Acta Medicotechnica, 9, 282–286, 1975

Aust, G., Claussen, C.F., Fort, E., von Lühmann, M.: Ausgewählte Kapitel zum Thema Schwindel. Edition medicin & pharmacie, Hamburg.

Aust, G.: Über das elektronystagmographisch registrierte Nystagmussignal. Proc. NES, 1975 (Vol. I) pp. 88–109.

Aust, G.: Aequilibriometrische Befunde bei der Auswahl der Europäischen Astronauten. Proc. NES, 1980 (Vol. VII) pp. 395 – 420.

Aust, G.: Equilibrometric Aspects of space travel. Proc. NES, 1986 (Vol. XIV) pp. 259 – 264.

Bárány, R.: Untersuchungen über den vom Vestibularapparat des Ohres reflektorisch ausgelösten rhythmischen Nystagmus und seine Begleiterscheinungen. Mschr. Ohrenheilk., 40, 193 – 297, 1906.

Bárány R., Witmaack K.: Funktionelle Prüfung des Vestibularisapparates. Fischer-Verlag, Jena, 1911

Barré, J.A., Lieou, Y.Ch.: Le syndrome sympathique cervicale postérieur. Schuler & Mink, Straßburg, 1928

Bartual, J.: Über die Physiologie des vestibulären Nystagmus. Vestibular nystagmus physiology. Fisiologia del nistagmus vestibular. Proc. NES, 1975 (Vol. I) pp. 51 – 87.

Bartual Pastor, J.: El sistema vestibulo-espinal. The vestibulospinal system. Proc. NES, 1978 (Vol. VI, 1) pp. 111 – 148.

Bartual Pastor, J., Perez Fernandez, N.: El sistema vestibular y sus alteraciones. Tomo I : Fundamentos y semiologia. Masson S. A., Barcelona, 1998

Bartual Pastor, J., Perez Fernandez, N.: El sistema vestibular y sus alteraciones. Tomo II : Patologia. Masson S. A., Barcelona, 1999

Bergmann de Bertora, J. und Bertora, G.: Schwindel bei Herz-Kreislauf-Kranken. Proc. NES, 1981 (Vol. VIII) pp. 403 – 410.

Bergmann J.M., Bertora G.O., Claussen, C. F.: Nistagmografia Computerizada 'CNG' – Nuevos metodos objetivos de analisis. Neurofisiologia otooftalmologica, Buenos Aires 1 – 21, 1988

Bergmann J.M. & Bertora, G.O.: Clinical Study of Variations of the Cortical Electrical Activity During Supramaximal Vestibular Stimulations. (Preliminary Study). Proc. NES, 1987 (Vol. XV, 1) pp. 112 – 115.

Bertora, G., Claussen, C.F., Bergmann, J., Böhm, T., Dahinten, A., Schneider, D.: Automatic Nystagmus Analysis on digital Computers. Proc. 14. World congr. of ORL, Kugler & Ghedini Publ., Amsterdam, Milano, New York, pg. 803 – 804, 1991

Boniver, R., Demanez, J.P.: Interet de l'etude de l'influence de la fixation oculaire au cours des epreuves caloriques dans les processus expansifs de l'angle ponto – cerebelleux. Studies on the influence of ocular fixation upon caloric nystagmus in tumors of the cerebellopontine angle. Proc. NES, 1978 (Vol. VI,2) pp. 569 – 581.

Boniver, R.: Role des influx propioceptifs de la nuque dans le vertige d'origine cervicale. The importance of neck proprioception for cervical vertigo. Proc. NES, 1978 (Vol. VI, 1) pp. 339 – 355.

Budelmann, U.: The function of the equilibrium receptor systems of cephalopods. Proc. NES, 1978 (Vol. VI, 1) pp. 15 – 63.

Büki, B., Claussen, C.F., Schneider, D., Patil, N.: Three experimental modalities for demonstrating vestibular Recruitment. Proc. 14. World congr. of ORL, Kugler &

Ghedini Publ., Amsterdam, Milano, New York, pg. 809 – 810, 1991

Caovilla, H.H., Ito, Y.I., Gananca, M.M., Mangabeira Albernaz, P.L., Gananca, F.F., Anadao, C.A., Portinho, F.M., Ramos. S., Ramos, R.F.: Repetitive Optovestibular Stimulation in the Treatment of Labyrinthine Diseases. Proc. NES, 1987 (Vol. XV,2) pp. 214 – 215.

Claussen, C.F.: Das Frequenzmaximum des kalorisch ausgelösten Nystagmus I als Kennlinienfunktion des geprüften Vestibularorganes. Acta oto-laryng. (Stockh.), 67, 639, 1969

Claussen, C.F.: Die quantitative Vestibularisprüfung – eine audiogramm-analoge Auswertung von Nystagmusbefunden (Schmetterlingsschema). Zeitschr. Laryngol.Rhinol., 48, 938, 1969

Claussen, C.F.: Über eine Gleichgewichtsfunktionsprüfung mit Hilfe der Cranio-Corpo-Graphie (CCG) und Polarkoordinaten im Raume. Arch. klin. exp. Ohr.-, Nas.-u. Kehlk. Heilk., 196, 256 – 261, 1970

Claussen, C.F.: Über die quantitative klinische Gleichgewichtsfunktionsdiagnostik mit Hilfe systematischer Auswertemodelle. Arch. klin. exp. Ohr.-, Nas.-u. Kehlk. Heilk., 199, 560 – 565, 1971

Claussen, C.F.: Der rotatorische Intensitätsdämpfungstest und seine Auswertung mit Hilfe der L-Schemas. Arch. klin. exp. Ohr.-, Nas.- u. Kehlk. Heilk., 197, 351 – 360, 1971

Claussen, C.F., von Schlachta, I., Claussen, E.: Über neue Wege der klinischen Auswertung von Elektronystagmogrammen in der Neurootologie. Ber. 71. Zus. Deut. Ophthalmol. Ges., S. 460 – 465, 1971

Claussen, C.F.: Über den Schwindel. HNO, 19, 232 – 239, 1971

Claussen, C.F., von Schlachta, I.: Über die Untersuchung der Schwindelkranken im Gleichgewichtsfunktionslabor. Zeitschr. DVTA, 17, 1971

Claussen, C.F.: Die Gleichgewichtsfunktionsprüfung als Modell einer sensomotorischen Funktionsanalyse. Berichte der physik. med. Ges. Würzburg, Januar 1972. Verlag der Physik.-Med.Gesellschaft, Würzburg.

Claussen, C.F., Tato, J.M.: Equilibriometria practica. Ed. Hasenclever u. Cia., Buenos Aires, 1973

Claussen, C.F.: El Ciclograma de Adaptacion. Otolaringologica, Vol. XI. 132 – 136, 1974

Claussen, C.F., Estelrrich, P.R.: Desarrollo de la craneocorpografia a partir de la pruebe de Unterberger. Acta Otorrinolaringol. Espan., 26, 139 – 146, 1975

Claussen, C.F.: Zur Unterscheidung peripherer und zentraler Vestibularisstörungen. Arch. Oto-Rhino-Laryngology, 210, 373 – 374, 1975

Claussen, C.F., von Lühmann, M.: Das Elektronystagmogramm und die neurootologische Kennliniendiagnostik. Edition medicin & pharmacie, Hamburg u. Neu-Isenburg, 1976

Claussen, C.F., Fort, E.: Der Schwindelkranke, ein Patient vieler medizinischer Fachgebiete. Kopfklinikum, 1, 89 – 96, 1976

Claussen, C.F., DeSa J.V.: Clinical study of human equilibrium by electronystagmography and allied tests. Popular Prakashan, Bombay, 1978

Claussen, C.F., Claussen, E.: Nystagmus coordination analysis in the polygraphic ENG. Proc. NES, 1986 (Vol. XIV) pp. 329–334.

Claussen, C.F.: Presbyvertigo, Presbyataxie, Presbytinnitus – Gleichgewichts- und Sinnesstörungen im Alter. Springer-Verlag, Berlin, Heidelberg, New York, Tokio, 1985

Claussen, C.F., Aust, G., Schäfer, W.D., von Schlachta, I.: Atlas der Elektronystagmographie. edition medicin u. pharmacie dr. werner rudat u. co. nachfolger, Hamburg, 1986

Claussen, C.F.: Interet diagnostique et pratique de la craniocorpographie dans les syndromes vertigineux. La Presse Medicale (Paris), 15, 1565–1568, 1986

Claussen, C.F.: Neurotology – Sensory system analysis by evoked potentials. Medical focus, 2, 2–8, 1986

Claussen, C.F., Claussen, E.: Forschungsbericht – Cranio-Corpo-Graphie (CCG). Ein einfacher, objektiver und quantitativer Gleichgewichtstest für die Praxis. Schriftenreihe des Hauptverbandes der gewerblichen Berufsgenossenschaften e.V., D-5205 Sankt Augustin, 1986

Claussen, C.F.: Statistische Standards bezüglich des Symptom Schwindel in der Bundesrepublik Deutschland aus der Sicht der Neurootologie. Proc. NES, 1980 (Vol. VII) pp. 590–605.

Claussen, C.F.: Schwindel – Ein Leitfaden für Klinik und Praxis. Edition medicin & pharmacie, Hamburg, 1981

Claussen, C.F.: La Cranio-Corpo-Graphie montre une reduction statistiquement signicative de la symptomatologie vertigineuse et ataxique chez des patients traités par l'extrait de Ginkgo biloba comparé a une serie temoin. in: M.Toupet, Colloque de la Fondation Ipsen, Interet de la Posturographie dans le diagnostic otoneurologique et la therapeutique, Paris, pg. 39–40, 1987

Claussen, C.F., Claussen, E.: Electronystagmography – NYDIAC – digital multichannel on-line ENG analysis. medical focus, Heft 2, 12–16, 1987

Claussen, C.F., Bergmann de Bertora, J.M., Bertora, G.O.: Otoneurooftalmologia. Springer-Verlag, Berlin, Heidelberg, New York, London, Paris, Tokyo Pg. 1–124, 1988

Claussen, C.F., Galvagni, J., Sporrer, A., Kirchner, M., Stumpf, J., v. Schlachta, I.: Die Neurootologische Datenbank NODEC IV – Ein Modell zur Standardisierung von Tests und zur Ausgabe von Vergleichskasuistik. Proc. NES, 1983 (Vol. X) pp. 1–30.

Claussen, C.F.: Interferencias de Informacion Equilibriometrica Temporal y Espacial. Encontro de Especialistas Aché, 87, 14, 1989

Claussen, C.F., Patil, N.P.: Sensory Changes in Later Life. Aus: M. Bergener, S.I. Finkel: Clinical and Scientific Psychogeriatrics, Volume I. Springer Publishing Company, New York. pg. 149–15, 1990

Claussen, C.F.: Examination of the Equilibrium System. Aus: J.Helms : Sensorineural Hearing Loss and Equilibrium Disturbances. G. Thieme Verlag, Stuttgart, New York. pg.54–56, 1990

Claussen, C.F., Koltschev, Chr., Bergmann de Bertora, J.M., Bertora, G.O.: Los potenciales evocados equilibriometricos por medio del BEAM y su importancia en el diagnostico y tratamiento de los pacientes von vertigo. From: Sacritan Alonso, T., Bartual, J.: Compenscion vestibular y Vertigos. – XV. Congreso Nacional de la Sociedad Espaniolo de ORL, Cadiz, 1993 , pg.27–45

Claussen, C.F.: Der schwindelkranke Patient – Grundlagen der Neurootologie und Äquilibriometrie. Edition medicin & pharmacie, Dr. Werner Rudat & Co. Nachf., Hamburg, 1992

Claussen, C.F., Claussen, E.: About the strength of the neck in linking the head to the trunk as measured by the US-CCG. Excerpta Medica, International Congress Series, 1133, Elsevier Publishers, Amsterdam, Lausanne, New York, Oxford, Shannon, Tokyo, pg. 9–20, 1996.

Claussen, C.F.: Neck Flexion, Extension, and Rotation Test (Nefert). International Tinnitus J., 7, 84–96, 2001

Deeg, P., Claussen, C.F.: Schwindel und Nausea: Alarmzeichen gefährlicher Herz-Kreislauf-Erkrankungen. Deutsch. Ärzteblatt, 80, 41–44, 1983

Dejonckere, P.H.: Correlation between vestibular and cochlear recruitment. Proc. NES, 1988 (Vol. XVI) pp. 115–118.

De Sa, J.V.: The links between otological and neurootological diseases. Proc. NES, 1978 (Vol. VI,2) pp. 607–619.

Diaz Garcia, J., Montes Barrios, M.J.: Las Sacadas de Busqueda. Proc. NES, 1980 (Vol. VII) pp. 476–480.

Fort, E.: Bibliografia de la NASA sobre el tratamiento de la cinetosis. Literaturangaben der NASA zur Behandlung der Bewegungskrankheit. Treatment of motion sickness from NASA literatur. Proc. NES, 1975 (Vol. IV) pp. 107–114.

Fukuda, T.: "The stepping test: two phases of the labyrinthine reflex". Acta Otolaryngol. (Stockh.), 50: 95–108 (1959).

Gabersek, V.: The ocular grasping reflex. Proc. NES, 1988 (Vol. XVI) pp. 183–186.

Gabersek, V.: Ocular videomotor apraxia. Proc. NES, 1988 (Vol. XVI) pp. 187–190.

Galvagni, J., Claussen, C.F.: Die Computergestützte Augenbewegungsanalyse bei Bildbetrachutung. Proc. NES, 1983 (Vol. X) pp. 367–401.

Gananca, M.M., Mangabeira-Albernaz, P.L., Coser, P.L.: Investigations on the static equilibrium. Proc. NES, 1978 (Vol. VI, 1) pp. 253–260.

Ganança, M.M., Mangabeira-Albernaz, P.L., Caovilla, H.H., Ito, Y.I., Acatauassu Nunes, C.T., Ganança, F.F.: Vestibular clinical evaluation in normals. Comparative study between electronystagmography and vectornystagmography findings. Proc. NES, 1986 (Vol. XIV) pp. 305 –311.

Gramowski, K.H.: Experimental vestibular habituation in vestibular disorders. Proc. NES, 1988 (Vol. XI) pp. 131 – 135.

Gratzl, K.: Das „fliegerische Gefühl" in Hochleistungs-Kampfflugzeugen. Proc. NES, 1981 (Vol. VIII) pp. 195 – 227.

Greiner, G., Conraux, C., Collard, M., Max, J., Causse, J.: Valor diagnóstico de la culumetria en los sindromes vertiginosos. Diagnostic value of cumulometry in vertiginous syndromes. Proc. NES, 1978 (Vol. VI, 1) pp. 495 – 505.

Haid, T., Graeff, G.: Vertigo, A Frequent Symptom Following Cranial Injury. Proc. NES, 1983 (Vol. IX) pp. 22 – 36.

Haid, T., Wigand, M.E.: Vestibular nerve section versus neurolysis of the eighth cranial nerve in Ménière's disease. Proc. NES, 1986 (Vol. XIV) pp. 467 – 472.

Haid, T., Gavalas, G.: Untersuchung des Lagewechseltes-tes mit Hilfe der Elektronystagmografie und der Frenzelbrille. Proc. NES, 1981 (Vol. VIII) pp. 305 – 312.

Haid, T., Wigand, M.E.: Classification of vertigo and applications of the vestibular index. Proc. NES, 1988 (Vol. XI) pp. 143 – 145.

Hansson, G.-A., Henriksson, N.G., Pyykkö, I., Schalen, L., Wennmo, C., Magnusson, M.: Computer analysis of nystagmus – An algorithm for basic analysis. Proc. NES, 1983 (Vol. X) pp. 249 – 255.

Haralanov, H., Saachnska, T., Haralanov, S., Popova, N.: Vegetative dysfunction vertigo and orthostatic collapse in sea sickness. Proc. NES, 1986 (Vol. XIV) pp. 207 – 213.

Hart, C.W., Geltman, C., Schupbach, J.: Drop Attacks. Proc. NES, 1986 (Vol. XIV) pp. 55 – 60.

Hart, C.W.: ENG test data aquisition and reduction. Proc. NES, 1983 (Vol. X), pp. 195 – 201.

Hart, C.W.: Clinical significance of the pendulum eye tracking test (PETT). Proc. NES, 1988 (Vol. XI) pp. 147 – 161.

Henriksson, N.G., Janecke, J.B., Claussen, C.F.: Vestibular disease and electronystagmography. Press Company, Studentlitteratur, Lund/Schweden, 1969

Henriksson, N.G., Claussen, C.F., Tibbling, L.: Three models for teaching otoneurology. Acta Oto-laryng. (Stockh.)., 68, 1970

Henriksson, N.G., Claussen, C.F.: Leitsymptom: Schwindel. Münch. Med. Wschr., 112, 1995 – 2000, 1970

Henriksson, N.G., Rubin, W., Janecke, J., Claussen, C.F.: A synopsis of the vestibular system. Sandoz AB, Fack, 18320 Täby, Schweden, 1970

Henriksson, N.G.: Vestibular devotion for 25 years. Proc. NES, 1981 (Vol. VIII) pp. 13 – 18.

Hofferberth, B.: Die simultane Ableitung von ENG und EMG zur Prüfung der vestibulo-spinalen Reflexe. Simultaneous ENG and EMG for testing vestibulo-spinal reflexes. Proc. NES, 1978 (Vol. VI, 1) pp. 213 – 219.

Hofferberth, B.: Tageszeitliche Schwankungen der Parameter des Elektronystagmogramms. Proc. NES, 1981 (Vol. VIII) pp. 43 – 46.

Hofferbert, B.: Evoked potentials to rotatory stimulation. Preliminary results. Proc. NES, 1983 (Vol. X) pp. 310 – 313.

Hortmann, G.: Über technische Besonderheiten gebräuchlicher Elektronystagmografiegeräte. On technical details of generally used electronystagmographs. Proc. NES, 1975 (Vol. I) pp. 120 – 134.

Hyden, D., Larsby, B., Ödkvist, L.: Objective measurement of vestibular compensation. Proc. NES, 1988 (Vol. XI) pp. 161 – 166.

Kehaiov, A.N.: Über einige Besonderheiten des Schwindelgefühls. Some peculiarities of the symptom "Vertigo". Proc. NES, 1975 (Vol. IV) pp. 439 – 449.

Kehaiov, N.A.: Raum, Zeit, Bewegung, Vestibular-, Seh-, und Gehör-Wahrnehmungen. Proc. NES, 1980 (Vol. VII) pp. 481 – 520.

Kerhaiov, A.N.: Some serum biochemical deviations in patients with vertigo (before and after vestibular testing). Proc. NES, 1980 (Vol. VII) pp. 95 – 103.

Kirtane, M., Tonsekar, K.S.: Voluntary Nystagmus. Proc. NES, 1980 (Vol. VII) pp. 333 – 346.

Koch, A.: Die Behandlung von Gleichgewichtsstörungen (Schwindel) durch ein systematisches körperliches Training. Treatment of equilibrium disorders (vertigo) by means of a systemic bodily training. Proc. NES, 1975 (Vol. IV) pp. 391 – 402.

Kokkala, R., Aantaa, E.: Vestibular reactions in dancers and figure skaters. Proc. NES, 1988 (Vol. XVI) pp. 53 – 56.

Lancha De Lara, J.: Relacion entre las alteraciones cervico-espinales. The relations between cervico-spinal disorders and hearing deficiencies. Proc. NES, 1978 (Vol. VI, 2) pp. 517 – 527.

Lang, J.: Anatomische Grundlagen des vestibulären Gleichgewichts. Basic anatomy of vestibular equilibrium. Proc. NES, 1975 (Vol. I) pp. 17 – 50.

Leidler, R.: Der Schwindel. aus: Alexander, G., O. Marburg, H. Brunner: Handbuch der Neurologie des Ohres. Bd. I, pg. 553 – 588, Urban & Schwarzenberg, Berlin, Wien, 1924

Malavasi Gananca, M., Mangabeira Albernaz, P.: Valor topodiagnostico dos achados electronistagmográficos nas sindromes vestibulares. Proc. NES, 1976 (Vol. V pp. 177 – 195.

Mangabeira Albernaz, P.L.: Dysequilibrium and Medicine. Proc. NES, 1987 (Vol. XV, 2) pp. 223 – 225.

Marcondes, L.G., Claussen, C.F., Schneider. D., Marcondes. C.V.: Computer Cataloguing Craniocorpography Pictures for a Detailed Data Bank Analysis of Gait and Standing Patterns. Proc. NES, 1987 (Vol. XV, 2) pp. 185 – 186.

Marelli, E.: Comparison between caloric stimulation and cephalic rotation in patients with different states of wakefulness. Proc. NES, 1983 (Vol. X) pp. 408 – 416.

Müller-Kortkamp, M.: Eine vergleichende klinische Patientenuntersuchung mittels Augenbeobachtung durch die Frenzelbrille und mittels Elektronystagmographie. A comparative clinical study by means of nystagmus observation through Frenzel's glasses and by means of electronystagmography. Proc. NES, 1975 (Vol. I) pp. 160 – 178.

de No, L.: Die Labyrinthreflexe auf die Augenmuskeln nach einseitiger Labyrinthexstirpation. Urban & Schwarzenberg, Berlin, Wien, 1928.

Norré, E., Stevens, A.: Diagnostic value of the neck-torsion-nystagmus. Proc. NES, 1978 (Vol. VI, 1) pp. 419–432.

Norré, M.E.: Slow phase velocity versus frequency in the evaluation of induced nystagmus. Proc. NES, 1981 (Vol. VIII) pp. 19–28.

Norré, M.E.: Treatment by exercises: Stimulating the adaptability of the mechanisms of balance. Proc. NES, 1988 (Vol. XI) pp. 201–204.

Novotny, M.: Jan Evangelista Purkinje - The pioneer of neurootology. Proc. NES. 1988 (Vol. XVI) pp. 13–18.

O'Leary, D.P., Black, F.O.: Physiological control systems modeling as a basis for vestibular testing. Proc. NES, 1978 (Vol. VI, 1) pp. 65–91.

Ödkvist, L.: The standing reaction. Proc. NES, 1978 (Vol. VI, 1) pp. 103–110.

Ödkvist, I., Ödkvist, L.M.: Physiotherapy in tension headache and cervical vertigo. Proc. NES, 1988 (Vol. XI) pp. 285–290.

Ödkvist, L.M., Thell, J., Hyden, D., Larsby, B.: Vascular cause for vertigo. Proc. NES, 1986 (Vol. XIV) pp. 61–68.

Olaizola, F.: Electronistagmografla en los sindromes de la linea media. Proc. NES, 1976 (Vol. V) pp. 255–299.

Parmentier, J.C.: Design considerations for a clinical rotary chair system. Proc. NES, 1988 (Vol. XIII) pp. 127–140.

Patil, N.P., Schneider, D., Claussen, C.F., Popivanova C.: Cardiac reactions in neurootological patients during vestibular stimulations. Proc. NES, 1988 (Vol. XVI pp. 149–154.

Popivanova, C.: Influence des effets proprioceptifs et visuels sur la fonction vestibulaire. Proc. NES, 1988 (Vol. XI) pp. 291–300.

Pyykkö,I., Henriksson, N.G., Schalen, L., Wenmo, C., Novotny, M.: Velocity of the saccades and of the fast phases of vestibular and optokinetic Nystagmus. Proc. NES, 1980 (Vol. VII) pp. 75–92.

Pyykkö, I., Hansson, G.-A., Schalen, L., Henriksson, N.G., Wennmo, C., Magnusson, M.: Vibration-induced Body Sway. Proc. NES, 1983 (Vol. X) pp. 139–155.

Pyykkö, I., Enebom, H.: Proprioceptive reflexes in the control of postural stability among vertiginous patients. Proc. NES, 1988 (Vol. XII/XIII) pp. 455–462.

Rius, M.: Über die galvanische Nystagmusprüfung. On galvanic nystagmus stimulation. Proc. NES, 1975 (Vol. I) pp. 281–317.

Rius, M.: Nukleo-retikuläres Vestibular-Syndrom. Vestibular nucleo-reticular syndrome. Proc. NES, 1978 (Vol. VI, 2) pp. 723–757.

Romberg, M.: Lehrbuch der Nervenkrankheiten. Springer-Verlag, Berlin, 1848.

Rubin, W.: Klinische Informationen aus dem ENG. Clinical data obtained by the ENG. Proc. NES, 1975 (Vol. I) pp 221–233.

Rubin, W.: MRI use in otolaryngology. Proc. NES, 1986 (Vol. XIV) pp. 517–519.

Sachanska, Th., Haralanov, H., Claussen, C.F.: General and specific adaptation mechanisms under combined extreme effects – significance for space biology and space medicine. Excerpta Medica, International Congress Series, 1087, Elsevier Publishers, Amsterdam, Lausanne, New York, Oxford, Shannon, Tokyo, pg. 279–286, 1995;

Sakata, E., Ohtsu, K., Takahashi, K., Tsujimoto, I.: The classification of optokinetic after-nystagmus (OKAN) and its topical-diagnostic significance in humans. Proc. NES, 1986 (Vol. XIV) pp. 291–297.

Sakata, E., Murata, Y., Hiratuka, H., Kim, Y.: Comparison between Frenzel-glasses, Infra-red CCD-camera and ENG in nystagmus detection rate. Excerpta Medica, International Congress Series 1087: Vertigo, Nausea, Tinnitus and Hearing Loss in Central and Peripheral Vestibular Diseases. Elsevier Publishers, Amsterdam, Lausanne, New York, Oxford, Shannon, Tokyo, 1995, pg. 119–122.

Schaefer, W.D., Claussen, C.F.: Neurootological findings in patients with ocular complaints. Proc. NES, 1988 (Vol. XVI) pp. 439–442.

Schäfer, W.: Die Grenzen des Blickfeldes. Proc. NES, 1976 (Vol. V) pp. 349–358.

Schäfer, W.D.: Diplopie, eine Ursache für okulären Schwindel. Proc. NES, 1980 (Vol. VII) pp. 105–118.

Scherzer, E.: Die Therapie des psychogenen Schwindels. Therapy in psychogenic vertigo. Proc. NES, 1975 (Vol. IV) pp. 427–437.

Schimrigk, K.: Die Indikation für die klinische Elektronystagmographie bei Prozessen der hinteren Schädelgrube. Indications for clinical electronystagmography in processes of the posterior cranial fossa. Proc. NES, 1975 (Vol. I) pp. 350–362.

Schimrigk, K.: Die Ataxie aus klinischer Sicht. On clinical aspects of ataxia. Proc. NES, 1978 (Vol. VI,2) pp. 709–722.

Schneider, D., Claussen, C.F., Marcondes, L.G., Patil, N.P.: Typical CCG paterns in different dysequilibrium states. Proc. NES, 1988 (Vol. XVI) pp. 91–94.

Schneider, D., Claussen, C.F., Marcondes, G., Claussen, E.: Über die kombinierte Verwendung von akustisch und visuell evozierten Potentialen in der Neurootologie. Arch. Ohr-, Nas- u. Kehlkheilk., Supplement II, 370–371, 1987

Schneider, D., Claussen, C.F.: Das Modell des klinomycininduzierten Hirnstammschwindels und seine therapeutische Beeinflussung. Arch. Ohr-, Nas- u. Kehlk. heilk., Supplement II, 320, 1988

Schneider, D., Claussen, C.F., Hahn, A., Fraaß, U.E.: Die Darstellung per- und postrotatorischer Vestibularisreaktionen mittels des Brain Electrical Activity Mapping. Arch. Ohr-, Nas- u. Kehlkheilk., Supplement II, 252–253, 1990

Schneider, D., Claussen, C.F., Patil, N., Büki, B.: The lower body negative pressure chamber: Its use as a physiological model for lower brainstem ischemia. Proc. 14. World congr. of ORL, Kugler & Ghedini Publ., Amsterdam, Milano, New York, pg. 859–861, 1991

Schneider, K.W.: Kardiogen bedingte Schwindelerschei-nungen. Vertigo of cardiac origin. Proc. NES, 1975 (Vol. IV) pp. 385 – 390.

Schnieder, E.A.: Die Physiologie der labyrinthären Durchblutungsregulation. Proc. NES, 1981 (Vol. VIII) pp. 415 – 418.

Schott, E.: Über die Registrierung des Nystagmus und anderer Augenbewegungen mittels des Seitengalva-nometers. Dtsch. Arch. klin. med. 140, 79 – 90, 1922.

Schubert, J., Claussen, C.F., Prott, W.: CCG bei Zustand nach Neck dissection. CCG in neck dissected persons. Proc. NES, 1978 (Vol. VI, 1) pp. 393 – 418.

Schwartze, P., Götze, R.: Postnatal development of the vertical VOR & OPK reflexes. Proc. NES, 1988 (Vol. XVI) pp. 99 – 101.

Schwartze, P.: A parallel data processing in the vestibular system, does it exist? Proc. NES, 1986 (Vol. XIV) pp. 235 – 238.

Spiegel, E.A., Sommer, I.: Ophthalmo- und Otoneurolo-gie. Julius-Springer-Verlag, Wien und Berlin, 1931.

Spuler, H.: Nystagmus bei stereotaktischen Operationen. Nystagmus in stereotaxic operations. Proc. NES, 1975 (Vol. IV) pp. 305 – 310.

Stevens, A.: Functional concepts of the cervical spine in relation to dizziness and instability. Proc. NES, 1988 (Vol. XI) pp. 311 – 320.

Suarez, H.: Habituation in Central Vestibular Syndromes. Proc. NES, 1987 (Vol. XV, 1) pp. 98 – 99.

Tamura, R.M.: Mathematical model for predicting multi-ple CNS responses. Proc. NES, 1988 (Vol. XII/XIII) pp. 495 – 505.

Tapia, M., Olaizola, F.: Somatosensory Evoked Potentials and Auditory Evoked Potentials in patients with verti-go of vascular origin. Proc. NES, 1986 (Vol. XIV) pp. 193 – 198.

Teramoto, K., Sakata, E., Yamashita, H., Ohtsu, K.: New visual suppression test using post-rotatoric nystag-mus II in the patients with cerebellar disease. Proc. NES, 1988 (Vol. XVI) pp. 485 – 488.

Tibbling, L., Hyden, D.: Vestibulo-vagal activity in the gastroesophageal region. Proc. NES, 1986 (Vol. XIV) pp. 201 – 205.

Toupet, M.: Vestibular compensation. Proc. NES, 1988 (Vol. XVI) pp. 574 – 584.

Trancoso, A., Claussen, C.F.: Analise da Coordenacao Nistagmica em E.N.G. Poligrafica (Multi-Canal). Arqui-vos Portugueses de ORL,5, No.4, 39 – 44, 1986

Unterberger. S.: Neue registrierbare Vestibularis-Kör-perdreh-Reaktionen, erhalten durch Treten auf der Stelle. Der Tretversuch. Arch. Ohr.-, Nas.- u. Kehlk. Heilk., 140, 273 – 282, 1938.

van Vliet, A.G.M.: Practical outlines of differential diag-nosis of dizziness. Proc. NES, 1988 (Vol. XII/XIII) pp. 119 – 125.

Wenmo, C., Pyykkö, I.: Velocity Patterns of Eye move-ments in brainstem lesions. Proc. NES, 1980 (Vol. VII) pp. 219 – 233.

Wess Carvajal, I.: Directional Preponderance of the Post-caloric Nystagmus. Proc. NES, 1987 (Vol. XV, 1) pp. 102 – 103.

Wodatschek, R., Tondrow, M., Claussen, C.F.: Analyse der räumlichen Blickorientierung. Proc. NES, 1980 (Vol. VII) pp. 345 – 375.

Vestibularissystem im Weltraum

G. Aust, Berlin

Einleitung

Mit dem Zeitalter der bemannten Raumfahrt brach auch für die Medizin ein neues Zeitalter an, denn es war nur wenig über die Wirkungen der Schwerelosigkeit (0 g) auf den menschlichen Organismus bekannt. Erfahrungen hatte man bereits mit der Wirkung von hohen Beschleunigungen auf den Kreislauf von Flugzeugpiloten, und man kannte auch schon die nauseogene Wirkung von wiederholten Beschleunigungen auf das Labyrinthsystem. Erfahrungen über die Auswirkungen von Schwerelosigkeit auf den Menschen hingegen lagen noch nicht vor oder waren nur spekulativ, da 0 g auf der Erde nur für kurze Zeit bei hohem technischen Aufwand erzeugt werden kann: im freien Fall und während des Parabelfluges.

Um das Wissen über Schwerelosigkeitswirkungen auf den Menschen zu erweitern, wurde ein neuer Fachbereich – die Weltraummedizin – gegründet. Sie hatte auch die Aufgabe, Menschen herauszufinden, die den Belastungen der Schwerelosigkeit standhalten und sich damit für den Beruf als Astronauten eigneten.

Die ersten bemannten Weltraumflüge fanden mit Juri Gagarin am 12. April 1961 und John Glenn am 20. Februar 1962 statt. Beide und auch die nachfolgenden Astronauten/Kosmonauten waren Piloten, die über reiche Flugerfahrungen verfügten und für ihren Weltraumflug intensiv trainiert wurden.

Inzwischen liegen Daten von biomedizinischen Analysen über die Zeiträume während und nach kurzen und langdauernden Weltraummissionen vor, die bestätigen, dass tatsächlich Veränderungen in verschiedenen Körperfunktionen im Zusammenhang mit dem Aufenthalt im schwerelosen Raum auftreten. Diese finden sich insbesondere im Bereich des Herzens, des Kreislaufs, des Protein- und Lipidmetabolismus, des Blutes, der Elektrolytzusammensetzung, des Muskel-Skelett-Apparates und des Zentralnervensystems. Die Änderungen hängen unter anderem auch ab von der Expositionsdauer in Schwerelosigkeit, wie die langdauernden Missionen der Russen und der USA gezeigt haben.

Weltraumkrankheit

Eines der wichtigsten Phänomene ist das Auftreten der *Weltraumkrankheit* (*Space motion Sickness* – SMS, *Space-Adaptation-Syndrom* – SAS), das den Astronauten überwiegend während der ersten drei Tage ihres Aufenthaltes in Schwerelosigkeit Probleme bereitet. Die Beschwerden sind ähnlich denen der Kinetose auf der Erde, hinzu kommen Störungen der Orientierung, die so genannte oculograve Illusion, Schwäche und Störungen der motorischen Körperfunktionen.

Über die Ursachen der Weltraumkrankheit wurden verschiedene Hypothesen aufgestellt und man war sich bald darüber klar, dass das Gleichgewichtssystem maßgeblich am Entstehen der Beschwerden beteiligt ist. Ein Einfluss an der Entstehung der Weltraumkrankheit wurde auch Kreislaufveränderungen zugeschrieben. Um die Ursachen der Weltraumkrankheit herauszufinden, wurden sowohl auf der Erde als auch unter Weltraumbedingungen Experimente durchgeführt.

Experimente auf der Erde

Gleichgewichtsexperimente

Klinische Vestibularisprüfungen

Zunächst wurde eine umfangreiche Testbatterie von vestibulären Tests durchgeführt. Anhaltspunkte für das Entstehen der Weltraumkrankheit wurden mit Ausnahme bei den Otolithentests (Subjektive Vertikale – Müller-Aubert-Phänomen) nicht gefunden (1, 2).

Coriolis-Stress-Test

Ashton Graybiel war einer der Wissenschaftler, der ausführliche Untersuchungen zur Ursachenforschung durchgeführt hat. Sie basierten überwiegend auf der Messung der individuellen Empfindlichkeit gegenüber Kinetose in der Annahme, dass empfindliche Personen eher unter Weltraumkrankheit leiden als unempfindliche. In seinen Experimenten, bei denen Kinetose durch Coriolis-Kräfte ausgelöst wurde, kamen drehbare Räume (slow rotating room) und Drehstühle zum Einsatz. Von Graybiel und Mitarbeitern stammt auch die Skalierung der Kinetosebeschwerden (8, 9).

Die Auslösung von Coriolis-Sickness fand auch Anwendung bei der Auswahl von Astronauten zur Bestimmung der individuellen Empfindlichkeit gegenüber Kinetose.

Parabel/Roller-Coaster-Flüge

Während hohe Schwerkraftbelastungen experimentell in großen Zentrifugen gut zu erzeugen sind, ist Schwerelosigkeit auf der Erde, wie oben beschrieben, nur im freien Fall und während des Parabelfluges zu erzielen. Der Freie Fall kommt beim Trambolin-Springen vor, jedoch sind die 0 g-Phasen sehr kurz. Der Parabelflug kommt in kleineren Flugzeugen als sog. Roller-Coaster-Flug zum Einsatz, wobei 0 g-Phasen von 8 – 12 s zu erreichen sind. Große Jets, wie „KC 135" der NASA oder „Caravelle" der ESA, erreichen Mikro-g-Phasen von bis zu 30 s. Der Parabelflug hat aufgrund seiner hohen Schwerkraftbelastung, die zwischen 0 g und 3 g liegt, eine Wirkung auf das Gleichgewichtssystem und den Kreislauf. Gegenüber Kinetose empfindliche Personen reagieren bereits nach wenigen Parabeln mit dem Auftreten von Nausea und Schwindel. Wir konnten während des Roller-Coaster-Fluges im Nystagmogramm in den 0 g-Phasen vertikal aufwärts gerichtete Nystagmusreaktionen und während der Abfangphasen abwärtsgerichteten Nystagmus registrieren. Der Kreislauf reagiert auf die Schwerkraftbelastung und zeigt ein typisches Herzfrequenzmuster. Dieses ist, je nach Empfindlichkeit, individuell verschieden ausgebildet. Roller-Coaster- bzw. Parabelflüge werden bei Astronauten routinemäßig zu Auswahl- und Trainingszwecken eingesetzt.

Kreislaufexperimente

Astronauten empfinden, überwiegend während der ersten Tage ihres Aufenthaltes in Schwerelosigkeit, ein Stauungsgefühl im Kopf, verbunden mit Ohr- und Augendruck. Äußerlich weisen sie ein so genanntes „puffy face" auf. Ursache hierfür sind Flüssigkeitsverschiebungen im Niederdrucksystem, wobei ein Teil des Blutes von kaudal nach kranial verlagert wird. Dieses Phänomen kommt zustande durch Antiorthostasemechanismen (Elastizität der Gefäße, Venenklappen, Muskelkontraktionen), die auf der Erde notwendig sind, um das Blut der unteren Körperhälfte auch im Stand zum Herzen hin zu befördern. Diese Mechanismen sind im Weltraum nicht erforderlich, sogar unerwünscht, da sie zu den genannten Verschiebungen führen. Bei der Rückkehr des Astronauten zur Erde setzt der umgekehrte Mechanismus ein: das Blut sinkt ohne Gegenmaßnahmen in die untere Körperhälfte und verursacht hier Orthostase bis hin zum Kollaps.

Es wird angenommen, dass das Auftreten von Weltraumkrankheit durch die beschriebenen Kreislaufveränderungen und deren Folgen mit verursacht ist. Um dies abzuklären, wurden Experimente mit der Erzeugung von Orthostase und mit Flüssigkeitsverschiebungen im Niederdrucksystem durchgeführt.

Orthostase

Orthostase kann auf der Erde experimentell durch Stehen auf dem Kipptisch und in der LBNP-Box (**L**ower-**B**ody-**N**egative-**P**ressure) erzeugt werden. Wir haben mit der LBNP-Box unter hoher Orthostase die Erregbarkeit des Labyrinthsystems gemessen und festgestellt, dass die Nystagmusreaktionen Veränderungen aufweisen, wie sie bei zerebraler Mangeldurchblutung auftreten (Kleinschriftmuster und Nystagmusdysrhythmie).

Flüssigkeitsverschiebungen im Niederdrucksystem

Wasserimmersion bis zum Hals und Kopftieflage (HDT – Head-Down-Tilt) simulieren Schwerelosigkeitswirkungen im Kreislaufbereich: Bei beiden Verfahren verschiebt sich Blut aus der unteren Körperhälfte nach kranial, es resultieren vermehrte Blutfülle im Thorax und Kopf, erkenntlich an gestauten Jugularvenen und erhöhtem Venendruck, subjektiv hat der Proband das Gefühl von Stauung im Kopf- und Halsbereich. Wie wir nachweisen konnten, verändern sich, vermutlich durch einen erhöhten intrazerebralen und damit intralabyrinthären Druck, leicht die Nystagmusreaktionen. Dieses Phänomen ist besonders zu Beginn der Simulation sichtbar.

Experimente im Weltraum

Seit den Saljut-, Apollo-, Skylab-, Spacelab- und MIR-Missionen besteht aufgrund des größeren Nutzraumes die Möglichkeit, auch umfangreichere und geräteinvasive Experimente durchzuführen. So flog mit Skylab 2 und 3 ein elektronisch geregelter Drehstuhl mit, mit dem die Funktion des Bogengangssystems in Schwerelosigkeit überprüft und die Empfindlichkeit der Mannschaft gegenüber Weltraumkrankheit getestet werden konnte (11 – 14).

Für die 1. Europäische Spacelab-Mission (SL1) wurde ein Schlitten (space-sled) entwickelt, mit dem es möglich wurde, Linearbeschleunigungen in Schwerelosigkeit zu erzeugen und so ein künstliches Schwerefeld zu schaffen. In das sog. Schlittenexperiment wurden während SL1 und der 1. Deutschen Spacelab-Mission (D1) mehrere Experimente einbezogen, die das Ziel hatten, das Verhalten des Vestibularissystems unter Schwerelosigkeit bzw. Mikro-g zu analysieren. Hierzu zählten unter anderem auch das kalorische Experiment, die Schwellenbestimmung von linearen Beschleunigungen, ein vestibulo-spinales Experiment, der Halsrezeptoren-Test und die Messung des optokinetischen Nystagmus im sog. „rotating dome". Das kalorische Experiment von Scherer brachte neue Erkenntnisse bezüglich der Wirkung des kalorischen Reizes auf das Labyrinth. So konnten nach einer initialen Hemmungsphase im weiteren Verlauf der Mission normale kalorische Nystagmusreaktionen wiederholbar festgestellt werden. Der Nachweis dieser Reaktionen in Schwerelosigkeit hat Anlass dazu gegeben, die Theorie der Wärmekonvektion zumindest unter 0 g in Frage zu stellen und die Hypothese von Dichteänderungen der Endolymphe durch den kalorischen Reiz erneut in den Vordergrund zu rücken (3, 4, 17).

Die Messung des intraokulären Druckes, des zentralen Venendruckes und der Körperimpedanz in Schwerelosigkeit erbrachten interessante Ergebnisse. Die höchsten Werte des intraokulären Drucks wurden kurze Zeit nach dem Eintritt in 0 g gemessen, sie lagen unterhalb der Norm während des ersten Tages in 0 g und erreichten normale Werte am 2. Tag in 0 g. Parallel zu diesen Befunden lagen die Ergebnisse des zentralen Venendruckes, die die Flüssigkeitsverschiebungen von kaudal nach kranial bestätigten (7).

Wie bereits während SL1 beobachtet wurde, erfuhr auch die Mannschaft von D1 die Symptome der Weltraumkrankheit. Die Inzidenz korrespondierte jedoch nicht mit der vorhergesagten Empfindlichkeit gegenüber Kinetose auf der Erde. Die Missionsteilnehmer bestätigten, dass die Beschwerden zunahmen, wenn sie Kopf- und Körperbewegungen, z. B. während der Experimente, durchführten. Es ist danach trotz aller Auswahltests auf der Erde nicht möglich, bei gegenüber der Kinetose resistenten Personen das Auftreten und die Intensität von Weltraumkrankheit vorherzusagen (16).

Theorien zur Entstehung der Weltraumkrankheit

Asymmetrie-Theorie

Eine Hypothese basierte auf der Asymmetrie-Theorie, wonach beide Otolithen, speziell die Utriculi, nicht völlig symmetrisch, sondern seitendifferent angelegt sind. Diese seit Geburt bestehende Asymmetrie wird durch die Plastizität des Gehirns ausgeglichen und bereitet im normalen täglichen Leben keine Schwierigkeiten. Probleme treten jedoch auf, wenn die Umgebungsbedingungen unphysiologisch geändert werden, wie unter hoher g-Kraft und unter 0 g. Die unter diesen Bedingungen erneut auftretende Asymmetrie kann Beschwerden verursachen, wie sie von der Weltraumkrankheit bekannt sind (6, 10).

Konflikttheorie

Die derzeit anerkannte Theorie zum Auftreten des SAS ist der durch den fehlenden Otolitheninput ausgelöste Informationskonflikt zwischen funktionsfähigem Bogengangssystem, ungestörter Propriozeption und normalem Sehen. Wahrscheinlich kommen die oben genannten Kreislaufveränderungen im Sinne einer Verstärkung zur Geltung (5, 15).

Zurückgekehrt zur Erde gelten die unter 0 g erworbenen Anpassungsmechanismen nicht mehr und die Astronauten müssen erneut lernen, sich an die Erdgravitation von 1 g anzupassen mit Orthostase und voll funktionierendem Otolithensystem, ein Prozess, der wieder Probleme bereitet und dessen Dauer in einer proportionalen Beziehung mit der Missionsdauer steht (18).

Literatur

1. Aust, G, Hordinsky, JR, Schmelzer, B (1980) Male and female characteristics in vestibular testing: a step toward the selection of the best participants for space flight. Acta Astronautica 7, 1323
2. Aust, G, Putzka, A, Kuklinski, P (1989) Auswahl von Wissenschaftsastronauten für Spacelab. medwelt 40, 391
3. Baumgarten, R von, Baldrighi, G, Schillinger, GL, Hart, O, Thümler, R (1975) Vestibular function in the space environment. Acta Astronautica 2, 49
4. Baumgarten, R von (1987) General remarks on the role of the vestibular system in weightlessness. Arch. Otorhinolaryngol 244, 135
5. Benson, AJ (1977) Possible mechanisms of motion sickness. ESA SP-130, 101
6. Diamond, SG, Markham, CH (1992) Validation the hypothesis of otolith asymmetry as a cause of space motion sickness. Ann. NY Acad Sci 656, 725 – 731
7. Draeger, J, Schwartz, R, Groenhoff, S, Stern, C (1993) Self tonometry under microgravity conditions. Clin Investig 71, 700 – 704
8. Graybiel, A, Wood, CD, Miller II, EF, Cramer, DB (1968) Diagnostic criteria for grading the severity of acute motion sickness. NASA R-93
9. Graybiel, A (1969) Structural elements in the concept of motion sickness. Aerospace Med. 39, 453
10. Helling, K, Hausmann, S, Flöttmann, T, Scherer, H (1997) Untersuchungen zur individuell unterschiedlichen Kinetoseempfindlichkeit. HNO 45, 210 – 215
11. Hordinsky, JR (1977) Skylab Crew Health – Crew Surgeon's Report. NASA SP 377, 30
12. Johnston, RS, Dietlein, LF (1977) Biomedical Results from Skylab NASA SP-377, Washington, D.C.
13. Oman, CM., Lichtenberg, BK, Money, KE (1984) Space motion sickness monitoring experiment: Spacelab 1. NATO-AGARD/AMP Symposium on Motion Sickness Williamsburg, Va. 3 May 1984, 35, 1
14. Parker, DE., Reschke, MF, Arrot, AP, Homick, JL, Lichtenberg, BK (1985) Otolith tilt-translation reinterpretation following prolonged weightlessness: Implications for preflight training. Aviat.Space Environ. Med. 56, 601
15. Reason, JT (1978) Motion sickness adaptation: a neural mismatch model. J R Soc Med 71, 819 – 829
16. Reschke, MF, Homick, JL, Ryan, P, Mosely, EC (1984) Prediction of the space adaptation syndrome. NATO-AGARD/AMP Symposium on Motion Sickness Williamsburg, Va. 3 May 1984, 26, 1
17. Scherer, H (1984) Die thermische Reaktion des Labyrinths in der Schwerelosigkeit des Weltalls. Betrachtungen zur Theorie Báránys. Arch. Ohren-, Nasen- und Kehlkopfheilk. Suppl. 1984/II, 27 – 46
18. Young, LR, Oman, CM, Watt, DGD, Money, KE, Lichtenberg, BK (1984) Spatial orientation in weightlessness and readaptation to earth's gravity. Science 225, 205

Auszug von wichtigen neurootologischen Teiluntersuchungen

Wichtige audiologische Untersuchungsmethoden zur Abklärung von neurootologischen Krankheitsbildern

Th. Lenarz, Hannover

Zusammenfassung

Zur Abklärung neurootologischer Krankheitsbilder leisten die audiologischen Testverfahren mit topodiagnostischer Aussagekraft einen wesentlichen Beitrag. Neben den otoakustischen Emissionen sind hier die ERA-Verfahren, der TMD-Test, der Glyceroltest und das Tullio-Phänomen zu nennen. Weniger bedeutsam sind dagegen die klassischen Hörprüfverfahren der Ton- und Sprachaudiometrie, die eine Mitbeteiligung des auditorischen Systems, nicht jedoch spezifische Befunde zeigen.

Als Krankheitsbilder werden der Morbus Ménière, die Perilymphfistel, das Akustikusneurinom und die Multiple Sklerose gesondert herausgegriffen. Generell unterstützen die audiologischen Testverfahren die Unterscheidung zwischen peripher- und zentralvestibulären Krankheitsbildern aufgrund ihrer topodiagnostischen Eigenschaften.

Einleitung

Aufgrund der engen phylogenetischen, anatomischen und physiologischen Zusammenhänge und Gemeinsamkeiten sind neurootologische Krankheitsbilder häufig mit funktionellen Störungen des auditorischen Systems vergesellschaftet. Sie stellen somit einen Teil des gesamten Krankheitsbildes dar oder können zur Diagnostik und Differenzialdiagnostik entscheidend beitragen. Von Nutzen ist hierbei das Arsenal audiologischer Verfahren mit topodiagnostischer Aussagekraft. So können mithilfe audiometrischer Verfahren die verschiedenen Formen von Schwerhörigkeiten klar unterschieden werden. Die Unterteilung geschieht grundsätzlich in Schallleitungsschwerhörigkeit und Schallempfindungsschwerhörigkeit. Letztere kann in die sensorische oder cochleäre sowie die retrocochleäre Form unterteilt werden. Bei der retrocochleären Schwerhörigkeit unterscheidet man zusätzlich eine neurale von einer zentralen Form. Wesentliche Grundlagen der Unterscheidung sind dabei objektive audiometrische Verfahren (Hoth u. Lenarz, 1994). Zusätzlich können bestimmte Formen der Innenohrschwerhörigkeit spezifisch voneinander unterschieden werden. Im Folgenden sollen die einzelnen Methoden im Hinblick auf die Abklärung neurootologischer Krankheitsbilder dargestellt und typische Befundkonstellationen für ausgewählte Erkrankungen exemplarisch beschrieben werden.

Audiologische Methoden

Für die Diagnostik und Differenzialdiagnostik neurootologischer Krankheitsbilder sind vor allem die objektiven audiologischen Verfahren der Impedanzaudiometrie, der Ableitung otoakustischer Emissionen und der elektrischen Reaktionsaudiometrie (ERA) von Bedeutung. Zur näheren Differenzierung einzelner cochleärer Funktionsstörungen sind zusätzlich der Glyceroltest, das TMD-Verfahren (Tympanic Membrane Displacement) und das Tullio-Phänomen von Bedeutung.

Impedanzaudiometrie

Während die *Tympanometrie* über eine indirekte Messung der Compliance des Trommelfelles eine Aussage zur Beweglichkeit des Trommelfelles und zum Mittelohrinhalt ermöglicht, nutzt die *Stapediusreflex-Prüfung* einen multisynaptischen Reflexbogen auf Hirnstammebene zur genauen Differenzierung verschiedener Formen der Schallleitungsschwerhörigkeit, der Innenohrschwerhörigkeit und der retrocochleären Schwerhörigkeit aus (Abb. 1). Bei Kombination verschiedener pathologischer Prozesse ist u. U.

die Aussagekraft vor allem des Stapediusreflexes bei zusätzlichem Vorliegen einer Mittelohrschädigung eingeschränkt.

Otoakustische Emissionen

Sie stellen aktive Schallaussendungen der intakten äußeren Haarzellen dar und werden retrograd unter Benutzung des Schallleitungsapparates in den äußeren Gehörgang abgegeben. Voraussetzung für die Registrierung ist neben der Intaktheit äußerer Haarzellen auch ein intakter Schallleitungsapparat. Von Bedeutung sind vor allem evozierte Emissionen, die entweder mit einem breitbandigen Click oder mit frequenzspezifischen Sinusbursts ausgelöst werden können. Man unterscheidet *die transienten evozierten Emissionen* von den *Distorsionsprodukten*. Beide erlauben aufgrund des Frequenzgehaltes der Antwort eine annähernd frequenzspezifische Beurteilung der Funktion äußerer Haarzellen. Da kein echtes Schwellenkriterium existiert, sind lediglich semiquantitative Aussagen zum Ausmaß des Hörverlustes möglich. Durch Kombination beider Verfahren lassen sich Schwerhörigkeitsbereiche mit Hörverlusten von weniger als 30 dB, zwischen 30 dB und 50 dB sowie mehr als 50 dB HL unterscheiden (Abb. 2). In Kombination mit den Verfahren der ERA lassen sich topodiagnostische Aussagen treffen. So können bei rein retrocochleären Schäden die otoakustischen Emissionen als Zeichen eines intakten Innenohres erhalten sein, während die Reizantworten der BERA fehlen (s. auch Abb. 4).

Elektrische Reaktionsaudiometrie (ERA)

Darunter versteht man die Gesamtgruppe der Verfahren zur Ableitung akustisch evozierter Potenziale. Diese stellen mit dem Hörvorgang gekoppelte elektrophysiologische Ereignisse dar, die mithilfe verschiedener Verfahren der Signalverarbeitung, speziell dem Mittelungsverfahren, aus dem Hintergrundrauschen des allgemeinen EEG und anderer Störungen hervorgehoben werden können. Sie erlauben gleichsam eine Abtastung des gesamten Hörvorganges von den Haarzellen bis hin zum Hörkortex. Man unterscheidet nach dem zeitlichen Auftreten nach Reizbeginn sehr frühe, frühe, mittlere und späte Potenziale (Tab. 1). Als am wichtigsten haben sich dabei die Methode der *Elektrocochleographie (ECochG)* und *die Hirnstammaudiometrie (BERA)* erwiesen. Mit ihrer Hilfe gelingt eine sehr sichere Unterscheidung zwischen cochleären und retrocochleären Prozessen mit hoher Sensitivität. Zusätzlich können verschiedene Formen der Innenohrschwerhörigkeit, speziell der endolymphatische Hydrops, mithilfe der Elektrocochleographie erfasst werden.

Bei der ECochG wird bevorzugt transtympanal eine Nadelelektrode auf dem Promontorium plat-

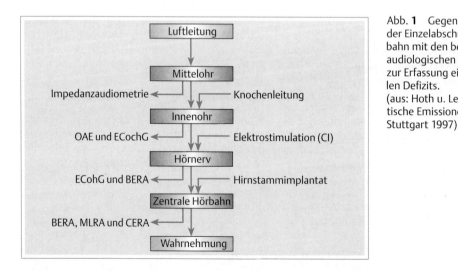

Abb. **1**   Gegenüberstellung der Einzelabschnitte der Hörbahn mit den bevorzugten audiologischen Messverfahren zur Erfassung eines funktionellen Defizits.
(aus: Hoth u. Lenarz: Otoakustische Emissionen. Thieme, Stuttgart 1997)

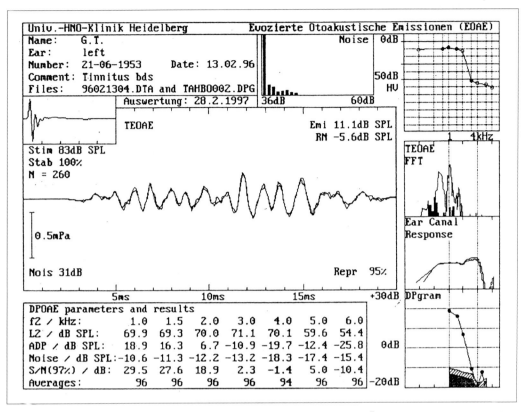

Abb. **2** Die verschiedenen Verfahren evozierter otoakustischer Emissionen im Überblick anhand eines Messbeispieles bei einem Patienten mit Hochtoninnenohrschwerhörigkeit.
(aus: Hoth u. Lenarz: Otoakustische Emissionen. Thieme, Stuttgart 1997)

ziert, seltener auch eine Gehörgangselektrode in Trommelfellnähe verwendet. Aufgrund der unmittelbaren Nähe zu den Generatoren können Antworten der Haarzellen (Cochlear Microphonics) als reizsynchrone Antworten sowie synchronisierte Antworten der Hörnervenfasern (CAP = Compound Action Potential) gewonnen werden. Zusätzlich bildet sich reizsynchron eine Verschiebung der elektrischen Nulllinie als so genanntes Summationspotenzial (SP) aus (Abb. 3). Dieses ist bei Veränderungen der Druckverhältnisse im Innenohr, speziell beim endolymphatischen Hydrops vergrößert (s. auch Abb. 6). Die Hirnstammaudiometrie verwendet zur Ableitung der frühen akustisch evozierten Potenziale, auch Hirnstammpotenziale genannt, Oberflächenelektroden zwischen Stirn bzw. Vertex und Mastoid. Der typische Potenzialkomplex umfasst fünf Einzelpotenziale, die hinsichtlich Latenz, Ampli-

tudenrelation und Interpeak-Latenz (Abstand zwischen den einzelnen Potenzialgipfeln) genau definiert sind. Ihre wesentliche Bedeutung liegt in der Erfassung retrocochleärer Störungen, die sich in einer Verlängerung der Interpeak-Latenzen und der Absolutlatenzen manifestieren. So können mit hoher Sensitivität u. a. Akustikusneurinome oder multiple Sklerose erfasst werden (Abb. 4 u. 5). Sie stellt somit das wichtigste Verfahren zur Differenzialdiagnostik dar.

Die Potenziale mittlerer und später Latenz sind im Hinblick auf die Differenzialdiagnostik von geringer Bedeutung. Sie vermögen Störungen im Bereich des Thalamus, der Hörstrahlung und des auditorischen Kortex zu erfassen. Unter Umständen kommt ihnen eine Rolle bei der Differenzierung zentraler Schwindelformen zu. Sie weisen eine ausgesprochene Vigilanz-, Pharmaka- und Alkoholabhängigkeit auf, was ihre Anwendbarkeit

Tab. **1** Die verschiedenen ERA-Verfahren im Überblick mit ihrer topodiagnostischen Bedeutung (aus: Hoth u. Lenarz 1994)

AEP-Gruppe	SFAEP			FAEP	MAEP	SAEP	SSAEP
Latenz (ms)	0–10				6–60	50–300	>200
AEP-Komponenten	CM	SP	SAP	J1–J5	$P_0 – P_C$	N1, P2, N2	CNV P300 PNG
Potenzial-generator	Haar-zellen	Coch-lea	Hör-nerv	Hörnerv, Hirnstamm, Zwischenhirn	Zwischenhirn, primärer auditorischer Kortex	Auditorischer Kortex	Assoziations-felder
Pharmaka-einfluss	Nein	Nein	Nein	Nein	Ja	Ja	Ja
Vigilanz-abhängigkeit	Nein	Nein	Nein	(Ja)	Ja	Ja	Ja
Frequenzspezifi-sche Schwelle	(Ja)	Nein	Nein	Nein	Ja	Ja	Ja
ERA-Methode		ECochG		BERA	MLRA	CERA	–

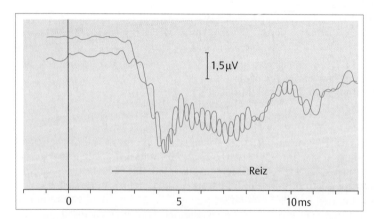

Abb. **3** Elektrocochleographie mit Ableitung der drei Potenzialkomponenten der Cochlear Microphonics, des Summenaktionspotenzials und des Compound-Action-Potenzials. (aus: Hoth u. Lenarz: Elektrische Reaktionsaudiometrie. Springer, Heidelberg 1994)

u. U. beeinträchtigt. Außerdem sind sie bei Kindern unterhalb von sechs Jahren aufgrund der noch nicht abgeschlossenen Reifung der Hörbahn nur bedingt einsetzbar.

„Tympanic Membrane Displacement" (TMB) – Verfahren nach Marchbanks

Dieses Verfahren ähnelt der Registrierung des Stapediusreflexes. Registriert werden dabei jedoch nicht Impedanzänderungen, sondern gerin-

ge Volumenverschiebungen im äußeren Gehörgang, die durch eine Kontraktion des Musculus stapedius ausgelöst werden. In Abhängigkeit von dem in dem Perilymphraum herrschenden Druck kommt es dabei entweder zu einer Einwärts- oder eine Auswärtsbewegung des Steigbügels und konsekutiv zu entsprechend gelagerten Veränderungen der Trommelfellstellung und somit zu Volumenverschiebungen im äußeren Gehörgang. Es können mit dieser Methode Veränderungen im Perilymphraum, nicht jedoch im Endolymph-

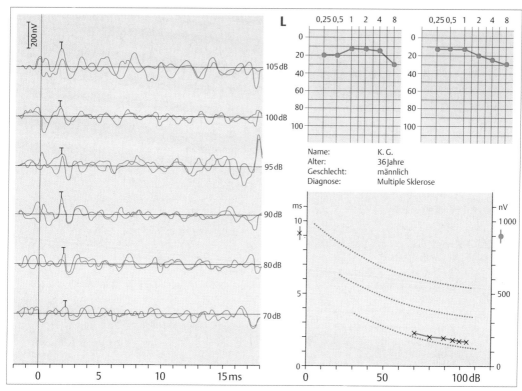

Abb. 4 Rein retrocochleärer Schaden mit Taubheit des Patienten, erhaltenen otoakustischen Emissionen und fehlenden Reizantworten in der BERA. Diagnose: multiple Sklerose.
(aus: Hoth u. Lenarz: Elektrische Reaktionsaudiometrie. Springer, Heidelberg 1994)

raum erfasst werden. Somit kann der Endolymphhydrops nicht erfasst werden, wohl aber ein offener Aquaeductus cochleae oder eine Perilymphfistel. Hierbei fehlen die charakteristischen Änderungen der Antwort infolge Lageveränderungen.

Glyceroltest

Durch Verschiebungen des osmotischen Druckes im Extrazellularraum lassen sich Volumenverschiebungen zwischen intra- und extrazellulärem Raum erzielen. Dies ist Grundlage der osmotischen Therapie, wie sie u. a. auch zum Nachweis des endolymphatischen Hydrops angewandt wird. Durch orale Aufnahme von Glycerol (1,5 g per Kilogramm Körpergewicht) kommt es zu einer Erhöhung des osmotischen Drucks im Extrazellularraum. Konsekutiv wird Intrazellularflüssigkeit in den extrazellulären Raum verschoben. In dem Innenohr bedeutet dies eine Flüssigkeits-

verschiebung aus dem Endolymph- in den Perilymphraum. Die dadurch erzielte Abnahme des gesteigerten endolymphatischen Druckes führt zu einem tonaudiometrisch messbaren Anstieg der Hörschwelle im Tieftonbereich und zu einer subjektiven Minderung des Druckgefühles und des Tinnitus. Objektiviert werden kann diese Änderung des endolymphatischen Hydrops durch die gleichzeitig durchgeführte Elektrocochleographie, bei der es zu einer Verminderung des vergrößerten Summationspotenzials und einer Normalisierung des vergrößerten SP/SAP-Quotienten kommt. Dieser geht von Werten > 0,35 auf Werte < 0,35 zurück (Abb. **6**). Die Veränderungen stellen sich 1 – 3 Stunden nach Glyceroleinnahme ein und sind vorübergehender Natur. Ist der Test positiv, kann er eindeutig als Nachweis des Hydrops verwendet werden. Bei negativem Testergebnis ist keine Aussage möglich, da u. U. der Testzeitpunkt hinsichtlich des Vorhandenseins des Hydrops

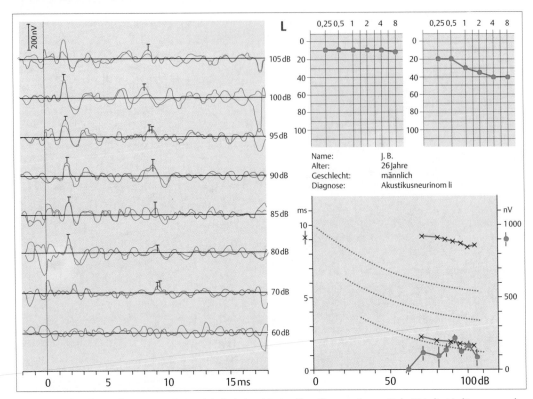

Abb. 5 Frühe akustisch evozierte Potenziale bei einseitigem Akustikusneurinom. Dabei ist die Verlängerung der Interpeak-Latenz auf der betroffenen Seite deutlich erkennbar.
(aus: Hoth u. Lenarz: Elektrische Reaktionsaudiometrie. Springer, Heidelberg 1994)

nicht adäquat war. Dies trifft auch für das Ergebnis der Elektrocochleographie zu. Im positiven Fall kann das Testergebnis für das weitere therapeutische Vorgehen (Osmotherapie, Saccusexposition) benutzt werden.

Tullio-Phänomen

Darunter versteht man das Auftreten von Schwindel, meistens Drehschwindel, bei lauter Beschallung. Grundlage ist eine Reizung des Utriculus bzw. Sacculus durch Verlagerung des Steigbügels infolge akustischer Stimulation mit hohen Schallpegeln. Dabei ist eine abnorme Verbindung zwischen der Steigbügel-Fußplatte und den häutigen Strukturen des Vestibulums anzunehmen. Dies kann Folge abgelaufener Entzündungszustände, von Traumata oder von Missbildungen sowie eines endolymphatischen Hydrops sein. Hilfreich ist die ENG-Registrierung bei durchgeführter Beschal-

lung. Diese kann mit unterschiedlichen Stimuli, z. B. weißem Rauschen oder Sinustönen unter Verwendung eines üblichen Audiometers erfolgen.

Einzelne Krankheitsbilder

Die oben beschriebenen Methoden können in unterschiedlicher Weise je nach Situation des Einzelfalls kombiniert zur Anwendung kommen. Das sich dabei ergebende diagnostische Profil ist unter Berücksichtigung der neurootologischen Befunde und der Bildgebung diagnostisch wegweisend. Exemplarisch sollen im Folgenden einzelne Krankheitsbilder dargestellt werden, die von besonderer klinischer Bedeutung sind. Sie zeigen den Zusammenhang zwischen neurootologischen und audiologischen Befunden in besonderer Weise auf.

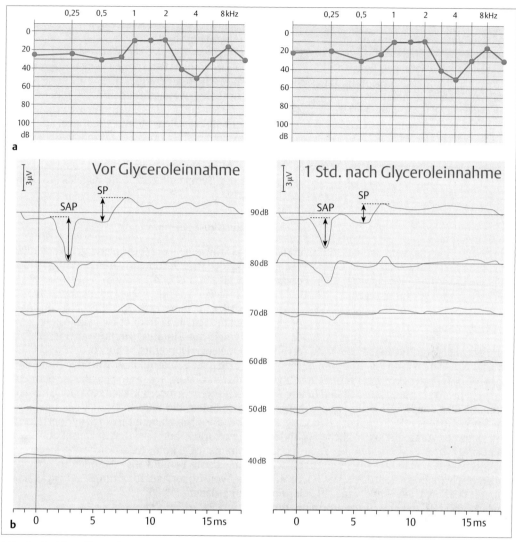

Abb. **6** Positiver Glyceroltest
a) Tonaudiogramm: Deutlicher Anstieg der Hörschwelle im betroffenen tieffrequenten Bereich um mehr als 10 dB
b) Normalisierung des Summenaktionspotenzials in der Elektrocochleographie
(aus: Hoth u. Lenarz: Elektrische Reaktionsaudiometrie. Springer, Heidelberg 1994)

Morbus Ménière

Klinisch ist die *Ménière-Krankheit* durch das anfallsweise Auftreten einer Tieftoninnenohrschwerhörigkeit, von Drehschwindelattacken, Tinnitus und Druckgefühl gekennzeichnet. Anfangs normalisiert sich die Funktionsstörung, in späteren Stadien kommt es zu einem zunehmenden Funktionsausfall. Pathophysiologisch liegt ein endolymphatischer Hydrops zugrunde. Infolge Drucksteigerung, wahrscheinlich durch eine Behinderung des Endolymphabflusses über den Saccus endolymphaticus, kommt es zur Flüssigkeitsretention und damit zur Ausweitung des Endolymphsackes. Überschreitet der Druck bestimmte Werte, kommt es zu akuten Funktionsstörungen, die u.a. auf eine Kaliumintoxikation infolge Ruptur der häutigen Labyrinthstrukturen zurückgeführt werden kann.

Audiologisch finden sich folgende Charakteristika während des Anfallgeschehens:

1. Tonaudiogramm: Schallempfindungsschwerhörigkeit im Tieftonbereich,
2. otoakustische Emissionen: frequenzspezifischer Ausfall im Tieftonbereich,
3. BERA: cochleärer Schaden,
4. Elektrocochleographie: vergrößertes Summationspotenzial als Ausdruck des Hydrops,
5. positiver Glyceroltest.

Die Befunde sind dabei in Abhängigkeit vom Ausmaß des tonaudiometrischen Hörverlustes wechselnd und können u.U. nur unvollständig ausgeprägt sein. Entscheidend ist der fluktuierende Verlauf und der Ausschluss eines retrocochleären Geschehens. Auf die neurootologischen Befunde sei hier nicht näher eingegangen.

Perilymphfistel

Der *Perilymphfistel* liegt eine abnorme Verbindung zwischen dem Innenohr und dem Mittelohr zugrunde. Häufigster Ort ist das runde Fenster gefolgt vom ovalen Fenster. Seltener sind innere Perilymphfisteln zum Liquorraum. Diese können sich sowohl in Richtung innerer Gehörgang als auch über den Aquaeductus cochleae ausbilden. Grundlage hierfür ist entweder eine Fraktur oder häufiger eine Missbildung. Die Perilymphfisteln sind klinisch durch ein fluktuierendes Hörvermögen, mit oder ohne Schwindelattacken, oder/und eine schubweise Progredienz der Hörminderung gekennzeichnet. Die Progredienz kann sich dabei über einen unterschiedlich langen Zeitraum zwischen mehreren Monaten und Jahren erstrecken.

Folgende audiologische Kriterien sind vorzufinden:

1. Tonaudiogramm: fluktuierendes Hörvermögen, vor allem im Tieftonbereich, ausgeprägte Schallempfindungsschwerhörigkeit,
2. BERA: kein retrocochleärer Schaden,
3. Elektrocochleographie: u.U. vergrößertes Summationspotenzial,
4. Glyceroltest: u.U. positiv (paradox positiv, da es sich nicht um eine Erhöhung des endolymphatischen Drucks, aber um eine Abnahme des perilymphatischen Drucks handelt. Dies kann auch zum Bild des endolymphatischen Hydrops führen),

5. TMB: Zeichen des verminderten perilymphatischen Drucks und Ausbleiben der Antwort bei Lageänderung.

Die Perilymphfisteln können jedoch aufgrund des audiologischen Befundes alleine nicht sicher diagnostiziert werden. Hier sind vor allem die Befunde der Bildgebung (Pneumolabyrinth) und die neurootologischen Befunde maßgebend. Unter Umständen findet sich bei ausgeprägtem Austritt von Perilymphe oder einem Austritt von Liquor in das Mittelohr otoskopisch das Bild eines Ergusses, in der Tympanometrie eine abgeflachte Typ-C-Kurve.

Akustikusneurinom

Das *Schwannom des 8. Hirnnervs* geht in der Regel von der Pars vestibularis des Nervus vestibulocochlearis aus und ist durch langsames Wachstum gekennzeichnet. Die audiologische Symptomatik kann dabei entweder eine langsam zunehmende Schallempfindungsschwerhörigkeit, verbunden mit Tinnitus, Tinnitus alleine, oder ein plötzlicher Hörverlust, ähnlich dem eines Hörsturzes, sein. Aufgrund der Lage der Tumoren im inneren Gehörgang kann es dabei auch zu einer cochleären Schwerhörigkeitskomponente kommen, indem die Blutversorgung des Innenohres über die Arteria labyrinthi durch den gesteigerten Tumordruck auf das Gefäß konsekutiv eingeschränkt ist. Somit ergeben sich verschiedene audiologische Befundkonstellationen in Abhängigkeit von Tumorlage, Tumorgröße und der Erkrankungsdauer.

Rein cochleärer Schaden

Dieser Typ ist selten anzutreffen, macht jedoch ca. 4–10% aller kleinen Tumoren aus. Diese wachsen vorwiegend intrameatal und führen zu einer Perfusionsstörung des Innenohres. Das typische Bild geht einher mit einer Schallempfindungsschwerhörigkeit, dem Ausfall otoakustischer Emissionen und einem cochleären Schädigungstyp in der BERA.

Retrocochleärer Schädigungstyp

Hier überwiegt die neurale Komponente durch eine direktmechanische Druckschädigung des Nervus acusticus oder der angrenzenden Hirnstammanteile.

Typische Befunde sind eine Schallempfindungsschwerhörigkeit im Tonaudiogramm, der Ausfall des Stapediusreflexes, vorhandene otoakustische Emissionen, ein retrocochleäres Schädigungsmuster in der BERA mit Verlängerung der Interpeak-Latenzen, Abbruch der Potenzialkette, Ausfall sämtlicher Potenziale oder Verlust der Welle 1 mit deutlich verlängerter Latenz der Welle 5 bei Hochtonschwerhörigkeit.

Gemischter Typ

Hier kommt es sowohl zu einer Schädigung des Innenohres als auch des Hörnervs respektive des Hirnstammes. Dieser Typ ist am häufigsten anzutreffen und umfasst Tumoren aller Größen und Klassen.

Die Ausprägung der Typen hängt im Wesentlichen von der Tumorlage und der Tumorgröße ab. So werden intrameatale, dem Fundus nahegelegene Tumoren eher eine cochleäre Schädigung, primär im Kleinhirnbrückenwinkel wachsende Tumoren eher eine retrocochleäre Schädigung verursachen. Wird lediglich die BERA herangezogen, können nur 90 % der Akustikusneurinome verdachtsmäßig erfasst und lediglich bei $^2/_3$ der Fälle kann ein eindeutiger retrocochleärer Befund erhoben werden. Dies ist aus den oben genannten Ausführungen leicht verständlich. Es ist daher wichtig, bei allen einseitigen Schallempfindungsschwerhörigkeiten akuter oder chronischer Verlaufsform die Möglichkeit eines Akustikusneurinoms konsequent zu verfolgen und abzuklären. Dies muss heute zunehmend unter Einsatz bildgebender Verfahren, vorwiegend der Kernspintomographie geschehen. Diese ist in der Lage, einwandfrei auch kleine Tumoren nachzuweisen. Somit ist für die Indikationsstellung die Kombination der Befunde entscheidend, die immer auch die neurootologischen Befunde in Form einer kalorischen Unerregbarkeit oder einer auffälligen Lage- und Lagerungsprüfung miteinbeziehen muss.

Multiple Sklerose

Bei der *multiplen Sklerose* handelt es sich um eine entzündliche Entmarkungskrankheit, bei der es zu einer Störung der Reizweiterleitung kommt. Diese kann auch das auditorische System betreffen. Entsprechend finden sich Zeichen einer retrocochleären Schädigung unterschiedlicher Lokalisation. Diese kann sowohl den Hörnerv, den Hirnstamm als auch die kortikalen Anteile der Hör-

bahn einbeziehen. Daraus ergeben sich entsprechende Befundkonstellationen.

Bei Schädigung auf dem Niveau der Hörnervenfasern zeigen sich folgende Befunde:
1. Tonaudiogramm: Schallempfindungsschwerhörigkeit,
2. Ausfall des Stapediusreflexes oder Reflex-Decay,
3. erhaltene otoakustische Emissionen, falls keine zusätzliche MS-unabhängige Innenohrschwerhörigkeit vorliegt,
4. BERA: retrocochleäre Schädigungsmuster mit verlängerter Interpeaklatenz, Abbruch der Potenzialkette oder Ausfall sämtlicher Potenziale,
5. Schwellendefizit der objektiven Reizantwortschwelle, d. h. Diskrepanz zwischen subjektiver Tongehörschwelle und objektiv gemessener Hörschwelle in der BERA,
6. elektrocochleographisch u. U. Auffälligkeit in Form eines nicht vorhanden CAP bei noch auslösbaren Cochlear Microphonics. Dies deutet auf eine sehr peripher gelegene Schädigung des Hörnervs hin.

Fazit

Die audiologischen Verfahren stellen eine wertvolle Ergänzung neurootologischer Diagnostik bei der Abklärung von Gleichgewichtsstörungen dar. Aufgrund ihrer topodiagnostischen Potenz sind sie in der Lage, bei der Unterscheidung zwischen periphervestibulären und zentralvestibulären Schwindelformen behilflich zu sein. Allerdings gibt es für die einzelnen Krankheitsbilder keine ausschließlich spezifisch audiologischen Befunde, sondern es müssen immer der neurootologische Befund und das Ergebnis der bildgebenden Verfahren miteinbezogen werden.

Der Einsatz der Testbatterie ermöglicht in den meisten Fällen eine hinreichende Abklärung und Einordnung des Krankheitsfalles.

Literatur

Avan, P., P. Bonfils, D. Loth, M. Teyssou, C. Menguy: Analysis of the relations between evoked otoacoustic emissions and pure-tone audiometry. Adv. Biosciences 83 (1992) 581

Boenninghaus, H.-G.: Hals-Nasen-Ohrenheilkunde für Medizinstudenten. 10. Auflage. Springer, Heidelberg (1996)

Dauman R., J. M. Aran, M. Portmann: Summation potential and water balance in Ménière's disease. Ann Otol Rhinol Laryngol 95 (1986) 389–395

Davis, H.: Principles of electric response audiometry. Ann Otol Rhinol Laryngol 85 Suppl 28 (1976) 1–96

Eggermont, J. J.: Electrocochleography. In: Keidel, W. D., W. D. Neff (eds) Handbook of sensory physiology, vol V/3, Springer, Berlin Heidelberg New York (1976) 625–705

Eggermont, J. J., M. Don: Mechanisms of central conduction time prolongation in brain-stem auditory evoked potentials. Arch Neurol 43 (1986) 116–120

Ernst, A., M. Bohndorf, T. Lenarz: Nicht-invasive Beurteilung des intracochleären Druckes und der Durchgängigkeit des Aquaeductus cochleae bei Normalpersonen mit TMD-Analyse. Laryngo-Rhinol-Otol 73 (1994) 545–550

Hesse, G., A. Mausolf: Vergrößerte Summationspotentiale bei Morbus-Ménière-Patienten. Laryng Rhinol Otol 67 (1988) 129–131

Hoth, S. : Die Kategorisierung von Hörstörungen anhand der Latenzabweichung in der BERA. Laryng Rhinol Otol 66 (1987) 655–660

Hoth, S. : Veränderungen der frühen akustisch evozierten Potentiale beim Akustikusneurinom. HNO 39 (1991) 343–355

Hoth, S. : Zusammenhang zwischen EOAE-Parametern und Hörverlust. Audiol Akust 34 (1995) 20

Hoth, S. , W. Heppt, M. Finckh: Verhalten der evozierten otoakustischen Emissionen bei retrocochleären Hörstörungen. Otorhinolaryngol Nova 4 (1994) 128

Hyde, M. L., R. L. Blair: The auditory brainstem response in neuro-otology: perspectives and problems. J Otolaryngol 10 (1981) 117–125

Keidel, W. D.: The physiological background of the electric response audiometry. In: Keidel, W. D., W. D. Neff (eds) Handbook of sensory physiology, vol V/3, Springer, Berlin Heidelberg New York (1976) 105–231

Kemp, D.T.: Stimulated acoustic emissions from within the human auditory system. J Acoust Soc Am 64 (1978) 1386

Lehnhardt, E.: Praxis der Audiometrie, 7. Auflage. Thieme, Stuttgart (1996)

Lenarz, T.: AEP in der objektiven Audiometrie: Electrical Response Audiometry. In: Jörg, J., H. Hielscher (Hrsg) Evozierte Potentiale in Klinik und Praxis, 4. Aufl., Springer-Verlag Heidelberg New York, S. 125–144

Lenarz, T.: ERA bei retrokochleären Hörstörungen. Laryng Rhinol Otol 67 (1988) 123–128

Lenarz, T.: Otoakustische Emissionen. Ärzteblatt 91, Heft 31 (1994) B-1628

Maurer, K., H. Leitner, E. Schäfer: Akustisch evozierte Potentiale. Enke, Stuttgart (1982)

Maurer, J., A. Beck, W. Mann, R. Mintert: Veränderungen otoakustischer Emissionen unter gleichzeitiger Beschallung des Gegenohres bei Normalpersonen und bei Patienten mit einseitigem Akustikusneurinom. Laryngol Rhinol Otol 71 (1992) 69

Picton, T. W., S. A. Hillyard, H. I. Krausz, R. Galambos: Human auditory evoked potentials. I. Evaluation of components. Electroencephal Clin Neurophysiol 36 (1974) 179–190

Regan, D.: Human brain electrophysiology: evoked potentials and evoked magnetic fields in science and medicine. Elsevier, Amsterdam (1989)

Stürzebecher, E., M. Werbs, H. Wagner: Sensitivität und Spezifität verschiedener ABR-Kriterien für die Diagnostik des Akustikusneurinoms. Audiol Akust 28 (1989) 188–195

Der Spontannystagmus / Blickrichtungsnystagmus, Sonderformen des Nystagmus, andere pathologische Augenbewegungen und der okuläre Nystagmus

C.-T. Haid, Fürth

Nach erhobener Anamnese beginnt der erste Untersuchungsschritt einer Vestibularisprüfung mit der Fahndung nach einem *Spontannystagmus*. Es empfiehlt sich, mit der Frenzelbrille, noch besser mit dem ENG oder der Videookulographie, zu untersuchen. Ein Spontannystagmus unter der Frenzelbrille gilt immer als pathologisch (Kornhuber 1966). Im ENG kann ein Spontannystagmus auch in der Normalbevölkerung vorkommen (Mulch 1977, Scherer 1997). Ein Spontannystagmus kann durch eine Erkrankung im peripheren Endorgan, im inneren Gehörgang, im Kerngebiet des N. vestibularis oder durch eine Läsion in der Medulla oblongata bis zum Mittelhirn oder Kleinhirn ausgelöst werden. Er kann aber auch durch „Fernwirkung" oder durch Läsion der vestibulären Projektionsfelder im Großhirn zum Vorschein kommen. Der Spontannystagmus hat somit eine peripher-vestibuläre (otogene) oder eine zentral-vestibuläre Ursache, kann aber auch aus einer Kombination der beiden bestehen. Es ist wichtig hervorzuheben, dass eine klare Abgrenzung zwischen Spontannystagmus und Provokationsnystagmus manchmal fließend sind (Hamann 2001).

Technik der Untersuchung

Zur Fahndung nach einem Spontannystagmus wird der sitzende Patient aufgefordert, ruhig unter der Frenzelbrille geradeaus zu blicken. Ist ein Nystagmus erkennbar, so muss die Schlagrichtung und Nystagmusintensität bestimmt werden. Mithilfe einer Stoppuhr kann die Nystagmusschlagzahl während 30 Sek. ausgezählt werden. Bei der ENG-Registrierung sitzt der Patient im Drehstuhl mit geschlossenen Augen in einem abgedunkelten Raum oder noch besser in völliger Dunkelheit mit geöffneten Augen. Hierbei kann die Schlagzahl während 30 Sek. und außerdem die Winkelgeschwindigkeit der langsamen Nystagmusphase ermittelt werden.

Ähnliches Vorgehen bei der Untersuchung des Spontannystagmus mithilfe der Videookulographie.

Als letztes sollte die sog. Fixationssuppression des Spontannystagmus beobachtet werden. Dies geschieht durch Fixation, indem der Patient im erhellten Raum geradeaus schaut. Der vestibuläre Nystagmus, vor allem ein peripher ausgelöster Spontannystagmus, verringert deutlich seine Intensität oder verschwindet.

Der periphere Spontannystagmus

Ein *peripherer Spontannystagmus* schlägt in der horizontalen Ebene und weist meist noch eine rotierende Komponente auf (horizontal-rotierender Nystagmus). Seine Intensität kann unterschiedlich sein, je nach Schwere der Läsion und Stadium der Erkrankung.

Ein *Reiznystagmus* schlägt zum erkrankten Ohr. Zu Beginn einer peripher-vestibulären Erkrankung kann dieser Spontannystagmus infolge einer Irritation mit Erhöhung der Impulse auf der erkrankten Seite entstehen (z. B. Labyrinthitis serosa, nach Stapedektomie, Grippeotitis). Im Reizstadium des M. Ménière, wo in ca. 50 % der Fälle ein Reiznystagmus zu sehen ist, kann er eine große Intensität aufweisen.

Bei akuten und subakuten Erkrankungen imponiert der Spontannystagmus als *Ausfallnystagmus,* als Hinweis für eine plötzliche Unterfunktion oder Ausfall eines peripher-vestibulären Abschnittes. Hierbei schlägt er mit großer Intensität zum gesunden Ohr (z. B. Neuropathia vestibularis, Labyrinthitis acuta, otobasale Fraktur, nach Neurektomie des N. vestibularis).

In einigen Fällen kann im Remissionsstadium einer peripher-vestibulären Erkrankung ein *Erholungsnystagmus* („recovery-nystagmus") zum Vorschein kommen, d.h. die Schlagrichtung ist zum ehemals erkrankten Ohr gerichtet und stellt einen Hinweis für ein abheilendes Ohr dar. Der Erholungsnystagmus resultiert durch ein Übergewicht des Ruhetonus auf der noch erkrankten Seite, das sich meist kurze Zeit später normalisiert.

Meist ist der Spontannystagmus zum gesunden Ohr gerichtet, so auch im Allgemeinen bei Erkrankungen mit einem schleichenden Verlauf (z. B. Akustikusneurinom).

Der Entstehungsmechanismus eines peripheren Spontannystagmus (Ausfallnystagmus) wird

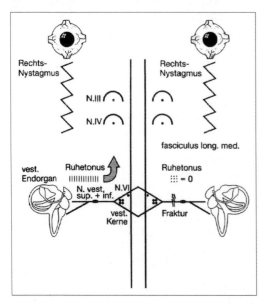

Abb. 1 Entstehungsmechanismus eines peripheren Spontannystagmus nach rechts als Beispiel einer otobasalen Fraktur auf der linken Seite

anhand eines Patienten mit einer otobasalen Fraktur erläutert (Abb. **1**). Normalerweise sind die Impulse der Aktionspotenziale vom rechten und linken Vestibularissystem identisch. Kommt es infolge der otobasalen Fraktur zur einseitigen Durchtrennung des N. vestibularis superior und inferior, so treten keine Aktionspotenziale mehr auf dieser Seite auf (sowohl im peripheren als auch im zentralen Abschnitt). Auf der gesunden Seite ist die Feuerrate der Impulse im vestibulären System unverändert. Durch die zentrale Verschaltung (vestibulo-okulärer Reflex) resultiert daraus eine Verschiebung des Tonusgleichgewichts zwischen der gesunden und erkrankten Seite, wodurch ein intensiver Spontannystagmus entsteht. In diesem Fall ist er nach kontralateral von der Läsionsseite gerichtet (zum gesunden Ohr) und stellt somit einen Ausfallnystagmus dar. Gleichzeitig verspürt der Betroffene einen starken Drehschwindel (Rotationsgefühl zum gesunden Ohr), verbunden mit vegetativer Begleitsymptomatik. Darüber hinaus entsteht infolge der Verbindung über den Tractus vestibulospinalis eine Fallneigung zur Läsionsseite infolge Wegfall der Tonisierung der Extremitätenmuskulatur auf dieser Seite. Allmählich, infolge beginnender vestibulärer Kompensationsvorgänge oder Ab-

heilungstendenz nimmt der Spontannystagmus mehr und mehr an Intensität ab und verschwindet vielfach ganz. Der Zeitpunkt bis zum Verschwinden des Ausfallnystagmus ist recht unterschiedlich (einige Wochen bis Monate) und abhängig von der Leistung der vestibulären Kompensation bzw. der Restitution. Synchron mit der Abnahme des Spontannystagmus nimmt auch das Schwindelgefühl ab.

Im Allgemeinen gilt im akuten Stadium: um so peripherer die Läsionsstelle gelegen ist, um so intensiver ist der Spontannystagmus und gleichzeitig das subjektive Schwindelgefühl.

Der zentrale Spontannystagmus

Ein *zentral-vestibulärer Spontannystagmus* kann genauso aussehen wie ein peripher-vestibulärer. Ein rotierender (Rotation um die Mittelachse des Auges = torsionaler Nystagmus) oder vertikaler Spontannystagmus wird zentral ausgelöst, genauso ein klein- oder großamplitudiger und frequenter Spontannystagmus ohne Schwindelgefühl des Patienten. Nimmt er während der Fixation an Intensität zu (Fixationsnystagmus) oder bleibt bestehen (gestörte Fixatonssuppression), kann er niemals peripheren Ursprung sein, sondern zentral oder auch okulär. Die Richtung des horizontal schlagenden zentralen Spontannystagmus in Bezug auf die Läsionsseite hängt vom zentralen Tonus der Impulse ab.

Ein vertikal nach oben schlagender Spontannystagmus (*„upbeat-nystagmus"*) stellt einen Hinweis für eine zentral-vestibuläre Läsion dar. Es resultiert eine Oszillopsie. Der Upbeat-Nystagmus kann verursacht werden durch eine Läsion im Bereich des kaudalen Hirnstammes in Höhe der unteren Olive (z. B. Encephalomyelitis disseminata, nach Intoxikation, Tumor, Trauma oder vaskuläre Störung).

Ein vertikal nach unten schlagender Spontannystagmus (*„downbeat-nystagmus"*) wird zentral verursacht. Der Patient verspürt Oszillopsien in Form von vertikalen Scheinbewegungen. Außerdem besteht eine statische Ataxie. Der Läsionsort liegt im Flocculus-Bereich des Kleinhirns oder im pontomedullären Hirnstamm (z. B. Tumor, Anomalie im kraniozervikalen Übergang wie Arnold-Chiari-Fehlbildung, Intoxikationsfolge, Encephalomyelitis disseminata, Enzephalitis, nach Trauma oder vaskulärer Störung). Die Intensität des „upbeat"-oder „downbeat"-Nystagmus wird durch Fixation nicht beeinflusst.

Weiterhin gibt es *Sonderformen des Spontannystagmus,* die zentral und manchmal okulär entstehen (Pendelnystagmus, Nystagmus alternans, Nystagmus retractorius, dissoziierter Spontannystagmus etc., s. S. 56).

Klassifikation des vestibulären Spontannystagmus

Der *vestibuläre Spontannystagmus* kann in drei weiteren Erscheinungsformen vorkommen (Frenzel 1953):
1. als richtungsbestimmter Spontannystagmus (s. S. 55),
2. als regelmäßiger Blickrichtungsnystagmus (s. S. 56),
3. als regelloser Blickrichtungsnystagmus (s. S. 56).

Technik der Untersuchung

Den richtungsbestimmten Spontannystagmus und den Blickrichtungsnystagmus kann der Untersucher in fünf Blickrichtungen (Frenzel 1953) untersuchen oder in neun Blickrichtungen (Haid 1990).

Das Schema von Frenzel mit nur fünf Blickrichtungen erfasst nicht die kombinierten Blickrichtungen, die besonders stark provokativ sind. Am empfindlichsten reagiert das vestibulookuläre System auf den Blick nach oben lateral. Der Patient wird aufgefordert, den Finger des Untersuchers aus ca. 0,5 m zu fixieren: Blick geradeaus, Blick zur Seite links, dann rechts, Blick nach oben Mitte, Blick nach oben links, dann nach oben rechts und schließlich Blick nach unten Mitte sowie nach unten links und danach unten rechts. Bei Überschreiten des Blickwinkels von 40° nach lateral kann ein sog. Endstellnystagmus (physiologisch) mit dem pathologischen Blickrichtungsnystagmus verwechselt werden. Der Endstellnystagmus weist nur einige (erschöpfliche) Nystagmusausschläge in eingenommener Blickrichtung infolge Muskelermüdung auf, während der Blickrichtungsnystagmus auch bei extremem Lateralblick unerschöpflich (persistierend) weiter schlägt. Mit zunehmendem Lateralblick nimmt die Nystagmusintensität des Blickrichtungsnystagmus im Allgemeinen zu. Der Patient ist infolge blickparetischer Vorgänge nicht in der Lage, bei Seitwärtsblick die Augen in Ruhe zu halten bzw. normal zu fixieren.

Der richtungsbestimmte Spontannystagmus

Der *richtungsbestimmte und horizontal-rotierend schlagende Spontannystagmus,* der in allen Blickrichtungen in die gleiche Richtung schlägt, weist auf eine peripher-vestibuläre Läsion hin (Ausnahme: der zentral-vestibuläre, richtungsbestimmte, vertikale Spontannystagmus). Dieser meist zum gesunden Ohr gerichtete Spontannystagmus stellt einen Hinweis für eine akute bzw. subakute Läsion im peripheren Endorgan oder im inneren Gehörgang dar (z. B. Neuropathia vestibularis, otobasale Fraktur, Labyrinthitis diffusa, nach Neurektomie des N. vestibularis).

Je nach Stadium der Erkrankung und voranschreitender Abheilung oder vestibulärer Kompensation nimmt die Intensität des Spontannystagmus und die Zahl der Blickrichtungen mit Nystagmus allmählich von kontralateral nach ipsilateral ab (*Alexanders Gesetz*). Die Nystagmusintensität ist in Blickrichtung zum erkrankten Ohr am geringsten und in Blickrichtung zum gesunden Ohr am größten. Schließlich, wenn der Spontannystagmus im Falle eines Ausfallnystagmus feinschlägig und wenig frequent erscheint, kann es trotz Vorliegens eines peripher induzierten Spontannystagmus schwierig sein, den richtungsbestimmten Charakter zu erkennen. In diesem Fall schlägt der Nystagmus sogar meist nur horizontal, wegen seiner geringen Intensität. Auch ein intensiver Reiznystagmus (z. B. Reizstadium des M. Ménière) schlägt in den verschiedenen Blickrichtungen konstant in dieselbe Richtung, aber zum erkrankten Ohr.

Der Blickrichtungsnystagmus

Ein *regelmäßiger Blickrichtungsnystagmus* deutet auf eine zentral-vestibuläre bzw. zentral-okuläre Läsion hin. Er ist gekennzeichnet durch einen in die jeweilige Blickrichtung schlagenden Nystagmus, jedoch ohne Nystagmus bei Geradeausblick. Die Ursache dieses Blickrichtungsnystagmus (blickparetischer Nystagmus) besteht in blick-, bzw. fixationsparetischen Vorgängen. Der regelmäßige Blickrichtungsnystagmus kann durch einen erhöhten Hirndruck, bei Patienten mit degenerativen Erkrankungen des zentralen Nervensystems (Encephalomyelitis disseminata) oder infolge einer toxischen Schädigung als Intoxikationssyndrom entstehen (z. B. nach übermäßigem Alkoholgenuss, Phenobarbiturate, Diazepam).

Diese Nystagmusform ist besonders deutlich in der Aufwachphase aus der Narkose zu beobachten.

Ein *regelloser Blickrichtungsnystagmus* stellt ein zentral-vestibuläres Zeichen dar. Er besteht aus einer Mischung von blick- und fixationsparetischen, sowie von vestibulären Nystagmusvorgängen. Im Unterschied zum regelmäßigen Blickrichtungsnystagmus imponiert beim Blick geradeaus ein Nystagmus. Der regellose Blickrichtungsnystagmus entsteht oft bei raumfordernden Prozessen der hinteren Schädelgrube und bei Tumoren im Kleinhirnbrückenwinkel (z.B. ein großes Akustikusneurinom) als Hinweis für eine Druckwirkung auf den Hirnstamm und das Zerebellum infolge der Größe des raumfordernden Prozesses. Eine Sonderform des regellosen Blickrichtungsnystagmus ist der *Bruns-Nystagmus.* Dieser Nystagmus kommt bei Kleinhirnbrückenwinkeltumoren vor. Er weist beim Blick des Erkrankten zur Tumorseite eine niederfrequente, aber grobschlägige (großamplitudige) Schlagform in dieser Richtung auf. Beim Blick zur gesunden Seite wird der Nystagmus kleinamplitudig und frequent mit einer Schlagrichtung in die neu eingenommene Blickrichtung.

Hinweise

1. Den Spontannystagmus genügend lange beobachten (Hinweis auf einen Nystagmus alternans? Provokationsnystagmus?)
2. Ein Spontannystagmus unter der Frenzelbrille ist besonders provokativ beim Blick nach oben.
3. Einen äußerst feinschlägigen Spontannystagmus nicht mit Bulbusunruhe oder Augeneinstellbewegungen verwechseln. Ausschau halten nach einer sich wiederholenden langsamen und schnellen Augenkomponente.

Sonderformen des Nystagmus

Rebound-Nystagmus: Der *Rebound-Nystagmus* stellt eine zentral-vestibuläre Läsion dar und kann bei zerebellären Erkrankungen vorkommen. Das Phänomen dieses Nystagmus ist, dass sich die Schlagrichtung beim Blick zur Seite der schnellen Phase nach Änderung der Blickrichtung von lateral zur Mitte umkehrt, d.h. es resultiert dadurch eine Umkehr des Spontannystagmus. Der Rebound-Nystagmus gehört zum Formenkreis des Blickrichtungsnystagmus.

Dissoziierter Spontannystagmus: Man unterscheidet einen *quantitativ dissoziiert* schlagenden Spontannystagmus und einen *qualitativ dissoziiert* schlagenden Spontannystagmus. Bei der ersten Form schlagen die Augen in gleicher Richtung aber mit unterschiedlicher Frequenz. Eine Augenmuskelparese als Ursache hierfür muss ausgeschlossen werden. Bei der zweiten bewegen sich die Augen in unterschiedlicher Schlagrichtung (z.B. auf dem einen Auge vertikal, auf dem anderen Auge horizontal). Ein dissoziierter Nystagmus als Zeichen einer zentral-vestibulären Läsion kann bei der sog. internukleären Ophthalmoplegie infolge einer Läsion im Bereich des Fasciculus longitudinalis medialis z.B. bei der Encephalomyelitis disseminata vorkommen.

Pendelnystagmus: Der *erworbene Pendelnystagmus* ist ein zentral-vestibuläres Zeichen. Bei dieser Schlagform fehlt die typische schnelle und langsame Phase des Nystagmus. Die Frequenz (ca. 3/Sek.) bzw. Amplitude kann recht unterschiedlich ausgeprägt sein. Der erworbene Pendelnystagmus kann an Patienten mit MS beobachtet werden und verursacht ein Oszillopsie-Gefühl. Der Läsionsort ist oft im Zerebellum oder Hirnstamm gelegen. Er tritt insbesondere bei Fixation auf (Fixationspendelnystagmus). Daneben gibt es einen angeborenen okulären Pendelnystagmus (s. S. 58).

Nystagmus alternans: Ein *Nystagmus alternans* stellt ein zentral-vestibuläres Zeichen dar, wobei die Schlagrichtung dieses Spontannystagmus periodisch wechselt. Der Nystagmus schlägt etwa 60–180 Sek. horizontal in einer Richtung und kann eine Nullphase von einigen Sekunden aufweisen, um dann in die andere Richtung umzuschlagen (periodisch alternierender Nystagmus). Dieser Vorgang wiederholt sich immer wieder. Die Läsionsstelle kann im Kleinhirn oder pontomedullären Hirnstammbereich liegen. Die Ursache liegt möglicherweise in einer Läsion von inhibitorischen Impulsen der Vestibulariskerne durch bilaterale Läsionen der pontomesenzephalen Formatio reticularis (Kornhuber 1966) als Folge einer Encephalomyelitis disseminata, Enzephalitis, Schädelhirntrauma, Syringobulbie oder Tumoren in diesem Bereich. Ein Nystagmus alternans kann auch kongenital bedingt sein.

Konvergenz-Nystagmus: Ein sog. *Konvergenz-Nystagmus* gibt einen Hinweis auf eine Läsion des zentral-vestibulären Systems (Mesenzephalon-bereich). Hierbei tritt meist synchron auf beiden Augen jeweils ein zueinander gerichteter Nystagmus auf.

Hinweis: Unter der Frenzelbrille kann ab und zu ein konvergenzähnlicher Nystagmus bei Normalpersonen auftreten, der aber meist nach wenigen Sekunden verschwindet (infolge Augenmuskelermüdung).

Nystagmus retractorius: Der *Nystagmus retractorius* kann für sich alleine oder zusammen mit einem Konvergenz-Nystagmus vorkommen. Als zentral-vestibuläres Zeichen kann er auf eine Schädigung des Mittelhirns hinweisen. Bei dieser Nystagmusform schlagen die Bulbi nicht in einer horizontalen, sondern in einer sagittalen Ebene, d. h. die Augen bewegen sich mit den Kriterien eines Nystagmus herein und heraus in jeder Orbita. Manchmal kann diese seltene Nystagmusform einseitig auftreten und ein Hinweis für einen Gefäßprozess hinter der Orbita sein.

Schaukelnystagmus (seesaw nystagmus): Der sog. *Schaukelnystagmus* schlägt mit pendelförmigen vertikalen Schaukelbewegungen und zwar an einem Auge nach oben und am anderen nach unten, zusätzlich besteht noch eine rotierende Augenkomponente. Dieser zentral-vestibuläre Nystagmus kann bei einer parasellären Läsion oder einer Schädigung im oberen Stammhirnbereich ausgelöst werden. In einigen Fällen kann er auch kongenital bedingt sein.

Skew deviation (Hertwig-Magendie'sche Schiefstellung): Eine sog. *skew deviation* besteht in einem Abdriften des einen Auges vertikal nach oben und des anderen vertikal nach unten (Divergenzstellung der Augen). Zusätzlich kann eine Drehung der Augen dazukommen. Manchmal kann eine *skew deviation* bei einer Läsion im Bereich des Pons, Hirnstamms oder Kleinhirns zu sehen sein.

Ocular tilt reaction: Eine sog. *ocular tilt reaction* besteht aus einer skew deviation mit Augendrehung und Kopfschiefhaltung nach einer Seite infolge Läsion im Bereich der Trochlearis- und Okulomotoriuskerne. Dieses Phänomen wurde auch bei akuter einseitiger Otolithenläsion ausgelöst (Halmagay et. al. 1979).

Sonderformen von spontanen Augenbewegungen mit abnormen Formen

Pendeldeviationen: Im Unterschied zum Pendelnystagmus besitzt eine *Pendeldeviation* im ENG eine wesentlich niedrigere Frequenz (ca. 0,3/Sek.) und größere Amplituden (meist über 20°). Sie entsteht bei Augenschluss und kann ein Zeichen von Ermüdung darstellen. Erkrankte mit Kontusionsherden können auch diese sinusförmigen Augenbewegungen aufweisen.

Gegenrucke (square wave jerks): Die sog. *square wave jerks* mit ihren typischen horizontalen raschen Augenbewegungen nach beiden Seiten mit dazwischen liegenden Pausen werden im ENG nicht selten beobachtet. Diese physiologischen Augenbewegungen entstehen leicht bei sensiblen Personen beim Blick geradeaus mit geschlossenen Augen. Es können bei zerebellären Störungen großamplitudige Gegenrucke als sog. *macro square wave jerks* imponieren.

Kippdeviationen: Unter *Kippdeviationen* versteht man rasche sakkadische Augenbewegungen infolge Störung der Haltefunktion der Bulbi. Die Amplituden sind relativ groß (ca. 15 – 30°) mit einer Frequenz der Kippdeviationen von etwa 2 – 3/Sek. An den Blickendpunkten können ganz kurze Intervalle auftreten. Diese Augenbewegungen können bei Kleinhirnläsionen vorkommen (z. B. im Rahmen einer Meningoenzephalitis).

Opsoklonus: Bei *Opsoklonus* treten äußerst rasche (6 – 12/Sek.) konjugierte, meist horizontale Augenbewegungen (Sakkaden) mit verschiedenen Amplituden ohne Intervalle auf (*„dancing eye"*). Opsoklonus entsteht bei Kleinhirnläsionen und verursacht Oszillopsie sowie statische Ataxie (Brandt und Büchele 1983).

Okuläre Oszillationen: *Okuläre Oszillationen* (*„ocular flutter"*) besitzen Ähnlichkeiten mit dem Opsoklonus und bestehen aus raschen und unregelmäßigen Augenbewegungen (myoklonusartige Augenbewegungen).

Okulärer Myoklonus: Der *okuläre Myoklonus* besteht aus ständigen Pendeloszillationen, meist in der vertikalen Richtung. Im Unterschied zum erworbenen Pendelnystagmus imponieren gleichzeitig auch muskuläre Myoklonien (z. B. Gaumensegel, Zunge, Gesichtsmuskulatur). Diese Sonderform von spontanen Augenbewegungen kann im Rahmen einer zerebralen Hypoxämie oder infolge einer metabolischen bzw. toxischen Enzephalopathie auftreten.

Ocular bobbing: *Ocular bobbing* sind spontan vorkommende rasche vertikale Augenbewegungen nach unten mit dazwischen liegenden Intervallen mit langsamer Rückdrift der Augen (Brandt und Büchele 1983). Sie kommen nur bei bewusstlosen Patienten vor und gelten als prognostisch ungünstiges Zeichen mit Hinweis für Schädigung im ponto-medullären Hirnstammbereich (Tumor, Ischämie, Blutung, Intoxikation, Trauma, Degeneration). An dieser Stelle sei erwähnt, dass zur groben Funktionsprüfung des Hirnstammes an bewusstlosen Patienten der okulozephale Reflex (*Puppenkopf-Phänomen*) und die Ausübung des vestibulookulären Reflexes durch kalorische Reizung (z. B. Eiswasser) herangezogen werden können. Beim okulozephalen Reflex können an komatösen Patienten bei noch intakter Hirnstammfunktion durch passive Kopfdrehungen horizontale oder auch vertikale Augenbewegungen produziert werden. Bei wachen, gesunden Personen bleiben hierbei die Augenachsen unverändert (*Puppenkopf-Phänomen*). Durch Erzeugung des vestibulookulären Reflexes mittels kalorischer Reizung kommt am Bewusstlosen eine binokuläre Augendeviation in Richtung der normalerweise zu erwartenden langsamen Nystagmusphase zum Vorschein. Falls dieser Reflex nicht ausgelöst werden kann, spricht dies für eine schwere pontomedulläre Schädigung.

Der okuläre Nystagmus

Der **kongenitale Nystagmus** imponiert bereits bei der Geburt oder im Säuglingsalter. Er ist oft mit Sehdefekten kombiniert (z. B. Schielen, Foveaaplasie, Albinismus). Es besteht eine Instabilität der Folgebewegung der Augen mit einer Zunahme bei Fixationsmaßnahmen (Fixationsnystagmus). Der binokuläre und meist horizontal schlagende Nystagmus verringert im Allgemeinen seine Intensität bei Lidschluss oder im Dunkeln oder verschwindet (im Gegensatz zum vestibulären Nystagmus). Manchmal kann eine vertikale Schlagrichtung vorhanden sein. Die Schlagform des kongenitalen Nystagmus kann recht unterschiedlich sein: Pendelnystagmus, Rucknystagmus, Sattelnystagmus, Spitzennystagmus, pendelförmige Augenbewegungen. In den meisten Fällen nimmt

eine Person mit diesem Nystagmus kein Wackeln der Gegenstände wahr (kaum Oszillopsie), außer bei Nystagmusaktivierung (z. B. durch Seitwärtsblicke). Die Tests für die Blickmotorik fallen meist pathologisch aus. Durch neurootologische bzw. neuroophthalmologische Untersuchungsverfahren (s. neuroophthalmologisches Kapitel S. 105) kann ein okulärer Nystagmus in der Regel von einem erworbenen vestibulären Nystagmus unterschieden werden.

Der Pendelnystagmus

Der *angeborene Pendelnystagmus* schlägt beim Blick geradeaus meist in der Horizontalebene an beiden Augen, und zwar in der gleichen Richtung und gleichen Frequenz. Die typische langsame und schnelle Nystagmusphase fehlt beim Blick geradeaus. Die Amplitude kann an beiden Augen unterschiedlich sein (z. B. infolge von Augenmuskelschwäche). Die Frequenz bewegt sich im Allgemeinen zwischen 2 – 5 Schlägen/Sek. Interessanterweise geht beim Blick nach oben der Pendelnystagmus häufig in einen Rucknystagmus über. Zweitens passiert das gleiche durch Seitwärtsblicken, wobei die Schlagrichtung zur Seite der jeweils eingenommenen Blickrichtung geht. Dabei nimmt die Nystagmusfrequenz auch zu. Dadurch kann leicht eine Verwechslung mit dem erworbenen Blickrichtungsnystagmus entstehen. Als drittes kann durch Konvergenz oder eine geringe Augendeviation zur Seite eine sog. Null-Zone erreicht werden, d. h. in diesem Augenhaltezustand ist die Nystagmusintensität am geringsten. Als viertes charakteristisches Merkmal gibt es beim kongenitalen Nystagmus in 50 % der Fälle eine sog. Inversion des horizontal ausgelösten optokinetischen Nystagmus, d. h. eine Reizmusterbewegung nach rechts löst überraschenderweise nicht einen optokinetischen Nystagmus nach links aus, sondern nach rechts. Diese vier aufgezählten Phänomene können zur Differenzierung zwischen einem angeborenen und erworbenen Pendel- oder Fixationsnystagmus verwendet werden. Der vestibulär induzierte Nystagmus (z. B. kalorische Prüfung, Rotationsprüfung) ist im Allgemeinen normal auslösbar bei Personen mit einem okulären Nystagmus. Die Sehschärfe ist meist reduziert und hängt wesentlich von der Nystagmusintensität ab. Bei diesen angeborenen typischen Augenbewegungen besteht eine Funktionsstörung des retinookulären Reflexbogens. Dadurch können bei Fixation Objekte nicht mehr stabil in der Fovea gehalten werden. Es entsteht eine Drift der Augen vom Sehziel, die in Form von sinusförmigen (Pendelnystagmus) oder sakkadischen (Rucknystagmus mit paradoxer Schrift) Augenkorrekturbewegungen kompensiert wird.

Der sog. **Nystagmus amblyopicus** stellt eine Sonderform des okulären Pendelnystagmus dar.

Beim sog. **Spasmus nutans** besteht eine Trias von Pendelnystagmus, Kopfwackeln und Schiefhals. Dies tritt im 4. – 18. Lebensmonat auf. Durch die Kopfschiefhaltung zu einer Seite kann die störende Oszillopsie infolge einer daraus resultierenden Intensitätsabnahme des Pendelnystagmus vermindert werden. Die Ätiologie ist noch nicht exakt abgeklärt. Die Prognose ist sehr günstig, da diese Phänomene sich spontan bis zum 3. Lebensjahr zurückbilden.

Der sog. **Blindennystagmus** ist mit ruckförmigen oder pendelförmigen Augenbewegungen versehen, infolge von Haltefunktionsstörungen der Augen wegen stark reduzierter visueller Afferenz (Vorkommen: vielfach bei Erblindeten).

Kongenitaler Fixationsnystagmus

Der *kongenitale Fixationsnystagmus* imponiert in Form binokulärer konjugierter Augenbewegungen mit horizontaler Schlagebene und wird durch Fixation aktiviert. Er verursacht keine Oszillopsien. Durch Konvergenz und einäugiges Fixieren entsteht in der Regel eine Verminderung oder Hemmung des Nystagmus. Manchmal kann es sogar zu einer Umkehr des optokinetischen Nystagmus kommen. Dadurch kann er differenzialdiagnostisch von einem erworbenen Fixationsnystagmus unterschieden werden. Ätiologie und Ort des Geschehens sind derzeit unbekannt.

Latenter Fixationsnystagmus

Der latente *Fixationsnystagmus* stellt eine Sonderform des okulären Fixationsnystagmus dar. Es handelt sich um einen Rucknystagmus in der horizontalen Richtung, der aber nur bei monokulärer Fixation zum Vorschein kommt. Wird das linke Auge mit einer Hand des Untersuchers abgedeckt, so entsteht am anderen, fixierenden Auge ein horizontal schlagender Rucknystagmus nach rechts und umgekehrt ein Rucknystagmus nach links, wenn das rechte Auge abgedeckt wird. Bei Fixation mit beiden Augen wird kein Nystagmus sichtbar. Bei Lidschluss oder in völliger Dunkelheit kann mit ENG-Registrierung zu 40 % ein „Spontannystagmus" objektiviert werden. Häufig haben Personen mit einem latenten Fixationsnystagmus ein Begleitschielen.

Literatur

Frenzel H (1955): Spontan- und Provokationsnystagmus als Krankheitssymptom, Springer, Berlin

Frenzel H (1982): Spontan- und Provokationsnystagmus, 2. Auflage, Springer, Berlin

Brandt Th, Büchele W (1983): Augenbewegungsstörungen, G. Fischer, Stuttgart

Haid C.-T. (1990): Vestibularisprüfung und vestibuläre Erkrankungen, Springer, Berlin

Halmagay GM, Gresty MA, Gibson WPR, (1979): Ocular tilt reaction with peripheral vestibular lesion, A. Neurol. 6: 80

Hamann K F (2001): Spontannystagmus (SPN) – Provokationsnystagmus. In: Vestibuläre Untersuchungsmethoden, Autor: M. Westhofen, PVV Science Publications, Ratingen, 14 -18

Kornhuber HH (1966): Physiologie und Klinik des zentral-vestibulären Systems. In: Berendes, Link, Zöllner (Hrsg) Lehrbuch Hals-Nasen-Ohrenheilkunde, Bd III, Thieme, Stuttgart, S. 2150

Mulch G. Lewitzki W (1977): Spontaneous and positional nystagmus demonstrated only by electronystagmography: physiological nystagmus or functional scar? Arch Oto-Rhino-Laryng. 215 : 135

Scherer H (1997): Das Gleichgewicht, 2. überarbeitete und aktualisierte Auflage, Springer, Berlin

Die Lage- und Lagerungsprüfung – eine wichtige Teiluntersuchung der Gleichgewichtsprüfung

C.-T. Haid, Fürth

Einleitung

Eine ausführliche und komplette Vestibularisprüfung besteht aus zahlreichen und vielfach komplizierten Teiluntersuchungen (Tab. 1) wie z. B. Fahndung nach einem Spontannystagmus und Blickrichtungsnystagmus, die Lage- und Lagerungsprüfung, Prüfung der vestibulospinalen Reflexe mithilfe der Posturographie oder Craniocorpographie, Untersuchung der Blickmotorik (wie der Sakkaden-Test, langsamer Pendelblickfolgetest und optokinetische Prüfung), die Rotationsprüfung oder Drehstuhlprüfung, Otolithenfunktionsprüfung, Prüfung auf Zervikalnystagmus, Hirnnervenfunktionsprüfung und die thermische Prüfung. Darüber hinaus sollte stets eine Blutdruckmessung (RR) und Pulsbestimmung erfolgen.

Die **Lage- und Lagerungsprüfung**, als eine Provokationsmethode zur möglichen Auslösung eines pathologischen Nystagmus, stellt eine sehr wichtige Teiluntersuchung der Vestibularisprüfung dar. In zahlreichen Fällen liefert sie das einzige pathologische Resultat zur Aufdeckung einer vestibulären Erkrankung. Es kommt durch die Lageprüfung bzw. Lagerungsprüfung am Patienten zu einer Verschiebung des Schädelinhalts, Änderung der Hirndurchblutung, hydrostatischen Veränderungen, Liquordruckschwankungen, lymphokinetischen Vorgängen im Innenohr und zu Einflüssen auf die Lagerezeptoren der Labyrinthe, wodurch bei vestibulären Erkrankungen ein transitorischer (Lagerungsnystagmus) oder ein persistierender Nystagmus (Lagenystagmus) zum Vorschein kommen kann. Die Lage- bzw. Lagerungsprüfung produziert einen Minimalreiz und beeinflusst alle drei Bogengänge und das Otolithensystem auf beiden Seiten, sowie die weiter zentral gelegenen Vestibularzentren. Sie ist eine sehr sensitive Provokationsmethode und stellt eigentlich die physiologischste Prüfmethode dar, da sie sich aus alltäglichen Bewegungen zusammensetzt.

Tab. **1** Teiluntersuchungen der Vestibularisprüfung

A. In der Klinik

Schwindelanalyse
Fahndung nach einem Spontannystagmus/Blickrichtungsnystagmus (Frenzelbrille, ENG, Video-Okulographie)
Die Lage- bzw. Lagerungsprüfung
Prüfung der vestibulospinalen Reflexe (Posturographie oder Craniocorpographie)
Untersuchung der Blickmotorik (Sakkaden-Test, Pendelblickfolgebewegung, optokinetische Prüfung)
Otolithenfunktionsprüfung
Rotations- oder Pendelstuhlprüfung
Untersuchung auf Zervikalnystagmus
Kalorische Prüfung
Hirnnervenfunktionsprüfung
Selbstverständlich gehören zu einer Vestibularisprüfung eine Blutdruckmessung und eine Pulsbestimmung.

B. In der HNO-Praxis

Schwindelanalyse
Fahndung nach einem Spontannystagmus/Blickrichtungsnystagmus (Frenzelbrille, ENG)
Die Lage- bzw. Lagerungsprüfung
Prüfung der vestibulospinalen Reflexe (Romberg, Unterberger, Blindgang)
Untersuchung der Blickmotorik (langsame Pendelblickfolgebewegung)
Kalorische Prüfung

Indikationen

Die Durchführung einer Lage- und Lagerungsprüfung gehört immer zu einer vollständigen Vestibularisprüfung sowohl in der Praxis als auch in der Klinik, d. h.
1. bei jedem Patienten mit Schwindel- und Gleichgewichtsstörungen,
2. jedoch auch an Personen vor allem mit einem unilateralen sensorineuralen Hörverlust sollte unbedingt eine Gleichgewichtsprüfung inklusive dieser Teiluntersuchung ausgeführt werden (Haid 1990),
3. genauso zur Überprüfung der Gleichgewichtsorgane bei Patienten mit einer Ohrfehlbildung,
4. von Piloten, Hochkranführern, Tauchern,
5. sowie unmittelbar vor, während und nach Gabe von ototoxischen Medikamenten
6. und bei Personen nach einem Schädeltrauma.

Vielfach kann damit eine vestibuläre Läsion nachgewiesen werden.

Methodik

Es empfiehlt sich, die Lage- bzw. Lagerungsprüfung in einem möglichst dunklen Raum im Anschluss an die Prüfung des Spontannystagmus und Blickrichtungsnystagmus, noch vor dem experimentellen Teil der Vestibularisprüfung, durchzuführen. Es existieren unterschiedliche Methoden für die Durchführung der Lage- und Lagerungsprüfung, die sich aus vielen verschiedenen Lage- und Lagerungsänderungen zusammensetzen kann (Frenzel 1955; Stenger 1965).
Es haben sich nach unseren Erfahrungen (Haid und Gavalas 1981) folgende sechs Standardpositionen auf einer herkömmlichen Liege bewährt (Abb. 1):
– Kopfrückenlage oder Kopfhängelage,
– Kopfdrehung nach rechts,
– danach Kopfdrehung nach links,
– Körperdrehung nach rechts,
– danach Körperdrehung nach links
– und schließlich schnelles Aufsetzen.

Gegebenenfalls kann es nützlich sein, ein härteres Kissen als Kopfunterlage bei der Kopf- und Körperdrehung unterzuschieben, um HWS-Einflüsse zu minimieren.
Es herrschen fließende Übergänge zwischen der Lageprüfung und der Lagerungsprüfung. Für die routinemäßige Durchführung der Lage- und Lagerungsprüfung in der Praxis oder Klinik genügt eine herkömmliche Untersuchungsliege. Außerdem führen die Patienten die Positionsänderungen selbst aktiv aus; der eine, möglicherweise wegen Adipositas oder höheren Alters in Form einer langsamen Positionsänderung (Lageprüfung) und ein etwas beweglicherer, sportlicher Patient in Form von raschen Positionsveränderungen (Lagerungsprüfung). Es ist nicht von Bedeutung, ob der möglicherweise auftretende Nystagmus durch die Lageprüfung oder durch die Lagerungsprüfung ausgelöst wurde, sondern um welche Nystagmusform es sich dann handelt. Bei einer Person ohne Schädigung des Gleichgewichtssystems wird in der Lage- bzw. Lagerungsprüfung kein Nystagmus ausgelöst. Jedoch unmittelbar während der Kopfdrehung nach rechts bzw. nach links werden physiologischerweise ca. 3 – 7 Nystagmusausschläge ausgelöst, die nach Vollendung der Kopfdrehung sofort sistieren, auch bei Patienten mit einer vestibulären Erkrankung (Ausnah-

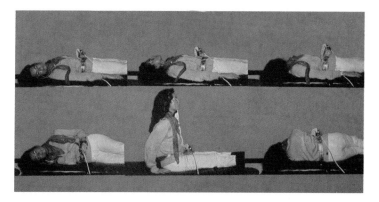

Abb. 1 Methodik der Lage-bzw. Lagerungsprüfung mit 6 Standardpositionen bei ENG-Registrierung (nach Haid 1990 und 2001)

Tab. **2** Erkrankungen mit Lage- oder Lagerungsschwindel

Beispiele für vestibuläre Erkrankungen
Cupulolithiasis bzw. Canalolithiasis
Labyrinthfistel
Perilymphfistel
Nach Ohrchirurgie
Sinugener Schwindel
Otolithenläsion
(Akustikusneurinom, äußerst selten)
PAN I – PAN II
Zentraler Lageschwindel

Beispiel für Erkrankung ohne vestibuläre Läsion
Orthostatische Dysregulationsstörung

me: Erkrankte mit Labyrinthausfall auf beiden
Seiten).

Die sechs Positionen beinhalten Mischformen
aus statischen und kinetischen Positionsänderungen. Diese Prozedur sollte zwei- bis dreimal wiederholt werden. Erstens um zu erkennen, ob der
gegebenenfalls auftretende Nystagmus reproduzierbar ist. Zweitens kann es vorkommen, dass ein
Nystagmus erst bei der zweiten oder gar dritten
Durchführung dieser Untersuchung zum Vorschein kommt.

Falls immer noch kein Nystagmus provoziert
wird, so kann die Lagerungsprüfung nach Hallpike (1955) und Stenger (1965) ausgeführt werden.
Der Patient wird aufgefordert, sich aus sitzender
Position schnell hinzulegen, mit gleichzeitiger
Kopfdrehung nach rechts. Anschließend folgt die
Wiederholung des gleichen Vorgangs mit Kopfdrehung nach links. Durch die Kopfdrehung oder
Kopfhängelage kann es zusätzlich zu HWS-Ein-
flüssen kommen. Es existieren vestibuläre Erkrankungen und solche ohne vestibuläre Läsion,
die einen Lageschwindel auslösen können
(Tab. 2).

Normierung und Befundung

In einer Arztpraxis sollte zunächst die Objektivierung des Nystagmus bei dieser Untersuchung
mithilfe der Frenzelbrille erfolgen. Normalerweise wird bekanntermaßen kein Nystagmus in der
Lage- bzw. Lagerungsprüfung ausgelöst. Der Arzt
beobachtet zunächst, ob ein Nystagmus entsteht
und sollte ihn nach Art, Richtung und Intensität
klassifizieren. Bei Vorhandensein eines Spontan-

nystagmus ist es wichtig festzustellen, ob er seine
Intensität oder Schlagrichtung ändert. Wenn unter der Frenzelbrille kein Nystagmus zu erkennen
ist, ist es ratsam, die Lage- bzw. Lagerungsprüfung
nochmals bei gleichzeitiger ENG-Registrierung zu
wiederholen. In der Klinik geht man mehr und
mehr dazu über, gleich die Video-Okulographie
(Clarke und Scherer 1988) zu verwenden. Gegenüber der ENG-Registrierung können damit rein
rotierende (torsionale) Augenbewegungen oder
rein rotierende Nystagmen erkannt werden. Mithilfe der Telemetrie-ENG (Wolf, Christ und Haid
1991) können Patienten mit einem Lage- oder Lagerungsschwindel ortsunabhängig (zu Hause
oder am Arbeitsplatz) und zeitunabhängig, sogar
jederzeit selbst im Bett, eine Nystagmusregistrie-
rung durchführen. Als pathologisch gilt zunächst
jeder Nystagmus mit Schwindelprovokation und
der bei der ENG registrierte Nystagmus bei geschlossenen Augen, wenn mindestens 5 aufeinander folgende Schläge ab 6° pro Sekunde in einer
Position auftreten (Barber 1964; Haid und Gavalas
1981) oder wenn ein Nystagmus in 3 Positionen
oder in 2 Positionen richtungswechselnd vorkommt. Bei der ENG-Aufzeichnung mit offenen
Augen in der Lageprüfung gilt jeder Nystagmus
als pathologisch. Unter der Frenzelbrille ist jeder
Nystagmus als pathologisch zu werten. Genauso
wie ein Spontannystagmus in der Normalbevölkerung vorkommen kann, ist es auch möglich,
dass ein Nystagmus bei ENG-Registrierung in der
Lage-und Lagerungsprüfung auftreten kann (Haid
und Gavalas 1981, Mulch und Lewitzki 1977, Scherer 1997), ja sogar bei der Video-Okulographie. Jedoch ist das Auflösungsvermögen zur Erkennung
einer vestibulären Tonusdifferenz und somit eines Nystagmus mithilfe der Videookulographie
am geeignetsten.

Nystagmusformen in der Lage- und Lagerungsprüfung

Es existieren unterschiedliche Einteilungen des
Provokationsnystagmus (Nylén 1950).

In der Lage- bzw. Lagerungsprüfung haben sich
folgende Einteilungen von Nystagmusformen bewährt (Haid 1990 und 2001).

1. **Der Lagenystagmus**
   - Ein *Lagenystagmus* dauert 60 Sekunden und
     länger (permanent). Ein richtungsbestimm-
     ter Lagenystagmus schlägt jeweils in der
     gleichen Richtung. Beim Aufsitzen des Pa-
     tienten geht er oft in den Spontannystag-

mus über (falls vorhanden). Der richtungsbestimmte Lagenystagmus kann bei peripher-vestibulären (z. B. im akuten Stadium), aber auch bei zentral-vestibulären Erkrankungen vorkommen.

- Ein regelmäßig richtungswechselnder Lagenystagmus zeichnet sich durch eine Rechts-links-Symmetrie der Nystagmusausschläge aus. Diese Form kann ein Hinweis für eine toxische Schädigung sein (z. B. Morphin, Alkohol). Als Musterbeispiel für die Entstehung des regelmäßig richtungswechselnden Lagenystagmus gilt der sog. Alkohol-Lagenystagmus (positional alcohol nystagmus = PAN).
- Ein regellos richtungswechselnder Lagenystagmus ist durch eine Asymmetrie der Nystagmusrichtung gekennzeichnet. Diese Nystagmusform kann ein Hinweis für eine Erkrankung im Bereich der Medulla oblongata sein und stellt somit in der Regel ein Zeichen für eine zentral-vestibuläre Läsion dar.

2. Kombination eines Lage- und Lagerungsnystagmus

- Entsteht in einigen Positionen ein Lagenystagmus (persistierender Nystagmus) und in anderen ein Lagerungsnystagmus (transitorischer Nystagmus) handelt es sich um eine *Kombination von Lage- und Lagerungsnystagmus.* Diese Form kann bei Übergang einer akuten peripher-vestibulären Erkrankung in das subakute Stadium vorkommen (meist richtungsbestimmt), aber auch bei einer zentral-vestibulären Störung, vor allem bei Richtungswechsel des Nystagmus.

3. Der Lagerungsnystagmus

- Ein *Lagerungsnystagmus* dauert in der Regel nicht länger als 30 Sekunden (transitorisch). Ein Lagerungsnystagmus (Abb. 2) kann richtungsbestimmt oder richtungswechselnd auftreten. Bevor man von einem

Lagerungsnystagmus spricht, sollten unter der Frenzelbrille, im ENG oder bei der Video-Okulographie mindestens 5 aufeinanderfolgende, einwandfrei zu identifizierende Nystagmusschläge in mindestens einer Position erkennbar sein. Ein feinschlägiger Lagerungsnystagmus darf nicht mit Bulbusunruhe oder Augeneinstellbewegungen verwechselt werden, die nystagmusähnlich aussehen können. Bei vielen peripher-vestibulären Erkrankungen, so auch im Kompensationsstadium oder im Remissionsstadium, entsteht ein mehr richtungsbestimmt schlagender Lagerungsnystagmus. Manchmal handelt es sich um eine vorübergehende Intensitätszunahme des Spontannystagmus oder um einen latenten Spontannystagmus, der durch die Provokation kurzfristig als Lagerungsnystagmus hervorkommt. Auf diesem Prinzip beruht ebenfalls der sog. Kopfschüttelnystagmus, der vielfach bei peripher-vestibulären Erkrankungen nach Kopfschütteln des Erkrankten hervorzulocken ist.

- *Der benigne paroxysmale Lagerungsnystagmus* (Dix u. Hallpike 1952; Kornhuber 1966, Stenger 1965), eine Sonderform des Lagerungsnystagmus spricht für eine peripher-vestibuläre Läsion und kommt bei der Cupulolithiasis (neuerdings Canalolithiasis genannt, Abb. 3), einer Perilymphfistel, einer Labyrinthfistel, nach degenerativen Veränderungen im Innenohr, nach Ohroperationen oder sonstigen Läsionen, insbesondere im Bereich eines einzelnen Bogenganges, häufig vor (Tab. 3). Diese Nystagmusform kann auch bei einer Otolithenläsion ausgelöst werden. Sie kann auch idiopathisch entstehen.

Andere peripher-vestibuläre Erkrankungen mit Läsion des ganzen Endorgans oder des Vestibularisnervs, wie z. B. Neuropathia

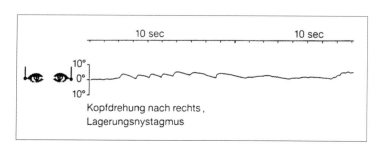

10 sec   10 sec

10°
0°
10°

Kopfdrehung nach rechts,
Lagerungsnystagmus

Abb. 2 Eine Patientin (L. R., 40 Jahre) mit Otosklerose auf der linken Seite bekommt in der Lage- bzw. Lagerungsprüfung (Kopfdrehung nach rechts) im ENG einen geringgradigen Lagerungsnystagmus nach rechts (7 Schläge während einer Nystagmusdauer von 9 Sek.)

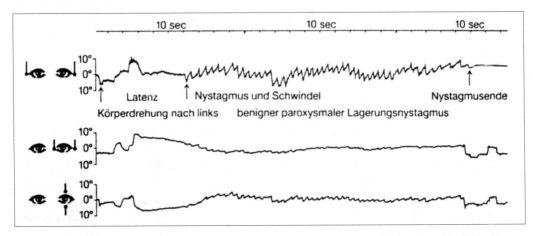

Abb. 3 Ein Patient (B. M., 60 Jahre) bekommt wegen einer Cupulolithiasis (Canalolithiasis) auf der linken Seite in der Lage- bzw. Lagerungsprüfung bei schnellen Körperbewegungen zur gleichen Seite einen benignen paroxysmalen Lagerungsnystagmus (Pfeil) horizontal rotierend nach links. In der vertikalen Ableitung (unten) sind Nystagmusausschläge in der vertikalen Richtung nach unten erkennbar. Aus der horizontalen und vertikalen Ableitung zusammen wird die diagonale bzw. rotierende Augenbewegung erkenntlich. Gleichzeitig mit dem Nystagmus trat ein Schwindel auf (Lagerungsschwindel).

vestibularis, M. Ménière oder ein Akustikusneurinom, gehen im Allgemeinen nie mit einem benignen paroxysmalen Lagerungsnystagmus einher, sondern treten

Tab. 3 Der benigne paroxysmale Lagerungsnystagmus weist typische Merkmale auf

Entstehung:	a) durch kinetische Lageänderung, b) Latenz bis zum Auftreten des Nystagmus
Schlagform:	horizontal-rotierender Nystagmus (sogar mit vertikaler Komponente möglich) oder auch ein rein rotierender Nystagmus
Dauer:	< 30 Sekunden
Charakter:	Krescendo-Dekrescendo-Verhalten des Nystagmus und synchron dazu Schwindelgefühl des Erkrankten (Lagerungsschwindel)
Richtung:	oft Richtungsänderung beim Aufrichten gegenüber Hinlegen
Reproduzierbarkeit:	Nystagmus nicht immer reproduzierbar
Einordnung:	peripher-vestibuläres Zeichen

vielfach zusammen mit einem „gewöhnlichen" Lage- oder Lagerungsnystagmus auf. Patienten mit einem benignen paroxysmalen Lagerungsnystagmus besitzen im Allgemeinen keinen Spontannystagmus und meist eine seitengleiche kalorische Erregbarkeit. Manchmal kann insbesondere diese Nystagmusform allein bei der Kopfdrehung im Liegen so intensiv sein, dass eine differenzialdiagnostische Überlegung zu einem Zervikalnystagmus entsteht. In diesen Fällen ist es vorteilhaft, nach der Lage- bzw. Lagerungsprüfung den Zervikalnystagmus in bewährter Methode zu untersuchen, zur Unterscheidung eines zervikal ausgelösten Nystagmus von dem benignen paroxysmalen Lagerungsnystagmus.

Differenzialdiagnostisch gibt es einen sog. *malignen paroxysmalen Lagerungsnystagmus* (Sakata et al. 1984). Dieser spezielle Lagerungsnystagmus kommt bei zerebellären Läsionen vor, infolge Untergang von inhibitorischen Bahnen. Er ist ständig reproduzierbar, hat oft vertikale Komponenten und der Patient verspürt häufig langandauernden Schwindel, verbunden mit starker Übelkeit bis zum Erbrechen.

4. Sonderformen des Nystagmus in der Lageprüfung

- Der „atypische Lagerungsnystagmus" (Haid 1990). Dieser ebenfalls transitorisch schlagende Nystagmus weist eine längere Nystagmusdauer auf (oft zwischen 30 – 60 Sekunden, manchmal sogar bis zu 80 Sekunden – Abb. 4), unterscheidet sich dadurch von dem benignen paroxysmalen Lagerungsnystagmus und zeigt auch nicht immer alle seine typischen Merkmale. Der atypische Lagerungsnystagmus kann sogar dadurch gekennzeichnet sein, dass in beibehaltener Position sich die Schlagrichtung plötzlich ändert (z. B. von der horizontalen in die vertikale Richtung oder in die Gegenrichtung umschlägt, oder die Schlagform setzt sich aus Rucknystagmus und zwischendurch kombiniert aus pendelförmigen Augenbewegungen zusammen). Wenn der Nystagmus nicht transitorisch, sondern persistierend diese Phänomene zeigt, so sprechen wir von einem „atypischen Lagenystagmus". Diese sog. „atypischen" Nystagmusformen (Haid, 2001) stellen einen Hinweis für eine zentral-vestibuläre Läsion dar, möglicherweise infolge Störungen von inhibitorischen Bahnen zwischen Zerebellum und Vestibulariskerngebiet durch vaskuläre, entzündliche, traumatische oder raumfordernde Schädigung in diesem Bereich.
- Lymphokinetische Vorgänge (pendelähnliche Augenbewegungen oder einige wenige Nystagmusschläge abwechselnd nach rechts und nach links, oft synchron mit Körperschwanken des Patienten nach schnellem Aufsitzen). Diese Sonderform kann manchmal an Erkrankten mit einer Labyrinthfistel oder mit einem kleinen Akustikusneurinom beobachtet werden.

- Langsame Augendeviationen („als ob ein Nystagmus starten würde"). Langsame Augendeviationen kann man nach einem einseitigen Labyrinthausfall nach erfolgter kompletter Kompensation beobachten oder bei komatösen Patienten.
- Das Lagefistelsymptom (Stenger 1965). Als positives Lagefistelsymptom imponiert in der Kopfhängelage ein meist zum gesunden Ohr schlagender horizontal-rotierender Nystagmus, der beim Aufsitzen zum erkrankten Ohr umschlägt. Gleichzeitig verspürt der Patient Schwindel (Lagerungsschwindel). Das Lagefistelsymptom entspricht den Kriterien des sog. benignen paroxysmalen Lagerungsnystagmus. Es kann isoliert, oder zusammen mit dem sog. pressorischen Fistelsymptom bei Erkrankten mit einer Labyrinthfistel bei Otitis media chronica (Haid 1978) positiv ausfallen. Stoll (1985) spricht von einem sog. positiven Fensterfistelsymptom, das bei einer Perilymphfistel ausgelöst werden kann.

Da die Lage- bzw. Lagerungsprüfung eine sehr empfindliche Untersuchungsmethode darstellt, so auch in der Diagnostik eines Akustikusneurinoms, und in ihren sechs Standardpositionen recht unterschiedliche Nystagmusintensitäten auslösen kann, ist ein übersichtliches Auswerteschema zur Eintragung der vorgefundenen Daten wichtig, in dem auch der Nystagmus quantifiziert und dokumentiert werden kann. Dafür hat sich das Positiogramm (Haid 1990 und 2001) bestens bewährt.

Mithilfe des Positiogrammes erkennt man übersichtlich:
- die Nystagmusintensität und damit eine quantitative Aussage (Schlagzahl und Dauer),
- die jeweilige Nystagmusrichtung (nach rechts, nach links, vertikal),

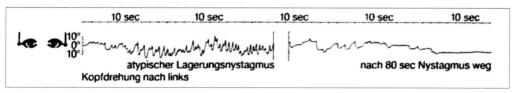

Abb. 4 Bei einer Patientin (H. A., 34 Jahre) wird in der Lage- bzw. Lagerungsprüfung ein sog. atypischer Lagerungsnystagmus ausgelöst als Zeichen einer zentral-vestibulären Läsion. Der transitorische Nystagmus nach links reduziert zusehends seine Intensität und ist erst nach 80 Sekunden verschwunden.

– die Schlagform (z.B. horizontaler, horizontal rotierender, rein rotierender oder vertikaler Nystagmus),
– die Nystagmusform (Lage- oder Lagerungsnystagmus, richtungsbestimmt oder richtungswechselnd).

Anhand des Positiogramms kann aus Verlaufsbeobachtungen mit einem Blick eine Remission, Konstanz oder Progredienz abgelesen werden. Außerdem eignet es sich gut für die Gutachtendokumentation.

Bei vielen vestibulären Erkrankungen sind die pathologischen vestibulären Befunde abhängig vom Stadium bzw. Zeitpunkt der Gleichgewichtsprüfung, so auch in der Lage- oder Lagerungsprüfung. Zur Unterscheidung eines peripheren Nystagmus (im akuten oder subakuten Stadium, Kompensations- oder Remissionsstadium) von einem zentralen Nystagmus in der Lage- bzw. Lagerungsprüfung gibt es sehr charakteristische Kennzeichen (Haid 1990 und 2001). Als eine Leitlinie für die Vestibularisdiagnostik gibt das Buch von Westhofen (2001) wertvolle Hinweise, worin Wissenschaftler der Arbeitsgemeinschaft Deutschsprachiger Audiologen und Neurootologen (ADANO) bewährte Richtlinien zur Untersuchung des vestibulären Systems verabschiedet haben.

Literatur

Barber HO (1964) Positional nystagmus testing and interpretation. Ann Otol (St. Louis) 73:838

Clarke AH, Scherer H (1988) Modification of caloric nystagmus during parabolic flight manoevers In: Abstracts of Barany meeting in Uppsala, June 13–15, 1988

Claussen C-F (1974) Die Cranio-Corpo-Graphie. Arch Ohr-Nase- und Kehlkopfheilkunde, 207

Dix MR, Hallpike CS (1952) The pathology, symptomatology and diagnosis of certain common disorders of the vestibular system. Proc Soc Londen 45: 341–354

Frenzel H (1955) Spontan- und Provokationsnystagmus als Krankheitssymptom. Springer, Berlin Göttingen Heidelberg

Frenzel H (1982) Spontan- und Provokationsnystagmus. Seine Beobachtung, Aufzeichnung und Formanalyse als Grundlage der Vestibularisuntersuchung. 2. Aufl. bearb. Von Minnegerode B, Stenger HH. Springer, Berlin Heidelberg New York

Haid CT (1990) Vestibularisprüfung und vestibuläre Erkrankungen. Ein Leitfaden für Praxis und Klinik zur Diagnostik und Therapie von Schwindel und Gleichgewichtsstörungen. Springer Berlin Heidelberg

Haid CT, Gavalas G (1981) Untersuchung des Lagewechseltests mit Hilfe des ENG und der Frenzelbrille In: Claussen CF (Hrsg) Gesellschaft für Neurootologie und Äquilibriometrie eV, Band VIII: 305

Haid CT (1978) Aussage des Fistel- und Lagefistelsymptoms zur Erkennung einer Labyrinthfistel. Laryngol. Rhinol Otol 57: 987–997

Haid CT (2001): Lage- und Lagerungsprüfung In: Vestibuläre Untersuchungsmethoden, Hrsg: M. Westhofen, PVV Science Publication, Ratingen, 52–62

Haid CT (2002): Schwindel und Gleichgewichtsstörungen, Wort & Bild Verlag, Baierbrunn

Hallpike CS (1955) Die kalorische Prüfung. Pract Oto-Rhino-Laryng (Basel) 17: 302

Kornhuber HH (1966) Physiologie und Klinik des zentralvestibulären Systems. In: Berendes, Link, Zöllner (Hrsg) Lehrbuch Hals-Nasen-Ohrenheilkunde, Bd. III, Thieme Stuttgart, S 2150

Mulch G, Lewitzki W (1977) Spontaneous and positional nystagmus demonstrated only by electronystagmography: physiological nystagmus or functional scar? Arch Oto-Rhino Laryng 215: 135

Nylén C (1950) Positional nystagmus. J Laryngol 64: 295

Scherer H, (1997) Das Gleichgewicht. Springer Verlag Berlin Heidelberg

Sakata E, Uchida Y, Nakano Y, Takahashi K (1984) Pathophysiology of positional vertigo of the malignant paroxysmal type. Auris Nasus Larynx (Tokyo) II: 79

Stenger HH (1965) Schwindelanalyse, Untersuchung auf Spontan- und Provokationsnystagmus. In: Berendes, Link, Zöllner, Lehrbuch Hals-Nasen-Ohrenheilkunde, Bd III/I. Thieme Stuttgart

Stoll W, Matz DR, Most E (1985) Schwindel und Gleichgewichtsstörungen. Diagnostik – Klinik – Therapie. Ein interdisziplinärer Leitfaden für die Praxis. Thieme, Stuttgart New York

Westhofen M (2001) Vestibuläre Untersuchungsmethoden, PVV Science Publications, Ratingen

Wolf SR, Christ P und Haid CT (1991) Telemetric-electronystagmography. A new method for examination of the nystagmus outside the clinic. Acta Otolaryngol. (Stockh.) Suppl 481, 374,3

Die kalorische Prüfung

G. Aust, Berlin

Einleitung

Die kalorische Prüfung gehört zu den wichtigsten experimentellen Untersuchungen des Gleichgewichtssystems. Der kalorische Reiz ist leicht applizierbar und wird im Allgemeinen vom Patienten gut toleriert. Neben der Überprüfung der Funktionsfähigkeit des Rezeptors gestattet dieser Test auch Rückschlüsse auf zentrale Gleichgewichtsfunktionen. Seit der Erkennung der Labyrinthreizung durch kalorische Reize durch Robert Bárány im Jahre 1906 wurden verschiedene Theorien zur Erklärung des auftretenden Schwindels und von Nystagmusreaktionen aufgestellt und eine Vielzahl von Untersuchungsverfahren beschrieben. Auch die Beurteilung der auftretenden Reaktionen unterlag seit Anbeginn einer Entwicklung. Im Folgenden werden Theorien und Untersuchungsverfahren sowie Modelle zur Auswertung und Beurteilung der postkalorischen Nystagmusreaktion aufgezeigt.

Zur Geschichte

1896 beschrieb Urbantschitsch (16), dass viele Patienten beim Spülen des Ohres mit Wasser über Schwindel und Nausea klagten besonders dann, wenn kaltes Wasser verwendet wurde. Urbantschitsch machte das kalte Wasser für diese Symptome verantwortlich. Andere Otologen aus dieser Zeit nahmen an, dass der Druck des Wassers das auslösende Moment für den Schwindel sei. Einig war man sich in Hinblick auf die von der Körpertemperatur abweichende Wassertemperatur (29).

1905 arbeiteten an der Wiener Ohrenklinik unter Politzer drei junge Assistenten: Heinrich Neumann, Gustav Alexander und Robert Bárány. Auch sie hatten das Auftreten von Nystagmus beim Ausspülen des Ohres mit kaltem Wasser beobachtet. Bárány hatte jedoch als Erster von ihnen die Gesetzmäßigkeiten des „Kalorischen Nystagmus" definiert und 1906 in der Wiener Monatszeitschrift für Ohrenheilkunde publiziert (4).

Der kalorische Reiz

In der Folgezeit wurden die Beobachtungen auch von anderen Wissenschaftlern bestätigt. Die verbreitetste Theorie zur Entstehung der Labyrintherregung durch Temperaturreize war, dass durch die Temperaturänderungen am horizontalen Bogengang eine Strömung einsetzt, die die Haarzellen mit der Cupula ablenkt und so eine Labyrintherregung auslöst.

Frenzel (13) schreibt 1955 hierzu folgendes:

„Bei der thermischen Prüfung wird durch Kaltspülung oder Heißspülung des Gehörganges ein zum Schädelinnern fortschreitendes Temperaturgefälle erzeugt. Es erreicht den horizontalen Bogengang in seinem glatten Schenkel nahe der Ampulle am frühesten und kühlt hier die Flüssigkeitsteilchen der Endolymphe ab oder erwärmt sie. Im ersten Falle werden die Teilchen spezifisch schwerer und sinken herab, im zweiten Falle werden sie spezifisch leichter und steigen nach oben. Auf diese Weise kommt ebenfalls eine Endolymphströmung mit Cupulaverbiegung zustande…"

Andere Theorien machten einen direkten Einfluss der Reiztemperaturen auf die Nervenendigungen (Bartels, 1911), eine vaskuläre Reaktion (Kobrak, 1918) und Druckeinwirkung auf das Sinnesepithel für das Auftreten einer Labyrinthreizung verantwortlich. Brunner diskutierte eine zentrale Ursache für den kalorischen Nystagmus (1, 18).

Seit den Experimenten im Spacelab durch Scherer 1984 ist bekannt, dass auch unter Schwerelosigkeit ein kalorischer Nystagmus ausgelöst werden kann. Da jedoch eine Wärmekonvektion nur im Schwerefeld auftreten kann, wird ein weiterer Mechanismus diskutiert. Hiernach wird angenommen, dass bei Erwärmung bzw. Abkühlung der Endolymphe Dichteänderungen auftreten, die die Cupula in Richtung Utriculus bzw. in Gegenrichtung verbiegen. Voraussetzung hierfür ist eine Fixierung der Cupula im Ampullenbereich (24). Diesen Mechanismus hatte bereits van Caneghem 1946 beschrieben (6). Eine Beteiligung des Utriculus bzw. Interaktionen zwischen den Bogengängen und den Otolithenorganen spielen wahrscheinlich ebenfalls eine wichtige Rolle (Jongkees, 1948) (16).

Wichtig für das Zustandekommen einer kalorischen Reaktion ist die Leitung der Wärme vom äußeren Ohr zum Labyrinth. Am Bogengang muss eine Temperaturdifferenz von 0,5 – 0,84 °C vorhanden sein, um überhaupt eine Reaktion auszulösen. Bei Vorliegen einer Gehörgangsatresie z. B. ist die Wärmeleitung extrem behindert und erst nach Anwendung sehr großen Wärmemengen am Mastoid ist eine kalorische Erregung zu erwarten.

Kleinfeldt und Dahl haben 1970 den Einfluss der Wärmeleitungskette analysiert und konnten einen konstanten Zeitfaktor für die Wärmeleitung definieren. Dieser ist für die Latenzzeit des kalorischen Nystagmus verantwortlich, und er verändert sich bei Mittelohrproblemen (17).

Feldmann und Mitarbeiter konnten 1991 anhand von Experimenten nachweisen, dass die Übertragung der Wärme in großen Teilen direkt durch Wärmestrahlung und erst sekundär durch Ausbreitung der Wärme durch das Knochengewebe erfolgt (11).

Reizmedien

Wasser

Als Reizmedium der Wahl zur kalorischen Reizung hat sich seit jeher temperiertes Wasser bewährt. Das Wasser wird durch in den Gehörgang eingelegte Spülkatheter, mit Sonden oder direkt mit Spritzen etc. in den Gehörgang eingebracht. Standardtemperaturen sind 44 °C, 30 °C und 25 °C. Die Verwendung von Eiswasser ist verlassen worden, da die Belastung für den Patienten groß und die Aussage gering ist.

Nachteil aller Wasserreizungen ist die Feuchtigkeit, die nach der Irrigation im Gehörgang zurückbleibt und zu Infektionen Anlass geben kann. Bei defektem Trommelfell ist die kalorische Reizung mit Wasser problematisch. Abhilfe bringen die so genannten „trockenen" Verfahren. Hierbei wird ein dünner Gummiballon bzw. Fingerling, der von warmem bzw. kaltem Wasser durchströmt wird, in den Gehörgang eingelegt (Norré, 1974, Westhofen, 1987) (20, 28).

Luft

Ruttin beschrieb 1930 die Verwendung von Luft zur kalorischen Reizung (23). Proctor hat 1975 diese Technik weiter verfolgt (22). Seitdem moderne elektronisch geregelte „Luftkaloristaten" zur Verfügung stehen, kann mit genau eingestellten kalten und warmen Lufttemperaturen gereizt werden. Nachteile sind die geringe Wärmekapazität der Luft, die Lärmbelastung durch die unter Druck eingeblasene Luft und nicht zuletzt das Auftreten einer „Kaltreaktion" trotz Warmluftreizung bei feuchter Pauke bzw. feuchtem Gehörgang (Verdunstungskälte).

Andere Reizmedien

Als orientierendes Verfahren, die Funktionsfähigkeit der Labyrinthe zu überprüfen, ist die Kältereizung mit verdunstendem Chloräthyl oder Alkohol zu nennen.

Weitere Verfahren, die sich in der klinischen Routine nicht eingebürgert haben, sind u. a. die Anwendung von Infrarotstrahlung in den Gehörgang und mit Peltier-Elementen versehene Metallstäbe (Weltraumexperiment).

Kopfposition

Ausgehend von der leicht gekippten Stellung der Bogengänge im Innenohr beschreibt Brünings (1911) Positionen, in denen die kalorische Reaktion besonders intensiv ist und solche, in denen sie abgeschwächt wird – Optimumstellung und Pessimumstellung. Die Optimumstellung im Sitzen mit etwa 60° nach hinten geneigtem Kopf entspricht der 30°-Kopfhochlage auf der Untersuchungsliege bzw. dem Lagerungstisch. Bei der Pessimumstellung wird der Kopf zusätzlich noch zur Seite gekippt (5).

Abweichungen von der 30°-Kopfhochlage sind möglich, um eine kalorische Reaktion entstehen zu lassen, nur lassen sich dann keine interindividuellen Vergleiche mit Patienten anstellen, die in anderer Position untersucht wurden. Besonders von Coats (1967) und später von Clarke und Mitarbeitern (1988) wurden Experimente bei verschiedenen Kopfpositionen durchgeführt und die Richtungsumkehr des Nystagmus bei Lageänderung bestätigt (7, 10).

Kalorisationsart

Die bithermale monaurale Stimulation mit Wasser von 44 °C und 30 °C hat sich aufgrund der getrenntohrigen Reizung eines jeden Labyrinthes durchgesetzt. Vertäubungs- oder Verdeckungsprobleme wie in der Audiometrie ergeben sich dabei nicht. Auf Ruttin (23) geht auch die bithermale binaurale Stimulation zurück, d. h. die simultane Irrigation beider Gehörgänge mit warmem oder kaltem Wasser. Im Normalfall erwartet man bei völlig symmetrischer Labyrinthfunktion keine Nystagmusreaktion. Liegen jedoch Seitendifferenzen vor, überwiegt die Reaktion des besseren Labyrinthes.

Proctor stellte 1975 mit dem sinusoidalen bithermalen Test (SBC) eine neue monaurale bithermale Irrigationstechnik vor, bei der stufenförmig auf einen Warmreiz eine Kaltstimulation folgte, an die sich wiederum eine Warmirrigation anschloss. Der Vorteil dieser Technik liegt in der kurzen Untersuchungsdauer, da keine Pausen zwischen den verschiedenen Phasen erforderlich sind (21).

Kalorisationsmenge

Die im Laufe der Geschichte der kalorischen Gleichgewichtsprüfung verwendeten Wassermengen variieren sehr stark. Die Füllung des Gehörgangs mit Wasser steht auf der einen, die Massenspülung des Gehörgangs auf der anderen Seite. Kobrak spülte den Gehörgang mit 5 ml Eiswasser, Veits verwendete 10 ml 20 – 27-„grädiges" Wasser zur kalorischen Schwachreizuntersuchung, Claussen setzt 20 ml 44 °C und 30 °C warmes Wasser ein, Hallpike führte seine Untersuchungen mit 200 – 300 ml Wasser der gleichen Temperaturen durch, Torok setzte mit 10 ml und 100 ml 20 °C warmem Wasser sowohl einen Schwach- als einen Starkreiz ein (8, 12, 18, 25, 27).

Für die Luftkalorisation werden Temperaturen zwischen 18 – 20 °C (Raumtemperatur) und 48 °C verwendet. Die aus Pressluftflaschen ausströmende Luft hat wahrscheinlich eine niedrigere Temperatur. Die an der Sonde austretende Luftmenge liegt bei 2 – 4 l/min.

Kalorisationszeit

Auch die Kalorisationszeit unterliegt großen Variationen und reicht zwischen 5 s und 40 s. Zum Teil wurde nur so lange mit Wasser gespült, bis Nystagmus auftrat. Eine Sonderform stellt die Dauerstimulation, z. B. mit kalter Luft, dar, die von Clarke für wissenschaftliche Untersuchungen verwendet wurde (7).

Standardisierungsbestrebungen

Seit der klinischen Anwendung der kalorischen Prüfung haben die Untersucher immer wieder versucht, Empfehlungen zur Standardisierung zu definieren. Der Erfolg war eher gering. In Deutschland wurden im Jahre 1980 von der Deutschen Gesellschaft für Hals-Nasen-Ohrenheilkunde, Kopf- und Hals-Chirurgie Richtlinien zur Standardisierung herausgegeben. Sie beinhalten folgende Empfehlungen (19):
Nomenklatur: Statt **kalorische** Labyrinthprüfung sollte das Wort **thermische** Prüfung verwendet werden.
Medium: Wasser; Luft wird nicht empfohlen
Wassermenge: In der Regel 100 ml (minimal 50 ml)
Reiztemperaturen: 44 °C, 30 °C, evtl. 20 °C
Spüldauer: 30 s
Reizfolge: 44° rechts, 44° links, 30° links, 30° rechts
Körperhaltung: Hallpike: Liegen, Kopf um 30° erhoben
Veits: Sitzen, Kopf 60° nach hinten gestreckt
Pausen zwischen den Spülungen: mindestens 5 bis 7 min, für wissenschaftliche Fragestellungen 10 min

Patientenabhängige Einflüsse auf die kalorische Nystagmusreaktion

Anatomische Varianten und pathologische Veränderungen im Gehörgangs- und Mittelohrbereich

Die Beschaffenheit des Gehörganges (extreme Enge, Atresie, starke Krümmung), ein enges Mittelohr, Pneumatisationshemmung oder ausgesprochen starke Pneumatisation der Mittelohrräume haben ebenfalls Einfluss auf das Wirksamwerden des in den Gehörgang eingebrachten kalorischen Reizes. Bei perforiertem oder fehlendem Trommelfell bzw. freiliegender Paukenhöhle wirkt der kalorische Reiz ohne Abschwächung durch das Wärmeleitsystem, wodurch eine sehr kurze Latenz und eine extrem hohe Reaktion resultieren, begleitet von starken subjektiven Schwindelbeschwerden.

Alter

Im Laufe des Lebens verändert sich die postkalorische Nystagmusreaktion. Im Kindesalter sehen wir hohe Amplituden bei niedriger Schlagzahl, das Nystagmogramm des alten Menschen weist niedrige Amplituden (Kleinschriftmuster) bei hoher Schlagrate auf.

Vigilanz

Bei nachlassendem Aufmerksamkeitsniveau (Vigilanz) nimmt die Intensität der postkalorischen Reaktion ab. Insbesondere reduzieren sich die Amplituden und die Geschwindigkeit der langsamen Phase. Durch Anregen, Ansprechen, Stellen von Rechenaufgaben, Jendrassik-Handgriff u. a. ist die Vigilanz des Patienten wieder zu steigern.

Medikamente

Sedativa, Tranquilizer, Antivertiginosa haben einen hemmenden Einfluss auf die Nystagmusreaktion. Bereits bei der Terminvergabe für eine Untersuchung sollte der Patient darauf hingewiesen werden, keine Medikamente dieser Art einzunehmen. Auf Kumulationseffekte muss dabei geachtet werden.

Alkohol

Eine besondere Rolle spielt der Alkohol bei der Gleichgewichtsprüfung, da sowohl frühe Veränderungen im Sinne einer Reaktionsabschwächung, als auch späte, noch bis zu 16 Stunden nach Einnahme nachweisbare Phänomene auftreten können.

Signalanalyse der postkalorischen Nystagmusreaktionen

Erste postkalorische Phase

Auf den kalorischen/thermischen Reiz kommt es nach einer bestimmten Latenz zum Auftreten von Nystagmusschlägen. Die Richtung ist abhängig von der Seite des gereizten Ohres und von der Reiztemperatur. In der Folge nehmen die Nystagmusschläge an Intensität und Amplitude zu, erreichen ein Maximum, um schließlich wieder abzunehmen. Es folgt eine Phase der Signalunsicherheit, charakterisiert durch das Auftreten von Nystagmoiden und einer sog. Abschlussundulati-

on. Auf diese Phase folgt die zweite postkalorische Phase.

Zweite postkalorische Phase

Die Richtung ist der ersten Phase entgegengesetzt. Die zweite Phase ist im Allgemeinen schwächer ausgeprägt, hält aber länger an als die erste Phase (Aust, Claussen, 1972) (2, 3, 9).

Die Auswertung der postkalorischen Nystagmusreaktion

Die Beurteilung der Nystagmusreaktion ist abhängig vom Aufzeichnungsverfahren bzw. von der Beobachtung. Bei der reinen Beobachtung der Reaktion, z. B. durch eine Lupenbrille oder auf dem Videomonitor ist neben der Zeitmessung von Latenz und Dauer überwiegend eine subjektive Beurteilung möglich. Eine quantitative Aussage ist durch das Zählen der auftretenden Nystagmusschläge möglich. Wird die Reaktion aufgezeichnet, steht am Ende der Untersuchung ein Dokument zur Verfügung, das einer Auswertung hinsichtlich der Nystagmusparameter Frequenz, Geschwindigkeit der langsamen Phase, Amplitude, Latenz und Dauer zugeführt werden kann. Latenz und Nystagmusdauer sind aufgrund der oben aufgezeigten Signalunsicherheit schwieriger zu bestimmen. Die zeitaufwändige Ausmessung der Registrierkurven wird in letzter Zeit mehr und mehr vom PC übernommen. Zusätzliche Informationen bringt die qualitative Beurteilung der Graphoelemente der Registrierkurven, z. B. bezüglich des Nystagmussignals (Dysrhythmie, Kleinschriftmuster), hinsichtlich vertikaler Nystagmuskomponenten und der Augenkoordination (bei Verwendung einer Mehrkanalregistrierung).

Darstellungs- und Beurteilungsmodelle der postkalorischen Reaktion

Da eine tabellarische Darstellung der ausgewerteten Zahlenwerte unübersichtlich ist, wurden verschiedene Modelle entwickelt, die Ergebnisse graphisch und möglichst auf einem Blatt Papier überschaubar darzustellen.

Fitzgerald und Hallpike fassten als erste die Ergebnisse der Nystagmusdauer in einer Zeitskala für die rechts- und linksseitigen Kalorisationsergebnisse zusammen, wodurch eine Beurteilung hinsichtlich der Nystagmusdauer, der Seitendifferenzen und des Richtungsüberwiegens möglich wurde. Diese Darstellungsform hat sich bis zum heutigen Tage erhalten, besonders dort, wo die Lupenbrille zur Beobachtung der Nystagmusreaktion eingesetzt wird (12).

Jongkees beschrieb die nach ihm benannten Formeln, mit denen Seitendifferenzen und Richtungsüberwiegen als Prozentzahl berechnet werden können. Diese Berechnungen haben bis heute ihre Gültigkeit (16).

Claussen entwickelte 1969 die Schmetterlingsvestibulometrie, bei der die Schlagraten der vier kalorischen Reaktionen und des Spontannystagmus in einem graphischen Schema, in dem Norm- bzw. Bezugsbereiche eingearbeitet sind, dargestellt sind. Auf der rechten Seite des Schemas werden die Daten in Zahlenform zusammen mit den Ergebnissen der Koordinationsbeurteilung eingetragen. Typische Reaktionsmuster lassen sich in periphere, zentrale und kombinierte Störungsmuster unterteilen. Die Auszählungsergebnisse der Geschwindigkeit der langsamen Phase und der Amplitude sind ebenfalls in diesem Schema darstellbar (8).

Haid stellte 1976 sein Kalorigramm für die Nystagmusfrequenz (Abb. 1) und für die Geschwindigkeit der langsamen Phase (Abb. 2) vor. Auch hier werden die 4 kalorischen Reaktionen mit der Spontanaktivität grafisch dargestellt, ty-

pische Muster zeigen Seitendifferenzen, Richtungsüberwiegen und Reaktionstyp an (14, 15).

Mulch und Scherer beschreiben 1980 eine weitere Darstellungsform der postkalorischen Reaktionen, wobei die Ergebnisse in eine Graphik mit Perzentilen eingetragen werden. Diese Darstellungsform erlaubt nach Beschreibung der Verfasser eine Beurteilung der Befunde im Vergleich zu den Ergebnissen von Normalpersonen, aber auch hinsichtlich des geringer erregbaren Labyrinthes und der Reaktionsstärke (19).

Weitere Auswertschemata sind bekannt; hier alle zu beschreiben, würde den Rahmen dieser Übersicht jedoch sprengen. Auch auf die Bedeutung der einzelnen Auswertparameter einzugehen soll hier nicht mehr diskutiert werden, zumal durch die moderne rechnergestützte Auswertung ein Maß von Genauigkeit erreicht wird, die in der Regel die zeitaufwändige manuelle Auszählung ersetzt. Bei einigen Kalorigrammen jedoch ist nach wie vor das Auge des geübten Untersuchers erforderlich, um korrigierend in die Auswertung einzugreifen, um Fehlinterpretationen zu vermeiden. Dies trifft hauptsächlich zu bei extrem kleiner Nystagmusschrift („petite écriture") und Nystagmusdysrhythmie, die häufiger bei Patienten im höheren Alter beobachtet werden.

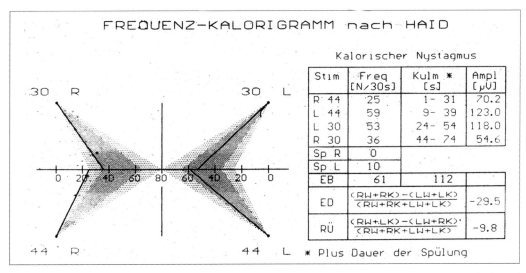

Abb. **1** Im Frequenz-Kalorigramm besteht eine Untererregbarkeit auf der rechten Seite. Der Patient leidet auf derselben Seite an Morbus Ménière. Darüber hinaus werden durch die Computerauswertung der kalorischen Prüfung die Messdaten aller vier Reaktionen, inklusive der Parameter des Nystagmus, dargestellt, sowie die Seitendifferenz und das Richtungsüberwiegen berechnet.

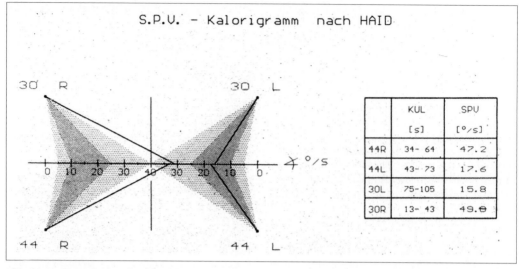

Abb. 2 Im SPV-Kalorigramm (**s**low **p**hase **v**elocity) als Ausdruck der Winkelgeschwindigkeit der langsamen Nystagmusphase imponiert eine Untererregbarkeit auf der linken Seite in Relation zur rechten Seite bei einem Patienten mit Morbus Ménière auf beiden Seiten. Auf der rechten Seite besteht sogar der Hinweis für eine gesteigerte Erregbarkeit (Übererregbarkeit rechts).

Fazit

Die kalorische Vestibularisprüfung zählt zu den wichtigsten experimentellen Untersuchungen des Gleichgewichtssystems. Der kalorische Reiz ist leicht applizierbar und wird im Allgemeinen vom Patienten gut toleriert. Die Ergebnisse können am Auge des Patienten subjektiv beobachtet oder mithilfe von Aufzeichnungsverfahren registriert werden. Neben der Überprüfung der Funktionsfähigkeit des Rezeptors gestattet dieser Test auch Rückschlüsse auf zentrale Gleichgewichtsfunktionen.

Literatur

1. Alexander, G, Marburg, O, Brunner, H (1924–1926) Handbuch der Neurologie des Ohres in 3 Bänden. Berlin-Wien: Urban & Schwarzenberg
2. Aust, G (1972) Über den klinischen Wert der Nystagmusdauer. HNO (Berl.) 20, 86–88.
3. Aust, G, Claussen, C-F (1975) Elektronystagmographische Untersuchungen zur kalorischen Latenz. Arch. Oto-Rhino-Laryng 209, 69–82
4. Bárány, R. (1906) Untersuchungen über den vom Vestibularapparat des Ohres reflektorisch ausgelösten rhythmischen Nystagmus und seine Begleiterscheinungen. Mschr. Ohrenheilk. 40, 193–297
5. Brünings, W (1910) Über quantitative Funktionsprüfung des Vestibularapparates. Verhandl. d. dtsch. otol. Gesellsch. 180
6. Caneghem, D van (1948) Application du Romberg amplifié et de la réaction vestibulaire sonore Arbeitsunfall diagnostique différential entre la tympanosclérose et l'otospongiose. Bull Soc belge d'otol., rhin., laryng. 88
7. Clarke, AH, Scherer, H, Schleibinger, J (1988) Body position and caloric nystagmus response. Acta Otolaryngol (Stockh.) 106, 339–347
8. Claussen, C-F (1969) Das Frequenzmaximum des kalorisch ausgelösten Nystagmus I als Kennlinienfunktion des geprüften Vestibularorganes. Acta oto-laryng. (Stockh.) 67, 639–645
9. Claussen, C-F, Aust, G (1973) Über das kalorisch ausgelöste Nystagmussignal. Arch. klin. exp. Ohr-. Nas-. u. Kehlk.-Heilk. 203, 255–266
10. Coats, AC, Smith, SY (1967) Body position and the intensity of caloric nystagmus. Acta otolaryng. (Stockh.) 63, 515–532
11. Feldmann, H, Hüttenbrink, KB, Delank, HW (1991) Wärmestrahlung – ein wesentlicher Faktor des Wärmetransportes bei der kalorischen Vestibularisprüfung? Neue experimentelle Erkenntnisse. Laryngo-Rhino-Otol 70, 521–531
12. Fitzgerald, G, Hallpike, CS (1942) Studies in human vestibular function: I. Observations on the directional preponderance "Nystagmusbereitschaft" of caloric nystagmus resulting from cerebral lesions. Brain 65, 115–137

13. Frenzel, H (1955) Spontan- und Provokations-Nystagmus als Krankheitssymptom. Springer Berlin Göttingen Heidelberg

14. Haid, T, Wigand, ME (1976) Das Frequenz-Kalorigramm. Eine Analogdarstellung der kalorischen Nystagmusreaktion. Laryng. Rhinol. 55, 654

15. Haid, T (1980) Das Frequenz-Kalorigramm und das SPV-Kalorigramm als Aufzeichnungsschemata der thermischen Prüfung. HNO-Informationen 1/80, 25–28

16. Jongkees, LBW (1948) Origin of the caloric reaction of the labyrinth. Arch. Otolaryng 48, 645–657

17. Kleinfeldt, D, Dahl, D (1970) Die Abhängigkeit des thermischen Nystagmus von Temperaturveränderungen am horizontalen Bogengang. Acta Otolaryng 70, 136–141

18. Kobrak, F (1918) Beiträge zum experimentellen Nystagmus. Beitr. z. Anat., Physiol., Pathol. u. Therapie d. Ohres 10, 214

19. Mulch, G, Scherer, H (1980) Methoden zur Untersuchung des vestibulären Systems (Teil II). Thermische Prüfung. HNO-Informationen 1/80, 7–16

20. Norré, ME, Renier, B (1979) Inverted caloric nystagmus by warm air stimulation. Acta Oto-Rhino-Laryngol Belg. 33, 912–918

21. Proctor, LR, Dix, RC (1975) New approach to caloric stimulation of the vestibular receptor. Ann. Otol. (St.Louis) 84, 683–694

22. Proctor, LR, Dix, RC, Metz, WR (1976) A method for adjusting the stimulus intensity of the air caloric test: Preliminary Report. Trans. Am. Acad. Ophthalmol. Otolaryngol. 82, 210–222

23. Ruttin, E (1909) Zur Differentialdiagnose der Erkrankungen des vestibulären Endapparates, der Vestibularisnerven und ihrer zentralen Bahnen. Verhandl. deutsch. otol. Gesellsch. 169

24. Scherer, H (1984) Die thermische Reaktion des Labyrinths in der Schwerelosigkeit des Weltalls. Betrachtungen zur Theorie Báránys. Arch. Ohren-, Nasen- und Kehlkopfheilk. Suppl. 1984/II, 27–46

25. Torok, N (1972) Standard evaluation of the reactive nystagmus. Arch. Otolaryng. 96, 448–452

26. Urbantschitsch, V (1896) Gehörorgan und motorischer Apparat des Auges. Wien.klin.Woch.

27. Veits, C (1928) Zur Technik der kalorischen Schwachreizuntersuchung. Z. f. Hals-, Nasen- u. Ohrenheilkunde 19, 542–548

28. Westhofen, M (1987) Ballonmethode und Wasserspülung zur thermischen Vestibularisprüfung. Elektronystagmographischer Vergleich beider Methoden. Laryng. Rhinol. Otol. 66, 424–427

29. Wodak, E (1956) Kurze Geschichte der Vestibularisforschung. Georg Thieme Stuttgart

Die thermische Prüfung der Gleichgewichtsorgane

H. Scherer, Berlin

Die thermische Stimulation der Gleichgewichtsorgane ist nach wie vor der klinisch wichtigste Test zur Aufdeckung eines peripher-vestibulären Funktionsdefizites und zur Abgrenzung eines peripheren von einem zentralen Schaden. Zwar ist man nach Arbeiten von Halmagy heute in der Lage, mit kurzen ruckartigen Kopfbewegungen in der Ebene einzelner Bogengänge lokale Probleme in Gleichgewichtsorganen aufzudecken. Dieser Test ist aber nicht quantitativ durchzuführen und stimuliert nicht seitengetrennt. Damit ersetzt dieser Test den ungeliebten thermischen (kalorischen) Test nicht.

Durchführung

Die Reizung erfolgt mit ca. 50 cm^3 Wasser von 30° und 44 °C. Als Starkreiz wird Wasser von 20 °C verwendet. Die Reihenfolge der Reize wird so ausgewählt, dass jeweils ein Nystagmus in entgegengesetzter Richtung ausgelöst wird, um zentrale Gewöhnungsvorgänge zu vermeiden.

Rechts 44°: Rechtsnystagmus
Links 44°: Linksnystagmus
Links 30°: Rechtsnystagmus
Rechts 30°: Linksnystagmus
Bei Bedarf:
Links 20°: Rechtsnystagmus
Rechts 20°: Linksnystagmus

Besteht ein starker Spontannystagmus, dann sind nur Spülungen sinnvoll, die einen Nystagmus erzeugen, dessen Richtung gegen den Spontannystagmus verläuft. Also bei einem Spontannystagmus nach rechts eine Spülung links mit 44° und rechts mit 30°. Die Spüldauer sollte 30 Sekunden betragen. Als Pause zwischen den Spülungen sollte mindestens eine Zeit von 5–7 Minuten eingehalten werden. Für wissenschaftliche Untersuchungen ist eine Pause von mindestens 10 Minuten zwingend erforderlich.

Benutzt man eine Frenzel-Brille zur Beobachtung des Nystagmus, so müssen die Schläge in einem Zeitintervall von der 61. bis zur 90. Sekunde nach Spülbeginn ausgezählt werden. Wesentlich besser als die Untersuchung mit der Frenzelbrille

ist die Dokumentation mittels Elektronystagmographie oder besser mittels moderner Video-Nystagmographie. Hier kann die Geschwindigkeit der langsamen Phase errechnet werden, was eine gute Abbildung des jeweiligen Aktivitätszustandes eines Gleichgewichtsorgans ergibt.

Die Reizantworten bei korrekt durchgeführter thermischer Prüfung weisen eine sehr hohe Schwankungsbreite auf (Abb. 1). Jeder Hals-Nasen-Ohren-Arzt, der mit dieser Prüfung umgeht, muss die Ursachen kennen, damit es keine Fehlinterpretationen gibt.

Reihenfolge der Spülungen

Die Reihenfolge der Spülungen hat einen direkten Einfluss auf das Untersuchungsergebnis, denn die erste Spülung führt in der Regel zu einem Schreckeffekt, der die Wachheit und damit die Nystagmusstärke erhöht (Phänomen des ersten Reizes). Es kann eine scheinbare Seitendifferenz von 5–6 % zugunsten der rechten Seite entstehen. Die Seitendifferenz ist bei Erstuntersuchungen größer als bei Wiederholungsuntersuchungen (Abb. 2).

Körperhaltung im Verlauf einer Spülung

Üblicherweise wird die Untersuchung entweder im Liegen mit um 30° angehobenem Kopf oder im Sitzen mit um 60° nach hinten geneigtem Kopf durchgeführt. Dies entspricht den so genannten Optimum-Kopfhaltungen nach Hallpike und nach Veits (Abb. 3). Bei Wiederholungsuntersuchungen muss berücksichtigt werden, dass die Reizantworten der thermischen Prüfungen im Sitzen und im Liegen sehr unterschiedlich sein können (Abb. 2). So zeigt Abb. 4, dass bei Spülungen beim selben Patienten in unterschiedlichen Körperhaltungen, Sitzen oder Liegen sowohl erhebliche Variationen der absoluten Reizstärke auftreten können als auch Seitendifferenzen, die im Liegen zur einen Seite tendieren, im Sitzen zur anderen. Gerade bei Wiederholungsuntersuchungen muss deshalb darauf geachtet werden, dass die Untersuchungen immer in gleicher Form durchgeführt

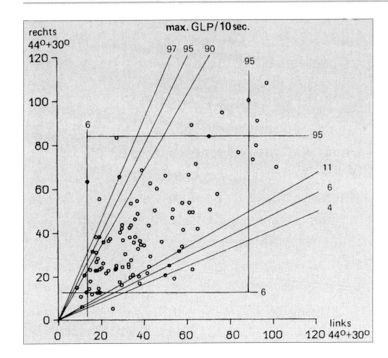

Abb. **1** Schwankungsbreite der Ergebnisse der thermischen Reizung bei 100 Gesunden. Die Linien entsprechen den Quantilbereichen. Parameter: Geschwindigkeit der langsamen Nystagmusphase (GLP) pro 10 s am Maximum der Reaktion (aus Scherer, 1996)

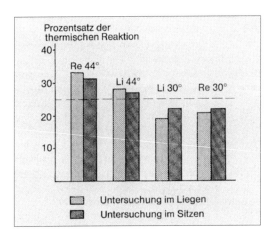

Abb. **2** Mittelwerte der LP bei thermischen Spülungen im Sitzen und im Liegen

werden. Untersuchungen von Scherer et al. haben ergeben, dass nicht alle Personen ihr Reizoptimum in der so genannten Optimum-Stellung haben. Wenn ein Untersuchungsbefund der thermischen Reizung nicht zur Klinik passt, dann ist es sinnvoll, die thermische Reizung auch in anderen Körperhaltungen durchzuführen.

Gehörgangsweite

Die Gehörgangsweite geht unmittelbar in das Ergebnis der thermischen Reizung ein, denn ein weiter Gehörgang ermöglicht einen größeren Kontakt des temperierten Wassers mit dem Körper. Ein kleiner oder großer Gehörgang wird Einfluss auf das absolute Ergebnis haben. Eine unterschiedliche Gehörgangsweite, wie sie speziell bei Personen mit Exostosen vorliegen kann, führt zu einer Seitendifferenz der Untersuchungsergebnisse, die in der Regel nicht zur Klinik passen. Bei Ergebnissen, die von der Klinik abweichen, ist deshalb der Gehörgang zu kontrollieren. In diesem Zusammenhang ist es wichtig darauf hinzuweisen, dass vor der Spülung Zerumen entfernt werden muss.

Einfluss des Trommelfells

Von Feldmann et al. wurde in einer eindrucksvollen Untersuchung festgestellt, dass die Wärmeübertragung vom Spülwasser auf das Gleichgewichtsorgan nicht wie bisher angenommen vorwiegend über den Knochen erfolgt, sondern zu einem wesentlichen Anteil als Thermokonvektion über das Trommelfell und die Luft des Mittelohr-

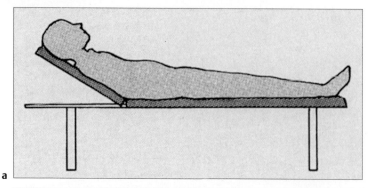

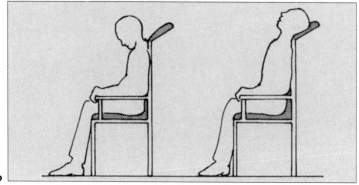

Abb. **3**   Körperhaltung bei der thermischen Prüfung nach Hallpike (a: im Liegen) und nach Veits (b: im Sitzen)

a

b

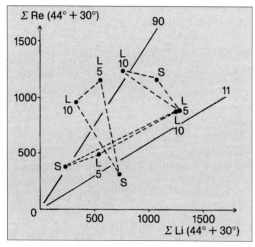

Abb. **4**   Veränderung thermischer Befunde bei verschiedenen Untersuchungsbedingungen. Dargestellt sind die Befunde von 3 Gesunden bei der Untersuchung im Sitzen (S) und im Liegen (L). Die Untersuchung im Sitzen wurde mit einer Pause von 5 (L5) und von 10 (L10) Min. durchgeführt. Parameter: Summe der Geschwindigkeiten der langsamen Nystagmusphasen über die gesamte Reaktionsdauer.

raumes. Durch Einlage von Silberpapier in den Mittelohrraum konnten die Autoren die Größe der Temperaturveränderungen an den Bogengängen massiv reduzieren. Daraus muss man ableiten, dass eine unterschiedliche Beschaffenheit des Trommelfells zu einer unterschiedlichen Reizstärke führen muss. Ein dickes Trommelfell behindert die Thermokonvektion des Wassers vom Gehörgang zur medialen Wand des Mittelohres. Ein unterschiedlicher Trommelfellbefund zwischen rechtem und linkem Ohr wird deshalb zu einer unterschiedlichen Reizantwort führen. In diesem Zusammenhang muss man natürlich darauf hinweisen, dass bei einseitig operierten Ohren ein direkter Seitenvergleich der thermischen Reizantwort nicht mehr möglich ist. Eine derbe Trommelfellmembran nach Tympanoplastik wird zu einer Reduktion der Reizantwort führen, eine Vergrößerung des Trommelfells durch Teilresektion der hinteren Gehörgangswand kann zu einer Verstärkung führen. Freiliegende Gleichgewichtsorgane, wie wir sie von Patienten nach Cholesteatom-Operation kennen, sind äußerst empfindlich gegenüber thermischen Reizen (z.B. Wind) und sie reagieren extrem stark auf Spülungen.

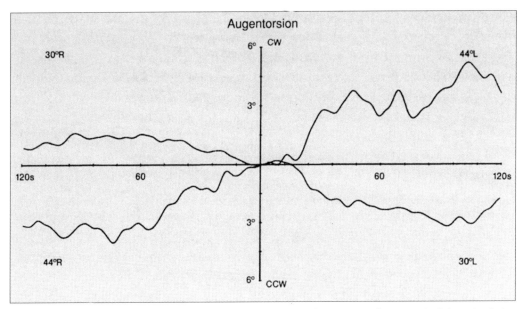

Abb. **5** Statische Augentorsion im Verlauf einer thermischen Stimulation. Dieser liegt eine Otolithenstimulation zugrunde.

Die Rolle der Otolithenorgane bei der thermischen Reizung

Bei der thermischen Reizung wird nicht nur der horizontale Bogengang erregt, sondern weitgehend alle Bogengänge mit unterschiedlicher Stärke. Zusätzlich kommt es aber auch noch zu einer thermischen Stimulation der Otolithenorgane, wie Clarke et al anhand der Messung der statischen Augentorsion im Verlauf einer kalorischen Reizung zeigen konnte (Abb. **5**). Die Reizung von Otolithenorganen hat aber direkten Einfluss auf das Reizergebnis vonseiten der Bogengänge, da die Otolithenorgane in der Hierarchie des ZNS höher stehen als die Bogengänge. Ein gereiztes Otolithenorgan kann somit die Quantität der Bogengangsantwort modulieren. Die in Abb. **2, 3** und **4** aufgeführten Änderungen der Reizstärken und das Auftreten unterschiedlicher Seitendifferenzen derselben Person im Verlauf einer Reizung im Sitzen oder im Liegen ist wohl darauf zurückzuführen.

Entsprechend der vorgenannten Punkte kann man ersehen, dass die thermische Reizung der Gleichgewichtsorgane in sich viele Möglichkeiten bietet, wie unterschiedliche Reizstärken und auch Seitendifferenzen entstehen können. Es ist deshalb von entscheidender Wichtigkeit, dass bei dieser wichtigsten Prüfung in unserem klinischen Arsenal wenigstens die Technik der Untersuchung möglichst optimal durchgeführt wird.

Literatur

H. Scherer, Das Gleichgewicht, 2. Auflage, Springer Verlag 1996

A. Clarke, Sensory interaction in the vestibular System. Habilitationsarbeit für die Freie Universität Berlin 1992

GM. Halmagyi, Curtoys JS, Cremer PD, Henderson CJ, Todd MJ, Staples MJ, D'Cruz DMD (1990). The human horizontal vestibulo-ocular reflex in response to high acceleration stimulation before and after unilateral vestibular neurectomy Exp. Brain Res. 81: 479–490

Klinische und okulographische Otolithendiagnostik

M. Westhofen, Aachen

Zusammenfassung

Die jüngeren Daten der Physiologie des Labyrinths und vestibulären Systems, des vestibulookulären Reflexes sowie die Rolle der Otolithenorgane bei Erkrankungen des Labyrinths erfordern differenziertere Verfahren der Vestibularisdiagnostik unter Einschluss von Otolithenfunktionstests. Klinisch werden neben isolierten Funktionsstörungen der Otolithenorgane kombinierte Macula- und Cristaausfälle beobachtet. Der vestibulookuläre Reflex wird als koordinierte Antwort des gesamten vestibulären Systems von Cristae und Maculae gemeinsam aktiviert. Zur praktisch-klinischen Diagnostik stehen inzwischen einfache Screening-Verfahren sowie aufwendige quantitative Untersuchungstechniken der Macula zur Verfügung. Zur seitengetrennten Diagnostik der Maculafunktionsstörungen sind erweiterte Verfahren der thermischen Prüfung und die exzentrische Rotation jeweils mit videookulographischer Registrierung z. T. auch der torsionalen VOR-Antworten geeignet. Die Registrierung vestibulär evozierter myogener Potenziale (VEMP) bereichern die Palette der Maculadiagnostik um ein objektives seitengetrenntes Verfahren. Grenzen der diagnostischen Verfahren bestehen derzeit noch in der rechnergestützten Analyse der torsionalen Nystagmusantworten. Für eine weitere Verbreitung der Otolithendiagnostik wird eine Vereinfachung der Diagnoseprozeduren und deren differenzierterer Einsatz angestrebt.

Einleitung

Bereits 1890 wurde von Breuer mitgeteilt, dass „der im Vorhof befindliche Otolithenapparat sowie die Bogengänge die Perzeption räumlicher Verhältnisse vermitteln. Der Bogengangsapparat bringt Drehungen, der Otolithenapparat progressive Beschleunigung und die Lage des Kopfes im Raume zur Wahrnehmung". Aus Untersuchungen an Taubstummen war das klinische Bild des vollständigen Labyrinthausfalls bekannt und wurde bereits 1892 von Kreidl nach den Erscheinungen des Bogengangsausfalls und des Otolithenausfalls differenziert. Infolge der 1907 erschienenen Monographie Báránys mit dem Titel „Physiologie und Pathologie des Bogengangsapparates beim Menschen" geriet die Untersuchung der Otolithenorgane in den Hintergrund. Dennoch wurde in der genannten Monographie von Bárány ein Apparat zur Untersuchung der Gegenrollung der Augen beschrieben. Er gibt zur Messung der Gegenrollung unter Lateralkippung Torsionswerte Gesunder und Labyrinthkranker an, die den videookulographischen Messungen der letzten Jahre entsprechen. Ohne den Einfluss der Otolithenorgane zu diskutieren, gibt er an: „Ich habe wiederholt in Fällen, welche keinen pathologischen Nystagmus zeigten, pathologische Veränderungen in der Rollung gesehen, während umgekehrt Fälle mit pathologischem Nystagmus keine Veränderung der Rollung zeigten."

Die Differenzierung des Beitrags der Bogengänge und der Otolithenorgane ist seither Gegenstand zahlreicher physiologischer und klinischer Studien bis in die Gegenwart. Die Kenntnisse finden bislang nur zögerlich Eingang in die klinische Otologie. Die Diagnostik der Maculafunktion kann inzwischen auf eine Reihe okulographischer und elektrophysiologischer Verfahren zurückgreifen. Die hieraus resultierende weitergehende Differenzierung kann für die Indikationsstellung und Planung der Therapie vestibulärer Funktionsstörungen genutzt werden. Die Differenzierung der Crista- und der Maculaantworten sowie der abhängigen okulären Reflexe ist weiterhin Gegenstand aktueller Untersuchungen.

Physiologische Grundlagen der Maculafunktion

Die vestibuläre Funktion stellt die Stabilisierung der visuellen Information und die Orientierung im Raum sowohl in Ruhe als auch bei Bewegung sicher, selbst wenn keine visuellen Fixierpunkte die Orientierung zur Erdvertikalen zulassen, die in Form der Gravitation stets als lineare Beschleunigung auf das Labyrinth einwirkt. Der dreidimensionale Raum erlaubt in drei Freiheitsgraden Rotation und zusätzlich lineare Bewegungen. Während die Bogengänge aufgrund ihres Feinbaus allein Rotationsbeschleunigung wahrnehmen können, werden durch die Otolithenorgane sowohl lineare als auch rotatorische Beschleunigungen wahrgenommen, da hierbei stets lineare Kräfte und Beschleunigung (z. B. Zentrifugalkraft und Tangentialkraft) als Nebeneffekt auftreten (Jones, 1993).

Während die neuronale Aktivität der cristären Haarzellen infolge der Trägheit der Endolymphe im kapillaren Endolymphschlauch entsprechend der Drehgeschwindigkeit des Kopfes auftritt, bildet nach bislang vorliegenden Daten die neuronale Aktivität der Otolithenorgane die Beschleunigung (lineare und rotationsabhängige lineare Beschleunigung) des Kopfes ab (Fernandez, Goldberg, 1976). Der Frequenzbereich mit maximaler Reiz-Antwort-Relation liegt bei cristären Afferenzen zwischen 0,1 und 5 Hz (Wilson, Jones,1979) bei makulären Afferenzen von $0->100$ Hz (Budelli, Macadar, 1979).

Der vestibulookuläre Reflex (VOR) wird nicht allein durch cristäre, sondern auch durch makuläre Einflüsse gesteuert. Nach Zee et al. (1993) tragen die Otolithenorgane in vier Kategorien zum VOR bei:

1. Kompensation für translatorische oder lineare Kopfbewegungen
2. Kompensation für rotatorische Komponenten der Kopfbewegung, wenn die Rotationsachse nicht erdsenkrecht steht (**O**ff-**V**ertical-**A**xis-**R**otation oder Schrägachsenrotation),
3. Einflüsse statischer Otolithenfunktion auf die langsame Nystagmusphase (z. B. Modulation des Spontannystagmus bei Änderung der Kopflage und Unterdrückung postrotatorischer Nystagmusantwort durch Kippung)
4. Kompensatorische Augenbewegungen bei statischer Kopfkippung („ocular counterroll, torsionale Augenbewegung").

Bei visueller binokulärer Fixation gehen der Betrachtungsabstand und die Akkommodation bei Beobachtung bewegter Objekte in die Modulation des otolithenokulären Reflexes ein. Ablaufende Reflexantworten können nach Unterbrechen der visuellen Stimulation für Sekunden anhalten („velocity storage"). Bei cristaabhängigen Reflexen wird dadurch das nur geringe Ansprechen für niedrige Frequenzen < 0,1 Hz kompensiert, indem die Nystagmusantwort protrahiert aktiviert

auftritt (z. B. als postrotatorischer Nystagmus) (Raphan et al., 1979). Aktivität der Otolithenorgane unterdrückt diesen Effekt (Raphan, Sturm, 1991). Dementsprechend wird postrotatorischer Nystagmus durch tonische Kippung des Kopfs und damit durch Stimulation der Otolithenorgane vermindert.

Daten zur Physiologie der Otolithenorgane und des otolithenokulären-Reflexes liefern Hinweise, dass den Maculae eine Sensorfunktion mit überlegen breitem Frequenzbereich und eine Gatterfunktion über die cristären Afferenzen zukommt (Fuhry et al., 2000). Die Reizung der Maculaorgane hat daher erheblichen Einfluss auf cristaabhängige Reflexantworten. Die Otolithenorgane sind daher in weitaus größerem Maß als bislang üblich in die Diagnostik und Therapie der vestibulären Funktionsstörungen einzubeziehen.

Klinisch orientierende Screening-Verfahren

Da der diagnostische Aufwand quantitativer, seitengetrennter Untersuchungsverfahren bislang noch eine Vorauswahl der Patienten erfordert und klinische Untersuchungslabors noch nicht breit verfügbar sind, wurden Suchtests erarbeitet, mit denen zusätzlich zu den detaillierten Beschwerden der Patienten erste Informationen über die Maculafunktionen gewonnen werden können (Westhofen 1991 a,b, Westhofen 1994).

Torsion unter der Lupenbrille

Mittels einer modifizierten Lupenbrille nach Frenzel durch Anbringen einer Winkelskala kann die torsionale Augenbewegung während der Kopfkippung nach lateral um jeweils ca. 20° abgeschätzt werden. Die Untersuchung muss wie üblich bei Lupenbrillen-Untersuchung im dunklen Raum durchgeführt werden, um ein Fixieren des Patienten weitgehend auszuschalten. Dabei werden die Seitendifferenz und der Winkel der Torsion beurteilt. Gesunde bieten Winkel zwischen 2° und 6° jeweils kontralateral zur Kippung des Kopfs. Seitendifferenzen der Torsion von weniger als 3° werden unter der Lupenbrille meist nicht erkannt. Das Verfahren kann in Praxis und Klinik als Screening-Verfahren eingesetzt werden (Westhofen, 2001). Zur orientierenden Untersuchung wird der Kopf des Patienten mit Lupenbrille nach Frenzel ausgerüstet zunächst ruhig gehalten und danach im Sitzen um jeweils 45° nach links und rechts gekippt. Das Führen des Kopfs in

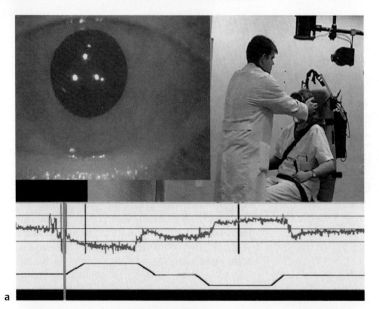

Abb. **1** Manuelle Kopfkippung des Patienten mit Darstellung der tonischen Bulbustorsion mittels Videookulographie. Jeweils oben links das VOG-Bild, oben rechts die Positionierung des Kopfs, unten schwarz: Kopfposition, rot: torsionale Bulbusposition über die Zeit, grün: Markierung des Signals zum Zeitpunkt der jeweiligen Kopfpositionierung. Kopf aufrecht (a), Kopfkippung nach links (b), nach rechts (c).

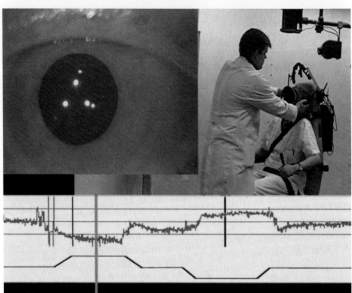

die Lateralkippung sollte über jeweils 10 s erfolgen. Währenddessen können torsionale Nystagmen und die tonische Bulbustorsion beobachtet und auf Symmetrie eingeschätzt werden. Der Test ist in Abb. **1** mit videookulographischer Registrierung gezeigt.

Prüfen der haptischen subjektiven Vertikalen

Das Lageempfinden im Raum wird durch eine Vielzahl sensorischer Informationen beeinflusst. Die Maculafunktion hat gemeinsam mit der Propriozeption und dem Visus wesentlichen Anteil am betreffenden sensorischen Sinneseindruck der Lage im Raum relativ zur Schwerkraftrichtung, wenn optische Orientierung ausgeschlossen

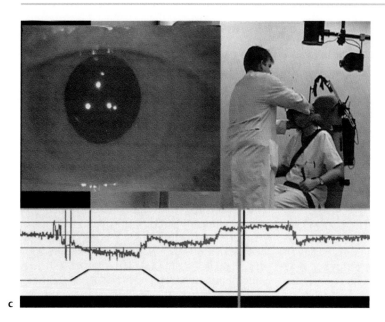

Abb. **1c**, siehe Text zur Abb. **1c** auf S. 78

c

ist. Gestörte Lageempfindung im Raum äußert sich in gestörten okulären Reflexen und motorischen Funktionen, die zur Stabilisierung der Körperachse eingesetzt werden. Die subjektive Vertikale wird durch optische, propriozeptive und labyrinthäre Afferenzen beeinflusst (Dieterich, Brandt, 1992). Der Vertikaleindruck des Patienten kann bei Ausschalten der optischen Orientierung durch Zeichnen einer vom Patienten vertikal empfundenen Linie mit frei gehaltenem Arm in aufrecht sitzender oder in gekippter Position abgeschätzt werden (Westhofen, 1991a). Damit wird vorwiegend die haptische subjektive Vertikale des Patienten erfasst. Auf ungestörte Koordination als Testvoraussetzung ist zu achten. Die Ergebnisse sind intraindividuell stabil, wenn die Untersuchungsbedingungen streng kontrolliert werden. Hierzu ist eine zuverlässige Augenklappe, ein weiches Sitzkissen zur Reduzierung propriozeptiver Störeinflüsse und ein gerade geführter und nicht aufgestützter Arm des Patienten beim Zeichnen der Vertikallinie notwendig. Für die Aufzeichnung der Linie wird ein Zeichenbrett mit Wasserwaage im Format DIN A3 empfohlen.

Bei Gesunden werden Werte der subjektiven Vertikalen ≤ 20° bei aufrechtem Sitzen gefunden. Die Differenzen der subjektiven haptischen Vertikalen bei lateraler Rechts- und Linkskippung bei Gesunden gehen aus Tab. 1 hervor.

Tab. **1** Befunde der subjektiven haptischen Vertikalen durch Zeichnen als Screening der Lageempfindung im Raum (SV = Subjektive Vertikale)

Position aufrecht sitzend

Gesunde	20° im Uhrzeigersinn bis −20° gegen den Uhrzeigersinn
Einseitiger Labyrinthausfall	> 20° Kippung der SV zum kranken Ohr

Position 20° lateral gekippt, sitzend

Gesunde	Differenz der SV-Deviation LINKS − SV-Deviation RECHTS bis + 25°
Einseitiger Labyrinthausfall	Differenz der SV-Deviation LINKS − SV-Deviation RECHTS > 25°
Störung der Lageempfindung im Raum zentralnervöser Genese	Differenz der SV-Deviation LINKS − SV-Deviation RECHTS > 0° *(Dies entspricht einer Einschätzung der Kippung in die entgegengesetzte Richtung durch den Patienten. Macula- und Propriozeptoreninformation wird nicht korrekt umgesetzt).*

Alternativ kann der visuelle subjektive Vertikaleindruck durch eine vom Patienten in absoluter Dunkelheit eingestellte Leuchtleiste erfasst werden (Böhmer, Rickenmann, 1995). Visuelle und haptische subjektive Vertikaleindrücke werden neuronal unterschiedlich verschaltet und können daher bei Patienten erheblich differieren.

Quantitative seitengetrennte Maculaprüfung

Thermische Reizung der Macula

Bei der bilateralen bithermischen Reizung des Labyrinths werden nicht allein die Bogengangsampullen sondern auch das Vestibulum thermisch beeinflusst. Als Ergebnis dessen entstehen eine tonische Torsion (x-Achse) und nahezu simultan eine torsionale Nystagmusantwort. Diese Nystagmusantwort wird vorwiegend dem hinteren Bogengang zugeordnet, während die torsionale tonische Bulbusrollung der Erregung des Utriculus zuzuordnen ist (Markham, 1989). Die Quantifizierung der horizontalen Nystagmusantworten durch Videookulographie entsprechen den früher mitgeteilten Wertebereichen für die elektronystagmographisch registrierten Nystagmusantworten (Westhofen, 1987). Zur Erfassung maculärer Reizantworten auf thermische Reizung des Labyrinths ist die Quantifizierung torsionaler Bulbusbewegungen notwendig. Hierfür ist die dreidimensionale Videookulographie Voraussetzung (Scherer et al., 1991). Dabei treten torsionale Nystagmen gleichzeitig mit horizontalen und vertikalen Nystagmusschlägen auf (Abb. 2 und 3). Die thermischen torsionalen Nystagmen weisen beim Gesunden vergleichbare Frequenzen und mittlere Amplituden wie horizontale Nystagmen auf, laufen jedoch mit nur 30% der Winkelgeschwindigkeit horizontaler Nystagmen ab. Automatisierte 3 D-Nystagmusanalyse-Algorithmen mit ausreichender Zuverlässigkeit liegen bislang noch nicht vor.

Für den Einsatz in Praxis und Klinik ist die thermische Stimulation in Pronations- und Supinationslage sinnvoll. Die Stimulationstechnik erlaubt eine übersichtliche Beurteilung der kombinierten Crista- und Maculafunktion. Sie liefert darüber hinaus einen seitengetrennten Befund der Maculafunktion in Fällen, in denen zumindest eine Crista-Restfunktion nachweisbar ist. Hierzu wird die thermische Prüfung statt mit der üblichen Kaltreiztemperatur (30°C) mit 20°C kaltem Wasser durchgeführt. Die Registrierung der Nystagmusantwort beginnt in Optimumposition nach Hallpike (s. Abb. 2 a). Während der Registrierung beobachtet der Untersucher das Eintreten der Kulmination. Im Maximum der Nystagmusantwort wird der Patient dann um 180° in Bauchlage gedreht, sodass der Kopf um 30° nach scheitelwärts abwärts geneigt ist (s. Abb. 2 b). Dabei ist beim Gesunden eine Umkehr der Nystagmusrichtung zu beobachten, die an die intakte Funktion der ipsilateralen Macula gebunden ist (s. Abb. 3 a). Bei erhaltener Cristafunktion tritt jeweils die Kulmination auf. Die Richtungsänderung der Nystagmen oder die Betragsänderung der Geschwindigkeit ihrer langsamen Phase ist an die Integrität der ipsilateralen Macula gebunden (vergl. Befunde Abb. 3 b, c).

Exzentrische Rotation

Die unilaterale exzentrische rotatorische Stimulation ist ein statischer Reiz für die Macula, d.h. während der Stimulationsprozedur bleiben Stimulusrichtung und Stimulusintensität konstant.

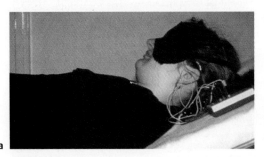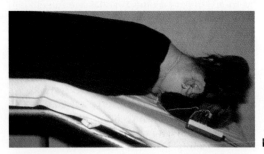

a b

Abb. 2 Thermische Stimulation des Labyrinths mit Starkreizung (20°C) in Supinationslage (a) und Pronationslage (b).

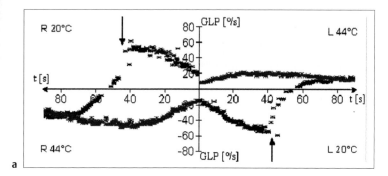

a

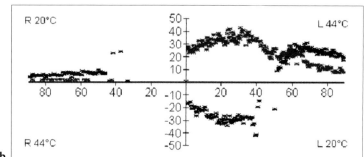

b

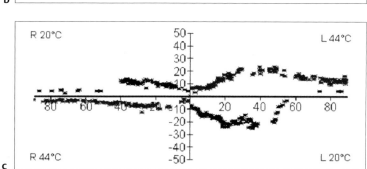

c

Abb. **3** Befunde nach thermischer Reizung mit Warmspülung (44 °C) (linker unterer und rechter oberer Quadrant) und Starkreizung mit 20 °C in Supination und Pronation (linker oberer und rechter unterer Quadrant). Normalbefund beidseits (a), Ausfall der Macula- und Cristafunktion ohne Nystagmusreaktion in der Kulminationsphase (b), Ausfall nur der Maculafunktion mit erhaltener Kulminationsphase, jedoch ohne Richtungsumkehr der Nystagmen bei Wechsel der Körperlage von Supination nach Pronation (c) (vergl. Abb. **2**).

Währenddessen ist Crista-Reizung durch konstante Rotationsgeschwindigkeit und damit Fehlen von Drehbeschleunigung ausgeschlossen. Die Reiz- und Messphase der Macula bzw. des Otolithen-VOR beginnen nach Sistieren der postrotatorischen horizontalen Nystagmen, die nach der Beschleunigung des Stuhls auf die Endgeschwindigkeit von 180 °/s auftreten. Während Drehung des Stuhls mit konstanter Geschwindigkeit wird der Sitz mit dem untersuchten Patienten lateralwärts (entlang der y-Achse) verschoben. Somit wirkt keine Drehbeschleunigung, sondern nur lineare Beschleunigung mit zentrifugaler und tangentialer Richtung bevorzugt auf das exzentrisch liegende Labyrinth. Die Reiztechnik, wie sie an der

Aachener Klinik durchgeführt wird, geht aus Abb. **4** hervor (Westhofen 1994, 1998). Ähnliche Prozeduren werden von anderen Untersuchern mit vergleichbaren Ergebnissen der Befunde beschrieben (Furman, Baloh, 1992). Um eine computertomographische Vermessung des Abstands Vestibulum – Drehachse zu umgehen, werden alle Untersuchungen in Standardpositionen von 3,5 cm, 4 cm und 4,5 cm exzentrisch jeweils nacheinander nach links und rechts durchgeführt. Die Programmierung der Drehstuhlanlage sieht einen Seitenwechsel der Labyrinthreizung nach jeder einzelnen Position vor, ohne dass der Stuhl seine Drehgeschwindigkeit zwischenzeitlich ändert. In Abhängigkeit von den Dimensionen der Otobasis

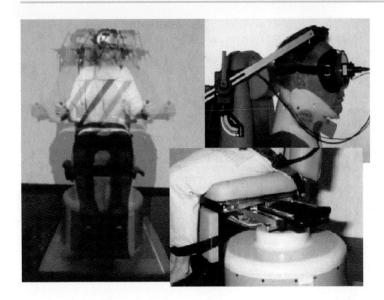

Abb. **4**   Exzentrische Rotation zur unilateralen Otolithenfunktionsprüfung. Technik zur Lateralverschiebung des Sitzes. Fixierung des Kopfs am Stuhl und Versteifen des Halses durch eine angeschnallte Form (head restraint) zur Vermeidung unwillkürlicher Kopfkippung während der Maculastimulation. Am Kopf festgeschnallte Kamerahalterung zur dreidimensionalen Infrarot-Videookulographie (SMI, Teltow, Deutschland).

des Patienten liegt das zentrische Labyrinth bei den drei unterschiedlichen Exzenter-Abständen (3,5; 4; 4,5 cm) mit dem exzentrischen Labyrinth entweder gemeinsam auf der gleichen Seite der Drehachse oder auf jeweils kontralateralen Seiten. Die exakte Positionierung des Labyrinths entsprechend computertomographischen Schnittbildern in die Drehachse des Stuhls gelingt nur schwer. Der Patient wird während der Untersuchung in aufrecht sitzender Position in einem head-restraint am Stuhl fixiert, sodass eine Drehung oder Beugung in den Kopf- oder Halsgelenken ausgeschlossen ist (s. Abb. **4,** rechts oben).

Die auftretenden vestibulookulären Reflexantworten werden mittels dreidimensionaler Videookulographie registriert (SMI, Teltow, Deutschland). Die dritte Dimension besteht in der Darstellung von torsionalen Augenbewegungen in der Z-Achse zusätzlich zu horizontalen und vertikalen Bewegungen. Die bei den unterschiedlichen Stuhlpositionen auftretenden torsionalen Bulbusbewegungen lassen sich als Messreihe auftragen. In Relation zur Bulbusposition bei zentrischer Position des Labyrinths während der Rotation werden die Intensität und Richtung des otolithokulären Reflexes erfasst. Sie lassen sich damit der Funktion eines der beiden Labyrinthe zuordnen. Kontinuierlich bestehende, von der Reizung unabhängige, tonische Bulbustorsionen werden durch die Videookulographie nicht dargestellt.

Wenn zwei der angefahrenen exzentrischen Positionen jeweils gleich weit von der optimalen Labyrinthposition im Zentrum der Drehachse entfernt liegen, tritt der maximale, konstruktiv mögliche Fehler für die exzentrische Reizung auf. Er ergibt sich aus der Mitreizung des nicht exakt im Rotationsmittelpunkt liegenden Labyrinths. Dabei auftretende Abweichungen der Drehachse vom Mittelpunkt des Vestibulums und damit der Otolithenorgane führen zu einem Fehler von max. 1°. Um den Einfluss der Corioliskraft zu minimieren, beginnt die Analyse der torsionalen Augenbewegung jeweils 15 s nach Erreichen der exzentrischen Position.

Beim Gesunden werden mit einer Rotationsgeschwindigkeit von 180°/s mittlere tonische Augentorsionen von 5° registriert. Bislang wurden 9° Torsion von Gesunden nicht überschritten. Die unilaterale Reizung führt damit zu einem Reizerfolg analog zu einer Lateralkippung des Individuums um 20° (vergl. Böhmer, Rickenmann, 1995, Westhofen, 1991 a). Die Vestärkung des otolithokulären Reflexes liegt wie auch bei anderen Reiztechniken der Macula bei 0,1 (vergl. Vestärkung des cristaabhängigen VOR = 1).

Die Untersuchungsergebnisse von 20 Patienten mit typischem Liftschwindel z.T. kombiniert mit weiteren Schwindelmodalitäten und weiteren quantifizierbaren Funktionsstörungen des Labyrinths wie einseitige thermische Mindererregbarkeit ergaben einseitige Torsionen von 2,9°

(Mittelwert). Im Falle eines kongenitalen Nystagmus unklarer Genese war eine Torsion beidseits von 10° zu beobachten.

Vestibulär evozierte myogene Potenziale (VEMP)

Seit den Mitteilungen von Bickford sind akustisch evozierte Potenziale mittlerer Latenz bekannt, die durch Anspannung der Nackenmuskulatur verstärkt werden können und durch Verabreichung von Diazepam reduziert werden (Bickford, 1963). Jüngere elektrophysiologische Arbeiten mit Einzelfaserableitungen vestibulärer Neurone am Tier haben diese Potenziale Sacculusneuronen zuordnen können. Die Potenziale sind am narkotisierten Tier und am wachen Menschen beschrieben. Für die Stimulation wird ein Click oder effektiver ein tone-pip eingesetzt, der um 4 KHz und

> 65 dB über Kopfhörer via Luftleitung angeboten wird. Die Registrierung der Potenziale erfolgt im Zeitfenster und in der Filtereinstellung für akustisch evozierte Potenziale mittlerer Latenz. Die Ableitorte liegen für die differenten Elektroden über der Mitte des M. sternocleidomastoideus und dem Jugulum. Die indifferente Elektrode liegt an der Stirn (Abb. **5 a**). Das Potenzial ist in der Regel bereits nach 50 Mittelungen erkennbar. Für eine störarme Mittelung sollten mind. 250 Mittelungsschritte verwendet werden. Für die Registrierung ist essenziell, dass der Patient den Kopf in liegender Position anhebt, ohne ihn dabei zu drehen (Abb. **5 b**). Die Potenziallatenzen beim Gesunden liegen bei P13 ms und N23 ms (Colebatch et al., 1994, Murofushi et al., 2001). Reizung und Registrierung der myogenen Antworten erfolgen seitengetrennt. Einseitige Sacculusfunktionsstörungen sind darstellbar (Abb. **6**).

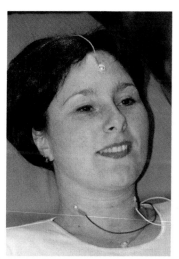 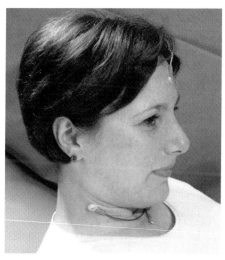

a   b

Abb. **5** Elektrodenpositionen zur Registrierung vestibulär evozierter myogener Potenziale (VEMP) (a) und Kopfposition inkliniert während der Messung (b).

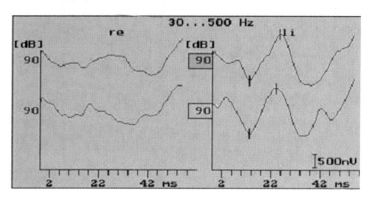

Abb. **6** Vestibulär evozierte myogene Potenziale bei rechtsseitigem komplettem Labyrinthausfall (Crista- und Maculafunktion), rot: fehlende Potenzialausprägung rechts über dem M. sternocleidomastoideus, blau: Normalbefund mit P13- und N23-Latenzen der VEMP.

Prüfung des otolithokulären Reflexes

Während für die Funktionsprüfung des vestibulookulären Reflexes in Zusammenhang mit thermischer Bogengangsreizung die rotatorischen Testverfahren, wie z. B. die frequenzabhängige Drehpendelprüfung eingesetzt werden, steht analog die Schrägachsenrotation zur Funktionsprüfung des otolithokulären Reflexes zur Verfügung.

Die Reizung wird wie oben für die exzentrische Rotation beschrieben nach Sistieren aller post-

rotatorischen Nystagmusphasen vorgenommen. Der Stuhl wird hierzu bei konstanter Rotationsgeschwindigkeit (180°/s) um 10° gekippt. Dadurch tritt neben der tangentialen und zentrifugalen Beschleunigung, deren Richtung relativ zum Kopf des Patienten unverändert bleiben, eine kontinuierliche relative Richtungsänderung der Schwerkraft in Bezug auf den Kopf des Patienten auf. Somit erfahren die Maculaorgane beidseits ein dynamisch periodisch verändertes Reizmuster, das den otolithokulären Reflex auslöst. Die Reizung erfolgt somit binaural. Die Funktion des Reflexes

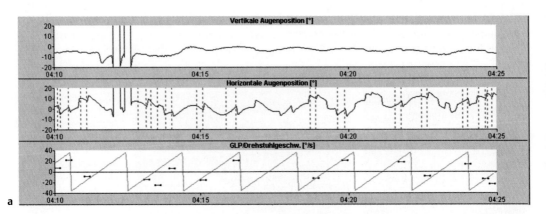

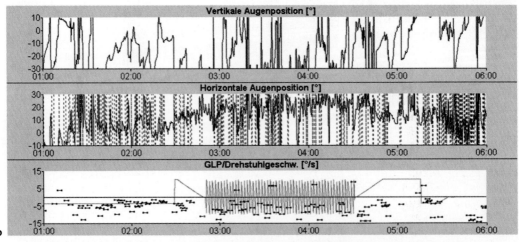

Abb. 7   Videookulographische Registrierung des Okulogramms bei Schrägachsenrotation. Automatische Analyse der horizontalen Nystagmusantwort (mittlere Spur). Darstellung der Geschwindigkeit der langsamen Phase der einzelnen Nystagmusschläge (blau untere Spur), Drehposition des Stuhls (grün untere Spur). Symmetrische rechts- und linksgerichtete Nystagmen beim Gesunden (a), Verstärkung des Spontannystagmus nach rechts (unten in der Analysekurve, untere Spur) und vereinzelte Nystagmusschläge nach links (oben in der Analysekurve, untere Spur) während der Schrägachsenrotation ohne Drehbeschleunigung (b).

ist an die Integrität des vestibulären Systems gebunden.

Die Reizantwort besteht aus einer langsamen, mit der Rotation coperiodischen langsamen horizontalen Bulbusbewegung sowie einer ebenfalls coperiodisch auftretenden richtungswechselnden horizontalen Nystagmusantwort von kleiner Amplitude. Bei videookulographischer Registrierung kann zusätzlich die torsionale Antwort aufgezeichnet werden. Zur Beurteilung der vom Labyrinth evozierten Reflexantworten werden die horizontalen Nystagmen empfohlen (Furman et al., 1993). Die Geschwindigkeit der langsamen Phase dieser Nystagmusantwort besteht aus zwei Komponenten. Neben einer während der Stimulation persistierenden Grundaktivität der Nystagmen findet sich eine coperiodisch aufmodulierte Intensitätsänderung der Nystagmusgeschwindigkeit (Furman et al., 1993). Die an der Aachener Klinik eingesetzte Technik führt zu einer periodischen Richtungsänderung der Nystagmen, die coperiodisch zur Orientierung des Kopfs in Bezug zur Erdhorizontalen auftritt.

Bei Gesunden findet sich eine symmetrische Relation der Nystagmusantworten wie in Abb. 7a dargestellt. Bei nicht kompensiertem unilateralem Maculaausfall können Nystagmen in eine der beiden Richtungen fehlen oder invers gerichtet sein (Abb. 7b).

Radiologische Diagnostik

Neben der Felsenbein-Dünnschichttomographie hat sich die MR-Tomographie mit Einsatz der Maximum-Intensitäts-Projektion des Labyrinths als hilfreich für die Labyrinthdiagnostik erwiesen. Ihre Analyse anhand der einzelnen Schichten wie auch deren räumlicher 3D-Rekonstruktion kann in Einzelfällen intralabyrinthäre Vernarbungen und Bogengangsstrikturen darstellen (vergl. Fallbeispiele im Kap. Krankheitsbilder mit Otolithenfunktionsstörungen, S. 151).

Schlussfolgerung

Während mikromorphologische Befunde an Cochlea und Labyrinth Erkrankungen und Missbildungen definieren, die selektiv einzelne Provenienzen des Innenohrs und Labyrinths betreffen oder gar sämtliche Sensororgane nebeneinander in Mitleidenschaft ziehen (Gorlin et al., 1976), haben bislang klinische Konzepte zur Diagnostik und Therapie vestibulären Schwindels diese Erkenntnis nicht hinreichend nachvollzogen.

Für den Otologen und Otochirurgen ist die Untersuchung der Labyrinthfunktion essenziell für die Planung der Behandlung bei otogenen Schwindelbeschwerden. Eine gemeinsame Beurteilung der Crista- und der Maculafunktionen ist dabei vielfach unerlässlich. Bemerkenswerterweise wird oft nur die laterale Bogengangsfunktion geprüft, während hinterer und medialer Bogengang sowie die beiden Maculaorgane unberücksichtigt bleiben. Von vielen Otologen wird in diesem Zusammenhang über die Inkongruenz der vom Patienten geäußerten Beschwerden und der Nystagmusbefunde geklagt. Nach eigenen Untersuchungen werden isolierte Funktionsstörungen der Maculaorgane und/oder der zentralnervösen Neuronen in 25% der untersuchten Patienten des nicht vorselektierten Patientenguts unserer Klinik gefunden (Westhofen, 1994, 1998).

Die koordinierte Funktion der Crista- und Maculaorgane ist seit langem bekannt und auch beim Menschen gut dokumentiert (Fluur, Mellström, 1971; Raphan, Sturm, 1991). Isolierte und kombinierte Funktionsausfälle werden beobachtet (vergl. auch Fallbeispiele). Histopathologische Befunde zur Auswirkung perilymphatischer und endolymphatischer Hypertension auf das Labyrinth sind dokumentiert. Wegen ihrer exponierten Lage im Vestibulum sind Sacculus und Utriculus in der Frühphase der jeweiligen Erkrankungen bereits betroffen (Schuknecht, 1974). Da bislang die apparative Diagnostik der perilymphatischen Hypertension und des endolymphatischen Hydrops noch nicht hinreichend verlässlich möglich ist, kommt der seitendifferenten Otolithenfunktionsprüfung hoher Stellenwert bei Therapieentscheidungen zu. Insbesondere vor operativen Therapieindikationen ist die Beurteilung einer Macularestfunktion sowie einer Funktionsbeurteilung bei bilateraler Manifestation der Hydrops- oder Hypertension-Erkrankungen wesentlich.

Da Patienten mit ein- oder beidseitigen Funktionsstörungen der Macula insbesondere bei geradlinigen Bewegungen keine zuverlässige Orientierung im Raum haben, ist die Otolithenfunktionsdiagnostik wesentlicher Bestandteil der Attestierung und Begutachtung beruflicher Einsatzfähigkeit und der Verkehrstauglichkeit. Die Patienten sind darüber aufzuklären, dass der Genuss von Alkohol selbst in Dosen, die üblicherweise nicht zu wesentlicher Beeinträchtigung der vestibulären Funktionen führen, die Orientierung im Raum erheblich einschränkt. Dabei sind maculär organisierte vestibulookuläre Reflexe deutlich stärker betroffen als cristäre Funktionen (Locke-mann, 1996).

Wegen der breiten Verfügbarkeit und der leichten Durchführbarkeit ist die Darstellung der VEMP-Antworten zur Maculadiagnostik als obligater Bestandteil der otologischen Vestibularisdiagnostik zu empfehlen. Vor allem die Funktion des Sacculus ist dem Potenzialmuster zuzuordnen. Sie unterliegen allerdings wie Nystagmusantworten dem Einfluss der Vigilanz. Inwieweit sie in Zukunft dazu beitragen können, die Frage der zervikalen Beteiligung innerhalb der Ursachenkette oder der Auswirkungen vestibulärer Funktionsstörungen zu beantworten, ist bislang offen. Die weiter oben beschriebenen rotatorischen Testverfahren reizen demgegenüber vorwiegend den Utriculus. Dem Utriculus wird der überwiegende Anteil der Lagewahrnehmung durch das Labyrinth beim Menschen zugeschrieben. Ob sich daraus die Notwendigkeit umfang-reicher Funktionstests zur Therapieplanung ergibt und inwieweit Diagnoseprozeduren verkürzt und vereinfacht werden können, um den Anforderungen der ressourcenrestriktiven Medizin gerecht werden zu können, wird derzeit überprüft. Dabei werden in Zukunft Fragen der Qualitätskontrolle wie auch der Ökonomisierbarkeit derartiger Verfahren eine Rolle spielen.

Unerlässlich ist die Integration der Befunde vestibulärer Funktionstests mit der differenziert erhobenen Vorgeschichte und den Beschwerden des Patienten sowie den geklagten Begleitsymptomen während der Schwindelbeschwerden und in ggf. beschwerdefreien Intervallen. Einen zusammenfassenden Überblick über die Diagnoseverfahren des Otologen bei labyrinthären und zentralnervösen vestibulären Funktionsstörungen gibt Tab. **2**.

Tab. **2** Stimulationstechniken zur Evozierung von Reflexantworten des vestibulären Systems

Vestibularis-Routinediagnostik

Reizorgan	Stimulation	Registrierung
Labyrinth	thermische Prüfung	ENG/VOG 2 D
	thermische Prüfung	VOG 3 D
	exzentrische Rotation	VOG 3 D
	optische/haptische subjektive Vertikale	psychophysisch
Visuell-vest. System	langsame Blickfolge	ENG/VOG 2 D
	Sakkaden	ENG/VOG 2 D
	optokinetischer Nystagmus	ENG/VOG 2 D
	optische subjektive Vertikale	psychophysisch
Vestibulookulärer Reflex		
Cristaabhängig	Drehpendel, frequenzabhängig	ENG/VOG 2 D
Maculaabhängig	Schrägachsenrotation (OVAR)	VOG 3 D (ENG/VOG 2 D)
Sacculocollischer Reflex		VEMP
	Akustisch LL, 85 dB; 0,1 ms	Oberflächenelektroden zervikal (s. Abb. **5 a**)
Statomotorik	dynamische Posturographie	verschiedene Techniken

Literatur

Bickford RG, Jacobson JL, Cody DTR (1964) Nature of averaged evoked potentials to sound and other stimuli. Ann NY Acad Sci 112 : 204 – 23

Böhmer A, Rickenmann J (1995) The subjective visual vertical as a clinical parameter of vestibular function in peripheral vestibular diseases J Vestib Res, 5 : 35

Budelli R, Macadar O (1979) Stato-acoustic properties of utricular afferents. J. Neurophysiol. 42 : 1479

Colebatch JG, Halmagyi GM, Skuse NF (1994) Myogenic Potenzials generated by a click-evoked vestibulocollic reflex. J Neurol Neurosurg Psychiatry 57 : 190 – 7

Dieterich M, Brandt T (1992) Cyclorotation of the eyes and the subjective visual vertical. Baillieres Clin Neurol 1 : 301

Fernandez C, Goldberg JM (1976) Physiology of peripheral neurons innervating otolith organs of the squirrel monkey. III. Response dynamics. J Neurophysiol; 39 : 996

Fluur E, Mellström A (1971) The otolith organs and their influence on oculomotor movements. Exp Neurol 30 : 139

Fuhry L, Nedvidek J, Haburcakova C, Glasauer S, Brzek G, Buttner U (2000) The effect of otolith and semicircular canal convergence on the VOR during eccentric rotation. Arch Ital Biol 138 : 29 – 38

Furman J, Baloh RW (1992) Otolith-ocular testing in human subjects. Ann NY Acad Sci 655 : 431

Furman J, Schor R, Kammerer D (1993) Off-vertical axis rotational responses in patients with unilateral peripheral vestibular lesions. Ann Otol Rhinol Laryngol 102 : 137

Gorlin RJ, Pindborg JJ, Cohen MM Syndromes of the head and neck. 2nd edn. McGraw-Hill, New York 1976

Jones GM The Peripheral Vestibular Message. In: The Vestibulo-Ocular Reflex and Vertigo, Sharpe JA, Barber HO (ed), 1993, 1

Lockemann, U (1996) Untersuchung des Einflusses verschiedener Alkoholisierungsgrade auf das vestibuläre System im Hinblick auf die rechtsmedizinische Beurteilung eines Gefahrengrenzwertes alkoholbedingter Fahrunsicherheit im Straßenverkehr. Habilitationsschrift, Hamburg 1996

Markham CH (1989) Anantomy and physiology of the otolith controlled ocular counterrolling. Acta otolaryngol (Stockh) 70 : 126 – 135

Murofushi T, Shimizu K, Takegoshi, H, Cheng PW (2001) Diagnostic value of prolonged latencies in the vestibular evoked myogenic Potenzial. Arch Otolaryngol Head and Neck Surg 127 : 1069 – 72

Raphan, T, Matsuo, V, Cohen, B (1979) Velocity storage in the vestibulo-ocular reflex arc (VOR). Exp Brain Res 35 : 229

Raphan T, Sturm D (1991) Modeling the spatiotemporal organization of velocity storage in the vestibuloocular reflex by optokinetic studies. J Neurophysiol 66/4 : 1410

Scherer H, Teiwes W, Clarke AH (1991) Measuring three dimensions of eye movements in dynamic situations by means of videooculography. Acta Otolaryngol (Stockh) 111 : 182

Schuknecht HF (1974) Pathology of the ear. Cambridge, Harvard University Press

Stoll, W (1987) Das „Fenster-Fistelsymptom" bei Läsionen im Bereich des runden und ovalen Fensters. Laryngol Rhinol Otol 66 : 139

Westhofen, M (1987) Ballonmethode und Wasserspülung zur thermischen Vestibularisprüfung. Laryngol Rhinol Otol 66 : 424

Westhofen, M (1991 a) Subjective vertical during static tilt: A method of clinical testing of otolith organs. In: Vestibular Diagnosis and Neuro-Otosurgical Management of the Skull base, Haid CT (ed), S. 109, Demeter, Gräfelfing

Westhofen, M (1991 b) Die klinische Diagnostik der Otolithenfunktion. Oto Rhino Laryngologia Nova : 26

Westhofen, M Objektivierung von Störungen des Otolithenapparates. In: Schwindel und schwindelbegleitende Symptome, Stoll W (ed), 1994, 41

Westhofen M Untersuchung der Otolithenorganfunktion, In: Westhofen M (Hrsg.) Vestibuläre Untersuchungsmethoden. PVV Science Publications, Ratingen 2001

Wilson VJ, Melvill Jones G Mammalian Vestibular physiology. Plenum Press, New York 1979

Zee DS, Hain TC Otolith-Ocular Reflexes. In: The Vestibulo-Ocular Reflex and Vertigo, Sharpe JA, Barber HO (ed), 1993, 69

Craniocorpographie

A. Hahn, Prag

Die *Craniocorpographie* zeichnet die Kopf- und Schulterbewegungen als Leuchtspurmuster photographisch auf. Somit können sowohl Kopf- als auch Schulterbewegungen isoliert betrachtet werden. Ferner gestattet die Craniocorpographie die Betrachtung der Kopfbewegungen im Verhältnis zu den Schulterbewegungen bzw. die Kopfstellung im Verhältnis zur Schulterstellung. Mithilfe von zeitgetakteten Leuchtmarken ist es möglich, auch zeitabhängige Bewegungsstörungen, insbesondere des Tretens und Gehens, wie die Gangdysrhythmie bzw. die Gangdysmetrie, zu objektivieren und auszumessen.

Der Stehversuch nach Romberg (1942) und der Tretversuch nach Unterberger (1938) und Fukuda (1959) haben sich als die klinisch wichtigsten vestibulospinalen Tests erwiesen. Beide Tests werden auf ein und derselben fotografischen Aufnahme als Mehrfachbelichtung registriert. Diese Tests liefern typische Reaktionsmuster für periphere vestibulo-spinale und zentrale Störungen. Durch die fotografische Aufnahme der Leuchtspurmuster entsteht unmittelbar ein Versuchsdokument, welches sofort ausgewertet werden kann. Der technische Aufwand ist sehr gering. Die Anlage ist für den Untersucher leicht verständlich. Die Untersuchung verlangt keine besonderen technischen Kenntnisse, ist schnell erlernbar und erfordert nur einen geringen Zeitaufwand. So können etwa 10 Craniocorpogramme in 40 Minuten durchgeführt und ausgewertet werden.

Ursprünglich ist die Craniocorpographie unter dem arbeitsmedizinischen Gesichtspunkt entwickelt worden, einen Siebtest für Gleichgewichtsfunktionsstörungen zu schaffen. Seit 1983 ist dieses Verfahren im Berufsgenossenschaftlichen Grundsatz G41 („Arbeiten mit Absturzgefahr") verankert. Die Craniocorpographie ist als Basisäquilibriometrie zu verstehen. Die Craniocorpographie stellt eine eigenständige Untersuchung als Posturographie dar.

Zur Durchführung der Craniocorpographie werden die beiden Schultern sowie Stirn und Hinterhaupt des Patienten mit Leuchtmarken (Glühbirnchen) markiert. Dazu trägt der Patient einen einfachen Arbeiterschutzhelm, in dem eine Batterie und ein Schalter untergebracht sind. Über Stirn und Hinterhaupt befinden sich in der Mittellinie des Helmes je eine kleine elektrische Glühbirne. Seitlich ist der Helm jeweils über Kabel mit Klemmleuchten für die Markierung der Schultern verbunden. Beim impulsmarkierten System enthält der Helm außerdem einen Leuchtimpulsgeber für alle Lampen. Damit können die Lampen rhythmisch gegeneinander versetzt zum Aufleuchten gebracht werden.

Um optische Reize auszuschalten, die eine visuelle Orientierung ermöglichen könnten, werden die Augen des Patienten mittels einer Schlafmaske abgedeckt. Im verdunkelten Raum nimmt eine Polaroid-Sofortbildkamera die Leuchtspur der 4 Glühlämpchen auf. Diese Sofortbildkamera ist so über dem Patienten angebracht, dass sie nach oben in einen Konvexspiegel blickt, der sich über dem Patienten an der Raumdecke befindet. So wird ein optisches Weitwinkelsystem gebildet, das die virtuelle Tiefe des Spiegels ausnutzt und das Verfahren auch für niedrige Räume geeignet macht. Außerdem ist die Anlage dadurch bedienungsfreundlicher geworden, denn durch einen einfachen Griff nach oben kann die Kamera bedient werden.

Tretversuch

Beim Unterberger'schen Tretversuch (1938) müssen die Probanden mit verdeckten Augen 80 bis 100 Schritte auf der Stelle ausführen. Nach ca. 30 Schritten ist der Einfluss der „erinnerten" Orientierung so weit abgesunken, dass die Patienten dann stärker ihrer vestibulären Orientierung folgen.

Die Leuchtspur, die dabei auf den Sofortbildern entsteht, wird nach folgenden Parametern ausgewertet:

1. *Anguläre Deviation:* Messung des Abweichungswinkels zwischen der Geradeausrichtung in Ausgangsstellung und der Verbindungslinie des Ausgangspunktes mit dem Endpunkt.

Für den Körperabweichungswinkel ergibt sich als Mittelwert eine Deviation nach rechts um 42,41 ± 50,20° bzw. 41,33 ± 44,25° nach links. Aus praktischen Gründen muss bei der Berechnung von Mittelwert und Standardabweichung dieser Parameter den Einzelwerten jeweils 180° hinzuaddiert, bzw. das Koordinatenkreuz entsprechend verschoben werden, um die Vorzeichen zunächst eliminieren zu können.

2. *Eigenspin:* Verdrehung um die Körperachse nach rechts oder links, gemessen in Winkelgrad.
3. *Abweichungslänge:* Distanz der zurückgelegten Strecke vom Ausgangspunkt in gerader Linie zum Endpunkt.

Betrachtet man als erstes die Messung der Abweichungslänge (linearer Abstand von Anfang und Ende der Sternlampenspur) so ergibt sich als Mittelwert bei Normalpersonen eine Distanz von Ausgangs- zu Endstellung von 86,18 ± 29,33 cm.

4. *Lateralschwankungsbreite:* Schwankungsamplitude des Kopfes während der einzelnen Schrittzyklen von Seite zu Seite.

Betrachtet man als weiteren Messparameter die Lateralschwankungsbreite, so stellt diese bereits einen Mittelwert der Doppelschrittschwankungen des jeweiligen Patienten dar.

Aus der Streubreite ergibt sich ein Normbereich, der von 4,52 cm bis 13,08 cm reicht.

Lateralschwankungsbreiten, die den Normbereich nicht überschreiten, müssen – vorausgesetzt, dass keine auffälligen Körperabweichungen vorliegen – als wesentliches Kriterium für ein normales CCG angesehen werden, während Zahlenwerte, die den Normbereich überschreiten, den Verdacht auf eine zentrale Störung oder zumindest eine zentrale Komponente nahe legen.

Bei Verdacht auf Simulation oder Aggravation kann durch wiederholte Testaufnahmen auf demselben Film geprüft werden, ob das betreffende Abweichungsmuster reproduzierbar ist. Simulanten können ihre motorischen Bewegungsabläufe nicht identisch resimulieren.

Nach Claussen lassen sich aus den einfachen Kennlinienformen typische Konfigurationen ableiten, die musterspezifisch zu bestimmten Erkrankungen in Beziehung gesetzt werden können.

Da die Kennlinien der einzelnen Probanden individuell und daher persönlichkeitsspezifisch sind, kann mit auffälliger Konstanz das gleiche Grundmuster in einer Leuchtspur beobachtet werden. Beim Betrachten der einzelnen Fotos dagegen fallen Muster verschiedenartigster Gestalt auf wie z.B. verschlungene, eckige, sägezahnartige oder unruhige diffuse Bilder ohne erkennbare regelmäßige Grundbewegung, breite und ausfahrende Schwankungen, zierlich hüpfende Bewegungen, ausgedrückt in Zacken und Kringeln etc. (Breu 1971).

Typ A: Normaltyp, bei dem der Patient mit kleinen Lateralschwankungen nur nach vorn in den Normbereich abweicht.

Typ B: Typ der peripheren Störung mit kleinen Lateralschwankungen. Der Patient weicht zur Seite des gestörten bzw. operierten Ohres über den Normbereich hinaus ab.

Typ C: Typ der zentralen Störung mit großen Lateralschwankungen. Der Patient zeigt verbreiterte Lateralschwankungen während jedes einzelnen Schrittes, ohne auffällige seitliche Normabweichung.

Typ D: Typ der kombinierten Störung. Der Patient weist während jedes einzelnen Schrittes verbreiterte Lateralschwankungen und insgesamt eine deutliche Seitenabweichung auf, die über den Normbereich hinausgeht.

Der Versuch, die unterschiedlichen Knotenmuster der Lateralschwankungen typisieren oder schematisieren zu wollen, muss an der bizarren Geometrielosigkeit dieser Strukturen scheitern. Der subjektive Blick des Betrachters kann nur vage eine mehr oder minder starke Knotung in Einzelschrittmuster registrieren.

Auffällig dagegen ist die Regelmäßigkeit, mit welcher die Patienten Spitzen, Bögen oder Schleifen, bzw. deren Kombinationen im Scheitelbereich der Einzelschrittsschwankungen zu bevorzugen scheinen.

Es wird zwar nie eine Kennlinie ausschließlich Spitzen oder Bögen aufweisen, doch ist beim einen oder anderen Patienten häufig ein deutliches Überwiegen einer der drei Scheiteltypen, bzw. die Kombination zweier Typen festzustellen, die dann in etwa gleichen Anteilen das Bild beherrschen.

Die größte praktische diagnostische Bedeutung kommt der Lateralschwankungsbreite des Kopfes während jedes einzelnen Schrittes und dem seitlichen Abweichungswinkel zu.

Ein wichtiges Ergebnis im Zusammenhang mit den peripheren Störungen sind die homolateralen Abweichungen zur erkrankten bzw. operierten Seite. Die Fälle der zentralen Gleichgewichtsfunktionsstörungen heben sich am deutlichsten von den übrigen Gruppen durch eine signifikante Verbreiterung der Lateralschwankungen des Kopfes ab.

Der weit ausfahrende ataktische Gang des Kleinhirngeschädigten sowie die großen Schwankungen im Romberg-Test sind bekannte Befunde. Objektivierbar werden diese erst durch die Aufzeichnung der Schwankungen in Kopf- und Schulterhöhe.

Stehversuch

Beim Romberg'schen Stehversuch werden die Patienten aufgefordert, mit geschlossenen Beinen unter CCG-Bedingungen eine Minute lang aufrecht mit ausgestreckten Armen still zu stehen. In diesen Test gehen neben der Tiefensensibilität auch Einflüsse seitens des Kleinhirns und höherer Hirnabschnitte ein. Als Auswerteparameter gelten die anteroposteriore Verschiebung sowie die Lateralschwankungsmuster der Kopf- und Schulterleuchtspuren. Ferner kann aus den Messwerten die Schwankungsbestreichungsfläche der einzelnen Leuchtmarken errechnet sowie deren Gestalt typisiert werden. Die Betrachtung dieser Bestreichungsflächen ist in dieser Arbeit allerdings außer Acht gelassen worden.

Durch das Schwanken der Schultern bzw. des Kopfes zeichnen während der einminütigen Laufzeit des Versuches die Lämpchen fortlaufend einen Leuchtfleck auf das registrierende Polaroid-Bild. Als erste Messung erfolgt die metrische Bestimmung der Hauptverschiebung der Stirnleuchte in der Längsrichtung (a – p). Die Umrechnung erfolgt über das mitprojizierte Bezugssystem, welches leicht die tatsächliche Länge durch den Ringabstand von 20 cm erkennen lässt. Als Nächstes wird in gleicher Weise die Querverschiebung des Leuchtfleckes während des Tests ausgemessen.

Antero-posteriore und transversale Messungen ergeben bei synoptischer Zusammentragung an einem Aufsichtmodell von Kopf und Schultern rechteckige Flecken, von denen der Stirnfleck die größte Fläche beinhaltet, während die beiden Schulterflecken von nahezu identischer Größe sind und als kleinste Flächen in Erscheinung treten. In allen vier Flecken ist deutlich die Prädominanz der a.p.-Schwankung zu erkennen, obgleich auch die seitliche Schwankung sichtbar ist.

Ein weiterer Parameter ist der Tortikolliswinkel, also die Verstellung der Kopfachse zur Schul-

terachse aus dem normalen rechtwinkligen Verhältnis heraus. Diesen erhält man, wenn man die beiden Schulterleuchtmarken durch eine erste, die Stirn- und Hinterhauptleuchtmarken durch eine zweite Linie auf dem Sofortbild verbindet. Die Winkel, in denen die beiden Linien zueinander stehen, können nun leicht ausgemessen werden. Aus diesen Winkeln wird die Abweichung zum Lot auf die Schulterachse ermittelt. Diese Abweichung gibt die Verdrehung des Kopfes zur Schulter, also den Tortikollis an.

Zusammenfassend kann man feststellen, dass die CCG sowohl für die Feststellung der endgültigen Diagnose als Hinweis für eine peripher- oder zentral-vestibuläre Läsion als auch für die Therapiekontrolle sehr gut geeignet ist.

Literatur

Breu, B. (1971) „Die Craniocorpographie, eine einfache Technik zur objektiven Registrierung und Auswertung von Körperstellreaktion" Inaug. Dissertation, Berlin

Claussen C-F, Claussen E (1986) Forschungsbericht Craniocorpographie (CCG) – Ein einfacher objektiver und quantitativer Gleichgewichtstest für die Praxis. Schriftenreihe des Hauptverbandes der gewerblichen Berufsgenossenschaften eV., D 5205 St. Augustin

Claussen C-F, Helms J, Schneider D (1991) Cranio-Corpo-Graphy Patterns in Patients with Acoustic Neurinoma.; Acta-Otolaryng. (Stockh.)-Supplement 481, 490 – 493

Fukuda T (1959) Vertical wrighting with eyes covered. Acta Oto-Laryng. (Stockh.) 50, 26

Hahn A, Schneider D, Haid CT, Claussen CF (1992) Neurootological considerations for diagnosis of acoustic neurinomas, Bárány Society, Prag

Unterberger S (1938) Neue objektive registrierbare Vestibularis-Drehreaktionen, erhalten durch Treten auf der Stelle. Der „Tretversuch". Arch. Ohren-Nase-Kehlkopfheilkunde 145: 478

Elektro-, Computer- und Videonystagmographie

G. Hortmann, W. Kärcher, Neckartenzlingen

Einleitung

In nur etwa 10 Jahren erleben wir nunmehr den dritten Wechsel in der Technologie der Nystagmusaufzeichnung und ihrer Auswertung. Waren zu Beginn der 90er Jahre Elektronystagmographie-(ENG-)Schreiber mit thermosensitiven Schreibsystemen im Einsatz, folgte diesen die Computernystagmographie (CNG) mittels PC, welche neben der automatischen Nystagmuserkennung auch deren Auswertung leistete. Die Signalerfassung des Nystagmus erfolgte bei diesen beiden Methoden mittels Elektroden an den bekannten Ableitorten in Nähe der Augen.

Zur Zeit erleben wir nun den neuerlichen Technologiewechsel der Nystagmographie hin zur Videoaufzeichnung der Augenbewegungen mittels spezieller Infrarot-Kameras (VNG).

In diesem Beitrag soll auf die messmethodischen Unterschiede dieser Technologien hingewiesen werden, um eventuelle Fehler beim Vergleich von Messungen mit den unterschiedlichen Nystagmus-Registrierverfahren zu vermeiden.

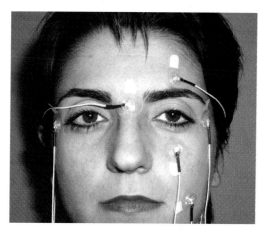

Abb. 1 Elektrodenanlage bei 4-kanäliger ENG-Ableitung: Neben dem horizontalen Summenpotenzial beider Augen können die Augenbewegungen beider Augen getrennt horizontal aufgezeichnet werden. Die vertikale Ableitung des linken Auges entspricht dem internationalen Standard.

Messmethodische Unterschiede

Bei der Elektronystagmographie (ENG) werden die corneoretinalen Potenziale mittels Elektroden von den Augenwinkeln abgeleitet, wobei dem horizontalen Summenpotenzial beider Augen, der so genannten binokulären Ableitung, für die routinemäßige Vestibularisdiagnostik die größte Bedeutung zukommt (Abb. 1).

Die Aufzeichnung des ENG erfolgte auf thermosensitiven Papierrollen mit einer standardisierten Vorschubgeschwindigkeit von 10 mm/s, welche zur Analyse schneller Augenbewegungen bis zu etwa 100 mm/s erhöht werden konnte.

Die Einführung der PC brachte wesentliche Fortschritte für die Vestibularisdiagnostik, da diese Geräte ideale Voraussetzungen sowohl für die automatische Erkennung und Bewertung von Nystagmusreaktionen, aber auch für die grafische Darstellung und Konservierung dieser enormen Datenmengen bieten. Die Signalgewinnung erfolgt bei der computergestützten Nystagmographie (CNG) weiterhin mit Elektroden. Nach einer Verstärkung und der Umwandlung der analogen Spannungen in digitale Daten erfolgt die weitere Verarbeitung durch den PC. Auf die zeitliche Signalauflösung mit dem PC wird weiter unten noch näher eingegangen.

Die Untersuchung des Spontannystagmus oder des kalorischen Nystagmus wird bei beiden Aufzeichnungsmethoden zumeist in einem abgedunkelten Raum bei geschlossenen Augen des Patienten durchgeführt. Eine vorhergehende Kalibrierung der Nystagmusamplituden ist unbedingt erforderlich, da die corneoretinalen Potenziale in hohem Maße schwanken. Für quantitative Bewertungen insbesondere der Geschwindigkeit der langsamen Nystagmusphasen ist aber die exakte Bestimmung der Nystagmusamplituden grundlegende Voraussetzung.

Bei der Videonystagmographie (VNG), von manchen Autoren auch Videookulographie (VOG) genannt, werden die Augenbewegungen mit einer oder zwei Videokameras aufgenommen. Die Videobilder werden elektronisch aufbereitet, sodass eine sichere automatische Bestimmung des Pupillenmittelpunktes möglich ist. Das Nystagmogramm entsteht danach im PC durch die kontinuierliche Aufzeichnung des Pupillenmittelpunktes entsprechend der Bildfrequenz. Die weitere Nystagmusanalyse, Darstellung zu den bekannten Kurven und Grafiken sowie die Speicherung der Daten erfolgt wie bei der CNG beschrieben.

Die miniaturisierten Videokameras sind seitlich in einer speziell konstruierten Videobrille integriert und arbeiten mit infrarotem Licht, das mittels Infrarotdioden generiert wird und die Augen entsprechend beleuchtet. Die seitliche Anordnung der Videokameras macht eine Spiegelung des Augenbildes erforderlich und erfolgt mit Spezialspiegeln, welche nur Infrarotlicht spiegeln, nicht aber sichtbares Licht, sodass der Patient ungehindert visuelle Sehziele verfolgen kann (Abb. 2).

Die spezielle Konstruktion der Videobrille und die Verwendung von Infrarotlicht erlaubt sowohl Untersuchungen im Dunkeln als auch im Hellen, sodass mit ein und derselben Videobrille neben den bereits erwähnten Tests von spontanen oder kalorischen Nystagmusreaktionen auch visuell stimulierte Augenbewegungen wie bei der Prüfung der glatten Blickfolge oder der optokinetischen Prüfung getestet werden können (Abb. 3 und 4).

Die Kalibrierung der Nystagmusamplituden ist bei der Videonystagmographie wesentlich unkritischer als bei der ENG-Signalgewinnung mittels

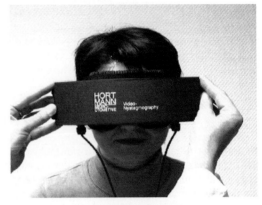

Abb. **3**   Videobrille geschlossen.

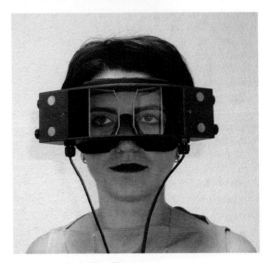

Abb. **4**   Videobrille offen.

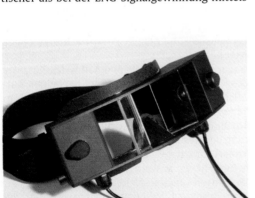

Abb. **2**   Videobrille mit 2 Kameras, Infrarotspiegeln und jeweils 2 Infrarotdioden pro Seite unterhalb der Kameralinsen.

Elektroden. Die Einfluss nehmende Größe bei der Videoaufzeichnung der Augenbewegungen ist die Entfernung der Kameras über die Infrarotspiegel zu den Augen des Probanden, und wird im Wesentlichen von dessen Physiognomie bestimmt (Abb. 5).

Bei klinischen Untersuchungen ergaben sich Fehlerquoten von bis zu 10 % bei der Bestimmung der Nystagmusamplituden ohne vorherige Kalibrierung. Somit könnte auf eine Kalibrierung bei der Videonystagmographie verzichtet werden, wenn diese Fehlerquote akzeptiert werden kann. Insbesondere bei der Bewertung der Nystagmusfrequenz, wie von Claussen vorgeschlagen, kann auf eine Kalibrierung verzichtet werden, so lange die Nystagmusschläge vom PC-Auswertealgorith-

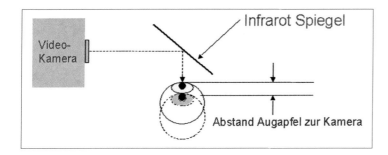

Abb. 5 Strahlengang von der Videokamera zum Auge. Der Infrarotspiegel stellt für sichtbares Licht keine visuelle Behinderung dar.

mus der automatischen Nystagmuserkennung einwandfrei identifiziert werden.

Die Videonystagmographie wird für Routineuntersuchungen aus Kostengründen zumeist monokulär durchgeführt, wobei die Wahl des zu untersuchenden Auges dem Untersucher überlassen bleibt. Natürlich muss der Patient, im Gegensatz zur ENG, während der gesamten videonystagmographischen Aufzeichnung die Augen offen halten.

Unterschiede zwischen monokulären und binokulären horizontalen Nystagmusableitungen

Durch Nachbefundung von 4-kanälig aufgezeichneten Nystagmuskurven, welche neben dem Summenpotenzial beider Augen die horizontalen Ableitungen des rechten und linken Auges getrennt wiedergaben, konnten die oftmals erheblichen Unterschiede der Reaktionen zwischen den beiden Augen nachgewiesen werden. Waren die horizontalen Einzelableitungen ursprünglich mit dem Ziel des Nachweises pathologisch dissoziierter Augenbewegungen angefertigt worden, so wurden sie nun auf qualitative und quantitative Unterschiede nachbewertet mit dem Ziel, die mögliche Fehlerquote bei der zufälligen Auswahl nur eines gemessenen Auges zu bestimmen. Verglichen wurden die Kurven der horizontalen Einzelableitungen mit dem Summenpotenzial beider Augen bei der Aufzeichnung von kalorisch induziertem Nystagmus (Abb. 6).

Die Ergebnisse können als Faustregel wie folgt zusammengefasst werden:
- Bei etwa der Hälfte der untersuchten Kurven waren Unterschiede von mehr als 10% bei den Nystagmusamplituden und/oder -frequenzen festzustellen.
- Bei etwa einem Drittel aller Kurven waren diese Unterschiede größer als 30%!

- Es konnte keine Systematik im Sinne von Führungs- und Folgeauge bei der kalorischen Stimulation festgestellt werden.

Somit kann die monokuläre Ableitung bei der Untersuchung des kalorischen Nystagmus, welcher das Kernelement der routinemäßigen Vestibularisprüfung darstellt, als nicht ausreichend angesehen werden. Daher ist auch für die Videonystagmographie eine binokuläre Darstellung des horizontalen Summenpotenzials beider Augen zu fordern, wie sie durch die Addition der mit 2 Kameras gewonnenen horizontalen Einzelspuren errechnet werden kann.

Unterschiede bei Untersuchungen mit offenen und geschlossenen Augen

Wie oben ausgeführt, werden elektronystagmographische Routineuntersuchungen von Spontannystagmen und kalorischen Vestibularisprüfungen in aller Regel bei geschlossenen Augen des Patienten durchgeführt im Gegensatz zur Videonystagmographie, welche geöffnete Augen des Patienten zwingend erforderlich macht.

Wie aus früheren Untersuchungen zur Hemmung von Spontannystagmen durch die Registrierung mit offenen bzw. geschlossenen Augen in einem total abgedunkelten Raum bekannt, ergaben sich hierbei Unterschiede, wobei ein latenter Spontannystagmus bei geöffneten Augen auch bei totaler Dunkelheit u.U. nicht mehr nachweisbar war, welcher bei Lidschluss jedoch wieder deutlich registriert werden konnte.

Diese Differenzen kommen durch die unterschiedlichen Untersuchungstechniken auch bei der Elektro- bzw. Videonystagmographie voll zum Tragen, wobei jedoch derzeit noch keine quantitativen Bewertungsmaßstäbe vorhanden sind. Weitere klinische Studien zum Vergleich sind also dringend geboten.

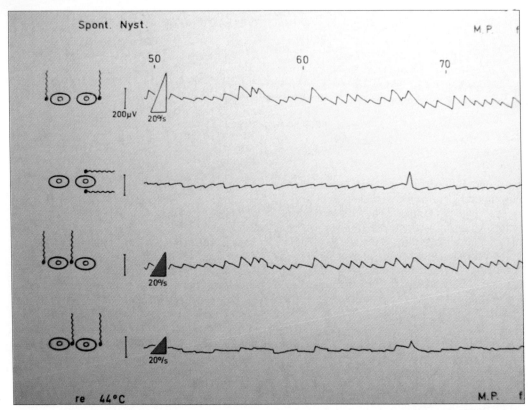

Abb. 6   4-kanälige Nystagmusaufzeichnung mit Ableitungen entsprechend Abb. **1**. Weitere Erläuterungen im Text.

Untersuchung schneller Augenbewegungen

Blicksprünge oder schnelle Nystagmusphasen erfordern zur quantitativen Beurteilung einer zeitlich entsprechend hohen Auflösung des Nystagmussignals. Diese war bei den früheren thermosensitiven Streifenschreibern nur durch Erhöhung der Papiergeschwindigkeit zu erreichen und führte zu entsprechend hohem Papierverbrauch.

Bei der PC-gestützten Elektronystagmographie ergibt sich die zeitliche Signalauflösung durch die so genannte „sampling rate" der AD-Wandlung, welche der Anzahl der Signalmessungen pro Sekunde entspricht. Diese kann bei der Leistungsfähigkeit heutiger PC weit höher gewählt werden als für die maximal gemessenen Augengeschwindigkeiten von etwa 600 Grad pro Sekunde erforderlich. Somit eignet sich diese Gerätegruppe besonders für die Erfassung rascher Augenbewegungen.

Bei der Videonystagmographie ist die zeitliche Auflösung des Nystagmussignals durch die Anzahl der Videobilder pro Sekunde limitiert, welche derzeit mit 50 in einem für Routineanwendungen preislich akzeptablen Rahmen liegt. Somit beschränkt sich die zeitliche Signalauflösung auf 20 ms, was für die Bewertung der langsamen Nystagmusphasen aller routinemäßigen Vestibularistests ausreichend ist, bei der Analyse der schnellen Blicksprünge jedoch nicht ausreichend sein könnte.

Schlussfolgerungen

Die Videonystagmographie stellt zweifellos einen erheblichen Fortschritt für die Vestibularisdiagnostik dar. Insbesondere durch die Möglichkeit der Erfassung von Augenrotationen bedeutet sie eine Erweiterung des schwindeldiagnostischen Spektrums. Die Anwendung ist deutlich einfacher als das Kleben von Elektroden, elektrische Arte-

fakte sind so gut wie ausgeschlossen, Muskelarte-
fakte haben keinen Einfluss auf die Ergebnisse.

Für die routinemäßige Videonystagmographie
ist jedoch zu fordern, dass nur Geräte mit binokulärer Auswertung des horizontalen Summenpotenzials eingesetzt werden. Darüber hinaus sind
neue Standards für die diversen experimentellen
Prüfungen zu erarbeiten, da ein direkter Vergleich
der Ergebnisse beider Untersuchungstechniken
aufgrund ihrer methodischen Unterschiede nicht
zulässig ist.

Literatur

Claussen CF, Aust G, Schäfer WD. Atlas der Elektronystagmographie. 1986 edition m + p, Hamburg
Haid CT, Hofferberth B, Hortmann G. Schwindel und
Gleichgewichtsstörungen. 1997 Ullstein Mosby; Berlin, Wiesbaden
Westhofen M. Vestibuläre Untersuchungsmethoden.
2001 PVV Science Publications Ratingen

Vorteile der „Telemetrie"-Elektronystagmographie

S. R. Wolf, C.-T. Haid, Fürth

Einleitung

Schwindel und Gleichgewichtsstörungen sind häufige Leitsymptome in der Hals-Nasen-Ohren-ärztlichen Sprechstunde. Besonders bei Anfallsschwindel lässt sich oft eine typische Anamnese erheben, während die Untersuchungsbefunde im Normbereich oder unspezifisch sind (Aust 1995, Kentala 2000, Kumar 1984, Meyerhoff 1981, Okumura 1995). Daraus ergibt sich in einer Vielzahl von Fällen die Notwendigkeit, eine Therapie ex juvantibus und im Wesentlichen auf anamnestischen Daten gestützt einzuleiten. Beispielsweise ist beim Morbus Ménière die typische Symptomtrias zu Beginn der Erkrankung nur in ca. 27 % nachweisbar (Haid 1995).

Nystagmus gilt als pathognomonisches Symptom in der Differenzierung von Schwindelanfällen (Aschan 1957, Baloh 1995, Haid 1995). Charakteristische Nystagmusformen während eines Schwindelanfalls lassen sich aber nur in einem minimalen Prozentsatz beobachten, wollte man nicht die Patienten prophylaktisch stationär aufnehmen (Aschan 1957). Der akute Schwindelanfall ist meist abgeklungen ehe der Patient in ärztliche Behandlung kommen kann (Wenus 1989).

Patienten und Methoden

Es wurde ein ambulantes Untersuchungssystem aufgebaut, mit dem elektronystagmographische Aufzeichnungen der horizontalen Summenableitung und der vertikalen Bewegungen über dem linken Auge mit einer Elektrodenbrille und einem digitalen Nystagmusrekorder ausgeführt werden können (Wolf 1991, Wolf 1993). Für die dezidierte Analyse der Symptomatik diente ein Fragebogen. Nach ausführlicher Erläuterung wurde die Handhabung von Elektrodenbrille und Rekorder mit dem Patienten unter direkter Kontrolle der Kurven auf dem Computerbildschirm trainiert. Der Übergangswiderstand wurde für alle Elektroden gemessen und der Patient in die Durchführung horizontaler und vertikaler Eichbewegungen mittels eines Eichbalkens eingewiesen. Nach entsprechender Programmierung nahm der Patient den Rekorder für einen 10–14-tägigen Zeitraum in sein persönliches Umfeld mit, um sofort bei einem Schwindelanfall eine objektivierende ENG-Aufzeichnung selbstständig durchzuführen. Für diesen Zeitraum hatte der Patient auch ein Tagebuch über den täglichen Beschwerdeverlauf zu führen.

Die hier dargestellte Studie umfasst 65 Patienten mit einem Altersmittel von 44 Jahren (10–74 Jahre), mit einem Überwiegen der männlichen Patienten (38:27). Der Erkrankungsbeginn lag durchschnittlich 3 Jahre vor der Untersuchung. Als Auswahlkriterium galt eine mindestens einmonatliche Anfallssymptomatik. Die mittlere Häufigkeit der Anfälle betrug 3 pro Monat. Die durchschnittliche Anfallsdauer lag bei 2 Stunden mit einer Spanne zwischen 1 Minute und 48 Stunden.

Ergebnisse

Die Beobachtung des Elektrodenhautübergangswiderstandes zeigte, dass selbst bei unvorbereiteter Haut mit den verwendeten Stahlelektroden innerhalb der ersten Minute eine gute Anpassung und symmetrischer Elektrodenwiderstand zu erreichen sind (Abb. 1). Die Elektrodenbrille hatte bei über 90 % der Patienten in sämtlichen Elektroden guten stabilen Kontakt, lediglich die vertikalen Elektroden waren in weniger als 10 % bei der „Einheitsbrille" nicht in korrektem Kontakt. Eine Messung des corneoretinalen Potenzials über einen mindestens 10-tägigen Zeitraum zeigte die hohe inter- und intraindividuelle Variabilität (Abb. 2), weshalb die Patienten aufgefordert wurden, regelmäßig im Zusammenhang mit einer nystagmographischen Aufzeichnung Eichungen auszuführen. Die Eichungen wurden mit einem „Eichbalken", der an der Brille befestigt ist und in definiertem Abstand vom Auge gehalten wird, ausgeführt. Dazu blickte der Patient zwischen den beiden Markierungen hin und her und drehte den Eichbalken nach ca. 5-maligem Hin- und Herblicken um 90° für die Eichung der vertikalen Augen-

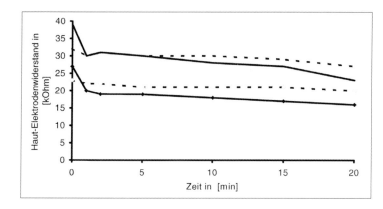

Abb. **1** Exemplarischer Verlauf des Haut-Elektroden-Übergangswiderstandes an den Stahlelektroden der Elektrodenbrille bei Verzicht auf Hautpräparation. Die 4 Kurven entsprechen den Ableitungselektroden. In der 1. Minute deutliche Impedanzabnahme, danach nur noch geringe Änderung.

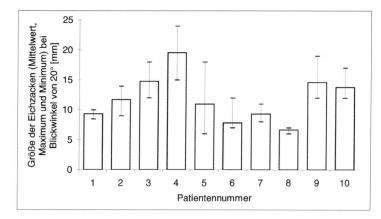

Abb. **2** Corneoretinales Potenzial: Inter- und intraindividuelle Schwankungen an 10 Patienten mit täglicher Aufzeichnung (20° Blickwinkel; 10 mm entsprechen 250 µV). Durchschnittlicher Beobachtungszeitraum 10 Tage. Mittelwert mit Streuung von Minimum bis Maximum.

bewegungen. Es wurde den Patienten empfohlen, die Eichungen erst nach einigen Minuten der Aufzeichnung im akuten Anfall auszuführen, um die Frühsymptomatik beobachten zu können.

Das typische Beispiel einer Aufzeichnung ist in Abb. **3** wiedergegeben. Der 48-jährige Patient mit einer seit fast 10 Jahren bekannten Symptomatik Ménière'scher Anfälle konnte in der Prodromalphase eines Schwindelanfalls am Morgen eines Arbeitstags eine Aufzeichnung vornehmen. Nach einigen horizontalen Blickwinkeleichungen (s. Abb. **3**, Kurve 1) erkennt man eine instabile Kurve der vertikalen Ableitung, vermutlich durch Bewegungsartefakte bei ungünstigem Elektrodensitz. Im weiteren Verlauf ist auch die vertikale Kurve elektrisch stabil. Der Nystagmus ist relativ uniform (Kurven 2 – 5), nach ca. 6 Minuten beendet der Patient die Aufzeichnung. Die Kurven 5 zeigen das Ende des Aufzeichnungsintervalls. Abends zu Hause, in den Kurven 6, ist das Ergebnis einer Kontrolle bei Beschwerdefreiheit 9 Stunden nach

dem akuten Anfall aufgezeichnet. Die Eichkurven für die vertikale und horizontale ENG-Ableitung sind deutlich erkennbar (Kurve 6). Der weitere Kurvenverlauf ist ohne Nystagmushinweis (Kurve 7). Einseitige kalorische Untererregbarkeit links als diskrete Pathologie in einer von zwei ausführlichen Vestibularisprüfungen und eine sensorineurale Hörminderung links ohne Fluktuation waren die klinisch zu erhebenden Befunde (Abb. **4** u. **5**). Die Bildgebung (CT und MRT) war unauffällig.

Die Ergebnisse konnten in vier Gruppen eingeteilt werden. Gruppe A umfasste die Patienten mit einem oder mehreren Schwindelanfällen während des Leihintervalls und erfolgreicher Nystagmusaufzeichnung korreliert zu subjektiven Symptomen. Die Patienten der Gruppe B erlitten ebenfalls mindestens einen Schwindelanfall während des Leihintervalls und führten eine erfolgreiche elektronystagmographische Aufzeichnung und Eichung durch, jedoch ohne dass Nystagmus

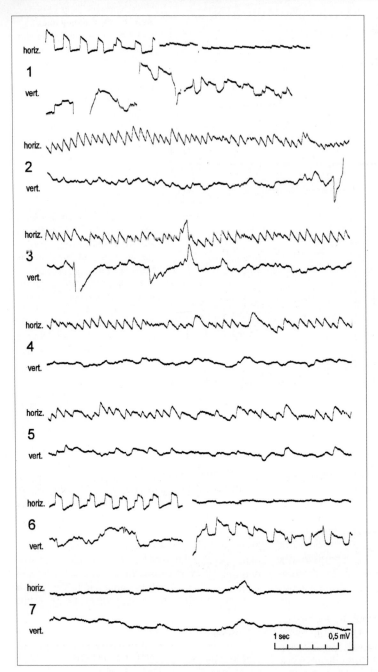

Abb. 3   Originalregistrierung (Ausschnitt) mit patientenge-steuerter Speicher-ENG. Pat. HL: Erster Anfall. Spontannys-tagmus nach rechts deutlich sichtbar in den Kurven 2 – 5 (27. 1. 94 ab 6:06 Kurven 1 – 5; Kontrolle ab 16:59 Kurven 6 u. 7 ohne Nystagmus).

in den ENG-Kurven nachweisbar wurde. Bei den Patienten der Gruppe C lag keine Akutsymptoma-tik im Leihintervall vor. In der Gruppe D sind Pa-tienten mit Compliance-Problemen sowie techni-schem Versagen zusammengefasst.

Die Patienten der Gruppe B hatten eine durch-schnittliche Anfallshäufigkeit von 5 Anfällen pro Monat, während Patienten der Gruppe A durch-schnittlich 3, die der Gruppen C und D jeweils 2 Anfälle beschrieben. Bei Patienten der Gruppe A,

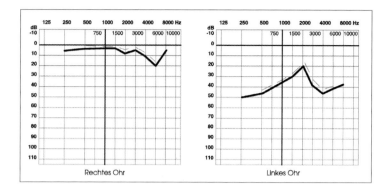

Abb. **4** Tonschwellenaudio-gramm. Mittelgradige, sensori-neurale Hörminderung links mit Bevorzugung des Hoch- und Tieffrequenzbereichs.

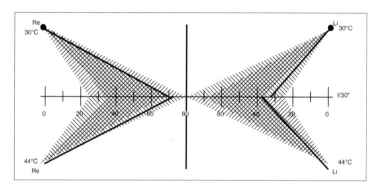

Abb. **5** Ergebnis der kalori-schen Prüfung. Linksseitig be-steht eine Untererregbarkeit des Labyrinths im Vergleich zur rechten Seite.

die typische Schwindelanfälle mit Nystagmus aufwiesen (25 Patienten), war die Routineaudio-metrie bei 10 Patienten unauffällig, 15 dieser Pa-tienten hatten einen einseitigen sensorineuralen Hörverlust, davon 7 mit Fluktuationsnachweis. Unauffällige Befunde in der Vestibularisprüfung (einschließlich Lage-/Lagerungsprüfung) wiesen 7 der 25 Patienten auf während eindeutig patho-logische Befunde lediglich bei weiteren 7 Patien-ten festzustellen waren. 11-mal ergaben sich grenzwertige Befunde.

Die Verteilung der Diagnosen aufgrund der Elektronystagmographieaufzeichnungen für die Gruppe A sind in der Tab. **1** dargestellt. Auffallend ist ein Überwiegen der linksseitigen Ménière-Er-krankungen, was aber einer statistisch zufälligen Häufung entsprechen dürfte. Seltene Erkrankun-gen ergaben in Einzelfällen interessante Auf-zeichnungen ohne eine Charakterisierung auf-grund der kleinen Fallzahlen zu erlauben. Bei Pa-tienten in der Gruppe B, die bei Schilderung cha-rakteristischer Schwindelanfälle keinen Nystag-mus aufwiesen, konnte jeweils eine Ménière-Er-krankung respektive eine peripher-vestibuläre

Störung ausgeschlossen werden. Eine irrtümliche Therapie dieser wegen der typischen Symptom-konstellation vermeintlichen „Ménière-Patien-ten" hätte bei Verzicht auf die beschriebene Diag-nostikmethode eine Fehlbehandlung provoziert.

Tab. **1** Diagnosen in der Gruppe A (Schwindelanfälle mit Nystagmus, n = 25)

Morbus Ménière	21
– links	11
– rechts	5
– bilateral	5
„Verzögerter endolymphatischer Hydrops" (Schuhknecht)	1
Ototoxische cochleovestibuläre Insuffizienz	1
Otosklerose	1
Benigner paroxysmaler Schwindel in der Kindheit	1

Diskussion

Patienten mit anfallsartigem Schwindel oder Gleichgewichtsstörungen fallen in eine diagnostische Lücke neurootologischer Untersuchungen (Kumar 1984, Westhofen 1992, Preibisch-Effenberger 1970). Nur in einem verschwindend kleinen Prozentsatz ist die Untersuchung während akuter Symptomphasen in der Praxis bzw. Klinik möglich. Oftmals müssen unsichere anamnestische Angaben und Befunde für therapeutische Entscheidungen herangezogen werden. Die Dokumentation der Augenbewegungen im Moment eines akuten Schwindelanfalls ist von zentraler Bedeutung (Aschan 1957, Haid 1995, Watanabe 1983, Wolf 1993, Yoshimoto 1982).

Einen entscheidenden diagnostischen Gewinn konnten wir bei den Patienten mit der Durchführung einer „Telemetrie-ENG" erzielen. 53 % der Patienten hatten während eines durchschnittlich 12-tägigen Leihintervalls Schwindelanfälle und konnten erfolgreich Augenbewegungen in dieser Zeit aufzeichnen. Dabei konnten bei 25 Patienten eindeutig peripher-vestibuläre Störungen objektiviert werden, während bei 9 Patienten die initial vermuteten peripher-vestibulären Störungen ausgeschlossen werden mussten.

Die Akzeptanz eines ambulanten ENG-Rekorders, der über eine Elektrodenbrille den Patienten jederzeit in die Lage versetzt, seine Augenbewegungen eigenständig aufzuzeichnen, ist bei Patienten mit Anfallsschwindel sehr hoch. Nur in Einzelfällen beobachteten wir Compliance-Probleme, die durch technisches Interesse der Patienten ausgelöst waren. Mehrere Male wurde das Batteriefach geöffnet, was einen kompletten Datenverlust einschließlich der Programmierungsdaten zur Folge hat. Der computerübliche Steckeranschluss verleitete ebenfalls einen Patienten zu dem Versuch, selbst Daten auszulesen, was ebenfalls einem „reset" gleichkam. Kleinere Verbesserungen lassen diese Probleme eliminieren.

Vor invasiven therapeutischen Maßnahmen sollte, solange eindeutige pathologische Untersuchungsbefunde fehlen, für die Patientenauswahl eine objektivierende Nystagmusuntersuchung im akuten Schwindelanfall prinzipiell empfohlen werden. Bisherige Ansätze zur Aufzeichnung scheiterten an Problemen mit Elektroden oder der Spezifikation der Rekorder (Watanabe 1983, Yoshimoto 1982). Erstmals konnte die Bedeutung dieser Untersuchungstechnik für einen universellen Einsatz bewiesen werden.

Ausblick

Eine Weiterentwicklung der Videotechnologie in den vergangenen Jahren mit deutlicher Verkleinerung von Camcorder-Systemen bei sehr guter optischer Auflösung und günstiger Preisentwicklung macht heute die Konstruktion einer „Camcordernystagmographiebrille" möglich (Abb. **6**). Aus einer handelsüblichen Schutzbrille wurde für die Konstruktion eines ersten Prototypen mit einem „Consumer"-mini-DV-Camcorder (GR-DVX 7 E, JVC, Japan) durch Anpassung mit verschiedenen Zwischenringen und Linsen sowie nach Installation einer Beleuchtung eine kompakte Untersuchungseinheit aufgebaut. Mit einer formatfüllenden Abbildung des Auges kann eine Videoaufzeichnung auf Videoband vom Patienten selbst sehr einfach durchgeführt werden. Umgebungsgeräusche und kalendarische Daten werden miterfasst. Bei den ersten Erprobungen zeigte sich darüber hinaus auch die praktische Verwendbarkeit der Camcorder-Brille in der Untersuchunssituation für den Arzt. Die Kontrolle der Augenbewegungen während der Aufzeichung über einen eingebauten Monitor in dem Camcorder macht eine sehr gute Visualisierung der Augenbewegungen möglich mit einer erheblich besseren Abbildung als bei der Frenzelbrille. Dabei ist die gesamte Brille in der Handhabung kaum größer als eine herkömmliche Frenzelbrille mit Batteriehandgriff. Diese Technik eignet sich deshalb auch sehr gut für Untersuchungen am Krankenbett oder bei Konsilbesuchen, da eine nachträgliche Auswertung und objektivierende Befunderhebung, im Gegensatz zur Frenzelbrille, unmittelbar verfügbar ist. Bei ersten Untersuchungen gelingt es damit mit einer Innenbeleuchtung der Brille und einer Makroeinstellung des Camcorders auf digitalen Videobändern (MiniDV-Technik) zuverlässig qualitativ sehr gute Aufzeichnungen auszuführen. Inwiefern eine Einbindung derartiger Systeme in bestehende Videookulographie-Analysesysteme möglich ist, wird in weiteren Studien untersucht. Eine prinzipielle Limitation der handelsüblichen Kameratechnik liegt in der geringen Bildfrequenz von 25/sec (PAL), was zwar immer eine zuverlässige Nystagmusdokumentation erlaubt, aber nicht zur Auswertung der schnellen Nystagmusphase oder von Sakkaden geeignet ist. Eine bereits von Scherer (Scherer 1994) vorgeschlagene zweigeteilte Untersuchungseinheit auf Videobasis konnte sich auf dem Markt nicht durchsetzen. Die kompakte, einfache

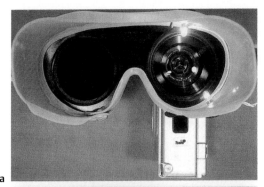

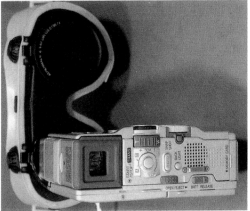

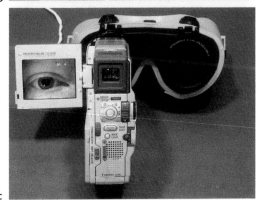

Abb. **6** Camcorder-Nystagmographiebrille. Einfache Verbindung von einer innenbeleuchteten Brille mit einem handelsüblichen DV (Digital-Video) Camcorder.
a) patientenseitige Ansicht
b) Untersucherseitige Ansicht
c) Untersuchungssituation/Ersatz der Frenzelbrille durch Ausklappen eines LCD-Display. Helle, klare Darstellung der Augenbewegungen vergrößert mit erheblich weiterem Einblickwinkel verglichen zur Frenzelbrille.

Handhabung wird erst durch die Vereinigung sämtlicher Funktionen in einem (Brillen-) Gehäuse erreicht.

Die „Camcorder-Nystagmographie" verspricht ein universell einsetzbares, wirschaftliches und rationelles Diagnostikinstrument zu werden. Eine professionelle Ausentwicklung ist vorbereitet, es könnte problemlos die Frenzelbrille mit entscheidenden Vorteilen substituieren.

Literatur

Aschan G, Stahle J (1957) Nystagmus in Ménière's disease during attacks. Acta Otolaryngol (Stockh) 47: 189–201

Aust G (1995) Das Angstsyndrom beim Schwindelpatienten. Ein Vergleich neurootologischer Befunde bei Patienten mit und ohne Angst. Laryngorhinootologie 74: 601–605

Baloh RW (1995) Approach to the evaluation of the dizzy patient. Otolaryngol Head Neck Surg 112: 3–7

Haid CT, Watermeier D, Wolf SR, Berg M (1995) Clinical survey of Ménière's disease: 574 cases. Acta Otolaryngol (Stockh) Suppl. 520: 251–255

Kentala E, Viikki K, Pyykkö I, Juhola M (2000): Production of diagnostic rules from a neurotologic database with decision trees. Ann-Otol-Rhinol-Laryngol. 2000 Feb; 109(2): 170–176

Kumar A, Sutton DL (1984) Diagnostic value of vestibular function tests: an analysis of 200 consecutive cases. Laryngoscope 94: 1435–1442

Meyerhoff WL, Paparella MM, Gudbrandsson FK (1981) Clinical evaluation of Ménière's disease. Laryngoscope 91: 1663–1668

Okumura T, Takahashi H, Honjo I, Naito Y, Takagi A, Tuji J, Ito J (1995) Vestibular function in patients with a large vestibular aqueduct. Acta Otolaryngol (Stockh) Suppl. 520: 323–326

Preibisch-Effenberger R (1970) Durchströmungsminderung im Arteria-vertebralis-System als Ursache Morbus Ménière ähnlicher Krankheitsbilder – operative Beseitigung – 5 Jahres-Heilung. Z Laryngol Rhinol 49, 185–196

Scherer H (1994) Untersuchungsmethoden des vestibulären Systems. In: Naumann, Helms, Herberhold (eds.) Oto-Rhino-Laryngologie in Klinik und Praxis Bd. 1, Thieme Stuttgart, New York

Watanabe I, Ikeda M (1983) Electronystagmography outside the hospital using a pocket-sized electrocardiograph. Acta Otolaryng Suppl. 393, 49–57

Westhofen M (1992) Präoperative Vestibularisdiagnostik bei Therapie des Morbus Ménière. HNO 40: 176–180

Wolf SR, Christ P, Haid CT (1991) "Telemetric" Electro-nystagmography: A New Method for Examination of Nystagmus Outside the Clinic. Acta Otolaryngol (Stockh) Suppl. 481: 374 – 381

Wolf SR, Christ P, Haid CT (1993) Patient Use of "Telemetric" ENG to Register Nystagmus in the Private Sphere. Laryngoscope 103: 704 – 707

Yoshimoto Y (1982) ENG findings during an acute course in a case of Ménière's disease. Pract Otol (Kyoto) 75: 2312 – 232

Neuroophthalmologische Untersuchungen

G. Koniszewski, Nürnberg

Obgleich es bis heute in Deutschland weder den Facharzt für Neuroophthalmologie noch eine Subspezialität mit diesem Namen gibt, hat diese Wissenschaft eine lange Tradition. Wie auch in anderen Fachgruppen ist auch auf diesem Gebiet durch die modernen Untersuchungstechniken, z. B. Computertomographie und Magnetresonanztomographie oder auch Positronenemissionstomographie ein atemberaubender Fortschritt zu verzeichnen. Der Vorgang des Sehens, einschließlich Okulomotorik, gehört derzeit mit zu den am besten aufgeklärten Funktionen des menschlichen Gehirns.

Von der großen Gruppe „neuroophthalmologische Untersuchungsmethoden" bleiben nur einige in ausschließlich ophthalmologischer Hand. So sind die Untersuchungen der Okulomotorik, der Pupillomotorik, die Ultraschalluntersuchung am Auge und der Orbita, die elektrophysiologischen Untersuchungen der Netzhaut, eine Domäne des Augenarztes, während die psychophysischen Untersuchungen, Computertomographie, Magnetresonanztomographie, Nystagmographie und Elektromyographie von anderen Spezialisten ausgeführt werden.

Voraussetzung für eine neuroophthalmologische Untersuchung des Auges sind die Kenntnis des Visus, der Beschaffenheit des Augenhintergrundes, der optischen Medien, des Augapfelinnendrucks, des Lichtsinns, des Farbensinns und des Gesichtsfeldes.

Beispiel eines neuroophthalmologischen Steuerungsvorganges

Der Augenarzt unterscheidet grundsätzlich gleichsinnige, also konjugierte Blickbewegungen, die als **Versionen** bezeichnet werden, und nicht gleichsinnige, disjugierte Blickbewegungen, die so genannten **Vergenzen.**

Während die Vergenzen sich in akkommodative und fusionale Vergenzen aufteilen lassen, sind die Versionen in zwei großen Gruppen „rasch" und „langsam" zu unterscheiden.

Die **raschen Blickbewegungen** bieten **Sakkaden,** wie

Blick-Ziel-Bewegungen
willkürliche Blickbewegungen und
spontane Blickbewegungen in raschen Phasen, wie beim optokinetischen Nystagmus und beim vestibulären Nystagmus.

Die **langsamen konjugierten Blickbewegungen** kommen als langsame Phasen des optokinetischen Nystagmus, als Folgebewegungen und als vestibuläre Kompensationsbewegungen vor.

Voraussetzung für derart komplizierte Bewegungsvorgänge ist ein fein aufeinander abgestimmter komplizierter muskulärer Apparat am Auge.

Vier gerade und zwei schiefe Muskeln bewegen je ein Auge. Da die Augen als paariges Organ angelegt sind, muss der gesamte okulomotorische Apparat koordiniert gesteuert werden. Dies geschieht über die untereinander verbundenen Kerngebiete des N. oculomotorius (III. Gehirnnerv), N. trochlearis (IV. Gehirnnerv) und N. abducens (VI. Gehirnnerv), im Boden des vierten Ventrikels gelegen. Diese drei Gehirnnerven repräsentieren die möglichen Innervations-Kombinationen von paarigen Organen, nämlich ipsilateral, kontralateral und sowohl ipsi- als auch kontralateral.

Über diesen Kerngebieten bestehen supranukleäre Organisationsformen der Okulomotorik, für:
1. rasche Augenbewegungen/Blickbewegungen,
2. optokinetischen Nystagmus/Folgebewegung,
3. akkommodative und fusionale Vergenzen,
4. Mikrobewegungen und die Fixationskontrolle sowie
5. Augenbewegungen bei Ausschluss der Fixation.

Prüfung der Okulomotorik und anderer Innervationen der Augen

Folgende Untersuchungsmethoden stehen zur Verfügung:
1. Prüfung der Beweglichkeit (Motilität), Prüfung der Konvergenz,
2. Abdecktest und Einstellbewegung,
3. Prüfung der Pupillenreaktion,
4. Testung der Hornhautsensibilität.

Prüfung der Beweglichkeit

Die freie Beweglichkeit der Augen wird in neun Blickrichtungen getestet, wobei eine Störung im Bereich des Musculus rectus lateralis (Innervationsgebiet des N. abducens) leicht zu erkennen ist. Da nahezu alle anderen Augenmuskeln mehr oder minder schief ansetzen, versucht der Untersucher, die Augen in eine Position zu führen, in der die isolierte Funktion des zu untersuchenden Muskels deutlich hervortritt.

So sehen Sie bei Blick nach rechts oben am rechten Auge die Funktion des Musculus rectus superior, am linken Auge die Funktion des Musculus obliquus inferior isoliert. Lassen Sie den Probanden nach links oben blicken, fällt es Ihnen leicht, die Funktion des Musculus obliquus inferior des rechten bzw. die Funktion des Musculus rectus superior des linken Auges zu beurteilen.

Bei Blick des rechten Auges nach außen unten wird die Funktion des Musculus rectus inferior des rechten Auges und die Funktion des Musculus obliquus superior des linken Auges deutlich. Bei Blick nach links unten werden, wie oben dargestellt, die Rollen vertauscht.

Mit dieser Untersuchung können Sie die jeweiligen Läsionen der motorischen Augennerven genau ermitteln und so den Schaden topographisch zuordnen. Handelt es sich nicht um einen lähmungsbedingten Ausfall eines Muskels am Auge, sondern um ein alternierendes Schielen, dann wäre es besser, Diagnostik und Behandlung einem Augenarzt zu überlassen, da die Gründe für das Auftreten einer Schielstellung der Augen so vielfältig sind, dass selbst in der Ophthalmologie hierfür Spezialisten zu Rate gezogen werden.

Abdecktest und Einstellbewegungen

Mit einer relativ einfachen Untersuchung, nämlich der Abdeckung eines Auges bzw. der beiden Augen wechselseitig, kann der Strabologe bereits wesentliche Untersuchungsergebnisse erzielen. Es kann relativ deutlich eine „Einstellung" eines Auges von innen, von außen, von oben oder unten erkannt werden. Mit einer Prismenleiste lässt sich der Winkel des Schielens genau ermitteln.

Sollten Sie einen derartigen Befund erheben, wäre eine Überweisung an einen Augenarzt erforderlich.

Prüfung der Pupillenreaktion

Wir unterscheiden an der Reaktion der Pupille eine
sog. direkte und indirekte Lichtreaktion,
eine Naheinstellungsreaktion,
eine Lidschlussreaktion, die auch als Bell-Phänomen bezeichnet wird und
eine Pupillenveränderung bei Kneifen gegen Widerstand (Westphal-Pilcz-Reaktion) oder Gräfe-Reflex.

Grundsätzlich gilt, dass Sie von einer medikamentös unbeeinflussten gleichsinnig reagierenden und seitengleich weiten Pupille ausgehen müssen. Fällt Ihnen bei diesen Tests eine Seitenungleichheit auf, ist eine weitere Diagnostik indiziert.

Testung der Hornhaut-Sensibilität

Das Berührungsempfinden der Hornhautvorderfläche ist extrem genau. Der Schwellenwert liegt bei 100×10^{-5} N. Einseitige Störungen kann daher der Patient mit überraschender Genauigkeit angeben. Sie treten auf bei

- lokaler Virusinfektion durch Herpes,
- Keilbeinflügelmeningeom,
- Akustikusneurinom,
- Trigeminusneurinom als idiopathische essenzielle Trigeminusneuralgie oder
- Lähmung des Nervus ophthalmicus als Keratitis neuroparalytica.

Zwar gibt es zur Testung feinste Geräte wie das von Dräger entwickelte Ästhesiometer, eine orientierende Prüfung ist jedoch mit einem Wattestäbchen möglich.

Geht eine Sensibilitätsstörung der Hornhaut **nicht** auf eine Herpesinfektion zurück, dann sind weitere neurologische, neurochirurgische und HNO-ärztliche Untersuchungen indiziert. Geradezu als Leitsymptom gilt der einseitige Ausfall der Hornhautsensibilität für ein Keilbeinflügelmeningeom.

Aber auch im Bereich vieler Syndrome, wie der Fissura orbitalis superior, des Sinus cavernosus, des Gradenigo-Syndroms, des paratrigeminalen Syndroms und bei Aneurysmen der Arteria carotis interna, treten Hornhaut-Sensibilitätsstörungen auf.

Mit dem Licht einer Taschenlampe, einem Objekt zum Abdecken eines Auges und Ihrem eigenen Zeigefinger und einem kleinen Wattestäbchen, vereint mit entsprechendem Wissen, sind Sie auch heute noch in der Lage, eine orientierende neuroophthalmologische Untersuchung durchzuführen.

Die so gewonnenen Erkenntnisse helfen Ihnen wesentlich, die Entscheidung für weiterführende diagnostische Maßnahmen zu treffen.

Literatur

Huber A. und D. Kömpf: Klinische Neuroophthalmologie. G. Thieme Verlag Stuttgart-New York

Kaufmann H.: Strabismus. Enke Verlag Stuttgart 2. Auflage 1995

von Noorden-Maumenees G.: Atlas der Schieldiagnostik. Schattauer Verlag Stuttgart-New York 1979

von Noorden G.K: Binocular vision and ocular motility. C.V. Mosby Company 1980

Dräger, J., J. Richert in: W. Straub: Die ophthalmologischen Untersuchungsmethoden. Enke, Stuttgart 1970

Schwindel ohne Schädigung des vestibulären Systems

Okulärer Schwindel

W. D. Schäfer, Würzburg

Der okuläre Schwindel, der durch Augenveränderungen ausgelöst wird, stellt nur einen Teil des großen Krankheitsbegriffes Schwindel dar. Er entsteht als Fehlinformation der visuellen Signale über unsere Kopf-Körperlage zur Umwelt. Der Schwindel ist häufig mit Erbrechen oder Brechreiz, mit Kopf- und Augenschmerzen oder mit Doppeltsehen (binokular) verbunden. Die Patienten sprechen auch von Benommenheit, schlechtem Sehen oder Verzerrtsehen. Seltener berichten sie über farbige Ringe um Lichter (Halos), Scheinbewegungen der Umwelt (Oszillopsien) und monokulares Doppeltsehen oder Mehrfachsehen. Es wird auch über das Sehen von Funken, Blitzen, Flecken oder Lichtstreifen berichtet sowie über Bildfehldeutungen (Illusionen) und Trugbilder (Halluzinationen). Der okuläre Schwindel ist nicht selten. In NODEC IV, der neurootologischen Datensammlung von Claussen (1976), klagten 14% der 9150 Patienten (= 1287) über okuläre Beschwerden.

Einteilung des okulären Schwindels

Aus einer Fülle okulärer oder allgemeiner Ursachen eines Schwindels sind in Tab. 1 die wichtigsten Formen aufgeführt. So unterscheiden wir verschiedene physiologische und statische, optische, sensomotorische und organische Ursachen sowie den Schwindel bei Allgemeinerkrankungen, die sich am Auge manifestieren können (Schäfer, 1975).

Der physiologische und der statische Schwindel

Ein *optokinetischer Schwindel* entsteht zufällig oder experimentell. Am bekanntesten ist die Auslösung eines Eisenbahnnystagmus, was zu Schwindel führen kann. Ähnliches kann Balletttänzern oder Eisläufern bei schnellen Drehungen um die eigene Körperachse geschehen. Diese fi-

Tab. **1** Ursachen des okulären Schwindels

1. physiologisch, statisch	optokinetischer Schwindel Höhenschwindel
2. optisch	ungewohnte Brille späte Astigmatismus-Korrektur falsche Brille Anisometropie Bifokal-, Gleitsichtgläser Astigmatismus Prismen
3. sensomotorisch	Heterophorie Strabismus acutus Paresen Orbitabodenfraktur endokrine Orbitopathie
4. organisch	Anfallsglaukom Makulaveränderungen Betablockertherapie
5. allgemein	Hirndruck vaskulär

xieren deshalb größere Gegenstände ihrer Umgebung, um die visuelle Orientierung zu behalten und die Labyrinthmeldungen zu kompensieren. Ein Schwindel kann auch durch wiederholtes Auslösen des optokinetischen Nystagmus bei klinischen Untersuchungen entstehen.

Unter *Höhenschwindel* versteht man den Schwindel, der beim Aufenthalt auf Türmen und hohen Gebäuden entsteht. Er unterscheidet sich von dem Schwindel, den man in sauerstoffarmer Luft empfindet. Der Höhenschwindel wird durch zentrale Fehlinformationen verursacht, wobei auch eine Haltungsinstabilität eine Rolle spielt. Stehen wir auf einem Turm und blicken in die Tiefe, dann können wir nicht wie sonst beim Blick nach unten unsere Augen auf den betrachteten Boden konvergieren. Außerdem liegt normalerweise der Boden, auf dem wir stehen, noch im Horopter. Dies ist die Fläche, auf der sich alle Punkte befinden, die wir beidäugig einfach sehen können (korrespondierende Netzhautpunkte). Schließt man ein Auge, dann wird der Schwindel weniger störend oder hört auf. Legt man sich auf den Boden des Turmes und schaut mit den Augen gewissermaßen bei Blick geradeaus nach unten, dann entsteht ebenfalls kein Höhenschwindel (Jaeger, 1962). Der zentrale Einfluss auf den Höhenschwindel zeigt sich daran, dass man sich mit der Zeit an den Blick von großen Höhen herab gewöhnen kann, wie dies von entsprechenden Berufen oder Sportlern bekannt ist. Unter Medikamenteneinfluss ist auch eine Verschlechterung möglich.

Schwindel aus optischen Ursachen

Eine *neuverordnete, ungewohnte Brille* kann in den ersten Tagen der Gewöhnung Schwindel hervorrufen. Darüber muss man den Patienten informieren. Von Kurzsichtigen (Myopie) wird alles kleiner, dafür aber schärfer und kontrastreicher gesehen. Der Patient hat den Eindruck, dass die Stufen einer Treppe kleiner sind und weiter entfernt liegen. Für den Weitsichtigen (Hyperopie) wirkt alles größer und näher. Deshalb muss auch er beim Treppensteigen vorsichtig sein. Die Ursache liegt in diesen Fällen in einer Fehlinformation durch die erforderliche oder nicht erforderliche Akkommodation, die Fähigkeit, mit der wir nahe Gegenstände scharf sehen können.

Besondere Schwierigkeiten entstehen bei der Korrektur des Astigmatismus. Die Gegenstände der Umwelt werden zwar wesentlich schärfer als ohne Brille, aber eigenartig verzerrt gesehen. Ein Fensterkreuz verändert sich spitz- oder stumpfwinkelig, besonders, wenn durch die Randpartien des Brillenglases gesehen wird.

Bei großen Brillengestellen besteht die Gefahr der schlecht zentrierten Gläser (Abb. **1**). Brillengläser zur Korrektur einer Weit- oder Kurzsichtigkeit sind aus zwei an der Spitze oder der Basis verbundenen Prismen aufgebaut. Wird nicht genau durch die Mitte eines Glases, also die Verbindungsstellen der Spitzen und der Basen der Prismen gesehen, dann entstehen Ablenkungen der optischen Achsen. Diese Ablenkungen können die Fusion belasten und sogar zur Dekompensation einer geraden Augenstellung mit Diplopie führen. Der Patient hat das Gefühl, er schiele. Wird beispielsweise eine Brille von 5 Dioptrien (cm/m) beidseits um 1 cm dezentriert, bedeutet dies eine Ablenkung der Sehachsen um 10 Dioptrien.

Die Prophylaxe für alle beschriebenen Fälle besteht darin, den Patienten schon direkt bei der Verordnung von großen Brillengestellen abzuraten. Der Augenbrauenunterrand, die Übergangsfalte von der Unterlidhaut zur Wangenhaut und der temporale Orbitarand werden von uns bei der Wahl eines Brillengestelles als Begrenzung empfohlen. Die Therapie besteht in der Gewöhnung an die neue Brille. Bei Kindern gelingt dies in wenigen Stunden, Erwachsene benötigen Tage bis Wochen.

Auch falsche Brillen können zu Schwindelerscheinungen führen. Dies sind meist zu starke Brille bei Kurzsichtigkeit oder Weitsichtigkeit. Bei Erwachsenen können durch falsche Zylinderachsen verzerrte Bilder, Schwindel und Kopfschmerzen entstehen (Neuhann, 1982).

Etwa $1/3$ unserer Patienten der Sehschule haben eine unterschiedliche Brechkraft beider Augen zwischen 0,75 und 3,0 Dioptrien (cm/m). Diese *Anisometropie* führt zu unterschiedlich großen Bildern auf der Netzhaut (Aniseikonie). Bei 5% bestand übrigens eine Anisometropie von über 3 Dioptrien Differenz. Ab 3 bis 4 cm/m bestehen so

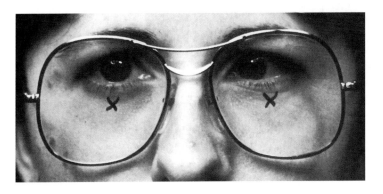

Abb. **1** Große dezentrierte Brille. Der optische Mittelpunkt der Brillengläser (Kreuze) sollte vor der Pupillenmitte liegen.

unterschiedlich große Netzhautbilder, dass sie von Erwachsenen nicht mehr fusioniert werden können. Wird dennoch eine Brille verordnet, tritt Verwirrtheit, Schwindel und Übelkeit auf. Im Vorschulalter werden dagegen Unterschiede von weit mehr als 10 Dioptrien noch gut akzeptiert. Das kindliche Gehirn ist zur Fusion sehr unterschiedlich großer Bilder fähig. Einmal erlernt, bleibt dem Patienten diese Fähigkeit zeitlebens erhalten. Der Ausgleich bei Anisometropie erfolgt mit Brille oder Kontaktlinse je nach Befund und Zeitpunkt der Verordnung.

Zur Prophylaxe gilt das oben Gesagte. Die unterschiedlichen Gläser können von erwachsenen Patienten vorher probeweise für einige Stunden getragen werden, um so herauszufinden, ob die Differenz voll oder nur teilweise verordnet werden darf. Bei Kindern vor dem 8. Lebensjahr ist dies nicht erforderlich.

Schwindelsymptome können auch bei zu tief gesetzten Nahteilen einer Bifokal- oder Trifokalbrille entstehen. Gleiches gilt auch für Gleitsichtgläser, bei denen der Nahpunkt oft sehr tief liegt und dadurch der Kopf beim Lesen stark angehoben werden muss. Deshalb bevorzugen viele ältere Menschen zum Lesen eine ungeteilte Nahbrille.

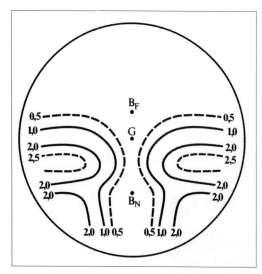

Abb. **2**   Gleitsichtglas. In dem schmalen Tunnel erfolgt der stetige Übergang zwischen Fernblick (BF), der hier 0 Dioptrien (cm/m) beträgt und Nahblick (BN) mit 2.0 cm/m.
G = Mittelpunkt des Glases.
Unten rechts und links Darstellung der astigmatischen Verzerrung (Krause 1985).

Trotz zwischenzeitlicher Verbesserung ist der so genannte Tunnel – der Bereich mit dem gleitenden Übergang zwischen Fern- und Nahpunkt – sehr schmal (Abb. **2**). Bei Blick durch die seitlichen Randzonen des Brillenglases entsteht ein unerwünschter Astigmatismus, also ein verzerrtes Bild, das besonders bei älteren Patienten Schwindel auslöst. Es stehen jetzt auch Gleitsichtgläser für einen eingeschränkten Sehbereich zur Verfügung (z. B. Fernpunkt bei 2 m und Nahpunkt bei 50 cm Augenabstand), etwa für die Bürotätigkeit (Krause, 1997).

Wesentlich ist deshalb auch hier die vorherige Aufklärung und die Bereitschaft des Patienten, sich an die neue Korrektur zu gewöhnen. Die ärztliche Erfahrung zeigt, dass dies nur bei Erstanpassung vor dem 50. Lebensjahr leicht gelingt.

Zur Behandlung eines manifesten oder latenten Strabismus werden bei einigen Fällen Prismen auf Dauer oder auf Zeit verordnet. Bei jeder Anwendung von Prismengläsern löst der Augenarzt okulären Schwindel aus (Flick, 1983). Prismen bewirken eine Lichtstreuung, so dass Regenbogenfarben um beobachtete Gegenstände der Umwelt entstehen.

Schwindel wegen sensomotorischer Störungen

Etwa 80 % der Bevölkerung haben eine *Heterophorie*, ein latentes Schielen, aber nur bei einem geringen Prozentsatz verursacht dieses auch Beschwerden. Dekompensiert eine Heterophorie, dann können die Augen bei Ermüdung, nach längerem Lesen oder nach Alkoholgenuss nicht mehr parallel gehalten werden. Belastend kann sich auch die Arbeit an Bildschirmen auswirken. Außer über Schwindel klagen diese Patienten über Doppelsehen, Verschwommensehen, Kopf- und Augenschmerzen. Als Therapie reicht häufig eine Brillenverordnung zum Ausgleich einer Refraktionsanomalie aus. Selten werden zusätzlich Prismen und gelegentlich Augenmuskeloperationen erforderlich.

Eine sehr drängende Symptomatik zeigt der seltene *Strabismus acutus*, der erst nach dem 3. Lebensjahr beobachtet wird und der normosensorisches Spätschielen genannt wird. Die akut auftretenden Doppelbilder irritieren die Kinder so sehr, dass sie aus der Schule nach Hause kommen, über Schwindel klagen und es kann sogar zu Erbrechen kommen. Erwachsene zeigen ähnliche Symptome. Ursache ist wohl eine Dekompensation einer schon länger bestehenden Heterophorie.

In diesen Fällen werden die Schwindelsymptome durch eine baldige Augenmuskeloperation nach vorheriger Brillenverordnung und nach einem prismatischen Ausgleich des Schielwinkels sowie nach neuropädiatrischer Abklärung (allgemeine Ursachen eines akuten Strabismus) meist rasch behoben (Schäfer, 1984).

Problematischer sind die *Doppelbilder*, die bei Jugendlichen und Erwachsenen nach Schieloperationen auftreten können. Es ist immer eine sorgfältige vorherige Untersuchung mit prismatischem Winkelausgleich erforderlich, da in etwa 5 % aller Fälle von Begleitschielen in diesem Alter (Schäfer, 1980) die störenden Doppelbilder auch auf Dauer nicht verschwinden. Bei Kindern sind Schieloperationen viel problemloser, da hier Anpassungsmechanismen (Suppression = Unterdrückung des Bildes des schwächeren Auges) noch gut in Funktion sind. Diese Suppression betrifft aber nur das Zentrum des Gesichtsfeldes. Erst ab dem Schulalter – abhängig vom Befund – kann ein Horror fusionis (Unfähigkeit Bilder zu unterdrücken oder zu fusionieren) vorhanden sein, der zu störenden Doppelbildern führt.

In der Gruppe der sensomotorischen Störungen sind *Augenmuskelparesen* die häufigste Ursache eines Schwindels. Lähmungen eines oder mehrerer Augenmuskeln treten in der Regel bei jüngeren Patienten angeboren oder nach Trau-

men im Schädelbereich auf. Viel häufiger sind sie aber bei älteren Patienten nach vaskulären Prozessen (Schäfer, Böhme, 1997). Am häufigsten ist die Abduzensparese (Abb. **3**), etwas seltener die Trochlearisparese und die Okulomotoriusparese. Sie erzeugen Doppelbilder, die beim Blick in die Richtung des gelähmten Muskels zunehmen. In der Gegenrichtung sind sie nicht vorhanden. Dieses Phänomen, dass die Doppelbilder akut auftreten und in ihrem Abstand zueinander je nach Blickrichtung stark wechseln können, verwirrt ältere Menschen sehr. Es wird über Schwindel und Brechreiz geklagt und die Patienten versuchen, irgendwie das Doppelbild loszuwerden. Sie schließen ein Auge oder nehmen eine Kopfzwangshaltung (Torticollis ocularis) ein. Bei einer Trochlearisparese ist das Treppensteigen und das Lesen für die Patienten sehr unangenehm, da beim Blick nach unten die Doppelbilder am weitesten auseinander liegen.

Eine Besonderheit stellt die komplette äußere Okulomotoriusparese mit Ptosis dar. Wegen dieser Lidlähmung kann kein Doppelbild entstehen. Häufiger sind allerdings partielle Okulomotoriusparesen, bei denen die Muskeln Rectus internus, superior, inferior und Obliquus inferior sowie der Levator palpebrae (Oberlidheber) unterschiedlich stark befallen sind. Die Behandlung aller Paresen besteht anfangs in der Okklusion eines Auges, um

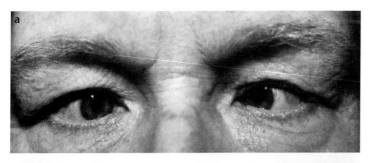
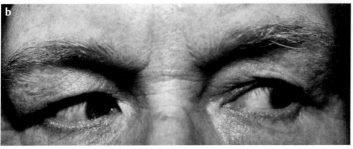

Abb. **3** Abduzensparalyse (= komplette Parese!) rechts (59 J., weibl.)

a Blick nach rechts: Strabismus convergens rechts. Das rechte Auge kann nicht bis zur Mitte bewegt werden. Das linke Auge bewegt sich regelrecht.

b Blick nach links: Parallelstand der Augen. Beide bewegen sich regelrecht.

das Doppelbild zu beseitigen und später evtl. in einer Prismenverordnung. Augenmuskeloperationen werden erst dann vorgenommen, wenn innerhalb von 12 Monaten keine Besserung auftritt. Besteht allerdings Sicherheit darüber, dass ein Nerv irreversibel geschädigt ist, etwa durch operative Erfordernis, kann früher operiert werden.

Eine sehr akute Symptomatik zeigt auch die *Orbitabodenfraktur.* Nach einem Unfallereignis mit Schlag oder Stoß meist gegen den unteren Orbitarand kommt es zu einer sofortigen Bewegungseinschränkung des Auges. Klassisch ist die Einklemmung von Orbitagewebe im Bruchspalt des Orbitabodens (Rö.-Bild: Gewebe in der Kieferhöhle), wodurch der Musculus rectus inferior in seiner Beweglichkeit eingeschränkt wird und ein Enophthalmus entsteht. Der Muskel kann sich dann zwar noch kontrahieren, aber die passive Dehnung kann nicht mehr erfolgen. Dadurch wird der Gegenspieler, der Musculus rectus superior bei der Hebung des Auges behindert. Der Patient klagt über Doppelbilder bei Blick nach oben und die Störung der Okulomotorik kann so stark sein, dass er über seine Umwelt völlig desorientiert ist, so dass es zu Schwindel, Übelkeit und Erbrechen kommt.

Das Bild der Orbitabodenfraktur kann durch gleichzeitige Orbitaeinblutungen, Abreißungen und Einklemmungen des Bandapparates der Orbita sehr uneinheitlich sein. Manchmal kann auch eine Orbitakontusion mit Blutungen entlang der Muskelhüllen (nachweisbar in Ultraschall und CT) und im Bereich des Bandapparates klinisch das Bild einer Orbitabodenfraktur vortäuschen, ohne dass der Nachweis eines Bruchspaltes gelingt. Liegt ein eindeutiger Defekt im Bereich des Orbitabodens vor, muss operativ revidiert werden. Bei unklaren Befunden wird eine Verlaufsbeobachtung über etwa zwei Wochen angeraten, wobei neben der Schielwinkelbestimmung in verschiedene Blickrichtungen die Messung der extraorbitalen Prominenz und der Traktionstest bei der Diagnostik helfen.

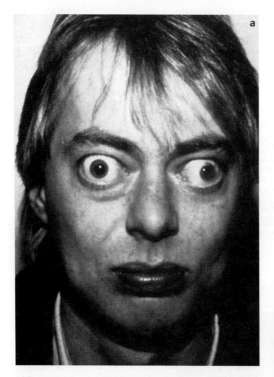 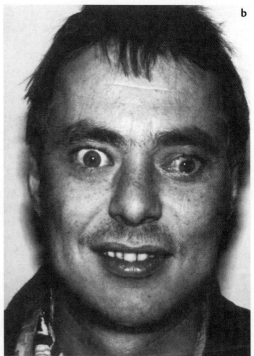

Abb. 4   Endokrine Orbitopathie und Zustand nach perforierender Verletzung des linken Auges (28 J., männl.)
a   vor,
b   nach Orbitadekompression. Weitere operative Schritte: Lidverlängerung (rechts mehr als links) und Augenmuskeloperation (Strabismus divergens).

Die *endokrine Orbitopathie* tritt häufig beidseitig, aber meist unterschiedlich stark auf. Es kommt zu einer massiven entzündlichen Reaktion des Muskel-, Binde- und Fettgewebes der Orbita. Von den Muskeln ist erst der Rectus inferior und etwas seltener der Rectus internus betroffen. Dadurch entstehen bei den schweren Fällen höhen-, aber auch seitenversetzte Doppelbilder und Schwindel. Patienten können diese manchmal nur durch eine Blickhebung vermeiden, klagen aber bald über Halsbeschwerden. Es stört sie besonders auch das Gefühl von der Umwelt beobachtet und gemieden zu werden wegen des „starren Blickes". Ursache dafür ist eine starke Oberlidretraktion, was wiederum das Dalrymple'sche Zeichen ergibt, bei dem weiße Sklera oberhalb der Hornhaut sichtbar wird. Endstufe der Therapie ist die Orbitadekompression, die unterschiedlich ausgeführt werden kann. In Würzburg hat sich bei über 500 Operationen die Entlastung zu den Siebbeinzellen hin bewährt (Abb. 4). Schon dieser Eingriff bessert das Aussehen und das Wohlbefinden der Patienten so erheblich, dass sie auch die meist nachfolgende Verlängerungsoperation der Oberlider und eine oder mehrere Augenmuskeloperationen leichter akzeptieren können.

Organische Ursachen

Schwindel, hauptsächlich aber Erbrechen, Brechreiz und das Wahrnehmen farbiger Ringe um

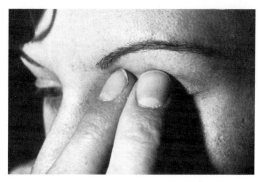

Abb. **5** Palpation des Augendruckes: Das rechte Auge blickt nach unten. Mit beiden Zeigefingern wird das linke Auge im Sklerabereich palpiert. Der Druck wird geschätzt oder mit dem eines gesunden Auges verglichen.

Lichter herum sowie Kopf- und Augenschmerzen sind die Symptome des Glaukomanfalles, der entweder als *akutes Winkelblockglaukom* oder als *Sekundärglaukom* nach anderen Augenerkrankungen auftritt. Die Diagnose lässt sich leicht durch Palpation des Auges mit zwei Fingern stellen: Das betroffene Auge ist steinhart (Abb. 5). Die genaue Untersuchung zeigt ein Ödem oder eine Trübung der Hornhaut und die Pupille ist weit bis mittelweit, oft entrundet und reaktionslos (Abb. 6). Die Messwerte des intraokularen Druckes liegen über 50 mmHg (Normwert für Erwachsene: um 16 mmHg). Die Symptomatik ist so drängend,

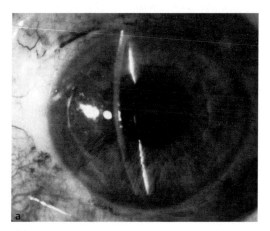 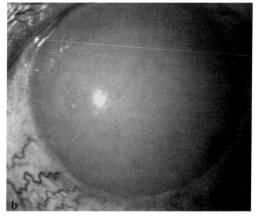

Abb. **6**
a akutes Winkelblockglaukom: Irisgefäße stark injiziert, zartes Hornhautödem, Pupille verzogen.
b Winkelblockglaukom: Im akuten Stadium wurde kein Arzt aufgesucht. Jetzt besteht fast komplette Hornhauttrübung.

dass der Patient eiliger ärztlicher Hilfe bedarf. Sie besteht in der sofortigen medikamentösen und baldigen operativen Drucksenkung nach vorheriger Schmerzbehandlung.

Schwindel kann auch durch *Maculaveränderungen* entstehen, die zu Metamorphopsien (Verziehungen gerader Linien), zu Makro- und Mikropsie (Gegenstände werden größer oder kleiner gesehen) und zu unterschiedlichen Farbwahrnehmungen (Photopsien) führen können. Typisch dafür ist die Retinopathia centralis serosa, die hauptsächlich Männer im mittleren Alter betrifft und die sich meist ohne Therapie wieder zurückbildet. In Einzelfällen kann eine Laserkoagulation erforderlich werden.

Seit Einführung der Betablocker in die Glaukomtherapie haben diese das Pilocarpin als Medikament der ersten Wahl abgelöst, da keine störende Miosis eintritt. Sie können aber zu sensorischen Störungen im Sinne von Schwindel, Somnolenz, Halluzinationen und Verwirrungszuständen führen. Dies tritt zusammen mit Übelkeit und gastrointestinalen Problemen auf, weil etwa die Hälfte eines in den Bindehautsack eingebrachten Augentropfens in den allgemeinen Kreislauf (via Bindehautgefäße) und in den Nasenrachenraum (via Tränenkanal) übergeht und nur knapp 10% direkt im Auge wirksam wird. Der Rest eines jeden Augentropfens wird abgewischt und geht verloren.

Glynn und Mitarbeiter (1991) haben fast 500 Patienten ab dem 65. Lebensjahr mit Glaukom befragt. Knapp 10% gaben an, im abgelaufenen Jahr einen ernsten Sturz erlitten zu haben. Aus dieser Befragung ließen sich die *Augentropfen* als höchstes Risiko errechnen. Schließlich muss bei der Anwendung von Augentropfen auch bedacht werden, dass Patienten deren Bedeutung oft nicht erkennen. Zimmermann und Zalta (1983) stellten fest, dass 50% der Glaukompatienten Probleme bei der Anwendung der Tropfen hatten und dass sie sich darüber nicht bewusst waren.

Findet man bei älteren Patienten Schwindel oder ähnliche Symptome ohne nachweisbarem organischen Befund, sollte man immer fragen, ob Augentropfen verwendet werden.

Schwindel wegen allgemeiner Störungen

Abschließend seien noch wenige allgemeine Ursachen eines Schwindels genannt, die den Patienten evtl. zum Augenarzt bringen. Gesichtsfeldausfälle mit Stauungspapille, Schwindel und Kopfschmerzen weisen auf einen *erhöhten Hirndruck* mit Verdacht auf intrakranielle Prozesse im Bereich oder in der Nachbarschaft des Chiasmas und veranlassen eine neurologische und eine bildgebende Untersuchung.

Eine vaskulare Ursache hat der Schwindel, der kurz vor einem Kollaps auftritt. Dem Patienten wird es schwarz vor Augen wegen der *gestörten retinalen und zentralen Durchblutung*. Unklare, vom Patienten schwer zu beschreibende Sehstörungen wurden von Jenkner (1988) bei der Analyse von über 5000 Krankengeschichten der Arteria vertebralis zugeordnet. Sie kommen am häufigsten beim Zervikalsyndrom vor. Schwindel mit Metamorphopsien (Gegenstände werden verzerrt gesehen) kann auch durch akute Kompression dieser Arterie auftreten (Hallen, 1971).

Fazit

Der okuläre Schwindel wird meist optisch (dezentrierte oder ungewohnte Brillen sowie Bifokal- oder Gleitsichtgläser), sensomotorisch (Augenmuskellähmung sowie Strabismus) oder durch organische Ursachen, besonders ein Glaukom ausgelöst. Seltener gibt es statische Ursachen. Allgemeine Gründe des Schwindels, die den Patienten evtl. zunächst zum Augenarzt führen, sind vaskuläre Störungen oder intrakranielle Prozesse. Die Therapie der rein okulären Schwindelformen sind meist einfach und der Patient kann danach mit einer wesentlichen Besserung oder einer Behebung seiner Beschwerden rechnen. Das akute Winkelblockglaukom erfordert eine baldige drucksenkende Operation. Bei Schwindelsymptomen wegen allgemeiner Störungen muss der Neurologe und der Internist hinzugezogen werden. Eine unklare Schwindelsymptomatik ohne organischen Befund sollte auch an Augenmedikamente denken lassen (z. B. Betablocker).

Literatur

Claussen, C.F., Lühmann, M. von, Aust, G. Erfahrungen mit einer neurootologischen Patientendatei. In: Nacke, O. und Wagner, G.: Dokumentation und Information im Dienste der Gesundheitspflege, 149–152 Schattauer, Stuttgart 1976

Flick, H. Okulärer Schwindel. Arbeitskreis Schielen 14: 87–91 (1983)

Glynn, R.J., Seddon, J. M., Krug, J.H., Sahagian, C.R., Chiavelli, M.E., Campion, E.W. Falls in elderly patients with glaucoma. Arch. Ophthalmol. 109: 205–210 (1991)

Hallen, O. Über die Störungen des räumlichen Sehens. Fortschr. Med. 89: 598–600 (1971)

Jaeger, W. Ophthalmologische Ursachen des Schwindels. Ärztl. Praxis 14: 455–458 (1962)

Jenkner, F.L. Zervikalsyndrom und Auge. Spektrum Augenheilkd. 2: 147–156 (1988)

Krause, K. Methoden der Refraktionsbestimmung. Regensberg u. Biermann Verlag Münster (1985)

Krause, K. Neue Konzeptionen für den Nahteil von Gleitsichtgläsern. 37. Wiesbadener Tagung des Berufsverbandes der Augenärzte, 22.11.1997

Neuhann, T. Kopfschmerz und Auge. Fortschr. Med. 100: 1333–1337 (1982)

Schäfer, W. D. Die Ursachen des okulären Schwindels und Therapiemöglichkeiten. Verh. Ges. Neurootol. Aequilib. IV, Verlag Medicin u. Pharmacie Frankfurt, 239–250 (1975)

Schäfer, W.D. Prophylaxe von Doppelbildern bei der Operation älterer Schielpatienten Z. prakt. Augenheilk. 1: 61–64 (1980)

Schäfer, W.D. Klinische Formen und Vererbung des Strabismus concomitans. In: G. Meyer-Schwickerath u. K. Ullerich: Theorie und Praxis der modernen Schielbehandlung, Enke-Verlag Stuttgart, 125–144 (1984)

Schäfer, W.D., Böhme, G. Ursachen und Verlauf von Augenmuskelparesen. Z. Prakt. Augenheilkd. 18: 335–341 (1997)

Zimmermann, T. J., Zalta A. H. Facilitating patient compliance in glaucoma therapy. Surv. Ophthalmol. 28 (Suppl.) 252–257 (1983)

Schwindel aus internistischer Sicht

M. Mocny, Fürth

Die internistischen Ursachen von Schwindel sind derart komplex und vielfältig, dass sich dieser Beitrag auf eine auszugsweise Schilderung beschränken muss. Die häufigsten internistischen Ursachen für eine Schwindelsymptomatik sind in Affektionen des Herz-Kreislauf-Systems zu finden. Die häufigsten Ursachen dafür sind in Tab. 1 aufgelistet.

Tab. 1 Ursachen von Schwindel und Gleichgewichtsstörungen ohne vestibuläre Läsion

Kardial	Koronare Herzerkrankung Herzinsuffizienz Angeborene oder erworbene Herzvitien Herzrhythmusstörungen Arterielle Hypertonie
Vaskulär	Hypotonie (orthostatische Dysregulationsstörung) Aortale Gefäßmissbildungen Subclavian-Steal-Syndrom Störung der Hämodynamik im Karotisströmungsgebiet Hypersensitives Karotissinussyndrom
Metabolisch	Diabetes Hyperlipoproteinämie Urämie Gicht
Hormonell	Hypothyreose oder Hyperthyreose Phäochromozytom M. Cushing M. Addison Hypophysenvorderlappeninsuffizienz primärer Aldosteronismus
Hämato-poetisch	Anämie Polycythaemia vera Polyglobulie
Elektrolytisch	Dehydration Hyperkaliämie Hypokaliämie Metabolische oder respiratorische Azidose oder Alkalose
Pulmonal	COPD, Lungenfibrose

Kardiale Ursachen für Schwindel

Koronare Herzerkrankung

Bei der *koronaren Herzerkrankung (KHK)* kommt es insbesondere nach durchgemachten Myokardinfarkten zu einer Reduktion des Schlagvolumens des Herzens. Dies führt zu einer zerebralen Hypoxämie. Die Patienten klagen dann häufig über ein Unsicherheitsgefühl bzw. das Gefühl zu taumeln. Die koronare Herzkrankheit ist die häufigste Ursache für das Entstehen einer Herzinsuffizienz.

Herzinsuffizienz

Man unterscheidet bei der *Herzinsuffizienz* zwischen einer diastolischen und einer systolischen Herzinsuffizienz, wobei die letztgenanntere mit ca. 70 bis 80% die häufigere ist. Die systolische Herzinsuffizienz ist gekennzeichnet durch eine Vergrößerung des linken Ventrikels, eventuell auch des rechten Ventrikels und hämodynamisch gesehen durch eine Erhöhung des enddiastolischen Druckes. Das Resultat dieser Veränderungen bzw. Anpassungsmechanismen des Herzens ist eine Reduktion des linksventrikulären Schlagvolumens.

Herzinsuffizienz-Patienten weisen eine mangelnde körperliche Belastbarkeit mit Belastungsdyspnoe auf. Zusätzlich können Zeichen der Lungenstauung bzw. eines Lungenödems als Ausdruck des linksventrikulären Pumpversagens bestehen.

Die häufig begleitende Rechtsherzinsuffizienz ist insbesondere durch Ödeme der abhängigen Partien, z.B. prätibiale Ödeme und Halsvenenstauung gekennzeichnet. Neben dieser kardialen Symptomatik klagen die Patienten hierbei oft über Gefühl von Taumel und Benommenheit.

Für die **Diagnose** der Herzinsuffizienz sind neben Anamnese, körperlicher Untersuchung und EKG, insbesondere die Echokardiographie bzw. die Farbdoppler-Echokardiographie von entscheidender Bedeutung.

Therapeutisch wird die bestehende Herzinsuffizienz in Abhängigkeit der Ursache behandelt. Bei Hinweisen für eine koronare Herzerkrankung empfiehlt sich die Durchführung einer Koronarangiographie mit der Möglichkeit einer PTCA oder einer chirurgischen Revaskularisation.

Die Standardtherapie der Herzinsuffizienz besteht in der Applikation von ACE-Hemmern, Spironolacton, Beta-Blockern in langsam gesteigerter Dosis, Diuretika und in allgemeinen Maßnahmen, wie Reduktion der kardiovaskulären Risikofaktoren, Gewichtsreduktion, moderatem körperlichem Training.

Herzrhythmusstörungen

Die pathophysiologische Grundlage von *Herzrhythmusstörungen* hinsichtlich der Schwindelsymptomatik besteht ebenfalls wie die der Herzinsuffizienz in einer Reduktion des Herzminutenvolumens.

Bei bradykarden Herzrhythmusstörungen (Bradyarrhythmia absoluta, AV-Block 1, 2 oder 3) kann das Schlagvolumen des Einzelschlages noch ausreichend sein, das Herzminutenvolumen aber durch die niedrige Pulsfrequenz derart reduziert, dass ähnlich wie bei der Herzinsuffizienz die Patienten mit Taumel- und Benommenheitsgefühl reagieren.

Bei tachykarden Herzrhythmusstörungen, insbesondere bei ventrikulären Tachykardien aufgrund der ebenfalls mangelnden Auswurfleistung, entsteht eine Schwindelsymptomatik besonders häufig. Da diese häufig selbst limitieren, sprechen die Patienten auch von anfallsartigen Schwindelgefühlen.

Diagnostisch spielt bei den Herzrhythmusstörungen naturgemäß das EKG bzw. das Langzeit-EKG eine entscheidende Rolle.

Um linksventrikuläre Funktionsstörungen zu erkennen, die sowohl Tachykardien als auch Bradykardien auslösen können, sollte die elektrokardiographische Diagnostik um eine echokardiographische Untersuchung ergänzt werden.

Die **Therapie** von bradykarden Herzrhythmusstörungen, die symptomatisch sind, werden im Akutfall z. B. mit Atropin oder Orciprenalin behandelt. Die Dauertherapie besteht in der Implantation eines Herzschrittmachers.

Bei den supraventrikulären Tachykardien haben sich medikamentös insbesondere Betablocker bewährt, bei spezifischeren Erkrankungen, wie z. B. einem Wolff-Parkinson-White-(WPW-) Syndrom, muss nach Durchführung einer elektrophysiologischen Untersuchung auch an die Möglichkeit einer Katheterablation gedacht werden.

Die Therapie der ventrikulären Rhythmusstörungen hat nach Erscheinen der CAST-Studie eine Wandlung genommen.

Hier haben sich ebenfalls Betablocker bzw. Amiodaron bewährt.

Bei ventrikulären Tachykardien, insbesondere nach einem Myokardinfarkt kommen mittlerweile Defibrillatoren zur Anwendung, die neben der Analyse des Herzschlages auch eine intrakardiale Defibrillation durchführen können.

Arterielle Hypertonie

Die *arterielle Hypertonie* ist eine der häufigsten chronischen Erkrankungen, die es in Deutschland gibt. Man schätzt die Anzahl der Betroffenen in der Bevölkerung zwischen 15 und 20%. Da die Einstellungsqualität dieser Patienten als nicht allzu hoch anzunehmen ist (nur ca. 20% der Hypertoniker sind adäquat eingestellt), kommt der arteriellen Hypertonie eine hohe differenzialdiagnostische Wertigkeit zu.

Die Patienten mit arterieller Hypertonie klagen neben kardialen Beschwerden häufig über Kopfschmerzen und Sehstörungen. Die Schwindelsymptomatik wird häufig als Taumelgefühl und Benommenheitsgefühl beschrieben.

Diagnostik

Die arterielle Hypertonie kann sehr einfach bestimmt werden durch Messungen in der Arztpraxis. Dort wird ein pathologischer Befund (über 140/90 mmHg) nach ca. einer halben Stunde wiederum gemessen und bestätigt dann die arterielle Hypertonie. Bei zweifelhaften Messwerten oder der Möglichkeit einer sog. „White-coat"-Sprechstunden-Hypertonie empfiehlt sich die Durchführung einer 24-Stunden-Blutdruckmessung.

Therapie

Die Therapie der arteriellen Hypertonie besteht in einer Reduktion des kardiovaskulären Risikos, insbesondere in einer Reduktion des Gewichts und der ausreichenden körperlichen Betätigung. Diese Betätigung sollte mindestens dreimal die Woche über 20 bis 30 Minuten stattfinden. Besonders geeignet hierfür sind Ausdauersportarten wie Walken, Joggen, Fahrradfahren oder Schwimmen.

Neben diesen allgemeinen Maßnahmen, deren Stellenwert als nicht hoch genug angesetzt werden kann (siehe hierzu auch neue Empfehlungen der Bluthochdruckliga), kommen medikamentös ACE-Hemmer, AT2-Antagonisten, Kalzium-Antagonisten, Betablocker und Diuretika zum Einsatz.

Vaskuläre Ursachen für Schwindel

Neben den kardialen Ursachen für Schwindel dürften *Gefäßveränderungen* die hauptsächliche Ursache von Schwindel aus internistischer Sicht sein. Insbesondere *Stenosen* der großen Gefäße am Hals, wie der A. carotis interna gehen gehäuft mit Schwindelsymptomatik einher.

Ursache für diese Gefäßstenosen ist in der Regel eine Arteriosklerose. Die Risikokonstellation bei der Arteriosklerose entspricht der koronaren Herzerkrankung mit arterieller Hypertonie, Hypercholesterinämie, genetischer Belastung, Diabetes mellitus, Alter und Rauchen.

Diagnostik

Neben der ausführlichen Anamnese und körperlichen Untersuchung (insbesondere Auskultation des Karotisstromgebietes) ist heute eine zuverlässige Diagnose von Karotisstenosen durch die Farbdopplersonographie möglich. Hiermit lassen sich sowohl morphologische Kriterien (2D-Bild) als auch hämodynamische Aussagen zum Grad der Stenosierung treffen. Weitere Methoden sind die direkte Angiographie und die DSA.

Die **Therapie** von Gefäßstenosen des Karotisstromgebietes besteht neben der Reduktion der oben aufgeführten Risikofaktoren medikamentös in der Applikation von ASS, bei Unverträglichkeiten auch Clopidogrel.

Bei höhergradigen Stenosen zeigt die operative Therapie gute Erfolge und gilt als Golden Standard der Gefäßbehandlung kritischer Karotisstenosen. Zunehmend erfolgt aber die Dilatation der Karotisstenosen mittels Angiokatheter und Stentimplantation. Die Erfahrungen auf diesem Gebiet wachsen und dürften bald eine direkte Konkurrenz zur Primäroperation darstellen.

Messen müssen sich beide Methoden an der Komplikationsrate, d.h. insbesondere den intraoperativen bzw. interventionellen auftretenden Schlaganfällen.

Hypotonie

Arterielle Hypotonie

Die Ursachen der *arteriellen Hypotonie* sind noch nicht bekannt. Diskutiert werden vegetative Dispositionen.

Diagnostik: niedriger Blutdruck mit normalem Anstieg unter Belastung. Kühle Extremitäten. Sehr häufig asthenischer Körperbau.

Therapie: körperliche Bewegung, insbesondere Ausdauersportarten, Hydrotherapie, aufklärendes Gespräch über die sehr gute Prognose. Medikamentös: Symphatikomimetika, Dihydroergotamin.

Orthostatische Hypotonie

Bei plötzlichem Lagewechsel und längerem Stehen bestehender Schwindel, Ohrensausen, Schwarzwerden vor Augen. Die Ursache der *orthostatischen Hypotonie* bleibt meistens ebenfalls unbekannt und wird häufig als venöse oder arterielle Blutverteilungsstörung aufgefasst. Es fehlt die Reaktion des peripheren Gefäßwiderstandes beim Lagewechsel.

Diagnostik: Schellong-Test, Echokardiographie.

Die primäre Hypotonie mit der orthostatischen Hypotonie unterscheidet sich in der Pathogenese dramatisch von der sekundären Hypotonie, welche sehr häufig mit schlechter Prognose behaftet ist und schwere Herzkreislauferkrankungen darstellt. Diese sind z.B. die oben beschriebene Herzinsuffizienz und angeborene Kardiomyopathien, Herzklappenfehler, Herzrhythmusstörungen.

Hypersensitives Karotissinussyndrom

Man unterscheidet zwei Formen des *Karotissinussyndroms*, eine vasodepressorische und eine kardioinhibitorische. Erstere geht mit einem deutlichen Blutdruckabfall, zweitere mit einer Bradykardie einher. Auftreten kann dieses Karotissinussyndrom durch Drehen des Kopfes (beim rückwärts Auto fahren!) oder sehr engen Hemdkragen.

Erworbene bzw. angeborene Herzklappenfehler

Die Anzahl der hämodynamisch wirksamen Klappenfehler (*Aortenstenose* und *Aorteninsuffizienz*, *Mitralstenose* und *Mitralinsuffizienz*) sind durch den breiten und frühen Einsatz von Antibiotika in der Tendenz eher rückläufig.

Pathophysiologische Folgen der Aorten- und Mitralklappenfehler sind wiederum eine Reduktion des Schlagvolumens, meist verbunden mit einer vermehrten Arbeitsleistung des Myokards.

Neben der kardialen Symptomatik (Dyspnoe, Lungenstauung, Beinödeme, Angina pectoris) klagen die Patienten über Taumelgefühle, Schwarzwerden vor Augen und Benommenheit.

Diagnostisch sind neben der körperlichen Untersuchung, Anamnese, EKG wie Echokardiographie von entscheidender Bedeutung. Hier können Klappenveränderungen und deren hämodynamische Auswirkungen mithilfe der Farbdoppler-Echokardiographie sehr gut quantifiziert und qualifiziert werden.

Die **Therapie** erfolgt medikamentös, symptomatisch in der Gabe von Diuretika, ACE-Hemmern, Digitalis. Die definitive Therapie in entsprechendem Stadium erfolgt dann kardiochirurgisch durch den Ersatz oder die Rekonstruktion der betroffenen Klappe. Eine kardiochirurgische Vorstellung sollte frühzeitig erfolgen.

Nicht kardiale Ursachen für Schwindel

Diabetes mellitus

Der *Diabetes mellitus* ist einer der Hauptrisikofaktoren für das Entstehen einer koronaren Herzerkrankung mit den Folgen von Myokardinfarkten und reduzierter linksventrikulärer Funktion mit dem Entstehen einer Herzinsuffizienz.

Symptome

Insbesondere in der Unterzuckerung bei Glukosespiegeln unter 50 mg% kommt es häufig zu Schwindelzuständen und zu Verwirrtheitszuständen bis hin zur Bewusstlosigkeit.

Diagnostik

Glukosebestimmung, HbA$_{1C}$, Glucosetoleranztest, Blutzuckertagesprofil.

Therapie

Die Therapie des Diabetes mellitus ist weitreichend und würde den Rahmen dieses Beitrages sprengen. Allerdings sollte bei Schwindelzuständen von Patienten eine genaue Anamnese des Diabetes bzw. schon bestehender Therapien durchgeführt werden. Insbesondere bei älteren Menschen kann es unter dem weit verbreiteten Glibenclamid zu regelmäßigen Unterzuckerungen kommen, die dann die Schwindelsymptomatik auslöst.

Hypo- und Hyperthyreose

Diese verursachen ebenfalls über die Beeinflussung des Herzens im Sinne einer Tachy- oder Bradykardie zerebrale Mangeldurchblutungen, die sich im Schwindel äußern. Die Therapie besteht in der Gabe von Schilddrüsenhormonen bzw. von Thyreostatika.

Weitere hormonelle Ursachen

Morbus Addison, Morbus Cushing und *Phäochromozytom* sind deutlich seltener als die *Hypo-* oder *Hyperthyreose* und benötigen eine spezifische Diagnostik und Therapie.

Weitere hämatopoetische Ursachen für Schwindel

Anämie tritt sehr häufig als Ausdruck einer Vielzahl von Erkrankungen auf. Das sind z. B. zu starke Monatsblutungen bei Frauen. Neben den Anämien, die durch meist langsamen teils okkulten Blutverlust zustande kommen (Darmpolypen, Darmtumoren, Ulcera ventriculi et duodeni) sind Anämien häufig Folge von nutritiv-toxischen Ernährungszuständen, z. B. die megaloblastäre Anämie bei Alkoholikern. Symptome der Anämie: Blässe (Konjunktiven!), Müdigkeit, Manifestation einer Angina-pectoris-Symptomatik, Atemnot, Schwindel.

Elektrolytstörungen

Hyperkaliämie tritt häufig infolge von Niereninsuffizienz, *Hypokaliämie* infolge von Durchfall oder Gabe von Saluretika auf.

Hyperkalzämie bei Knochenmetastasen und *Hypokalzämie* bei Niereninsuffizienz und Schilddrüsenunterfunktion und Nebenschilddrüsenunterfunktion führen über eine Beeinträchtigung der Erregungsausbildung und Erregungsüberleitung zu Schwindelanfällen.

Die **Therapie** dieser Erkrankungen hängt von der Grunderkrankung und deren Behandlung ab und besteht in einer Substitution bzw. ein vermehrtes Ausscheiden dieser Elektrolyte.

Medikamentös verursachter Schwindel

Bei einer Vielzahl von *Medikamenten* muss im Nebenwirkungsspektrum mit Schwindelsymptomen gerechnet werden. Hierzu zählen alle blutdrucksenkenden Medikamente, wie Betablocker, Kalziumantagonisten, ACE-Hemmer, AT1-Antagonisten. Als weitere kardiale Medikation können alle Antiarrhythmika Schwindelsymptomatiken auslösen (Digitalis, Betablocker usw.).

Neben den kardialen Medikamenten muss insbesondere bei der Behandlung des Diabetes mellitus eine Medikamentennebenwirkung als Ursache bedacht werden. Insbesondere das häufig verwendete Glibenclamid (z. B. Euglukon) führt bei älteren Patienten sehr häufig zu Hypoglykämien, die von den Patienten dann häufig als Schwindel und Auftreten von kaltem Schweiß beschrieben werden.

Auch die subkutane Behandlung des Diabetes mellitus mit Insulin kann bei sich ändernden Stoffwechselsituationen (Übelkeit, Erbrechen, unzureichende Kalorienzufuhr) über die Hypoglykämie zu Schwindel führen.

Pulmonale Ursachen

Seltenere Ursachen für das Auftreten von Schwindel bei internistischen Erkrankungen sind *pulmonale Erkrankungen*, insbesondere solche Lungenerkrankungen, die zu einer Hypoxämie führen, wie chronisch-obstruktive Lungenerkrankung und restriktive Lungenerkrankungen (Lungenfibrose), sie können neben der Dyspnoe des Patienten zu Schwindelattacken führen.

Diagnostisch empfiehlt sich hier neben der körperlichen Untersuchung und Anamnese eine Lungenfunktionsprüfung, am besten eine Ganzkörperplethysmographie und gegebenenfalls eine konventionelle Röntgenuntersuchung der Lunge bzw. eine Computertomographie.

Therapeutisch kommen inhalative Kortikoide, β_2-Sympathomimetika, Theophyllin-Präparate und orale Kortikoide zum Einsatz.

Bei bestehender Hypoxämie muss zusätzlich Sauerstoff über einen sog. Sauerstoffkonzentrator über mindestens 16 Stunden pro Tag nasal appliziert werden.

Diagnostisches Vorgehen bei Verdacht auf eine internistische Ursache von Schwindel

Folgende Untersuchungen sind zur Abklärung einer internistischen Schwindelursache erforderlich:

1. Gründliche Anamnese und körperliche Untersuchung des Patienten (Blutdruckmessung),
2. EKG, gegebenenfalls Langzeit- und Belastungs-EKG,
3. Echokardiographie,
4. gegebenenfalls Duplexsonographie der Karotiden,
5. Laboruntersuchung (in Abhängigkeit vom vermuteten Krankheitsbild).

Diese ausführliche Diagnostik ist notwendig, da dem Schwindel aus internistischer Sicht eine besondere Bedeutung zukommt. Während Schwindel mit vestibulärer Läsion eine insgesamt gute Prognose hat, sind insbesondere die Schwindelursachen auf kardialem Gebiet (Herzinsuffizienz, Herzrhythmusstörungen) von einer sehr schlechten Prognose geprägt.

Literatur

Bender, F., E. Most: Die Behandlung bradykarder und tachykarder Herzrhythmusstörungen mit Herzschrittmachern. Intern. Welt 12 (1978) S. 642 ff.

Braunwald, E.: Heart Disease. Saunders, Philadelphia 1988

Breithardt, G., L. Seipel: Schwindel bei internen Grundleiden. In: Morgenstern, C., M. Schirmer, K.-H. Vosteen: Gleichgewichtsstörungen. Perimed, Erlangen, 1983

Diener, H.-C.: Thieme Innere Medizin (1999). S. 1939

Haid, C. T.: Vestibularisprüfung und vestibuläre Erkrankungen. Springer, Berlin 1990

Roskamm, H., H. Reindell: Herzkrankheiten. Springer, Berlin 1996. Samek, L.: S. 282

Siegenthaler, W.: Differentialdiagnose innerer Erkrankungen. Schwarz U., J. Steuerer, R. Candinas. S. 902, 903 ff. 18. Ausgabe 2000

Stoll, W., D. R. Matz, E. Most: Schwindel und Gleichgewichtsstörungen. Diagnostik, Klinik und Therapie. Interdisziplinärer Leitfaden. Thieme Verlag. 2. Auflage 1992

Das Costen-Syndrom als mögliche Ursache für Schwindel und Tinnitus

E. Bender, Erlangen

Einleitung

Der Zusammenhang von Tinnitus und Schwindel mit der so genannten *Myoarthropathie (MAP) des Kiefergelenkes* wird seit Jahren diskutiert. Die Beobachtung, dass Patienten mit MAP des Kiefergelenkes otologische Symptome haben, mag irreführend sein, weil Tinnitus und Schwindel häufig auftretende Symptome in der normalen Bevölkerung sind. Kontrollierte Studien zeigen allerdings ein signifikantes Überwiegen von Tinnitus und Schwindel bei Patienten mit MAP im Vergleich zu Patienten ohne gleichzeitigem Vorhandensein eines Kiefergelenksmuskel-Symptomenkomplexes. Dabei ist es bis heute nicht gelungen, den Mechanismus dieser Zusammenhänge nachzuweisen (Parker 1995, Ren Juli 1995).

Es ist dem besonderen Charakter dieses Symptomenkomplexes zu verdanken, dass sich hieraus eine diagnostische und therapeutische Verflechtung zwischen Hals-Nasen-Ohrenheilkunde, Zahnmedizin und Mund-Kiefer-Gesichtschirurgie ergibt.

Gegenwärtiger Wissensstand

James Costen (1934) beschrieb diesen nach ihm benannten Symptomenkomplex, der in der Literatur unter den verschiedensten Bezeichnungen dargestellt wird:
- Mandibulargelenkneuralgie,
- mandibulomotorische Koordinationsstörung,
- orofaziale Dyskinesie,
- Schmerzdysfunktionssyndrom
- Temporo-Mandibular-Joint-Syndrom (TMJS)

Die klinische Untersuchung ergibt häufig die pathologische Verlagerung des Kiefergelenkköpfchens nach dorsal mit Druck auf den N. auriculotemporalis und Reizung der Chorda tympani infolge Bissanomalien, Bissverlagerung, z. B. nach Verlust seitlicher Stützzonen von Zähnen oder durch funktionell unzulänglichen Zahnersatz (Abb. 1).

Man findet Schläfen-, Scheitel- und Hinterhaupt-Kopfschmerzen bzw. Parästhesien; aus-

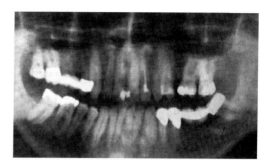

Abb. 1 Orthopantomogramm eines Patienten, der jahrelang protrusiv-exzentrische Parafunktionen auf der als Gleithindernis ausgebildeten Brücke vorgenommen hat. Kiefergelenkbeschwerden ergeben sich zwangsläufig daraus (aus Schwenzer u. Grimm, Lehrbuch Spezielle Chirurgie, Zahn-Mund-Kieferheilkunde, Thieme, Stuttgart 1990).

strahlende Schmerzen und Brennen in Zunge und Hals mit Globusgefühl im Rachenraum; partiell oder dauernd herabgesetztes Hörvermögen mit Schwindelgefühl, „Klingen" oder „Summen" mit Schmerzen in den Ohren, schmerzbedingte Bewegungseinschränkung des Kiefergelenkes mit Abweichen des Unterkiefers bei der Mundöffnung, oft durch den Kauakt ausgelöst oder durch gustatorische Reize provoziert. Schmerzen strahlen mehr nach frontal als nach okzipital aus; bei Palpation des Kiefergelenkes lassen sich oft „Knacken" und „Knirschen" feststellen.

Das *Costen-Syndrom* ist bei Frauen im jüngeren und mittleren Lebensalter häufiger als bei Männern beschrieben. Es sei noch erwähnt, dass manche Autoren auch die „Subluxation" der Kiefergelenke diesem Oberbegriff des Costen-Syndroms zurechnen (Abb. 2). Erschöpfend definiert wäre entsprechend der Funktion des stomatognathen Systems die Bezeichnung „Arthro-Myo-Neuro-Okkluso-Psychopathie" angebracht.

In der Literatur wird seit langem über einen möglichen Zusammenhang zwischen Myoarthropathien (MAP) des Kausystems und Otalgien bzw. Tinnitus gemutmaßt. Eine Analyse relevanter Stu-

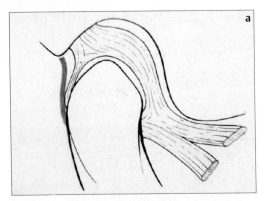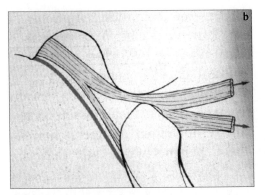

Abb. 2 Schematische Darstellung der Subluxation. Die Kontraktion der beiden Bäuche des M. pterygoideus lateralis erfolgt diskoordiniert, dadurch kann der Gelenkkopf über den Diskusrand nach vorn gezogen werden.
a habituelle Okklusion,
b maximale Mundöffnung mit Subluxation (Schwenzer u. Grimm 1990)

dien zeigt, dass in dem überwiegenden Teil der Untersuchungen von einer relativ hohen Prävalenz von Ohrenschmerzen bzw. Ohrgeräuschen bei MAP-Patienten berichtet wurde (Chole 1992, Parker 1995, Rubinstein 1995). Eine kausale Beziehung konnte bislang allerdings nicht hergestellt werden. Auch bleiben Erklärungsversuche, die das gleichzeitige Auftreten von MAP- und Ohrsymptomen, vor allem Ohrgeräuschen, auf eine gemeinsame Ursache zurückführen, spekulativ. Zu berücksichtigen ist, dass ein zufälliges Zusammentreffen von MAP- und auralen Symptomen aufgrund ihrer weiten Verbreitung möglich ist. Ein methodischer Schwachpunkt der meisten Studien besteht in der Nichtberücksichtigung von Vergleichsgruppen. Behauptungen zur Wirksamkeit bestimmter zahnärztlicher Maßnahmen für die Behandlung von Otalgien und Tinnitus bei MAP-Patienten finden angesichts fehlender prospektiver, kontrollierter und randomisierter Untersuchungen bislang wenig Unterstützung.

Hypothesen zur Ursache des Costen-Syndroms

Ob MAP- und die Ohrsymptome als voneinander unabhängige Phänomene anzusehen sind oder ob ein kausaler Zusammenhang zwischen ihnen besteht, ist weiterhin ungeklärt. Eine Schwierigkeit bei der Erforschung einer etwaigen kausalen Beziehung zwischen MAP und auralen Symptomen besteht darin, dass beide Beschwerdekomplexe in der Bevölkerung weit verbreitet sind.

Daher kann man davon ausgehen, dass bei gleichzeitigem Zusammentreffen von Symptomen im Kausystem und im Ohrbereich diese zumindest bei einem Teil der betroffenen Patienten unabhängig voreinander vorhanden sein können. Zudem leidet nicht jeder MAP-Patient unter Ohrenproblemen, und nicht jeder Patient mit Ohrenbeschwerden unbekannter Ursache weist MAP-Symptome auf. Da jedoch andererseits MAP verschiedenartige Beschwerdebilder beinhaltet, ist es zumindest vorstellbar, dass in bestimmten MAP-Untergruppen, die sich durch definierte anatomische, funktionelle oder pathologische Charakteristika auszeichnen, Ohrsymptome häufiger auftreten.

Ein solcher Gedanke wird unterstützt durch die Beobachtung von Ren und Isberg (1995), die berichteten, dass von 53 Patienten mit einseitigem Tinnitus und ipsilateraler, arthrographisch verifizierter anteriorer Diskuslage (relativ zum Condylus mandibulae) nur bei drei Individuen auch auf der kontralateralen Seite, die frei von Ohrsymptomen war, eine anteriore Diskusposition festzustellen war. Ferner spekulierten die beiden Autoren, dass bestimmte Patientengruppen nicht allein durch das Auftreten eines einzelnen Symptoms, sondern stattdessen durch einen ganzen Komplex verschiedener Beschwerden gekennzeichnet sind.

Nach Vergleich der genannten 53 Patienten mit 82 Personen, die eine einseitige anteriore Diskusposition aufwiesen, aber keine Ohrenbeschwerden angaben, stellten Ren und Isberg fest, dass Patienten mit Tinnitus nicht nur durch eine deutlich größere Schmerzintensität in den Kiefergelenken gekennzeichnet waren als Patienten mit anterior positioniertem Diskus ohne Ohrenbeschwerden, sondern auch bedeutend häufiger andere Symptome, darunter Schwindel, Kopfschmerzen und Nackenschmerzen, nannten (Abb. 3).

Bevor jedoch ernsthaft untersucht werden kann, ob ein kausaler Zusammenhang zwischen MAP und auralen Symptomen besteht, ist es unabdingbar, dass eine primäre Ätiologie der Ohrenbeschwerden zweifelsfrei ausgeschlossen wurde.

Die Befunde einer Studie von Brookes et al. (1980) mahnen, die Feststellung „MAP mit Ohrsymptomen unbekannter Ätiologie" nicht zu voreilig zu treffen: Nach Untersuchung von 45 MAP-Patienten mit gleichzeitigen Ohrbeschwerden konnten diese Autoren bei 37 Personen (82%) neben einer Otalgie vorhandene Ohrsymptome, da-

runter Tinnitus, Hörverlust und Druckgefühl, direkt auf pathologische Zustände im HNO-Bereich, wie Otitis, chronische Rhinosinusitis und Otosklerose, zurückführen; bei vier weiteren Individuen wurde eine primäre Ursache im HNO-Bereich für unwahrscheinlich gehalten. Nur bei 4 Patienten war keine direkte HNO-Pathologie festzustellen, wobei 2 dieser Patienten an psychischen Erkrankungen litten. Die Autoren kamen daher zu der Schlussfolgerung, dass wenigstens 91% der Ohrsymptome (Otalgie unberücksichtigt) nicht mit der MAP in Zusammenhang standen.

Mit Vorbehalt betrachtet werden sollte die Hypothese, Ohrsymptome wie Tinnitus könnten durch eine Verbindung zwischen Kiefergelenk und Paukenhöhle ausgelöst werden. Die in einigen mikroskopischen Kiefergelenkpräparaten nachgewiesene Darstellung einer durchgehenden kanalartigen Verbindung zwischen Kiefergelenk und Paukenhöhle lässt zwar den Raum für zwei-

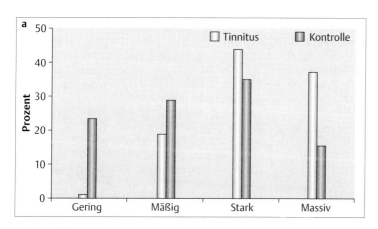

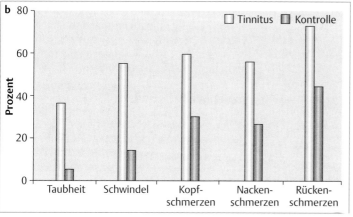

Abb. **3**

a Intensität der Kiefergelenkbeschwerden bei gleichzeitigem Auftreten von Tinnitus.

b Häufigkeit von Symptomen, die bei Auftreten von Tinnitus bemerkt werden (Ren April 1995).

fellos äußerst interessante Spekulationen zu. Zunächst gilt es jedoch zu klären, wie häufig eine solche Verbindung vorkommt und ob das darin befindliche Ligamentum discomalleolare funktionsfähig ist, so dass ein Zug an dieser Struktur, z. B. bei einer Vorwärtsbewegung des Discus articularis im Zuge der Kieferöffnung, die von den Patienten geäußerten Ohrsymptome hervorrufen kann. Aufgrund der fehlenden Darstellbarkeit dieses Ligaments im CT oder MRT ist eine direkte Überprüfung einer solchen Hypothese am Lebenden derzeit nicht möglich. Bei MAP-Patienten mit anteriorer Diskuslage scheint Tinnitus allerdings nicht häufiger vorzukommen als bei MAP-Patienten mit lehrbuchmäßiger Diskusposition (Henderson 1992).

Ob das Ligamentum discomalleolare in irgendeiner Weise an dem Auftreten von Ohrgeräuschen beteiligt ist, ist zum gegenwärtigen Zeitpunkt unbekannt. Eine Erklärung der Zusammenhänge zwischen Tinnitus und MAP des Kiefergelenkes wurde – wie erwähnt – schon in den 30iger Jahren durch Costen empfohlen. Costen nahm an, dass der zurückliegende Gelenkkopf bei einem Patienten mit MAP und tiefem Biss (z. B. Teilbezahnung oder Zahnlosigkeit) den Nervus auriculotemporalis komprimiert und sich dadurch funktionsstörend auf Innenohrstrukturen und die Tuba Eustachii auswirkt, wobei sich der Innenohrdruck verändert. Dies ist dann die Ursache für einen Symptomenkomplex von Gehörverlust, Tinnitus, Verstopfungsempfinden in den Ohren, Schwindel, Kopfschmerzen, Ohrenschmerzen und Trigeminusneuralgie. Diese von Costen beschriebenen Symptome sind heute typisch für die Verlagerung des Discus articularis des Kiefergelenks.

Neuere Befunde unterstützen die Annahme von Costen, dass der Nervus auriculotemporalis komprimiert wird – allerdings nicht durch den zurückliegenden Gelenkkopf. Verantwortlich dafür soll die Luxation des Discus articularis des Kiefergelenkes infolge der Verlegung des gesamten aurikulotemporalen Nervkörpers sein. Der Nerv wird eingeengt zwischen knöchernen Gelenkanteilen und dies in Höhe der Abzweigung des Nervus auricularis. Ein Vergleich von Patienten mit Diskusluxation mit oder ohne gleichzeitigem Tinnitus zeigt eindeutig, dass Patienten mit Tinnitus deutlich gravierendere Symptome im Gebiet, das von diesen verschiedenen Nerven des Nervus trigeminus versorgt wird, haben. Das Auftreten von Tinnitus wurde dann signifikant festgestellt, wenn gleichzeitig über Schmerzen im seitlichen Bereich des Gesichtes (Wange und Unterkiefer), der Temporalregion und hinter dem Auge geklagt wurde.

Ebenso finden sich ein Taubheitsgefühl der Gesichtshaut oder Mundschleimhaut häufiger bei Patienten, die auch unter Tinnitus leiden (Johansson 1990). Studien mit phylogenetischen und embryonalen Ansätzen sehen eine komplexe neuromuskuläre Verknüpfung zwischen der Kaumuskulatur und dem Hörorgan (Myrhang 1964 – 65). Die Ergebnisse dieser Untersuchungen führten zu der Einführung des Begriffes „Otomandibuläres Syndrom" (Ren 1995).

Die Beurteilung, ob nach erfolgter Behandlung eine Besserung vorhandener Beschwerden eingetreten ist, hängt bei subjektiven Symptomen wie Schmerz oder Tinnitus allein von den Angaben der Patienten ab. In einer prospektiven Studie mit 21 MAP-Patienten ging Henderson (1992) der Frage nach, wieweit Patientenangaben zu eingetretenen Veränderungen im Hörvermögen mit den in audiometrischen Tests erhaltenen „objektiven" Ergebnissen übereinstimmen. Vor und nach der Behandlung (9 MAP-Patienten wurden konservativ behandelt, bei 13 MAP-Patienten wurde eine bilaterale Kiefergelenkarthroskopie durchgeführt) wurden die Patienten gebeten, auf jeweils 100 mm langen visuellen Analogskalen u. a. das Ausmaß ihres Hörverlustes einzuschätzen. Dabei stellte sich heraus, dass die Patientenangaben und die mithilfe der Audiometrie erhaltenen Ergebnisse nicht miteinander korrelierten. So gaben einige Patienten nach Abschluss der Therapie eine deutliche Besserung der Hörfähigkeit an, ohne dass sich der subjektiv wahrgenommene Unterschied in den vor und nach der Behandlung ausgeführten audiometrischen Messungen widerspiegelte, während andere Patienten von keinen Veränderungen in der Hörfähigkeit berichteten, obwohl solche objektiv vorhanden waren. Diese Ergebnisse zeigen, dass subjektive Beschwerden oft in keinem engen Zusammenhang mit physiologischen Messresultaten stehen.

Diagnostik

Wenn die HNO-ärztliche Untersuchung von Patienten mit Otalgie keine Hinweise auf eine Ohrenerkrankung ergab, der HNO-Arzt aber den Verdacht hat, die Ursache der vom Patienten angegebenen Beschwerden könnte im Kiefergelenkbereich oder anderen Strukturen des stomatognathen Systems lokalisiert sein, sollte zwecks Abklärung eine Überweisung an einen erfahrenen Zahnarzt oder Mund-Kiefer-Gesichtschirurgen erfolgen.

Da bislang keine kontrollierten klinischen Studien vorliegen, die die Wirksamkeit einer Behandlung des Tinnitus durch funktionell-zahnärztliche und physiotherapeutische Maßnahmen belegen, sollte in diesen Fällen eine entsprechende Empfehlung mit der notwendigen Vorsicht ausgesprochen werden. Zweifelsohne ist eine Überweisung an einen Zahnarzt in denjenigen Fällen sinnvoll, in denen der Patient neben und unabhängig von Ohrgeräuschen an Schmerzen im Bereich der Kiefergelenke und Kaumuskeln leidet oder deutliche Einschränkungen der Unterkieferbeweglichkeit aufweist.

Berichtet umgekehrt ein Patient in der zahnärztlichen Praxis von Ohrenschmerzen oder Ohrengeräuschen, so ist durch einen HNO-Arzt abzuklären, ob die Beschwerden durch Entzündungen oder andere im HNO-Bereich lokalisierte Prozesse bedingt sind. Der Zahnarzt sollte daran denken, dass Otalgien unter anderem durch akute oder chronische Prozesse im orofazialen Bereich (z. B. Zähne, Kiefergelenke, tiefe Portion des M. masseter) hervorgerufen werden können. Daher sind diese Strukturen als mögliche Ursachen von Schmerzen im Bereich der Ohren auszuschließen (Abb. 4).

Behauptungen einer kausalen Beziehung zwischen MAP und Ohrenbeschwerden beruhen weiterhin auf reiner Spekulation. Die Frage, ob zahnärztliche Therapiemethoden eine spezifische Wirkung für die Behandlung von Ohrenproblemen bei MAP-Patienten aufweisen, kann nur mithilfe von prospektiven, kontrollierten und randomisierten Studien beantwortet werden. Solche Untersuchungen sind bislang nicht vorhanden.

Therapie

In der (zahn)medizinischen Literatur sind immer wieder Beiträge erschienen, in denen berichtet wurde, dass es nach zahnärztlichen Therapiemaßnahmen (z. B. nach Inkorporation von Okklusionsschienen, Massagen der Kaumuskulatur, iso-

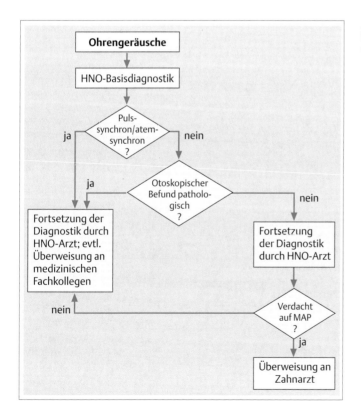

Abb. **4** Schematisch dargestellte interdisziplinäre Zusammenhänge von Tinnitus und MAP

metrischen Übungen, physikalischer Therapie, Einschleiftherapie der Zähne zur Beseitigung von Gruppenkontakten und zum Erreichen einer Eckzahnführung bei der Laterotrusion) bei einem Großteil der Patienten zu einem Rückgang oder gar einem Verschwinden von Ohrgeräuschen kam (Chan und Reade 1994).

Daher haben verschiedene Autoren empfohlen, Patienten mit – insbesondere akut aufgetretenem – Tinnitus mittels funktionell-zahnärztlicher und physiotherapeutischer Maßnahmen zu behandeln.

Nach Auswertung von 15 zwischen 1934 und 1993 erschienenen Studien zum Zusammenhang zwischen MAP und Tinnitus stellten Chan und Reade (1994) jedoch fest, dass diese Untersuchungen durch deutliche methodische Mängel gekennzeichnet waren. Sie beobachteten, dass viele Autoren dazu neigten, auf der Grundlage von rein deskriptiven Studien nicht haltbare Verallgemeinerungen zu treffen (Tab. 1).

Chole und Parker (1992) bemerkten, dass Versuche, Tinnitus mit zahnärztlich-okklusalen Therapiemaßnahmen zu behandeln, auf keiner soliden wissenschaftlichen Grundlage stehen. Bei der Beurteilung der Effektivität von Therapiemaßnahmen bei Tinnitus verdient der Hinweis von Rubinstein (1993) Beachtung, dass deutliche spontane Besserungen in der Intensität von Ohrgeräuschen bzw. spontane Remissionen wahrscheinlich häufiger vorkommen, als gemeinhin angenommen wird.

Okklusale Schienen

Vonseiten des behandelnden Zahnarztes/Mund-Kiefer-Gesichtschirurgen sollte – trotz Fehlens empirischer Grundlagen – im Mittelpunkt der Behandlung eine Schienentherapie stehen (Abb. 5). Okklusionsschienen (Aufbissschienen) sind das Mittel der Wahl bei MAP des Kiefergelenkes. Hier

Tab. 1 Zusammenstellung von 15 Studien, die auf Inhalte von den Autoren untersucht wurden (Chan 1994)

Autor	Gesamtzahl der MAP-Patienten	Anzahl der MAP-Patienten mit Otalgie [n (%)]	Anzahl der MAP-Patienten mit Tinnitus [n (%)]
Goodfriend	168		(14)
Hankey	100		(1)
Vero	150	64 (43)	2 (2)
Gelb et al.	742	263 (35)	311 (42)
Myrhaug	1986	444 (22)	
Posselt	731		(ca. 4)
Morgan	90		60 (67)
Carlsson et al.	350		(15)
Gelb et al.	200		71 (35,5)
Wedel und Carlsson	350		8 (2)
Bush	105	86 (82)	35 (33)
Rubinstein et al	376		93 (25)
Chole und Parker	338		(59)
Kempf et al.	138		18 (13)
Keersmakers et al.	400	167 (42)	

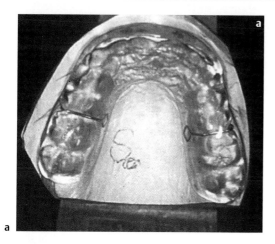

a

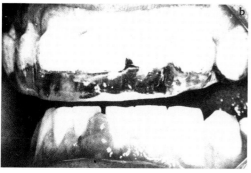

b

Abb. **5**
a Beispiel einer Okklusionsschiene mit frontalem Schild.
b Beispiel einer sog. Miniplastschiene mit frontalem Schild zur Verhinderung einer protrudiert exzentrischen Unterkieferlage. Die Schiene wird nachts getragen (Schwenzer u. Grimm 1990).

ist der Effekt der Beschwerdeminderung entscheidend.

Angewohnheiten wie Bruxismus im Schlaf werden verhindert oder gemindert und die Ruheaktivität wird reduziert (Lavigne 1998). Wichtig ist auch der Effekt des Ausgleichs muskulärer Asymmetrie (Humsi 1989) und die Verbesserung der Bewegungskoordination (Crispin 1978). Weiterhin kommt es durch eine okklusale Schiene zu einer Entlastung und Zentrierung der Kiefergelenke. Auch ist die positive therapeutische Auswirkung in gewissem Ausmaß einem nicht auszuschließenden Plazeboeffekt (Greene 1972) zuzuschreiben.

Okklusionsschienen führen weiterhin zu Veränderungen des intramuskulären Aktivierungs-

musters mit unterschiedlicher Wirkung auf Musculus masseter oder temporalis. Diese Neuorganisation des intramuskulären Funktionsmusters führt zu einer Entlastung schmerzhafter motorischer Einheiten. Die Wirkung von Okklusionsschienen auf die Kiefergelenke ist am plausibelsten für leicht protrusiv eingestellte Schienen (Schienen möglichst im Oberkiefer zu tragen), da diese Position wahrscheinlich durch die Entlastung der entzündlich veränderten, dorsal im Gelenkraum liegenden, bilaminären Zone für Schmerzlinderung sorgt (Schindler 1999).

Krankengymnastik/Physiotherapie

Das gesamte Spektrum der physikalischen Therapie (Wärme, Kälte, elektrophysikalische Maßnahmen, Krankengymnastik, Massage) wird bei der MAP empfohlen. Trotz des Fehlens von Belegen für eine Langzeitwirkung sind diese Maßnahmen anerkannter Bestandteil der Therapie schmerzhafter MAP (Feine 1997).

Akupunktur

Es liegen Hinweise dafür vor, dass Akupunktur für die Behandlung von Kiefermuskelschmerzen wirksam sein kann; ein Plazeboeffekt lässt sich allerdings nicht ausschließen (Rosted 1998).

Psychologische Therapie

Viele Studien zeigen, dass die Erfolgswahrscheinlichkeit von Behandlungsmaßnahmen bei Patienten mit chronischer MAP ansteigt, wenn innerhalb eines Behandlungsprogrammes psychosoziale und verhaltensbezogene Faktoren berücksichtigt werden. Die kombinierte Anwendung intraoraler Okklusionsschienen und Biofeedback zeigte sich in einer Studie über 6 Monate deutlich wirksamer als die alleinige Anwendung eines der beiden Behandlungsmittel (Jacobson 2000). Als Fazit aller therapeutischen Aspekte haben die Studien und eigene Erfahrungen gezeigt, dass bei MAP die Schienentherapie nahezu immer angezeigt ist und in hohem Prozentsatz zu einer Verminderung oder Ausheilung der pathologischen Symptomatik führt. Entscheidend ist in diesem Zusammenhang, dass bei gleichzeitigem Bestehen von Tinnitus auch hier eine gehäufte Verbesserung dieser Symptomatik festzustellen ist.

Fazit

Zusammenfassend ist zum gegenwärtigen Zeitpunkt deskriptiv zu behaupten, dass das Costen-Syndrom u. a. eine mögliche Ursache für Schwindel und Tinnitus sein kann. Um die komplexen anatomischen und physiologischen Zusammenhänge empirisch zu begründen, bedarf es aber noch weiterer Untersuchungen. Therapeutisch kann man sich beim Costen-Syndrom inzwischen auf positive Erfahrungen der angewandten Methoden stützen, wobei die Schienentherapie eine relativ größere Bedeutung hat als die übrigen Maßnahmen. Das durch die Schienentherapie erreichte Abklingen der Symptome des Costen-Syndroms führt häufig auch zur Verminderung der otologischen Symptome, weshalb diese Therapie auch ohne exaktes Verständnis der Zusammenhänge ihre Einsatzberechtigung hat.

Literatur

Brookes GB, Maw AR, Coleman MJ: "Costen's syndrome"-correlation or coincidence: a review of 45 patients with temporomandibular joint dysfunction, otalgia and other aural symptoms. Clin Otolarygol. 1980; 5: 23 – 36

Chan SW, Reade PC. Tinnitus and temporomandibular pain-dysfunction disorder. Clin Otolaryngol. 1994;19(5):370 – 80

Chole RA, Parker WS. Tinnitus and vertigo in patients with temporomandibular disorder. Arch Otolaryngol Head Neck Surg. 1992; 118(8):817 – 21

Costen JB. A syndrome of ear and sinus symptoms dependent upon disturbed function of the temporomandibular joint. 1934. Ann Otol Rhinol Laryngol. 1997; 106 (10 Pt 1):805 – 19

Crispin BJ. Acrylic resin copings: an adjunct to fixed restorative dentistry. J Prosthet Dent. 1978; June 39(6):632 – 6

Crispin BJ, Myers GE, Glayton JA. Effects of occlusal therapy on pantographic reproducibility of mandibular border movements. J. Prosthet Dent. 1978; July 40(1):29 – 34

Feine JS, Lund JP. An assessment of the efficacy of physical therapy and physical modalities for the control of chronic musculoskeletal pain. Pain. 1997; 71(1):5 – 23

Greene CS, Laskin DM. Splint therapy for the myofascial pain-dysfunction (MPD) syndrome: a comparative study. J Am Dent Assoc. 1972; 84(3): 624 – 8

Henderson DH, Cooper JC Jr, Bryan GW, Van Sickels JE. Otologic complaints in temporomandibular joint syndrome. Arch Otolaryngol Head Neck Surg. 1992; 118(11):1208 – 13

Humsi AN, Naeije M, Hippe JA, Hansson TL. The immediate effects of a stabilization splint on the muscular symmetry in the masseter and anterior temporal muscles of patients with a craniomandibular disorder. J Prosthet Dent. 1989; 62(3):339 – 43

Johansson AS, Isberg A, Jsacsson G: A radiographic and histologic study of the topographic relations in the TMJ region: Impliention for a nerve entrapment mechanism. J Oral Maxillofac Surg 1990; 48: 953 – 961.

Jacobson GP, Henderson JA, McCaslin DL. A re-evaluation of tinnitus reliability testing. J Am Acad Audiol. 2000; 11 (3):156 – 61

Lavigne GJ, Dao TT. Oral splints: the crutches for temporomandibular disorders and bruxism? Crit Rev Oral Biol Med. 1998; 9(3):345 – 61

Myrhaug H. The incidence of ear symptoms in cases of malocclusion and temporomandibular joint disturbances. Br J Oral Surg. 1964 – 65; 2:28 – 33

Parker WS, Chole RA. Tinnitus, vertigo, and temporomandibular disorders. Am J Orthod Dentofacial Orthop. 1995; 107(2):153 – 8

Ren YF, Isberg A. Tinnitus in Patients with Temporomandibular Joint Internal Derangement. Journal of Craniomandibular Practice. April 1995; Vol. 13, NO. 2

Ren YF, Isberg A, Westesson P-L. Condyle position in the temporomandibular joint. Oral and Maxillofacial Radiology. July 1995; Vol. 80, NO. 1

Rosted P. The use of acupuncture in dentistry: a review of the scientific validity of published papers. Oral Dis. 1998; 4(2):100 – 4

Rubinstein B. Tinnitus and craniomandibular disorders – is there a link? Swed Dent J Suppl. 1993; 95:1 – 46

Schindler H. Schweiz. Monatsschr. Zahnmed. 1999; 109(10): 1025, 1027 (ISSN: 1011 – 4203).

Schwindel der Seele (psychogener Schwindel)

H. Schaaf, Bad Arolsen

Psychogen bedingte oder mitbedingte Schwindelformen werden auf 30–50% aller Schwindelerscheinungen geschätzt. Der psychogene Schwindel spielt sich – dem Betroffenen überwiegend unbewusst – vor allem in der psychischen, d.h. der emotionalen Welt ab. Trotz aller Vielfalt des psychogenen Geschehens lassen sich systematische Zugänge und Grundzüge erkennen.

Grundlage der Therapie **und** ein wichtiger Pfeiler in der Prophylaxe eines reaktiv psychogenen Schwindels ist eine gute medizinische Diagnosestellung.

Für die Annahme eines psychogenen Schwindels reicht nicht die Abwesenheit des organischen Befundes, es ist zwingend eine psychologische Diagnose notwendig. Dem muss sich eine Aufklärung, Beratung und Begleitung anschließen, die den Patienten in seinen kognitiven und emotionalen Möglichkeiten erreicht. Hinsichtlich der psychogenen Komponente hat schon die Aufklärung über das mögliche Wirkgeschehen angstvermindernde Effekte. Es reicht aber nicht, lediglich „abweisend" auf das „Seelische" zu verweisen. Wichtig ist das Verständnis, die Diagnose und die Weichenstellung für – je nach Indikation – ein Gleichgewichtstraining und/oder eine Psychotherapie.

Das seelische Gleichgewicht

Genauso wie es ein körperliches Gleichgewichtssystem gibt, existiert auch ein seelisches Gleichgewicht. Schaut man sich die Entwicklung „des Seelischen" beim heranwachsenden Menschen an, so fällt auf, dass das Emotionale beim Säugling und Kleinkind noch sehr körperlich ausgedrückt wird. Wenn ein Kleinkind zufrieden ist, strahlt es, wenn es Hunger oder Durst hat, unwohl liegt oder gewickelt werden muss, schreit es. Dann entwickelt sich bei gesundem Wachstum und ausreichendem Kontakt zu anderen Menschen der breite Fächer emotionaler Qualitäten heraus, wie sie dem erwachsenen Menschen zur Verfügung stehen.

Lust differenziert sich in Zufriedenheit, Freude, Vertrauen, Glaube, Liebe, Hoffnung, Zärtlichkeit; Unlust in Angst, Furcht, Scham, Schuld, Ekel, Trauer, Hilflosigkeit, Hoffnungslosigkeit (1).

Das dazu – für Menschen notwendige (!) – Beziehungsgeflecht muss im Gleichgewicht mit den Bedürfnissen der Gesellschaft, aber eben auch des Einzelnen stehen. Dies wird spätestens deutlich, wenn sich in Depressionen, nicht kontrollierbaren Ängsten, Zwängen und/oder psychosomatischen Erkrankungen eine Unausgeglichenheit oder gar eine Vernachlässigung zeigt.

Der Anteil der psychogenen Schwindelformen wird auf 30–50% aller Schwindelerscheinungen geschätzt. Der psychisch verursachte Schwindel kann monosymptomatisch oder verbunden mit anderen, in der Regel vegetativen Symptomen wie Schweißausbrüchen, Mundtrockenheit, Herzrasen, Engegefühl, Atemnot und Leeregefühl im Kopf auftreten. Charakteristischerweise wird beim monosymptomatischen Erscheinungsbild ein Schwankschwindel oder ein diffuser Schwindel („wie betrunken", Gehen wie auf Schaumstoff, etc.) beschrieben. Prinzipiell können aber alle Schwindelqualitäten, d.h. auch ein Drehschwindel mit subjektiver Fallneigung, psychisch bedingt sein. Die psychogenen Schwindelempfindungen sind dabei für die Betroffenen sehr real und keineswegs eingebildet (3, 6).

Psychogener Schwindel spielt sich ätiologisch überwiegend auf der Empfindungsebene in der emotionalen Welt des betroffenen Patienten ab. Der Schwindelzustand entsteht angesichts von für das Individuum unbegreiflichen, „verwirrenden" Affekten mit dem zentralen Element der Angst (3, 6, 9).

Nun ist es aber nicht so, dass beim psychogenen Schwindel absolute Beliebigkeit vorherrscht, sondern trotz aller Vielfalt lassen sich auch hier systematische Zugänge und Grundzüge erkennen: Dabei kann Angst reaktiv einer organischen Erkrankung folgen oder gar ursächlich für das Gefühl des Schwindens und des Schwindels sein.

Der reaktive psychogene Schwindel nach primär organischen Erkrankungen

Nach oder bei organischen Erkrankungen wie Vestibulopathien, Kopfverletzungen und anderen, mit Instabilität einhergehenden Erkrankungen findet sich häufig – länger als erwartet – ein organisch allein nicht mehr verstehbarer „anhaltender" Schwindel.

Ein großer Teil der Entstehung und insbesondere der Aufrechterhaltung der dabei zu beobachtenden **reaktiven** psychogenen Schwindelproblematik ist durch Mechanismen der Konditionierung im Sinne der Lerntheorie gut erklärbar.

In seinem klassischen Experiment bewirkte Pawlow bei seinen Hunden, dass diese auf eine Glocke wie auf einen Futterreiz reagierten. Ähnliches gilt auch beispielsweise für das primär innenohrbedingte Ménière-Geschehen (11, 12, 14).

Zunächst löst nur das Innenohrgeschehen
– Drehschwindel,
– Unsicherheit,
– Angst und Panik,
– und vielfältige vegetative Angstsymptome
aus.

Bei **entsprechender Sensibilität** können dann **bestimmte Begleitumstände** ebenfalls auslösend **für das Erleben** eines Schwindels wirken.

Diese Begleitumstände können sein:
– die räumliche Situation oder eine Konfliktsituation, in der der Anfall geschah oder sich wiederholte,
– ein in der Lautheit zunehmender Tinnitus, der auch dem organisch bedingten Anfall vorausging,
– eine Kopfbewegung,
– oder ein anderer „Reiz",

der im Verlaufe der sog. „Reizgeneralisierung" immer unspezifischer werden kann. Reizgeneralisierung bedeutet in diesem Zusammenhang, dass die Auslöser immer unspezifischer werden können und schon ähnliche Situationen zum Schwindel und dessen Empfindungen führen können.

Die dabei empfundene Angst selbst wiederum kann wie Schwinden und Schwindel empfunden werden, was einen dauerhaften Prozess des Angst-Schwindels und der Schwindel-Angst einleiten kann (14).

Psychogener Schwindel bei und durch Angst ohne somatisches Korrelat

Seelische Erkrankungen gehen oft mit Angst einher. Dabei kommt der Angst als Warnsignal eine überlebenswichtige Funktion zu. Angst ist das zentrale Element des von Brandt und Dieterich 1986 in die Literatur eingeführten **„phobischen Attackenschwankschwindels"** (2). Diesen Schwindel charakterisierten sie durch die Kombination eines Benommenheitsschwindels mit subjektiver Stand- und Gangunsicherheit, obwohl die Betroffenen stehen und gehen können.

Wahrscheinlich führt gerade die Beobachtung der „eigentlich funktionierenden" Gleichgewichtsleistung mit dem Zweifel an ihrer Intaktheit und der sich daraus wieder nährenden Angst dazu, dass bisher gewohnte aktive Handlungsweisen (Sicht- und Handlungsmuster) als passive Schein-Beschleunigungen und Schein-Bewegungen erlebt werden.

Die Arbeitsgruppe um Eckhardt-Henn (4) hat dann im Weiteren darauf hingewiesen, dass sich aus dieser großen Gruppe zumeist Angst-Erkrankungen und depressive Erkrankungen heraus differenzieren lassen. Dann kann der Schwindel statt der Angst in den Vordergrund treten, so dass der depressive Inhalt dem Patienten nicht bewusst wird.

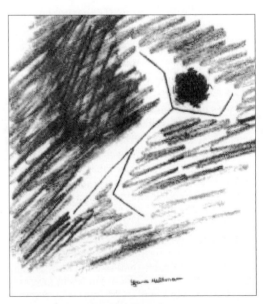

Abb. **1** Schwindelanfälle können selbstverständlich Geglaubtes nachhaltig durcheinanderwirbeln. Abb. von Jana Holtmann, Arolsen.

Psychodynamisch zeigen sich dabei einige typische Konflikte und/oder Grundsituationen etwa in folgenden Bereichen:

1. Konflikthafte äußere Lebensbelastungen, hier insbesondere Verluste in Beziehungen und Krisen (Tod des Partners, Trennung, Auszug des letzten Kindes),
2. Abhängigkeitsentwicklungen im Widerspruch mit Selbstständigkeitswünschen, die typischerweise bei der Ablösung von den Eltern, aber auch von Vertrautem und „Heimatlichen" gesehen werden können,
3. sexuelle Konflikte und Identitätskonflikte.

Symbolische Deutungen des Schwindels, die zwar diagnostisch unscharf sind, den Praktiker aber oft „intuitiv" auf den Weg führen können, fasste Modestin (8) zusammen.

Er fand Schwindel als *Zeichen* dafür,
– dass etwas aus den Fugen geraten ist,
– als Ausdruck der Untragbarkeit einer Situation,
– der Sehnsucht nach Stütze und Halt,
– und des Übergangsphänomens von einem Zustand in den anderen, bei dem ein Gleichgewicht verloren wurde und ein neues wiederhergestellt werden muss.

Diagnostik

Die Krankengeschichte führt bei Schwindelerkrankungen in bis zu 90% der Fälle schon zur Diagnose. Diese muss untermauert werden durch eine gute neurootologische Diagnostik, die sowohl den benignen paroxysmalen Lagerungsschwindel wie zentrale, ggf. raumfordernde Prozesse ausschließen sollte.

Grob gilt, dass jeder Dauerschwindel ohne Nachweis einer Gangstörung oder Hirnnervenbeeinträchtigung *am ehesten* seelisch zu erklären ist, da nahezu alle organisch bedingten Schädigungen mit Schwindel meist nach wenigen Wochen kompensiert werden. Je vielfältiger die Beschwerden erlebt und geschildert werden, desto eher liegt ein psychogener Schwindel vor.

Voraussetzung ist, dass in der Vestibularisprüfung kein krankhafter Befund festgestellt werden kann.

Nun reicht aber für die Annahme eines psychogenen Schwindels nicht nur die Abwesenheit des organischen Befundes, sondern es ist zwingend eine psychologische Diagnose notwendig, die das Schwindelgeschehen stimmig erklären kann.

Was die Diagnostik erschwert, ist, dass sich die Betroffenen selbst typischerweise **organisch** krank fühlen und nicht etwa ängstlich oder depressiv. Sie klagen dabei über den „Schwindel". Nicht die ängstliche Beobachtung hat für sie das Schwindelgeschehen ausgelöst, sondern sie glauben, dass der Schwindel die schreckliche Angst ausgelöst habe.

Therapie

Ent-ängstigende Aufklärung

Zur Therapie gehört an erster Stelle eine gute, entängstigende Aufklärung.

Diese sollte möglichst anschaulich, auch mit Schaubildern erfolgen. Eine zusätzliche Vor- und Nachbereitung durch die Empfehlung verständlicher Ratgeber (5, 7, 12, 13) kann dies oft nachhaltig unterstützen.

Insbesondere bei psychogenen Schwindelerkrankungen sollte weniger das „Nicht-Gefundene" betont werden, als das weiter vorhandene und funktionsfähige Gesunde. Ungünstig demotivierend sind verbal oder nonverbal vermittelte Botschaften wie: „Stellen Sie sich nicht so an".

Vermittelt werden sollte hingegen die notwendige Sicherheit, dass für die Bewältigung des Schwindels eine gute körperliche Grundlage, etwa ein (weitgehend) intaktes Gleichgewichtsorgan oder zumindest ein zu verbesserndes Gleichgewichtssystem vorhanden ist.

Betont werden muss aber, dass es beim psychogenen Schwindel meist nicht ausreicht, auf das „Seelische" lediglich zu verweisen. Therapeutisch wichtig hingegen ist das Verständnis, die Diagnose und die Weichenstellung.

Für eine sichere therapeutische Haltung ist dabei ein Grundverständnis der seelischen Wirkmechanismen und – in deren Reflexion, wie dies etwa in Balintgruppen vermittelt wird – nützlich, auch damit man sich selbst nicht „beschwindelt" fühlt, wenn der Patient den – für Außenstehenden – offensichtlichen Sachverhalt noch nicht verstehen oder gar umsetzen kann.

Gleichgewichtstraining und Selbsthilfe

Therapeutisch unerlässlich bei psychogenem Schwindel ist das – vor allem eigene – Bemühen um Standfestigkeit. Einfache Übungen werden meist anschaulich bebildert von vielen Krankenkassen angeboten. Wir setzen systematisch das

Tai-Chi und Feldenkrais-Übungen als bewegungs-therapeutische Verfahren ein. Sinnvoll kann dann auch der Kontakt zu den Selbsthilfeorganisationen werden[1].

Psychotherapeutische Unterstützung

Zeigt sich der Schwindel als Ausdruck einer Depression, einer lebensgeschichtlichen Krise oder anderer überwiegend psychogen zu verstehender Komponenten, so ist es auf jeden Fall sinnvoll, einen ärztlichen oder psychologischen Psychotherapeuten hinzuzuziehen. Antidepressive oder neuroleptische Medikamente können – als Hilfe – durchaus sinnvoll sein. Manchmal sind sie sogar nötig, um überhaupt erste therapeutische Schritte zu ermöglichen. Dies sollte vom ärztlichen Psychotherapeuten und/oder Psychiater indiziert und kontrolliert werden.

Von Sedativa und Tranquilizern über akute Notfallbehandlung hinaus muss dringend abgeraten werden, da Suchtgefahr besteht und die Kompensationsmöglichkeiten im Gleichgewichtssystem herabgesetzt werden.

Stationäre psychosomatische Behandlung

Eine stationäre psychosomatische Behandlung kann notwendig werden, wenn die ambulanten Behandlungsmöglichkeiten ausgeschöpft sind und/oder insbesondere bei bedeutenden psychogenen Anteilen und etwa depressiven Entwicklungen und Angsterkrankungen. Stationär psychotherapeutisch muss gearbeitet werden, wenn sich
- durch eine organische Erkrankung (z. B. Morbus Menière, Vestibularisausfall, SHT)
- oder durch eine organische Erkrankung „angestoßen" oder hervorgerufen
- oder möglicherweise auch in die organische oder organisch wahrgenommene Erkrankung mündend

eine relevante seelische Erkrankung als zumindestens aufrechterhaltend für eine (psycholo-gisch/psychiatrisch zu verifizierende) Dekompensation erweist.

Einweisungsgründe sind gegeben:
- bei fehlender Alltagskompetenz,
- Unklarheit hinsichtlich des organisch bedingten und des psychisch aufrechterhaltenden Anteils
- oder der Unklarheit hinsichtlich des Zusammenwirkens dieser Faktoren auf beispielsweise ein möglicherweise „ménièreformes Krankheitsbild".

Literatur

1. Ahrens, S. (1997) Lehrbuch der psychotherapeutischen Medizin. Stuttgart: Schattauer S. 688
2. Brandt, TH., Dieterich M (1986) Phobischer Attackenschwindel. MMW 128: 247–250
3. Eckhardt, A., Tettenborn, B, Krauthauser, H. (1996) Schwindel und Angsterkrankungen – Ergebnisse einer interdisziplinären Untersuchung. Laryngo-Rhino-Otol 75. 517–522
4. Eckhardt-Henn A., Hoffmann S. O., Tettenborn B., Thomalske C., Hopf H.-C. (1997) „Phobischer Schwankschwindel" – Eine weitere Differenzierung psychogener Schwindelzustände erscheint erforderlich. Nervenarzt, 68 806–812.
5. Haid, Claus-Toni (2002): Ärztlicher Ratgeber: Schwindel und Gleichgewichtsstörungen. Wort und Bild, Baierbrunn
6. Lamparter U. (1995) Schwindel. In: Ahrens S., Hasenbring M., Schultz-Venrath U., Strenge H. (Hg.) Psychosomatik neurologischer Erkrankungen. Stuttgart New York: Schattauer 122–151
7. Lempert, Thomas (1999) Schwindel – was steckt dahinter? Informationen und Ratschläge. Stuttgart, Trias
8. Modestin J (1983) Schwindel als psychosomatisches Phänomen. Psychother med Psychol 33: 77–86
9. Rudolph, G.A.E (1998) Schwindel bei seelischen Erkrankungen. In: Stoll, W (Hg) Differentialdiagnose Schwindel. Stuttgart: Thieme 139–148
10. Schaaf, H (2001) Psychogener Schwindel in der HNO-Heilkunde. 2001. 49 – S. 307–315
    http://home.t-online.de/helmut.schaaf/PsySch.htm
11. Schaaf, H. (2000) M. Ménière. Ein psychosomatischer Leitfaden. 3. Aufl., Heidelberg, Springer S. 196
12. Schaaf, H., Nelting, M, Hesse G. (1999) Schwindel – psychosomatisch gesehen. München, Wien. Profil.
13. Schaaf, H. (2003) Gleichgewicht und Schwindel der Seele. Mit Bildern Von J. Holtmann. München: Profil.
14. Schaaf, H.; Holtmann, H.; Hesse, G., Kolbe, U., Brehmer D. (1999) Der (reaktive) psychogene Schwindel – eine wichtige Teilkomponente bei wiederholten M. Ménière-Anfällen. HNO 47: 924–932

---

[1] Deutsche Tinnitus-Liga e. V., Postfach 349, 42353 Wuppertal, Telefon: 02 02/24 65 20, www.tinnitus-liga.de K.I.M.M. Kontakte und Informationen für M. Ménière e. V., Kastanienweg 5, 71404 Korb, Telefon 0 71 51/6 41 13, Fax: 0 71 51/69 05 99, www.kimm-ev.de

Schwindel mit Läsion des vestibulären Systems

Neuronitis vestibularis

A. Hahn, Prag

Einleitung

Neuronitis (Neuropathia) vestibularis ist eine Erkrankung des peripheren Teils des vestibulären Systems. Es handelt sich um eine typische peripher-vestibuläre Erkrankung, die mit starkem Drehschwindel und häufig sehr stark ausgeprägten vegetativen Symptomen (wie z.B. Übelkeit, Erbrechen, Herzklopfen, Schweißausbruch) einhergeht. Die Erkrankung wurde zuerst 1909 von Ruttin beschrieben. Eine Gruppe von Autoren (Dix & Hallpike 1952, Aschan & Stahle 1956, Coats 1969) bezeichneten sie als „Neuronitis vestibularis", andere Autoren (Kornhuber 1958, Reker & Rudert 1977) nannten sie „isolierter einseitiger Vestibularisausfall". Niemals befällt die Erkrankung den cochleären Anteil des achten Hirnnervs. Die Krankheit ist oft an bakterielle oder virale Infektionen gebunden, sodass die ersten Erscheinungen der Neuronitis vestibularis kurz vor oder sogar erst im Verlauf dieser Erkrankungen auftreten.

Lindsay & Hemenway (1956) fanden eine Thrombosierung im Ganglion-scarpae-Bereich sowie auch degenerative Veränderungen in den vertikalen und horizontalen Bogengängen. Auch Morgenstern & Seung (1971) beobachteten Läsionen im Ganglion Scarpae und in den Bogengängen. Friedmann & House (1980) bestätigten elektronenmikroskopisch degenerative axonale und neuronale Läsionen.

Material und Methodik

An der Hals-Nasen-Ohren-Klinik der Karls-Universität Prag wurde im Zeitraum von 1980 bis 2001 bei 22 342 Patienten eine primäre Aufnahmeuntersuchung durchgeführt. Die Diagnose Neuronitis vestibularis wurde bei 491 (2,20%) Personen gestellt.

Die Erkrankten waren zwischen 16 und 59 Jahre alt, davon in 327 Fällen Frauen. Im Gegensatz dazu waren die Männer in unserem Krankengut

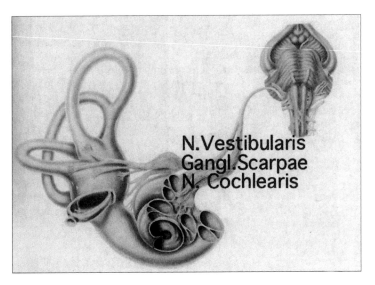

Abb. **1** Anatomische Verhältnisse des Labyrinthes und Hirnstammes

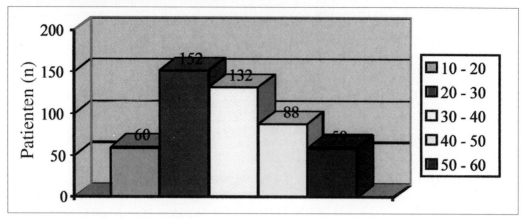

Abb. 2   Altersverteilung der Patienten mit Neuronitis vestibularis

nur zu etwa einem Drittel – in 164 Fällen – vertreten. Eine Seitenprävalenz wurde nicht gefunden. Die meisten Patienten wurden im Herbst und in den Wintermonaten aufgenommen.

Der Altersgipfel lag zwischen 20 und 40 Jahren (Abb. **2**)

Ältere Patienten (über 60 Jahre alt) sind in unsere Patientengruppe nicht mit einbezogen worden, da bei ihnen schon andere mögliche Einflüsse (z. B. Herz- und Kreislaufstörungen, metabolische Störungen, degenerative Krankheiten usw.) auf das Gleichgewichtssystem bestehen könnten.

Es wurde eine ausführliche otoneurologische Anamnese erhoben. Dabei wurde besondere Aufmerksamkeit auf die bisherige (Vor-)Behandlung der Neuronitis vestibularis sowie auch auf eventuell in der Vorgeschichte durchgemachte Infektionskrankheiten gerichtet.

Weiter wurden eine allgemeine HNO-Untersuchung und eine Blutentnahme durchgeführt.

Folgende Untersuchungen wurden durchgeführt:

1. Audiometrische Untersuchung:
   - Ton- und Sprachaudiometrie
   - In ausgewählten Fällen Hirnstammaudiometrie
2. Äquilibriometrische Untersuchung:
   - Spontannystagmus
   - Lage- bzw. Lagerungsnystagmus
   - Blickrichtungsnystagmus
   - Okulomotorik
   - Induzierter Nystagmus
   - Craniocorpographie
   - Computergestützte Posturometrie

3. Labor- und serologische Untersuchungen
4. Neurologische (innere und sonstige) Untersuchungen
5. Bildgebende Untersuchungen

Ergebnisse

Schwindelanamnese

Unsere Patienten berichteten zu fast 80 % (391 Personen) über eine akute virale oder bakterielle Erkrankung, die sie kurz vor der Neuronitis vestibularis durchgemacht haben. Es handelte sich überwiegend um Grippe, Rhinitis, Nasennebenhöhlenentzündungen, Tubotympanitis, Bronchitis und Pneumonie.

Weiterhin wurden unsere Erkrankten aufgefordert, ihre subjektiven Beschwerden (Schwindelcharakteristik, Beschreibung der vegetativen Beschwerden) möglichst präzise zu definieren.

Dabei klagten 322 Patienten (65,5 %) über einen entweder subjektiven oder objektiven Drehschwindel. Die detaillierte Verteilung ist in Abb. **3** dargestellt.

Bei vielen Patienten traten auch schwere vegetative Beschwerden auf. Dabei handelte es sich um Übelkeit (121 Patienten – 24,4 %), Herzklopfen (87 Patienten – 17,7 %) und Erbrechen (53 Personen – 10,8 %). Die graphische Darstellung erfolgt in Abb. **4**.

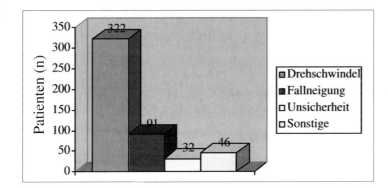

Abb. **3** Strukturierung der Schwindelbeschwerden

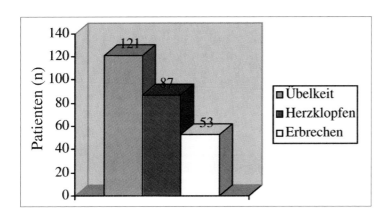

Abb. **4** Vegetative Beschwerden

Spontannystagmus

Spontannystagmus wurde in allen Fällen gefunden. Er war bereits unter der Frenzel-Brille zu beobachten.

Anschließend wurde die elektronystagmographische Untersuchung durchgeführt. Wir verfügen über ein 4-käliges computergestütztes ENG-Gerät mit digitaler Bearbeitung des Nystagmussignales (Hortmann). Dieses Gerät ermöglicht uns die genaue Auswertung aller Nystagmustypen (Spontannystagmus, kalorischer Nystagmus) und der daraus resultierenden Werte (Kumulationszeit, zentrale Nystagmusfrequenz, Geschwindigkeit der langsamen Phase).

321 Patienten (65,4%) hatten Spontannystagmus zur erkrankten Seite („Reiznystagmus"), bei 170 Patienten schlug der Spontannystagmus zur gesunden Seite („Ausfallnystagmus"), siehe Abb. **5**.

Dieser Nystagmus war überwiegend von horizontal-rotatorischer Richtung, sehr regelmäßig und frequent. Die Nystagmusfrequenz betrug 30–50 Schläge/30 Sekunden.

Wir beobachteten die Nystagmusrichtung und -frequenz auch im weiteren Verlauf der Krankheit. Bei Patienten mit Reiznystagmus kamen häufig Seitenwechsel vor, bei Personen mit Ausfallnystagmus kam es zur Frequenzminderung.

Induzierter Nystagmus

Dabei handelte es sich um die Bewertung und den Vergleich der bikalorischen Prüfung. Der innere Gehörgang wurde mit Wasser von einer Temperatur von 30°C und 44°C gespült. Die Wassermenge betrug jeweils 20 ml, jeder Spülung folgte eine 6 Minuten dauernde Pause. Die Patienten lagen in der sogenannten Kalorisationsposition d. h. mit um 30° angehobenem Kopf.

In unserer Patientengruppe konnten wir in 473 (96,3%) Fällen einen pathologischen Befund erheben:

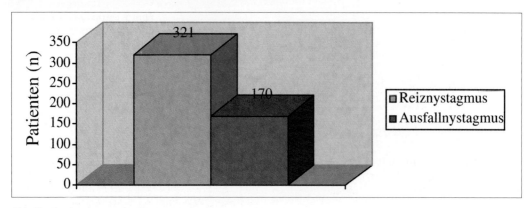

Abb. **5** Strukturierung des Spontannystagmus

- 347 (73,4%) relative Untererregbarkeit
- 101 (21,4%) absolute Untererregbarkeit
- 13 (2,7%) Richtungsüberwiegen
- 12 (2,5%) normale Erregbarkeit.

Im weiteren Verlauf der Krankheit (im Zeitraum von 3–5 Monaten, in dem die meisten Patienten schon gut/sehr gut kompensiert waren) folgten Kontrolluntersuchungen. Dabei zeigten sich folgende Ergebnisse:

Von 347 Patienten mit Untererregbarkeit ist bei:

- 273 (78,7%) Personen eine Untererregbarkeit bestehen geblieben, es konnte aber schon eine deutliche Tendenz zu den Normalwerten beobachtet werden,

- 46 (13,3%) Patienten eine normale Erregbarkeit zu erkennen,
- 16 (4,6%) Personen ein Richtungsüberwiegen aufgetreten,
- 12 (3,4%) Personen eine absolute Untererregbarkeit gemessen worden.

Diese Ergebnisse sind in Abb. **6** dargestellt:

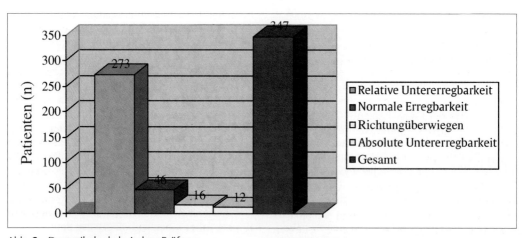

Abb. **6** Dynamik der kalorischen Prüfung

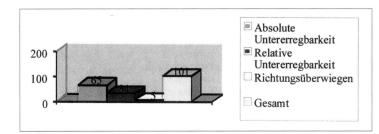

Abb. 7 Dynamik der absoluten Untererregbarkeit

In der Patientengruppe (101 Patienten) mit absoluter Untererregbarkeit wurden folgende Ergebnisse im Zeitraum von 3–5 Monaten gefunden:

- 65 absolute Untererregbarkeit
- 31 relative Untererregbarkeit
- 5 Richtungsüberwiegen.

Vestibulospinale Reflexe

Die posturalen Funktionen der Patienten untersuchten wir mithilfe der Craniocorpographie und der computergestützten Posturographie.

Bei Verwendung beider Untersuchungsmethoden ist die genaue Bestimmung des posturalen Profiles des Erkrankten möglich.

Die Erstuntersuchung zeigte in 480 Fällen (97,8 %) das Bild der typischen peripher-vestibulären Störung mit deutlicher angulärer Deviation und normalen Werten bei der lateralen Schwankung.

In der Kompensationsphase normalisierten sich die Werte in 235 Fällen (49,9 %). Bei anderen Patienten dauerte die Instabilität noch an, die auch ihr Korrelat in den pathologischen Werten der CCG hatte. Allerdings war auch in dieser Patientengruppe die Tendenz zu Normalwerten sichtbar.

Therapeutische Maßnahmen

Die meisten Patienten, die zur Erstuntersuchung kamen, wurden stationär aufgenommen.

Am Anfang der Erkrankung, wo der Schwindel und die vegetative Symptomatik besonders stark ausgeprägt waren, gingen wir in unserer Therapie symptomatisch vor.

Wir behandelten die Patienten mit Antivertiginosa, Cortison und gegebenenfalls mit sedierenden Arzneimitteln.

Später wurden vasoaktive und rheologisch wirksame Arzneien gegeben, sodass eine bessere Durchblutung im Bereich der Mikrozirkulation gesichert wurde. In dieser Phase wurden Antivertiginosa vermieden, da diese positive vestibuläre Kompensationsmechanismen hemmen können.

Unsere Patienten behandelten wir auch mithilfe des sog. visuovestibulären Biofeedbacks, wobei wir aufgrund der Anwendung dieser Strategie sehr positive Ergebnisse erzielten.

Diskussion

In unserer Patientengruppe waren etwa $^2/_3$ der Patienten weiblichen und $^1/_3$ männlichen Geschlechts.

Dies steht in Übereinstimmung mit den Beobachtungen von Ganz und Wetzel (1972). Auch die meisten anderen Autoren (Haid 1985, Meran 1981) gaben eine ähnliche Geschlechtsverteilung an.

Über die Hälfte unserer Erkrankten (284 Personen – 57,8 %) war im Lebensalter zwischen 20–40 Jahren betroffen.

Wir beobachteten eine Saisonabhängigkeit im Sinne einer höheren Inzidenz in den Herbst- und Wintermonaten. Dies steht im Einklang mit den Angaben von Haid (1985) sowie Pfaltz und Meran (1981).

In der Anamnese ergab sich als sehr wichtiger auslösender Faktor bei 391 (79,6 %) Erkrankten ein Infekt der oberen und/oder unteren Luftwege. Als subjektives Hauptproblem berichteten die Patienten über einen starken Drehschwindel (65,5 % Patienten), und mehr als 50 % der Personen klagten über zahlreiche vegetative Symptome.

Alle Patienten hatten einen stark ausgeprägten Spontannystagmus (entweder Reiz- oder Ausfallnystagmus). Diese Beobachtung machten auch andere Autoren (Hahn 1987, Haid 1980, 1985 und 1990, Aschan 1952, Wenmo 1982, Temesrekasi 1970).

Pathologische Befunde bei der Augenmotorik sowie auch bei den Pendelblickfolgebewegungen wurden nicht gefunden.

Bei den kalorischen Prüfungen bestätigten sich in den meisten Fällen pathologische Werte: bei 347 (70,9 %) Personen fanden wir eine relative Untererregbarkeit, bei 101 (20,6 %) sogar eine absolute Untererregbarkeit. In den Kontrolluntersuchungen bemerkten wir die Rückkehr in den Normbereich bei 350 (74 %) Patienten.

Die posturalen Reflexe, ähnlich wie auch die ENG-Befunde, wiesen vorherrschend das typische Bild der peripher-vestibulären Störung auf. Nach dem akuten Stadium der Krankheit neigten die Erkrankten dazu (480 Personen – 97,8 %), entweder zu der betroffenen Seite zu fallen (in Richtung zum kranken Ohr) oder aber zur Gegenseite (in Richtung zum gesunden Ohr). Im Kompensationsstadium wurden bei 235 Patienten (49 %) CCG-Befunde im Normbereich gemessen. Bei den restlichen Personen waren die CCG-Befunde immer noch pathologisch, aber nicht so erheblich wie im vorausgegangenen Stadium.

Zusammenfassung

Die Neuronitis vestibularis stellt eine typische periphere Gleichgewichtsstörung dar, die sich mit typischen Symptomen meldet:

- Spontannystagmus,
- Drehschwindel,
- ausgeprägte vegetative Symptomatologie.

Die Erkrankung hat einen plötzlichen Beginn. Es hat sich gezeigt, dass in vielen Fällen der Neuronitis vestibularis eine Infektion vorausgeht (Rhinitis, Nasennebenhöhlenentzündungen, Bronchopneumonie, akute Tonsillitis).

Bei der Anamneseerhebung war zu erfahren, dass leider eine relativ große Anzahl der Patienten zuerst inkompetent behandelt wurde. Dabei handelte es sich um diejenigen Patienten, die beim Hausarzt symptomatisch als „Routine-Schwindelpatienten" geführt und behandelt wurden, ohne dass entsprechende neurootologische Untersuchungen mit adäquaten therapeutischen Maßnahmen durchgeführt wurden. Dadurch werden die physiologischen Kompensationsmechanismen nicht ausgenutzt (langdauernde „intensive" Therapie mit Antivertiginosa). Das Kompensationsstadium sowie auch die völlige Heilung treten dann mit erheblicher Verspätung auf.

Im Übrigen haben wir mit der Therapie der Neuronitis vestibularis recht gute Erfahrungen gemacht. Bei richtigen diagnostisch-therapeutischen Konzepten kommt es sehr schnell zur Kompensation und in einigen Monaten auch zur Restitution. Mit den instrumentellen Untersuchungen (ENG, CCG) fanden wir nur sehr selten eine komplette Restitutio ad integrum (d. h. Normalisierung der Befunde). Dies entspricht der Tatsache, dass das menschliche Gleichgewichtssystem eine hervorragende Fähigkeit zur Kompensation besitzt. Bei der Neuronitis vestibularis erholen sich die Patienten relativ schnell (je nach dem psychophysischen individuellen Zustand), während sich die otoneurologischen Messwerte noch im pathologischen Bereich befinden.

Literatur

Aschan G, Stahle J. Vestibular neuronitis. A nystagmographical study. J Laryngol Otol. 1956;70: 497 – 511.

Coats CA. Vestibular Neuronitis. Acta Otolaryngol (Stockholm). 1969; Suppl. 251.

Dix MR, Hallpike CS. The pathology, symptomatology and diagnosis of certain common disorders of the vestibular system. Proc Soc Lond. 1952; 45: 341 – 354.

Friedmann I, House W. Vestibular neuronitis. Electron microscopy of Scarpa's ganglion. J Laryngol Otol (London). 1980; 94: 877 – 883.

Ganz H, Wetzel M. Nachuntersuchungsergebnisse bei plötzlichen isolierten vestibulären Störungen (Neuropathia vestibularis): Arch Ohr Nas Kehlk-Heilk. 1972; 202: 583 – 588.

Hahn, A. Vestibular Neuronitis Acta AWHO, 6 (2),1987, p. 81 – 82.

Haid T, Panis R. Das neurootologische Bild der Neuropathia vestibularis in ihren verschiedenen Stadien. Arch ORL (Berl). 1980; 223: 363 – 365.

Haid T, Mirsberger J. Die periphere Neuropathia vestibularis und ein zentral-vestibuläres Äquivalent. HNO. 1985; 33: 262 – 270.

Haid T Vestibularis - Prüfung und vestibuläre Erkrankungen (Ed. Haid T) Springer 1990

Kornhuber HH, Waldecker G. Akute isolierte Vestibularisstörungen, Arch Ohr Nas Kehlk-Heilk. 1958; 173: 340 – 346.

Lindsay JR, Hemenway WC. Postural vertigo due to unilateral sudden partial loss of vestibular function. Ann Otol (St. Louis). 1956; 65: 692.

Meran A, Pfaltz CR. Der akute Vestibularisausfall. HNO. 1981; 29: 39.

Morgenstern KM, Seung H. Vestibular neuronitis. Laryngoscope. 1971; 81: 131 – 139.

Reker U, Rudert H. Akute isolierte Vestibularisstörung. HNO. 1977; 25: 122 – 126.

Temesrekasi D. Zur Pathogenese des akut entstehenden isolierten Vestibularisausfalles. HNO. 1970; 18: 313 – 316.

Wennmo C, Pyykkö I. Vestibular Neuronitis. In: Eye movements in posterior fossa disorders. An electrographic study. Lund. 1982.

Diagnostik des Morbus Ménière

D. Nagel, C.-T. Haid, Fürth

Einleitung

Das gemeinsame Auftreten der Symptome: anfallsweise Drehschwindel, fluktuierender Hörverlust und Tinnitus wurde 1861 von Prosper Ménière erstmalig als einheitliches Krankheitsgeschehen beschrieben und trägt seither seinen Namen: *Morbus Ménière*. Im Vollbild der Erkrankung werden diese Symptome von den betroffenen Patienten so eindrücklich erlebt und geschildert, dass die Diagnose vom behandelnden Arzt selten verfehlt werden wird. Wenn jedoch vom Patienten zunächst nur über zeitweise auftretendes Schwindelgefühl, Ohrgeräusche, Ohrdruck, oder allgemein über Hörstörungen geklagt wird, also die Ménière'sche Erkrankung differenzialdiagnostisch abzugrenzen ist, kann die Diagnosestellung Schwierigkeiten bereiten.

Pathophysiologie

Als zugrunde liegende pathophysiologische Störung wird ein Hydrops der Endolymphe angesehen, der zu temporären Einrissen in den Membranen des Innenohres führen kann, sodass es zum Kaliumioneneinstrom in die Perilymphe, mit meist temporärer Ausschaltung der auditorischen und vestibulären Zellsysteme, kommt (Schuhknecht und Igarashi 1986). Andererseits können auch Gefäßschlingen im inneren Gehörgang oder im Kleinhirnbrückenwinkel Auslöser der typischen Symptomentrias sein (Jannetta 1981, Haid et al.1993). Interessanterweise leiden viele Patienten mit M. Ménière an Nebenerkrankungen wie z. B. Hypotonie, Hypertonie, Diabetes mellitus oder an einer Sinusitis (Haid et al. 1995).

Epidemiologie

Anhand der Untersuchungsergebnisse von über 500 Patienten mit gesichertem Morbus Ménière sollen hier Hinweise zur Diagnostik der Ménière'schen Erkrankung gegeben werden. Betrachten wir die Häufigkeit des Auftretens der Ménière'schen Erkrankung in Hals-Nasen-Ohrenkliniken bzw. Zentren für Erkrankungen mit Schwindel und Hörstörungen (Tab. 1), so findet sich nach einer Untersuchung von Haid et al. (1995) in der Universität Erlangen-Nürnberg ein Prozentsatz von 2,9%. In der Euromed**Clinic**® ließ sich ein Prozentsatz von 2,8% im Zeitraum 1995–1999 ermitteln (Haid et. al. 1999). Pfaltz und Matefi (1981) schätzen den Anteil der Ménière-Patienten am Patientengut der Universität Basel auf 5%, während Watanabe et al. (1981) an der Universität Tokio den Anteil der Ménière-Patienten mit 0,2 bis 1% angeben.

Die Prävalenz in der Allgemeinbevölkerung wird von Harrison und Naftalin (1968) in Großbritannien auf 1:1000, von Stahle et. al. (1978) in Schweden auf 1:2000 geschätzt. Betroffen sind beide Geschlechter zu annähernd gleichen Teilen, mit einem Häufungsgipfel zwischen dem 40. und 50. Lebensjahr (Wenus 1989, Watanabe et al. 1981, Pfaltz et al. 1981, Meyerhoff et al. 1981, Kitahara et al. 1990, Cocard und Bärnreuther 1994).

Unterschiede in der Verteilung zwischen dem rechten und linken Ohr sind nicht zu erkennen. Ein gleichzeitiger Befall beider Seiten wird zwischen 5% und 46% in der Literatur angegeben (Pfaltz et. al. 1981, Kitahara et al. 1990, Friberg et. al. 1984). In unseren Untersuchungen liegt er bei 12% (Haid et al.1999, Tab. 2).

Tab. 1 Häufigkeit des M. Ménière in HNO-Kliniken

Universität Erlangen-Nürnberg (C.-T. Haid et al., 1995)	2,9%
EuromedClinic® Fürth (C.-T. Haid et al., 1999)	2,8%
Universität Basel (C. R. Pfaltz et L. Matefi, 1981)	ca. 5%
Universität Tokio (I. Watanabe et al., 1981)	0,2–1%

Tab. **2** Seiten- und Geschlechtsverteilung bei M. Ménière (n = 574, Haid et al., 1999)

	Anzahl	%
rechtes Ohr	245	43
linkes Ohr	262	45
beiderseits	67	12
Männer	299	52
Frauen	275	48

Symptomenverteilung

Betrachten wir die Beschwerdeangaben der Patienten, über die im Anfangsstadium (Tab. 3) geklagt wird, so finden wir die klassische Symptomentrias nur in 27 % der Fälle. Isolierter Anfallsschwindel wird zu 18 % angegeben, fluktuierendes Gehör zu 14 %, isolierter Tinnitus zu 13 %, isolierte Hörsturzsymptomatik zu 12 %, währenddessen fluktuierendes Gehör mit Tinnitus zu 11 %, Hörsturzsymptomatik mit Tinnitus nur zu 3 % angegeben wird. Isolierter Anfallsschwindel mit Hörverlust ohne Tinnitus, sowie isolierter Anfallsschwindel mit Tinnitus ohne Hörverlust und Völlegefühl im Ohr alleine sind seltene Klagen.

Tab. **3** Symptomenverteilung im Anfangsstadium des M. Ménière (n = 285, Haid et al., 1995)

	Anzahl	%
Typische Trias	76	27
Anfallsschwindel	52	18
Fluktuierendes Gehör	41	14
Tinnitus (isoliert)	37	13
Hörsturz (isoliert)	34	12
Fluktuierendes Gehör + Tinnitus	32	11
Hörsturz + Tinnitus	7	3
Anfallsschwindel + Hörverlust	3	1
Schwindel + Tinnitus	2	0,7
Völlegefühl im Ohr	1	0,3

Anfallsdauer

Die Dauer der Schwindelanfälle (Tab. 4) liegt meist im Bereich von Stunden, Anfallsschwindel unter 30 Minuten wird nur in 14 % der Fälle, Anfallsschwindel mit der Dauer von Tagen nur in 12 % gefunden.

Anfallshäufigkeit

Die Häufigkeit des Anfallsschwindels (Tab. 5) liegt in fast der Hälfte aller Fälle im Bereich von 1 – 4 Anfällen pro Woche, aber auch Häufigkeiten von 1 – 10-mal am Tag wird in 20 % der Fälle gesehen.

Vestibuläre Befunde

Bei den Gleichgewichtsprüfungen (Tab. 6) ist nur im Viertel aller Fälle ein Spontannystagmus zu beobachten, der, wenn er vorliegt, zu 55 % zur gesunden Seite gerichtet ist. Zu 53 % ist ein Lage- und/oder Lagerungsnystagmus darstellbar, ebenso findet sich bei der Hälfte aller Patienten eine Störung der vestibulospinalen Reflexe, wie auch eine pathologische Reaktion bei der thermischen Prüfung der peripheren Vestibularorgane. Ein Blickrichtungsnystagmus konnte, wie zu erwarten, bei keinem der Ménière-Patienten nachgewiesen werden.

Tab. **4** Dauer der Schwindelanfälle bei M. Ménière (n = 126, Haid et al., 1999)

	Anzahl	%
Sekunden – 30 Minuten	18	14
1 – 12 Stunden	93	74
1 – 2 Tage	15	12

Tab. **5** Schwindelanfallshäufigkeit bei M. Ménière (n = 126, Haid et al., 1999)

	Anzahl	%
1 – 10-mal am Tag	25	20
1 – 4-mal in der Woche	58	46
1 – 4-mal im Monat	30	24
1 – 8-mal im Jahr	13	10

Tab. **6** Befunde in der Vestibularisprüfung bei M. Ménière (n = 571, Haid et al., 1995)

	Anzahl	%
Spontannystagmus	142	25
Blickrichtungsnystagmus	0	0
Lage-, Lagerungsnystagmus	303	53
Vestibulo-spinaler-Reflex pathologisch	147	52
Thermische Prüfung pathologisch	288	54

Tab. **7** Ergebnisse der thermischen Prüfung bei M. Ménière (n = 285/538, Haid et al., 1995)

	Anzahl	%
Unterfunktion einseitig	67/285	24
Unterfunktion beidseitig	12/285	4
Unerregbarkeit einseitig	20/538	4
Richtungsüberwiegen	37/285	13
Übererregbarkeit beidseitig	11/285	4
Übererregbarkeit einseitig	14/285	5
Normale Reaktion beidseitig	250/538	46

Bei der Analyse der thermischen Prüfung (Tab. 7) findet sich bei fast der Hälfte der Patienten eine normale Reaktion, während bei einem Viertel aller Fälle eine Untererregbarkeit (Abb. 1) auf der betroffenen Seite dargestellt werden kann. Eine Untererregbarkeit auf der erkrankten Seite kommt selten vor (4%). Auffällig scheint,

dass sich bei der thermischen Prüfung in fast 10% eine gesteigerte Erregbarkeit auf der erkrankten Seite darstellt sowie ein Richtungsüberwiegen in 13%.

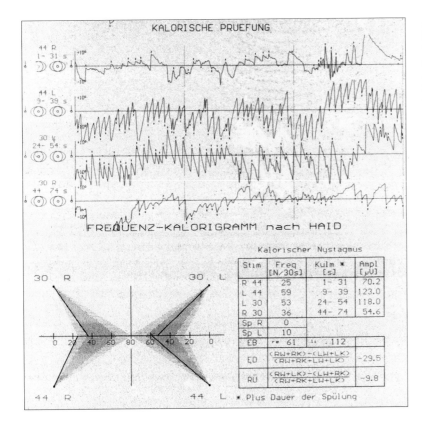

Abb. **1** Kalorische Prüfung bei einem Patienten mit M. Ménière auf der rechten Seite. Auf der erkrankten Seite zeigt sich in der Computernystagmographie eine Untererregbarkeit

Audiologische Befunde

Betrachtet man die audiologischen Befunde (Tab. **8**), so wird man selten ein normales Hörvermögen bei der Ménière'schen Erkrankung nachweisen können (6%). Der häufigste Befund ist ein omnifrequenter Hörverlust mit 55%, gefolgt von einem isolierten Hochtonverlust von 30%, der damit 5-mal so häufig ist wie der im Anfangsstadium oft als pathognomonisch angesehene isolierte Tieftonverlust.

Die überschwelligen audiologischen Teste weisen fast ausnahmslos auf eine cochleäre Schädigung mit Einengung der Dynamikbreite des Ohres hin.

Die Elektrocochleographie und der Glycerol-Test nach Klockhoff (1966) können in Zweifelsfäl-

Tab. **8** Schwellenaudiogrammbefunde bei M. Ménière (n = 592, Haid et al., 1995)

	Anzahl	%
Omnifrequenter Hörverlust	328	55
Isolierter Hochtonverlust	171	29
Isolierter Tieftonverlust	32	5
Kombinierter Hoch- und Tieftonverlust	17	4
Isolierter Mitteltonverlust	3	1
Taubheit	4	1
Normales Gehör beidseits	37	6

Tab. **9** Begleiterscheinungen des Glycerol-Tests bei M. Ménière (n = 58, Brookes et al., 1995)

	Anzahl	%	
Durstgefühl	58	100	
Kopfschmerz gering	8	14	⎫
Kopfschmerz stark	24	42	⎬ 85
Kopfschmerz massiv	17	29	⎭
Übelkeitsgefühl	27	47	
Benommenheit	13	22	
Schwindelanfall	8	14	
Ohnmacht	7	12	
Erbrechen	5	9	
Periphere Parästhesien	2	3	
Durchfall	1	2	

len im Frühstadium wertvolle Hinweise liefern, wenn es nach Glycerol-Einnahme zu einem Anstieg des Hörvermögens um über 10 dB in mindestens 2 Frequenzen kommt, oder der Quotient des SP/CAP auf weniger als ein Drittel abfällt (Abb. **2**).

Der Glycerol-Test ist für die Patienten allerdings stark belastend. Neben dem ausgeprägten Durstgefühl leiden über 85% der Patienten an Zephalgie, auch Übelkeit, Benommenheit und Schwindelanfälle, sogar Ohnmachten, sind nicht selten (Tab. **9**).

Fazit

Zusammenfassend kann gesagt werden, dass die Diagnostik des Morbus Ménière (Tab. **10**) auch heute noch eine Herausforderung darstellen kann, da auch andere Krankheitsbilder des vestibulocochleären Systems ganz ähnliche Symptome und Befunde hervorrufen können. Da sich das Innenohr der direkten Betrachtung und Histologiegewinnung entzieht, wird die Diagnose der Ménière'schen Erkrankung nicht selten erst aus der genauen Verlaufsbeobachtung gesichert werden können. Gelingt es dabei mit der Frenzel-Brille, Videookulographie, oder noch besser ortsunabhängig mit dem Telemetrie-ENG (s. Kap. „Vor-

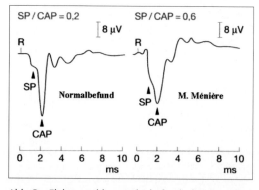

Abb. **2** Elektrocochleographiebefunde bei M. Ménière (aus Praxis der Audiometrie, Ernst Lehnhardt, 7., überarbeitete Auflage, Georg Thieme Verlag Stuttgart, New York S. 267)

Tab. **10** Klinische Hinweise für M. Ménière (Haid et al., 1999)

Anamnese (Schwindelanfälle, fluktuierender Hörverlust mit Tinnitus, Völlegefühl im Ohr, Wetterfühligkeit)

Kombination von internistischen Nebenerkrankungen als mögliche Triggerfaktoren

Kombination von Sinusitis (ca. 40 %) als möglicher Triggerfaktor

Gefäßschlingen im Kleinhirnbrückenwinkel als großer Triggerfaktor zur Auslösung eines neurovaskulären Kompressionssyndroms

Vestibularis-prüfung:	a) im Intervallstadium oft geringe pathologische Befunde
	b) im Reizstadium deutliche pathologische Ergebnisse (Spontannystagmus zum gesunden oder erkrankten Ohr)
	c) Telemetrie-ENG/oder Camcorder-Nystagmographiebrille zur Möglichkeit von Aufzeichnungen zu Hause oder am Arbeitsplatz
Audiologie:	a) oft fluktuierende Hörkurven
	b) charakteristische Hörkurven für M. Ménière (z. B. Tieftonverlust, Tief- und Hochtonverlust, omnifrequenter Hörverlust)

teile der Telemetrie-Elektronystagmographie", S. 93), den Nystagmus im Übergang vom Intervallstadium in das Reizstadium darzustellen, kann die Diagnose Ménière als weitgehend gesichert gelten.

Literatur

Brookes G B, Parich A: Ménière's Disease: An evaluation of conventional audiological diagnostic methods, Ménière's Disease, p 157, Edited by S Vesterhauge, M Katholm, P Mikines 16th Danavox Symposium September 19–22 ,1995

Cocard S, Bärnreuter K: Klinische Daten beim Morbus Ménière. Dissertationsschrift. Universität Erlangen-Nürnberg. 1994

Friberg U, Stahle J, Svedberg A: The natural course of Ménière's disease. Acta Otolaryngol (Stockh): Suppl 406; p 72, 1984

Haid C T, Wolf S R, Gjuric M, Wigand M E: Surgical treatment of Ménière's disease via enlarged middle cranial fossa approach: long term follow up. Ménière's Disease: Perspectives in the '90s. p 547, 1993

Rome, Italy, October 20–23 1993 edited by R. Filipo and M. Barbara 1994 Kugler Publications, Amsterdam/New York

Haid C T, Watermeier D, Wolf S R, Berg M: Clinical survey of Ménière's Disease: 574 cases. Acta Otolaryngol (Stockh) Suppl 520:, p 251,1995

Haid C T, Gerhardt O, Grossmann M, Nagel D: Clinical Hints in Patients Suffering from Ménière's Disease, in Ménière's Disease Update 1999, p 419
Proceedings of the 4th International Symposium on Ménière's Disease, Paris, France, April 11–14, 1999 edited by O. Sterkers, E. Ferrary, R. Daumann, J.P. Sauvage and P. Tran Ba Huy, 2000 Kugler Publications, The Hague, the Netherlands

Harrison M S, Naftalin L: Ménière's Disease: Mechanisms and Management. Springfield, IL : Charles C Thomas 1968

Jannetta P J: Neurovascular compression in cranial nerve and systemic disease. Ann Surg 192:, p 518, 1980

Kitahara M, Kitano H, Suzuki M: Ménière's disease with bilateral fluctuant hearing loss. In Kitahara M. ed. Ménière's Disease. p 13, Tokyo, Berlin Heidelberg: Springer Verlag 1990:

Klockhoff I, Lindblom U: Endolymphatic hydrops revealed by the glycerol test. Acta Otolaryngol (Stockh.) 61 : 459 (1966)

Meyerhoff W, Paparella M, Gudbrandsson F: Ménières disease: A retrospective review of 200 cases. In Vosten K H, Schuknecht H, Pfaltz CR, Wersäll J, Kimura RS, Morgenstern C, Juhn SK. eds. Ménière's disease, pathogenesis diagnosis and treatment. p 164, Stuttgart New York: Georg Thieme Verlag 1981

Pfaltz C R, Matefi L: Ménière's disease or syndrome? A critical review of diagnose criteria. In Vosten K H, Schuknecht H, Pfaltz C R, Wersäll J, Kimura R S, Morgenstern C, Juhn S K. eds. Ménière's disease, pathogenesis diagnosis and treatment. p 194, Stuttgart New York: Georg Thieme Verlag 1981

Schuknecht H F, Igarashi M: Pathophysiology of Ménière's Disease. In Pfaltz C R (ed) Controversial Aspects of Ménière's Disease. p 46, Stuttgart: Georg Thieme Verlag 1986

Stahle J, Stahle C, Arenberg J: Incidence of Ménière's disease. Arch Otolaryngol (Stockh) 104. p 99, 1978

Watanabe I, Mizukoshi K, Nakae K, Okubo J: Epidemiologic studies of Ménière's disease in Japan. In Vosten K H, Schuknecht H, Pfaltz C R, Wersäll J, Kimura R S, Morgenstern C, Juhn S K.eds. Ménière's disease, pathogenesis diagnosis and treatment. p 204, Stuttgart/New York: Georg Thieme Verlag 1981

Wenus E: Diagnose, Verlauf und Prognose des Morbus Ménière. Dissertationsschrift. Universität Erlangen-Nürnberg. 1989

Wolf SR, Christ P, Haid CT: Telemetric-electronystagmography. A new method for examination of nystagmus outside the clinic. Acta otolaryngol. (Stockh.) Suppl. 481, 374, (1991)

Das Akustikusneurinom

C.-T. Haid, Fürth

Einleitung

Das *Akustikusneurinom* ist ein benigner Tumor in diffiziler anatomischer Lage. Etwa 8 – 10 % aller intrakraniellen raumfordernden Prozesse und 80 – 90 % aller Kleinhirnbrückenwinkeltumoren erweisen sich histologisch als Akustikusneurinom. Zahlreiche Namen existieren für diese Geschwulst: *Schwannom, Neurilemmom* oder *Neurofibrom*, um nur einige zu nennen. Der meist gebräuchlichste Ausdruck ist Akustikusneurinom. Da jedoch dieser Tumor gewöhnlich vom VIII. Hirnnerv ausgeht, wäre der Ausdruck *Oktavusneurinom* treffender. Noch passender wäre der Begriff *Vestibularisneurinom*, da die meisten dieser Geschwülste ihren Ausgang vom Gleichgewichtsnerv haben. Im anglo-amerikanischen Sprachgebrauch wird mehr und mehr der Ausdruck „*vestibular schwannoma*" benutzt und in Deutschland *Vestibularis-Schwannom*.

Symptome

Die Symptome, die durch ein Akustikusneurinom verursacht werden, hängen in der Regel von der Größe des Tumors ab. Als Frühsymptome imponieren meist nur Beschwerden vonseiten des Nervus vestibulocochlearis (Hörverlust, Tinnitus und Schwindel) als Hinweis auf eine kleine Geschwulst. Ein Warnsignal für den Arzt ist jeder vor allem einseitige Hörverlust. Meist entsteht als Erstsymptom bzw. Leitsymptom eine progrediente Gehörbeeinträchtigung auf der erkranken Seite, vielfach kombiniert mit Ohrensausen. In zahlreichen Fällen kann der Hörverlust auch plötzlich wie beim akuten Hörsturz auftreten. Nach einer Infusionstherapie kann sich hierbei das Hörvermögen trotz Vorliegen eines Tumors sogar bessern. Zu einem recht geringen Prozentsatz treten Fluktuationen des Hörvermögens wie bei Morbus Ménière auf. Bemerkenswert ist die Tatsache, dass viele Personen ihre Hörstörung nicht wahrnehmen oder erst zufällig bemerken (z.B. beim Telefonieren oder im Rahmen einer Routineuntersuchung). Es kann in seltenen Fällen vorkom-

men, dass kein subjektiver und auch kein objektiver Hörverlust, sondern nur Tinnitus und/oder Schwindel vorliegen. Über Schwindel als Erstsymptom klagen überraschenderweise recht wenige Patienten (15 %). Dies kommt dadurch zustande, dass das Akustikusneurinom im Allgemeinen sehr langsam wächst. Dadurch kann es allmählich zu einer vestibulären Kompensation kommen, ohne nennenswertes subjektives Schwindelgefühl. Oft erst nach näherem Befragen geben die Erkrankten zu, ein geringes Unsicherheitsgefühl, insbesondere in der Dunkelheit oder nach raschen Körperbewegungen zu verspüren. Der Schwindel kommt oft erst einige Zeit nach dem Erstsymptom (Hörverlust) hinzu. Dies kann dann der Auslöser sein, überhaupt den Arzt aufzusuchen. Kopfschmerzen verspüren Personen mit einem kleinen Neurinom selten.

Hinweise für einen größeren Tumor können folgende Spätsymptome sein:
- Nachbarsymptome vonseiten anderer Hirnnerven (z.B. Sensibilitätsstörungen auf der erkranken Gesichtshälfte infolge einer Beteiligung des N. trigeminus, Gesichtsnervenlähmung durch eine Fazialisparese, Schluckstörung und Heiserkeit durch eine Läsion des N.IX und N.X., Doppelbilder durch eine Abduzensparese auf der Tumorseite).
- Beschwerden durch Druckwirkung der Geschwulst an Pons, Zerebellum und der Medulla oblongata (z.B. Gleichgewichtsstörungen, zerebelläre Ataxie, Kopfschmerzen).
- Fernwirkungen (Verschwommensehen infolge Stauungspapille, Einklemmungserscheinungen).

Im Falle eines großen Tumors stellen sich allmählich infolge Druckwirkung Kopfschmerzen ein. Manchmal stellt sich trotz einer raschen Diagnoseerkennung unmittelbar nach den ersten Symptomen möglicherweise doch schließlich ein großes Neurinom heraus. Es kann nämlich vorkommen, dass das Erstsymptom (z.B. plötzlicher Hörverlust) erst entsteht, wenn die Geschwulst bereits eine beträchtliche Größe erreicht hat (Haid 1990).

Das Akustikusneurinom befällt etwas bevorzugt das weibliche Geschlecht und oft Personen des mittleren Lebensalters. Eine Seitenbevorzugung besteht nicht. Neurinome des VIII. Hirnnervs kommen relativ häufig vor. Stewart et al. (1975) fanden unter fortlaufenden Felsenbeininspektionen an Leichen immerhin in 0,9 %, Leonhard und Talbot (1970) in 0,5 %, Hardy und Crowe (1936) sogar in 2,4 %, Haid (1990) in 2,0 % und Eckermeier et al. (1979) in 1,7 % ein Neurinom. In etwa 5 % der Fälle kann das Akustikusneurinom auf beiden Seiten auftreten, in der Regel als Neurofibromatosis v. Recklinghausen. Es handelt sich hierbei um eine Aberration des Chromosoms 22.

Pathophysiologie

Die Neurinome des VIII. Hirnnervs haben in der Regel ihren Ausgangspunkt vom Vestibularisnerv, insbesondere vom unteren (Abb. **1**), seltener vom oberen, und nur ausnahmsweise vom Hörnerv selbst. In seltenen Fällen kann auch der Nervus facialis der Ausgangspunkt für ein Neurinom sein. Die Zone (zentrales Segment) des Übergangs der Neuroglia auf die Schwann'sche Scheide befindet sich am Gleichgewichtsnerv im Gegensatz zum Nervus facialis oder den anderen Hirnnerven recht weit nach lateral, durchschnittlich etwa 10 mm (6 – 15 mm, Lang 1992) im Allgemeinen

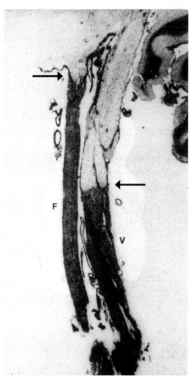

Abb. **2** Die Zone (zentrales Segment) des Übergangs der Neuroglia auf die Schwann'sche Scheide befindet sich am N. vestibularis recht weit lateral (siehe Pfeil), durchschnittlich ca. 10 mm und damit oft innerhalb des Meatus acusticus internus.

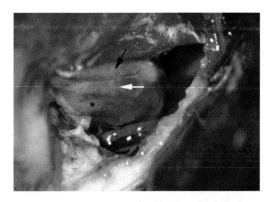

Abb. **1** Patient mit einem Akustikusneurinom auf der linken Seite. Im Operationssitus über den erweiterten transtemporalen Zugang wird der Tumor sichtbar. Der Ausgangspunkt des Neurinoms ist der N. vestibularis inferior (Stern). Darüber wird der intakte N. vestibularis superior (seitengleiche kalorische Erregbarkeit) erkennbar (heller Pfeil). Daneben wird der N. facialis sichtbar (dunkler Pfeil). In der Tiefe werden der Hirnstamm und eine Gefäßschlinge sichtbar.

noch innerhalb des knöchernen begrenzten inneren Gehörganges (Abb. **2**).

Der Tumor beginnt somit in der Regel zunächst intrameatal („laterales" Akustikusneurinom) zu wachsen (Abb. **3**). Aus der Topographie des Akustikusneurinoms werden die Frühsymptome somit leicht erklärbar. Als Warnsignal beginnt in den meisten Fällen infolge Druckwirkung am Hörnerv und an den Gefäßen innerhalb des Meatus acusticus internus ein Hörverlust mit oder ohne Tinnitus. Der Hörnerv ist der empfindlichere Nerv im inneren Gehörgang und reagiert auf mechanischen Druck viel sensibler als der Gesichtsnerv. Obwohl die Geschwulst ihren Ausgangspunkt vom Gleichgewichtsnerv hat, wird in der Regel zunächst kein oder nur ein geringer Schwindel als Erstsymptom verursacht. Infolge des langsamen Tumorwachstums kommt es zu einer vestibulären Kompensation. Später, oft erst

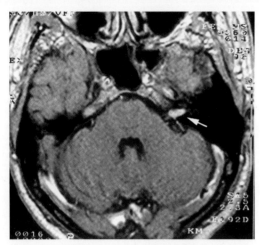

Abb. **3**   In der Kernspintomographieaufnahme wird auf der linken Seite innerhalb des inneren Gehörganges ein kleines Akustikusneurinom dargestellt (intrameataler Tumor, siehe heller Pfeil) = „laterales" Akustikusneurinom. Der Kleinhirnbrückenwinkel ist (noch) nicht vom Tumor befallen.

nach vielen Jahren, wächst das Akustikusneurinom mehr und mehr von lateral nach medial in Richtung Kleinhirnbrückenwinkel und setzt sich somit aus einem intrameatalen und extrameatalen Tumoranteil in einem Stück zusammen

(Abb. **4**) und ist dann für die aufkommenden Spätsymptome verantwortlich.

In seltenen Fällen gibt es ein so genanntes „mediales" Akustikusneurinom (Abb. **5**), d. h. der Tumor sitzt im Kleinhirnbrückenwinkel ohne Ausbreitung in den inneren Gehörgang hinein. In ganz vereinzelten Fällen kommt ein so genanntes „intralabyrinthäres" Akustikusneurinom vor, d. h. der Tumor ist isoliert im Labyrinth oder darüber hinaus noch im Bogengangsystem und/oder der Cochlea lokalisiert (Abb. **6**).

Somit gibt es nach eigener Erfahrung je nach primärer Lokalisation ein
– „laterales",
– „mediales" und
– „intralabyrinthäres"
Akustikusneurinom.

Die Neurinome gehen von den Schwann'schen Zellen bzw. dem Perineurium aus. Sie sind mit einer Tumorkapsel umgeben und enthalten noch Kollagen und retikuläres Bindegewebe. Sie besitzen ein grau- bis gelb-rosafarbenes Aussehen. Man unterscheidet mikroskopisch das Neurinom vom Typ Antoni A und Antoni B. Beim ersten Typ ist das Bindegewebe mehr kompakt mit verlängerten Spindelzellen und Eingliederung der Zellkerne in typische Palisadenkonfigurationen. Beim zweiten imponiert mehr ein lockeres Bindegewebe mit Kernpolymorphie, oft mit spongiöser oder zystischer Formation.

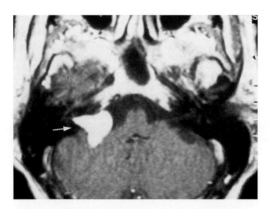

Abb. **4**   In der Kernspintomographieaufnahme wird auf der rechten Seite ein ca. 3 cm großes Akustikusneurinom sichtbar (siehe Pfeil). Der Kleinhirnbrückenwinkeltumor mit einem intrameatalen und extrameatalen Anteil verursacht eine Druckwirkung auf den Hirnstamm inklusive 4. Hirnventrikel und auf das Kleinhirn. Über den erweiterten transtemporalen Zugangsweg konnte eine Totalexstirpation des Akustikusneurinoms erfolgen (s. Abb. **8**).

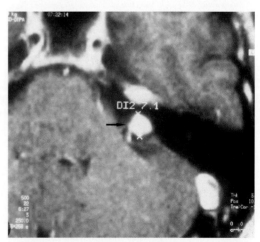

Abb. **5**   In der Kernspintomographie wird auf der linken Seite ein „mediales" Akustikusneurinom dargestellt (siehe Pfeil). In solch einem Fall ist der innere Gehörgang per definitionem nicht vom Tumor befallen.

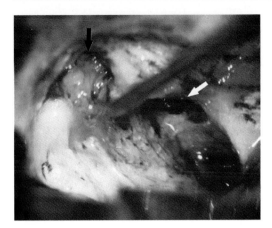

Abb. **6** Operationssitus des erweiterten transtemporalen Zuganges eines Patienten mit einem „intralabyrinthären" Akustikusneurinom auf der linken Seite (schwarzer Pfeil und Mikroinstrument mit dem Neurinom im Canalis semicircularis superior). Darüber hinaus befand sich in der Cochlea ein Neurinom (weißer Pfeil). Die Dura zum inneren Gehörgang und zum Kleinhirnbrückenwinkel ist noch nicht eröffnet. Dort saß ebenfalls ein Akustikusneurinom. Sämtliche Tumoranteile konnten ganz entfernt werden. Die Funktion des N. facialis war postoperativ völlig intakt (House 1). Der Patient war bereits präoperativ links ertaubt.

Differenzialdiagnosen

Als Differenzialdiagnosen (Tab. 1) des Akustikusneurinoms können folgende Erkrankungen aufgezählt werden:

1. Erkrankungen mit Hör- und/oder Schwindelsymptomatik (akuter Hörsturz, cochleovestibuläre Insuffizienz (idiopathisch, infektiös, posttraumatisch, vaskulär, zervikal oder durch eine Gefäßschlinge). Recht selten stellt sich die klassische Form des Morbus Ménière schließlich doch als Akustikusneurinom heraus. In vereinzelten Fällen kann selbst eine Enzephalomyelitis disseminata eine Kleinhirnbrückenwinkelsymptomatik hervorrufen;
2. Felsenbeintumoren, (z. B. Osteom, Cholesteringranulom, Cholesteatom, Sarkom, Lymphom oder Karzinom des Felsenbeines);
3. Raumfordernde Prozesse im inneren Gehörgang (z. B. intrameatales Akustikusneurinom, Gefäßprozesse);
4. Kleinhirnbrückenwinkeltumoren bzw. Tumoren der hinteren Schädelgrube (z. B. Akustikusneurinom, Meningeom, Arachnoidalzyste, ge-

Tab. **1** Differenzialdiagnosen des Akustikusneurinoms

Erkrankungen mit Hör- und/oder Schwindelsymptomatik

1. Akuter Hörsturz
2. Audiovestibuläre Insuffizienz (idiopathisch, infektiös, posttraumatisch, toxisch, vaskulär, zervikal, durch neurovaskuläre Kompression)
3. Arachnoiditis
4. Morbus Ménière (relativ selten)
5. Encephalomyelitis disseminata (sehr selten)

Felsenbeintumoren

1. Cholesteatom
2. Glomus-jugulare-Tumor
3. Langerhanszell-Histiozytose
4. Osteom
5. Chondrom
6. M. Paget
7. Cholesteringranulom
8. Karzinom, Sarkom oder Lymphom des Felsenbeins

Raumfordernder Prozess im inneren Gehörgang

1. Intrameatales Akustikusneurinom
2. Hämangiom
3. Gefäßprozess
4. „Arachnoiditis"

Kleinhirnbrückenwinkeltumoren und/oder Tumoren der hinteren Schädelgrube

1. Akustikusneurinom
2. Meningeom
3. Fazialisneurinom
4. Arachnoidalzyste
5. Genuines Cholesteatom
6. Glomus-jugulare-Tumor (groß)
7. Lipom
8. Gefäßprozess
9. Metastase
10. Astrozytom, Spongioblastom
11. Medulloblastom
12. Ependymom
13. Hämangioblastom
14. Glioblastom (intrapontin)

nuines Cholesteatom, Metastase, Aneurysma, Epidermoid, Gefäßprozess, Fazialisneurinom, Teratom, epitheliale Zyste, Hämangiom, Plexuspapillom, Astrozytom, großer Glomus-jugulare-Tumor).

Die bereits erwähnte frühe Symptomatik des Oktavusneurinoms (Hörverlust, Tinnitus und Schwindel) erfordert eine eingehende neurootologische Diagnostik, die schließlich die Indikation zur Kernspintomographie (MRI) liefert.

Diagnostik

Nachdem eine exakte Anamnese und HNO-Untersuchung am Patienten erfolgte, muss bei einer Hörstörung zunächst ein Tonschwellenaudiogramm angefertigt werden.

Es resultiert im Tonschwellenaudiogramm bei einem Patienten mit einem Akustikusneurinom ein sensorineuraler Hörverlust auf der erkrankten Seite, wobei alle Typen von Hörkurvenverläufen möglich sind. Der sensorineurale Hörverlust imponiert in vielen Fällen als Hochtonabfall, ganz selten als Tieftonverlust. Alle Schweregrade vom geringgradigen bis schwergradigen Hörverlust oder gar Taubheit auf der Tumorseite sind möglich. Daraus kann im Allgemeinen keine Aussage über die Größe des raumfordernden Prozesses getroffen werden. Die überschwellige Audiometrie – z. B. der SISI- oder Carhart-Test – sind nur zu etwa 50 % zuverlässige Hörprüfmethoden zum Nachweis einer retrocochleären Hörstörung. Der Stapediusreflex kann vielfach pathologisch ausfallen.

Man kann diesen Test jedoch nur anwenden, wenn eine Hörschwelle auf der erkrankten Seite überhaupt messbar ist. Die wichtigste audiometrische Untersuchungsmethode stellt die Hirnstammaudiometrie (BERA = Brainstem Evoked Response Audiometry) dar. Die Hirnstammaudiometrie, bei der Potenziale durch elektrisch erzeugte akustische Impulse abgeleitet werden, stellt eine sehr wertvolle Untersuchungsmethode für die Frühdiagnostik des Akustikusneurinoms dar (Berg et al. 1984, Selters und Brackmann 1977, Lehnhardt und Samii 1982). Bei der Hirnstammaudiometrie entstehen normalerweise typische Potenzialkomplexe. Ihre Amplituden und die Latenz sind auf der Seite des Neurinoms in der Regel reduziert und verlängert. Diese Methodik ist jedoch nur durchführbar, wenn die Hörschwelle auf der erkrankten Seite nicht schlechter als 60 oder 70 dB gemessen wird. Bei einer Taubheit ist sie nur praktikabel zur Ableitung von kontralateralen Potenzialen, die ebenfalls verändert sein können, im Falle eines großen Kleinhirnbrückenwinkeltumors.

Die Röntgenroutineaufnahmen nach Stenvers liefern nur in etwa 60 % der Fälle zuverlässige Hinweise für ein Akustikusneurinom. Nur ein positiver Befund, d. h. ein röntgenologisch erkennbarer Unterschied der beiden inneren Gehörgänge, ist von nützlichem Wert. Diese Röntgenroutineaufnahmen werden seit vielen Jahren kaum mehr angestrebt, sondern die Ärzte neigen zu Recht dazu, lieber gleich eine Kernspintomographie durchzuführen. Aus typischen pathologischen Audiologie- und/oder Vestibularisbefunden wird in der Regel die Indikation zur Kernspintomographie gestellt.

Die Gleichgewichtsprüfung stellt in der Frühdiagnostik ein sehr wichtiges Bindeglied dar. Es besteht eine große Diskrepanz zwischen den subjektiv geäußerten Schwindelbeschwerden des Patienten (kaum vorhanden) und den vorgefundenen objektiven pathologischen vestibulären Ergebnissen. Zu Beginn imponieren die Zeichen einer peripher-vestibulären Läsion. Später, bei Größenzunahme des Tumors, kommen zentral-vestibuläre Zeichen, bzw. eine vestibuläre Kleinhirnbrückenwinkelsymptomatik hinzu (Tab. 2).

Ein Spontannystagmus kommt in etwa der Hälfte der Fälle vor. Falls ein Blickrichtungsnystagmus (zentral-vestibuläre Läsion) erscheint, häufig als Bruns-Nystagmus, stellt dies bereits den Hinweis für ein großes Akustikusneurinom dar, mit Druckwirkung am Stammhirn und Kleinhirn.

Als die empfindlichste Teiluntersuchung in der Vestibularisprüfung zur Frühdiagnostik des Akustikusneurinoms stellt sich zusammen mit der Tonschwellenaudiometrie die Lage- oder Lagerungsprüfung heraus (Haid 1981 und 1990; Haid et al. 1992 und 1997; Haid 2001). In nahezu 90 %

Tab. 2   Vestibuläre   Kleinhirnbrückenwinkelsymptomatik * (Haid 1990)

1. Pathologischer Nystagmus in der Lage- oder Lagerungsprüfung
2. Kalorische Seitendifferenz
3. Störung der vestibulospinalen Reflexe
4. Spontannystagmus
5. Gestörte Blickmotorik (abhängig von der Größe)
6. Blickrichtungsnystagmus (abhängig von der Größe)
7. Hirnnervenläsionen (abhängig von der Größe)

* In Reihenfolge der zu erwartenden Häufigkeit von pathologischen Befunden; oft Kombination der Befunde 1 – 7, in Abhängigkeit von der Tumorgröße

der Fälle kann mithilfe dieser Untersuchung ein Lage- oder Lagerungsnystagmus objektiviert werden, entweder mithilfe der Leuchtbrillenuntersuchung, des ENGs oder der Videooculographie. Der so genannte benigne paroxysmale Lagerungsnystagmus kommt bei einem Patienten mit einem Akustikusneurinom äußerst selten vor.

Die Blickmotorik funktioniert bei Erkrankten mit einem kleinen Neurinom normal. Dagegen ist sie bei den größeren Kleinhirnbrückenwinkeltumoren meist pathologisch, als Hinweis für eine mechanische Tangierung der zentral-vestibulären Bahnen.

Die vestibulospinalen Reflexe, die am günstigsten mithilfe der Posturographie (Ödkvist et al. 1991) oder der Craniocorpographie (Claussen 1974) geprüft werden, sind infolge der nun vorliegenden Tonusdifferenz zwischen dem linken und rechten vestibulären System oft eingeschränkt. Sehr große Kleinhirnbrückenwinkeltumoren können sogar eine statische und dynamische Ataxie verursachen.

In der Rotationsprüfung oder in der Stuhlpendelung zeigt sich, je nach Ausmaß der vestibulären Tonusdifferenz, ein mehr oder weniger ausgeprägtes Richtungsüberwiegen des Nystagmus.

Die kalorische Prüfung stellt, wie die Lage- oder Lagerungsprüfung, auch eine wichtige Teiluntersuchung in der Gleichgewichtsprüfung zur Frühdiagnostik des Akustikusneurinoms dar. In etwa 80% der Fälle zeigt sich auf der Tumorseite ein kalorisches Defizit in Form einer Unter- oder Unerregbarkeit. Oft ist eine Relation der Erregbarkeit in Abhängigkeit zur Tumorgröße (Haid 1981, Bergenius et al. 1989) zu beobachten. Etwa 40% der kleineren Tumoren weisen dagegen eine völlig seitengleiche und normale Erregbarkeit auf. Bei diesen Patienten kann man aber in der Regel in der Lage- oder Lagerungsprüfung trotzdem einen Lage- oder Lagerungsnystagmus provozieren, infolge der vestibulären Tonusdifferenz als Folge der Läsion des N. vestibularis durch den Tumor.

Die größere Empfindlichkeit der Lageprüfung bzw. Lagerungsprüfung gegenüber der kalorischen Prüfung scheint zwei Ursachen zu haben:
1. Die Lage- bzw. Lagerungsprüfung verursacht einen schwellennahen Minimalreiz und die herkömmlich durchgeführte kalorische Prüfung einen Maximalreiz.
2. Die Lage- oder Lagerungsprüfung kann alle drei Bogengänge, das Otolithensystem, den oberen und unteren Gleichgewichtsnerv und höhere, mehr zentral gelegene Vestibularis-

bahnen aktivieren. Die kalorische Stimulation reizt dagegen mehr oder weniger ausschließlich den horizontalen Bogengang und damit nur den Nervus vestibularis superior. Die meisten Neurinome gehen jedoch vom Nervus inferior aus (s. Abb. 1). Diese sind höchstwahrscheinlich die Gründe für die höhere Empfindlichkeit (Sensibilität) und damit bedeutsamere Aussagekraft der Lage- oder Lagerungsprüfung gegenüber der kalorischen Untersuchung, insbesondere bei den kleineren Neurinomen.

Wichtig zu erwähnen ist die Tatsache, dass bei kleinen Akustikusneurinomen die Hirnnervenfunktionsprüfung (Nervus trigeminus, Nervus facialis und die kaudalen Hirnnerven) keine Läsion zeigen.

Bildgebende Verfahren

Die Ergebnisse in der Audiologie (einseitige sensorineurale Hörstörung erst Recht mit verlängerter Hirnstammlaufzeit) zusammen mit den Ergebnissen in der Vestibularisprüfung (pathologisches Ergebnis in der Lage- oder Lagerungsprüfung und/oder kalorisches Defizit) ergeben schließlich den Anstoß zur Durchführung von bildgebenden Verfahren (Abb. 7) zum endgültigen Nachweis oder Ausschluss eines tumorösen Prozesses als Ursache der Beschwerden und den objektiven pathologischen Befunden. Seit Jahren ist die kranielle Computertomographie (CT) von der Kernspintomographie (MRI = Magnetic-Resonanz-Imaging) zu Recht mehr und mehr verdrängt worden.

Die Kernspintomographie stellt eine unverzichtbare Untersuchungsmethodik zum Nachweis von Kleinhirnbrückenwinkeltumoren dar. Damit besteht darüber hinaus die Möglichkeit, sehr kleine Neurinome von wenigen mm Größe zu objektivieren, nach i. v.-Gabe von Gadolinium-DTPA. Mithilfe der Kernspintomographie können recht exakte Zuordnungen über die Tumorgröße (Abb. 3 und 4) und über die histologische Differenzierung getroffen werden. Die Kernspintomographie ist jedoch kostenintensiv und nicht ohne längere Wartelisten überall zugänglich. Aus diesem Grund muss eine richtige Indikation zum neuroradiologischen Untersuchungsverfahren getroffen werden.

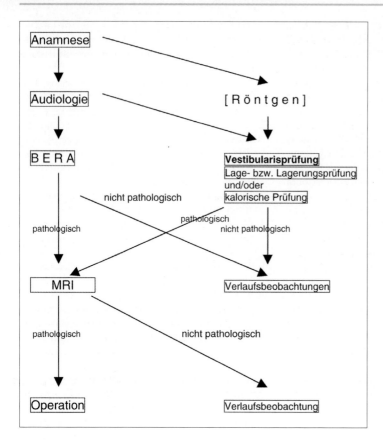

Abb. **7** Diagnostisches Vorgehen zur Frühdiagnostik des Akustikusneurinoms (Haid 1990).

Therapie

Das Ziel der Frühdiagnostik besteht darin, möglichst ein kleines Akustikusneurinom zu erkennen, denn dies hat für die operative Behandlung wichtige Vorteile:

1. geringes Operationsrisiko,
2. Schonung von Hirnnerven,
3. Totalexstirpation des Tumors,
4. Möglichkeit der Gehörerhaltung auf der operierten Seite.

Es existieren unterschiedliche otoneurochirurgische Zugänge zur Exstirpation des Akustikusneurinoms: der subokzipitale Zugang (Dandy 1925, Samii und Penkert 1984, Samii und Mathies 1997, Fahlbusch et al. 1991), der translabyrinthäre Zugang (House 1961, Glasscock 1986, Tos und Thomsen 1982, Sterkers et al. 1984, Draf 1994), der retrosigmoidale Zugang (Sterkers 1980) und der transtemporale Zugang (House 1961, Fisch 1970,

Kanzaki et al 1977, Wigand et al. 1982, Haid und Wigand 1992, Haid 2001, Wigand 2001).

Als die Methode der Wahl zur Exstirpation von Tumoren im inneren Gehörgang oder im Kleinhirnbrückenwinkel, zur Neurektomie des Nervus vestibularis (Patienten mit Morbus Ménière und unerträglichen Schwindelanfällen), zur Neurolyse (neurovaskuläre Dekompression) des N. VII (Patienten mit Hemifacialis spasmus) und zur Neurolyse des N. VIII (Patienten mit Morbus Ménière und unerträglichen Schwindelanfällen) eignet sich der so genannte erweiterte transtemporale Zugang über die mittlere Schädelgrube zum inneren Gehörgang und zum Kleinhirnbrückenwinkel (Wigand et al. 1982, Haid und Wigand 1992, Haid 2001, Wigand 2001). Über diesen Zugangsweg, mit der Möglichkeit zur Totalexstirpation von größeren Kleinhirnbrückenwinkeltumoren (s. Abb. **4** und **8**) wird im Kap. *Die chirurgische Therapie des Schwindels* (S. 225) näher berichtet.

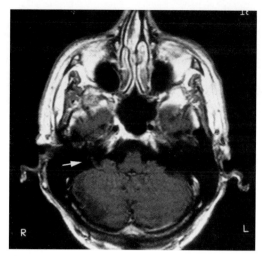

Abb. **8** Gleicher Patient wie in Abb. **4** nach Totalexstirpation des 3 cm großen Akustikusneurinoms auf der rechten Seite (siehe Pfeil).

Leksell (1971) und Norén et al. (1988) berichten über die Möglichkeit einer konservativen Behandlungsmethode mithilfe der so genannten stereotaktischen Radiochirurgie. Mit dieser Methode kann die Wachstumsneigung dieser Tumore eingeschränkt oder verhindert werden. Es gibt Berichte über gute Ergebnisse, jedoch auch über schlechte Resultate, d. h. weiteres Tumorwachstum (eigene Beobachtung) und sogar neurale und intrazerebrale Komplikationen (z. B. Hirnödem) bei großen und zystisch veränderten Tumoren. So kann diese spezielle Therapieform ebenso zu einer Hörstörung bis hin zur Taubheit und zu einer schwer wiegenden Fazialisparese führen. Außerdem leben die Patienten oft weiterhin mehr oder weniger mit dem psychischen Problem, dass der Tumor, der sich noch im Kopf befindet, möglicherweise trotz der Bestrahlung weiter wachsen kann. Außerdem müssen regelmäßige MRI-Kontrollaufnahmen veranlasst werden.

Operationsindikation: frühzeitig stellen!

Die Frühdiagnose (kleiner Tumor) ist vorteilhaft. Allgemein besteht unter den Ärzten eine lebhafte Diskussion, ob man ein diagnostiziertes kleines Akustikusneurinom mit seiner geringen Symptomatik gleich operieren, oder besser abwarten und den Verlauf beobachten soll, vor allem bei älteren Patienten. Wird ein kleines Neurinom von wenigen Millimetern Größe durch die Kernspintomo-

graphie diagnostiziert, erst recht bei einem Zufallsbefund ohne Symptomatik, kann eine abwartende Strategie eingehalten werden. Nach ca. 1 Jahr sollte dann nochmals eine Kernspintomographie durchgeführt werden. Wird eine Größenzunahme des Tumors erkennbar, besteht eine Indikation zur Operation. Es gibt sogar zahlreiche Ärzte, die abwarten, bis eine weitere Symptomatik hinzukommt, oder noch mehr Hirnnerven geschädigt werden und dann erst operieren. Die Entscheidung zu einer Schädeloperation bzw. Hirnoperation des Patienten mit einem Akustikusneurinom ist gewiss nicht leicht. Die Operationsergebnisse, vor allem der kleinen und mittelgroßen Neurinome, haben jedoch gezeigt, dass sie relativ gefahrlos entfernt werden können, auch bei älteren Personen, vorausgesetzt, der Erkrankte befindet sich in einem operablen Zustand. Es muss somit immer wieder darauf hingewiesen werden, wie wichtig die Früherkennung des Akustikusneurinoms ist. Dazu ist es Voraussetzung, dass der Patient mit seinen Beschwerden rechtzeitig einen Arzt aufsucht. Wird audiometrisch vor allem eine einseitige sensorineurale Hörstörung diagnostiziert, so muss neben der Tonschwellenaudiometrie und der Hirnstammaudiometrie eine exakte Vestibularisprüfung mit Hauptaugenmerk auf die Lage- und Lagerungsprüfung, aber auch auf die kalorische Prüfung gelegt werden. Daraus folgen schließlich die Indikationen zur bildgebenden Diagnostik wie die Kernspintomographie. Wird hierbei ein Akustikusneurinom aufgedeckt, so ist es ratsam, den Patienten in ein Zentrum zu überweisen.

Literatur

Berg M, Fischermeier J, Hoth S, Haid CT. Selektivität und Spezifität der Hirnstammaudiometrie – eine Fallstudie an verschiedenen Krankheitsbildern. Arch. HNO, 1984; Suppl. 2 : 117

Bergenius J, Magnusson M. The relationship between caloric response, oculomotor dysfunction and size of cerebellopontine angle tumours. Acta Oto-Laryngol (Stockh.), 1989; 106 : 261

Claussen C.F. (1974): Die Craniocorpographie. Arch. Ohr-Nase- und Kehlkopfheilkunde, 207

Eckermeier L, Pirsig W, Müller D. Histopathology of 30 non-operated acoustic schwannomas. Arch. Otorhinolaryngology. 1979;222 : 1

Haid C.T. (1990): Vestibularisprüfung und vestibuläre Erkrankungen – Ein Leitfaden für Praxis und Klinik zur Diagnostik und Therapie von Schwindel und Gleichgewichtsstörungen. Springer-Verlag, Berlin

Haid CT, Wigand ME. Advantages of the enlarged middle cranial fossa approach in acoustic neurinoma surgery. Acta Otolaryngol (Stockholm) 1992, 112 : 387

Haid CT, Christ P, Wolf SR, Wigand ME. Clinical Suspicion of an Acoustic Neuroma. In: Acoustic Neuroma, 1992, Hrsg. Tos M, Thomsen J., Kugler Public, Amsterdam, S. 39

Haid C.T. (2001): Indikationen für den erweiterten transtemporalen Zugang zur mittleren Schädelgrube und zum Kleinhirnbrückenwinkel zur Behandlung von Schwindel und Gleichgewichtsstörungen. In: Vestibuläre Erkrankungen, Hrsg: W. Stoll, Thieme Verlag, Stuttgart, S. 66 – 76

Haid C.T. (2001): Lage- und Lagerungsprüfung. In: Vestibuläre Untersuchungsmethoden, Autor: M. Westhofen, PVV Science Pub Ratingen, 52 – 62

Haid C.T. (2002): Ärztlicher Ratgeber: Schwindel und Gleichgewichtsstörungen, Wort & Bild Verlag, Baierbrunn

Hardy M, Crowe SC. Early asymptomatic acoustic tumours. Report of six cases. (1936) Arch. Surg. 32(2):292

Lang J. (1992): Klinische Anatomie des Ohres. Springer Verlag, Berlin

Lehnhardt E, Samii M.: Neurootologische Diagnostik der Tumoren der hinteren Schädelgrube – verzögerte akustisch evozierte Potentiale auch auf der Gegenseite (1982), Laryngol. Rhinol. Otol. 61: 501

Leonhard J, Talbot M.: Asymptomatic acoustic neurilemmoma (1979), Arch. Otolaryngol. 91: 117

Leksell L.A. (1971): A note on the treatment of acoustic tumours. Acta Chir. Scan. 137: 763

Norén G, Arnst J, Hindmarsh T, Hirsch A. Stereotactic radiosurgical treatment of acoustic neurinomas (1988). In: Modern stereotactic neurosurgery, Lunsford L.D. (ed), S. 481. Martinus Nijhoff Publ., Boston

Ödkvist L.M, Ledin T, Möller C.: Dynamic Posturography. In: Vestibular Diagnosis and Neuro-otosurgical Management of the Skull Base (1991), Editor: C.T. Haid; Demeter Verlag, Gräfelfing, S. 90 – 98

Selters W, Brackmann D.: Acoustic tumours detection with brainstem electric response audiometry (1977), Arch. Otolaryngol. 103: 181

Stewart TJ, Liland J, Schuknecht HF. Occult schwannomas of the vestibular nerve (1975), Arch. Otolaryngol. 101: 91

Wigand ME, Haid CT, Berg M, Rettinger G.: The enlarged transtemporal approach to the cerebello-pontine angle; technique and indications (1982), Acta Otorhinolaryngol. (Ital.) 2: 571

Wigand M.E. (2001): Restitutional Surgery of the Ear and Temporal Bone, Thieme Verlag, Stuttgart, S. 223 – 324

Krankheitsbilder mit isolierten und kombinierten Otolithenfunktionsstörungen

M. Westhofen, Aachen

Einleitung

Aufgrund der in den letzten Jahren gewachsenen Kenntnis über Funktion und Pathophysiologie des Labyrinths insbesondere der Maculae hat sich die Kenntnis der zugrunde liegenden Krankheitsbilder grundlegend erweitert. Dabei sind der Otologe und Otochirurg mit dem komplex in die okulären und spinalen Reflexe eingebundenen Sensororgansystem Macula, Crista und Cochlea sowie seiner Funktionsabhängigkeit von weiteren Sensorsystemen wie Visus und Propriozeption befasst. Im Folgenden sind daher einige der wesentlichen Erkrankungen zur differenzialdiagnostischen Klärung herausgegriffen, um den Einfluss und die koordinierte Funktion des gesamten Labyrinths auf diagnostische Wertung und therapeutische Entscheidungen zu demonstrieren.

Anamnese und Beschwerdebilder

Der alte Wunsch nach pathognomonischen Indizien der Vorgeschichte oder der Beschwerden, die zeitraubende Diagnostik vereinfachen oder gar ersetzen könnten, zur Differenzierung labyrinthärer oder gar maculärer Ursachen bei Patienten mit Gleichgewichtsstörungen wird nicht regelhaft erfüllt. Dennoch können diskrete Hinweise auf die Beteiligung der Otolithenorgane aus der Befragung der Patienten gewonnen werden. Neben Liftschwindel werden ein Gefühl, wie auf Watte zu gehen, keinen sicheren Bodenkontakt zu spüren, seitlich oder vorwärts bzw. rückwärts geschoben zu werden (Lateropulsion, Pro- bzw. Retropulsion) angegeben. Häufig werden diese subjektiv empfundenen Phänomene nicht spontan geäußert, sondern erst auf Befragen hin bestätigt. Als schwindelprovozierende Situationen werden Hüpfen, Treppenlaufen, Anfahren und Bremsen in Fahrzeugen sowie Arbeiten mit schräg gekippter Kopfstellung geschildert.

Die Beschwerden können durch klinische Screening-Prozeduren validiert werden, bevor aufwendige Funktionsdiagnostik zum Einsatz kommt.

Die Symptomatik kann außerordentlich komplex wirken, wenn neben Funktionsstörungen der Maculae die Cristae betroffen sind und visuelle Fehlwahrnehmungen im Vordergrund der Beschwerden stehen. Auf den Funktionszusammenhang zwischen Blickfixation, Akkommodation, langsame Blickfolge und otolithokulären Reflex sei hingewiesen (Zee, Hain 1993).

Einzelne Krankheitsentitäten

Im Folgenden werden bekannte vestibuläre Funktionsstörungen mit Beteiligung der Macula anhand eigener Erfahrungen und der Kenntnis im Schrifttum dargelegt. Hinweise für die Behandlung werden jeweils erörtert.

Malformationen

Dysplasien des Felsenbeins, die Bogengänge und Otolithenorgane einschließen, werden häufig im Rahmen der Voruntersuchungen vor Cochlea-Implant-Operation bei Kindern erkannt. Bei bilateralem Vorliegen berichten die Eltern meist nur auf Befragen über verspätetes Laufenlernen (im Mittel 17 Monate Alter bei diesen Patienten) und bisweilen über Ungeschicklichkeit bei Turnübungen mit hohen Anforderungen an das Gleichgewichtsvermögen. Patienten mit residualen Bogengangsstrukturen, fehlenden Bogengängen oder dysplastischem Labyrinth werden computertomographisch erfasst. Eine tabellarische Übersicht findet sich in Tab. 1. Gentypisierungen für eine Reihe der genannten Krankheitsbilder liegen inzwischen vor. Eine dauerhaft gestörte Gleichgewichtsfunktion oder Blickfixation findet sich infolge der bei Kindern sehr rasch ablaufenden vestibulären Kompensation nicht.

Eine Sonderstellung nehmen die Malformationen der Aquaeductus vestibuli und cochleae ein. Für den Aquaeductus vestibuli und seinen Endolymphschlauch, den Ductus endolymphaticus, sind erworbene Stenosierungen beschrieben, die infolge einer Labyrinthitis zum protrahierten endolymphatischen Hydrops führen (Schuknecht

Tab. **1**   Übersicht über die häufigsten Labyrinthdysplasien und die Beteiligung von Cochlea, Cristae und Maculae

Syndrom	Cochleäre Dysplasie	Labyrinth-Dysplasie	Weitere Dysplasien
Alexander-Dysplasie	Corti-Organ, ggf. Zellen der Basalwindung		
Bing-Siebenmann-Dysplasie	dysplastisches häutiges Labyrinth, normales knöchernes Labyrinth	dto.	+ Retinitis pigmentosa = Usher-Syndrom
Michel-Dysplasie	völliges Fehlen der Cochlea	Labyrinth fehlt	
Mondini-Dysplasie	Cochlea abgeflacht, plump (1$^1/_2$ Windungen)	Labyrinth kann fehlen	
Scheibe-Dysplasie (70% kongenitaler Taubheit)	Ductus-cochlearis-Dysplasie, Stria-vascularis-Dysplasie, Corti-Organ rudimentär	Saccus dysplastisch	
Jervell-Syndrom und Lange-Nielsen-Syndrom	Atrophie des Corti-Organs und der Spiralganglien-Zellen	Atrophie der Maculae	kardiale Reizleitung mit kardialen Synkopen
Pendred-Syndrom	mondiniähnliche Deformität		Kropf, Jodfehlverwertung
Usher-Syndrom (10% kongenitaler Taubheit)	Haarzelldegeneration/ -dysplasie (Bing-Siebenmann-Dysplasie)	Maculadysplasie	Retinitis pigmentosa
Trisomie (13 – 15, 18, 21)	Dysplasie der Stria vascularis, reduzierte Ganglien-Zellzahl	Fehlen oder Dysplasie der Otolithenorgane, z. T. der Bogengänge	multiple Missbildungen

1978). Ob und inwieweit Stenosierungen des Ductus und/oder des Saccus endolymphaticus allein zu periodischen Schwindelbeschwerden und Hörminderung mit Tinnitus (sog. M. Ménière) führen, ist bislang Gegenstand wissenschaftlicher Diskussion. Malformationen mit erweitertem Aquaeductus vestibuli werden computertomographisch und kernspintomographisch beobachtet und im jüngeren Schrifttum erwähnt (Hirsch et al. 1992, Schessel, Nedzelski 1992, Reussner et al. 1995, Irving, Jackler 1997). Sie lassen eine Übertragung des intrakraniellen Drucks auf den Endolymphraum zu. Dabei werden die Otolithenvesikel topographisch in vorderster Front von der Druckwelle erreicht.

Kongenitale Erweiterungen des Aquaeductus cochleae führen zum *Gusher-Syndrom*. Diskrete Befunde mit membranös verschlossenen und durch Pressen oder kräftiges Valsalva-Manöver eröffnetem Aquaeductus cochleae werden als Ursache für die perilymphatische Hypertension und das Fenster-Fistelsymptom angenommen. Die hochauflösende HR-Felsenbein-Computertomographie vermag Dysplasien des Aquaeductus abzubilden und damit zur Differenzialdiagnose und Therapieindikation bei Druck-Dysbalancen des Labyrinths beizutragen. In 13 eigenen Fällen mit unilateral eingeschränkter Otolithenfunktion und computertomographischem Anhalt für erweiterten Aquaeductus cochleae war die Otolithenfunktion postoperativ nach Abdecken beider Nischen mit Bindegewebe normalisiert und die Schwindelbeschwerden gebessert.

Trauma

Die Vulnerabilität der Cochlea gegenüber extremen Auslenkungen der Fußplatte ist seit langem bekannt. Die im Vestibulum gelegenen Otolithenorgane sind Extremauslenkungen der Fußplatte weitaus stärker ausgesetzt. Impulsartige Erschütterungen des Kopfs durch Flugzeuglärm oder professionell ausgeübtes Aerobic führen zu objektivierbaren, langanhaltenden Labyrinthschäden, bei denen Maculafunktionsschäden im Vordergrund stehen (Weintraub 1994). Inwieweit degenerative Prozesse der Otolithenmembran wie beim benignen paroxysmalen Lagerungsschwindel hierfür prädisponieren, ist nicht abschließend geklärt. Bei ungestörter vestibulärer Kompensation werden isolierte Maculafunktionsstörungen innerhalb von 3 Tagen ausgeglichen. Im Schrifttum werden Zeiträume von bis zu 1 Woche angegeben (Curthoys, Halmagyi 1995). Spätschäden nach Labyrinthtrauma kommen bei protrahiertem endolymphatischem Hydrops (s.u.) und infolge gestörter zentralnervöser vestibulärer Kompensation vor.

Immunopathien

Die Inzidenz autoimmunologisch bedingter Labyrintherkrankungen wird allgemein als sehr niedrig eingeschätzt (Arnold, Niedermeyer 1997). Aus dem klinischen Verlauf der Patienten werden drei Syndrome abgegrenzt (Baloh, Honrubia 1990):
1. cochleovestibuläre Beteiligung bei systemischen Autoimmunerkrankungen,
2. Cogan-Syndron (interstitielle nichtsyphilitische Keratitis und progressiver Labyrinthfunktionsverlust),
3. isolierte progrediente konsekutiv bilateral entwickelnder Labyrinthfunktionsverlust.

Oft entwickelt sich das klinische Bild von 3. nach 2. und schließlich nach 1.

Bislang hat sich keine immunologische Diagnostik zum sicheren Nachweis etablieren können. Die Verdachtsdiagnose ist zu stellen bei innerhalb weniger Wochen bis Monate progredienter bilateraler Labyrinthfunktionsstörung, die auf Corticoidgabe reagiert und nach Absetzen der Corticoidtherapie rezidiviert. Abhängig vom Grad der Beeinträchtigung durch cochleäre und vestibuläre Symptome ist eine Cortisonerhaltungsdosis von 10 mg Prednisolon indiziert und mit dem internistischen Konsiliarius abzustimmen. Die Gabe von Zytostatika wie z.B. Endoxan wird vereinzelt im Schrifttum zur Behandlung von Therapieversagern empfohlen (Terjung et al. 1993). Eigene Erfahrungen liegen hierzu nicht vor.

Vaskuläre Labyrintherkrankungen

Beeinträchtigung des vestibulären und/oder cochleären Blutstroms wird als Ursache für akute Funktionsstörungen angenommen (Grad, Baloh 1989). Systemische Erkrankungen wie Diabetes mellitus oder Polyarteriitis werden hierzu modellhaft beschrieben. Durch Tumorkompression beim Akustikusneurinom oder nach Kleinhirnbrückenwinkelchirurgie können Ischämien der A. labyrinthi im Bereich des inneren Gehörgangs entstehen, die zu einem akuten Labyrinthausfall führen. Cochleärer Funktionsverlust tritt in diesen Fällen häufiger ein als vestibuläre oder kombinierte Schäden.

Die isolierte Ischämie der Otolithenorgane ist zu erwarten, wenn ein Verschluss der A. vestibularis anterior vorliegt. Inwieweit Patienten mit dem klinischen Bild der Vestibularisneuronopathie derartige Gefäßverschlüsse aufweisen, entzieht sich bislang der Darstellung.

Die konservative Therapie erfolgt entsprechend der differenzialdiagnostisch meist nicht zu entscheidenden oben gezeigten Palette möglicher Ursachen polypragmatisch. Neben rheologischen Infusionen werden systemisch Prednisolon (250 mg initial), welches zusätzlich die zentralnervöse Kompensation der vestibulären Funktionsstörung unterstützt, und nur bei vegetativer Begleitsymptomatik Antivertiginosa verabreicht. Wie bei allen akut auftretenden Vestibularis-Funktionsstörungen hat frühestmöglich ein gezieltes Training zur Förderung der vestibulären Kompensation zu erfolgen. Bei isolierten akuten Otolithenfunktionsstörungen empfehlen wir Übungen entsprechend dem Habituationstraining (Brandt, Daroff 1980).

Gegenstand wissenschaftlicher Kontroversen ist das Bild des neurovaskulären Kompressionssyndroms. Hierbei kommt es durch Schlingenbildung der A. cerebellaris inferior anterior zum Druck auf den N. vestibularis. Die Angio-MR-Darstellung dieser Gefäße ist bislang noch nicht hinreichend verlässlich. Vorwiegend aus dem klinischen Beschwerdebild wird von Brandt und Dieterich (1990) die Vestibularisparoxysmie diesem Pathomechanismus zugeordnet. Medikamentöse Therapieversuche mit Carbamazepin sind vor der

Indikation zur neurovaskulären Dekompressions-operation anzuraten. Die Kooperation mit neurologischen Fachkollegen ist hierzu anzuraten.

Toxische Labyrintherkrankungen

Salizylate bewirken nach Überdosierung eine rasch reversible vestibuläre und cochleäre Funktionsstörung. Die Salizylate werden vor allem im Perilymphraum hochkonzentriert ausgeschieden und vermögen sowohl Haarzellen als auch periphere Neuronen zu beeinträchtigen. Bleibende Funktionsstörungen werden nicht beobachtet.

Schleifendiuretika führen nicht zu vestibulärer, sondern allein zu cochleärer Beeinträchtigung.

Aminoglykoside führen zu irreversibler vestibulocochleärer Funktionsstörung in Abhängigkeit von der verabreichten Dosis. Die cochleäre und die vestibuläre Toxizität ist für verschiedene Typen von Aminoglykosiden unterschiedlich stark ausgeprägt. Klinische Symptome treten meist mit einer Latenz von mehreren Wochen nach Verabreichung auf (Magnusson et al. 1991). Monitoring während der Gabe von Aminoglykosidantibiotika ist daher nur von begrenztem Wert. Die therapeutische Breite zur Auslösung toxischer Labyrintherkrankungen ist außerordentlich breit. Die vesti-bulotoxischen Wirkungen akkumulieren während der Verabreichung. Die Angabe einer unkritischen Maximaldosis ist daher nicht möglich. Aus diesem Grunde werden Verabreichungsschemata empfohlen, die nicht zur Labyrinthausschaltung, sondern lediglich zur Beeinflussung der sekretorischen Zellen dienen. Hierzu wurde insbesondere die systemische Gentamicinapplikation beschrieben. Mit steigender Gesamtdosis wächst das Risiko zusätzlicher toxischer Neuropathie.

Teilrestitution der Labyrinthfunktion nach Aminoglykosid-Ausschaltung werden beobachtet. Bei drei eigenen Fällen trat jeweils mehr als 14 Monate nach Labyrinthausschaltung erneut Attackenschwindel auf, ohne dass der vor der Behandlung übliche Drehschwindel geklagt worden wäre. Vielmehr wurden Kipp- und Liftsensationen gemeinsam mit Ohrdruck angegeben. Hörminderung konnte wegen stark asymmetrischen Gehörs nicht bemerkt werden. Bei der Untersuchung fand sich unverändert eine fehlende Bogengangsreaktion, jedoch in Veränderung des postoperativen Befunds eine wieder intakte Otolithenfunktion. Nach Cochleosacculotomie (Abb. 1) waren die Patienten wieder beschwerdefrei (Nachbeobachtungszeit 3 – 5 Jahre).

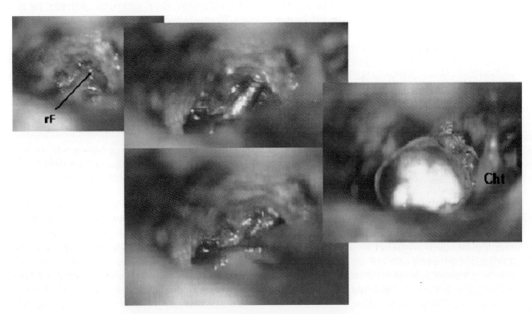

Abb. 1   Cochleosacculotomie. Einführen des Häkchens in das runde Fenster (rF) nach Wegnahme der Promontoriallippe und Aufdecken der Fenstermembran, anschließend Abdecken der Nische mit Bindegewebe. Videokopien aus Operationsdokumentation.

Sonstige Ursachen

Otosklerose

Die vestibuläre Beteiligung im Rahmen der *Otosklerose* wird mit 46 % angegeben (Cody and Baker 1978). In der überwiegenden Zahl der Fälle liegt kombinierte Schwerhörigkeit als Zeichen der Kapselotosklerose vor. In 50 % der Patienten werden präoperativ einseitige Crista-Minderfunktionen gefunden (Virolainen 1972). Eine Korrelation des Grades der Schwerhörigkeit und der Inzidenz vestibulärer Befunde und Symptome ist nachweisbar. Isolierte Beteiligung der Otolithenorgane ist durch seitengetrennte Otolithenstimulation im Rahmen der thermischen Prüfung (Erfassen der torsionalen Nystagmusantwort), durch vestibulär evozierte myogene Potenziale und durch exzentrische Rotation nachweisbar (vergl. Kap. Maculadiagnostik). Im Rahmen der Otosklerose kann durch die Lage der Otoskleroseherde bedingt endolymphatischer Hydrops entstehen, wie er für den sog. M. Ménière angegeben wird (Liston et al. 1984, Li et al. 1994). Dabei kann durch den Hydrops eine Schwellung des Sacculus entstehen, die diesen sogar in Kontakt mit der Stapesfußplatte bringen kann (Schuknecht 1974). Der selten postoperativ nach Stapedotomie persistierende Kippschwindel wird diesem Umstand angelastet und ist nicht in allen Fällen durch Kürzen der Prothese zu beheben. Inwieweit die Applikation des Er:YAG-Lasers für die Stapedotomie eine diesbezügliche Verbesserung erlaubt, ist erst nach Untersuchung größerer Patientenzahlen zu evaluieren. Die selektive Labyrinthausschaltung der Otolithenorgane durch transpalatinale Laserirradiation, die derzeit noch in tierexperimenteller Erprobung steht, könnte eine weitere therapeutische Hilfe werden (Westhofen 1996).

Endolymphatischer Hydrops

Der *endolymphatische Hydrops*, der bislang häufig mit dem M. Ménière als klinisch definierte Entität gleichgesetzt wurde, ist Folgezustand im Rahmen einer Vielzahl pathologischer Veränderungen des Labyrinths (vgl. oben). Bereits zu Beginn der Erkrankung werden, wie aus histologischen Untersuchungen bekannt, vor allem die Otolithenorgane betroffen (Schuknecht 1974). Vollständiger Ausfall der Otolithenfunktion bei Ménière-Trias wird nach eigenen Erfahrungen seltener beobachtet als einseitige Funktionsausfälle des late-

ralen Bogengangs. Sowohl die den Otolithenorganen anzulastenden Beschwerden mit Kipp- und Schwankschwindel als auch die Drehschwindelattacken werden durch medikamentöse und operative Therapieverfahren erreicht. In drei von 13 Fällen mit lokaler Gentamicintherapie und dadurch erreichtem Ausfall der Bogengangsfunktion mit postoperativer Symptomfreiheit für 2,5; 3,5 bzw. 4 Jahre bestand zum Zeitpunkt der neu aufgetretenen Anfälle der Bogengangausfall fort. Die Funktion der Otolithenorgane hatte sich demgegenüber erholt (vgl. oben). Da diese Befunde durch die topographische Lage der Otolithenorgane nicht erwartet werden können, muss von einer geringeren Schädigung oder höheren Resistenz der Otolithenorgane ausgegangen werden. Ob möglicherweise auch intralabyrinthäre Fibrosierungen als Ursache in Frage kommen, ist bislang nicht sicher zu belegen. Die Schlüsselstellung des Saccus endolymphaticus für die Erkrankung ist vielfach belegt. Die endolymphatische Shuntoperation als Saccusdrainage oder Saccusenhancement durch Einlage einer Silikonfolie ist weiterhin Gegenstand lebhafter Diskussion. Sie erfolgt mit extrem zugepitzter Folienspitze weitmöglichst nach medial (Abb. 2). Die Kritik, bei mehr als 60 % der Patienten allein einen plötzlich postoperativ einsetzenden Plazeboeffekt anzunehmen, wird von der Aachener Arbeitsgruppe geteilt. Die Auswahl der Patienten in Bezug auf die hier demonstrierten Differenzialdiagnosen hat gewiss Einfluss auf die Erfolge. Bei unkritischer Indikationsstellung ist für nahezu jede Therapie bei M. Ménière ein unspezifischer Effekt nachzuweisen (Thomsen et al. 1998).

Protrahierter endolymphatischer Hydrops

Das von Schuknecht (1978) beschriebene Krankheitsbild entsteht im Anschluss an entzündliche Labyrintherkrankungen oder Felsenbeinfrakturen. Die klinische Symptomatik entspricht im Vollbild der Ménière-Trias. Während unmittelbar postinfektiös oder posttraumatisch nur die sensorineurale Schwerhörigkeit besteht, treten Funktionsstörungen der Cristae oder der Otolithenorgane um Monate bis Jahre später erstmals auf. Andere Autoren geben die Virusätiologie als weit überwiegend für die Entstehung des M. Ménière an (Arnold, Niedermeyer 1997) Die Therapie entspricht dem Vorgehen bei endolymphatischem Hydrops. Im Falle eines Patienten nach Felsenbeinfraktur mit posttraumatisch erhaltener ther-

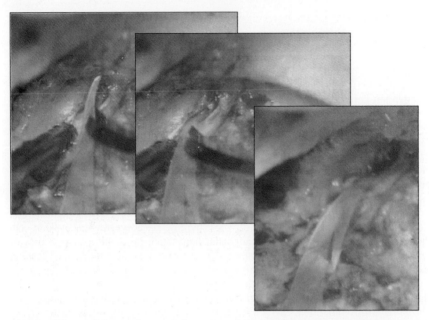

Abb. **2** Mikrootochirurgisches Vorgehen zur endolymphatischen Shuntoperation. Extrem spitz und klein kalibrierte Spitze der Silikonfolie, die nach Schlitzung des Saccusendothels weit medial weitestmöglich nach labyrinthwärts vorgeschoben wird. Videokopien aus Operationsvideodokumentation.

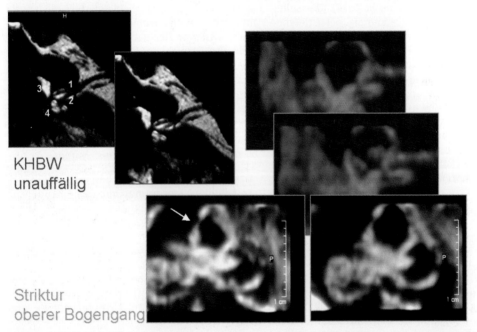

Abb. **3** MRT des Kleinhirnbrückenwinkels und Maximum-Intensitätsprojektion des Labyrinths mit 3D-Rekonstruktion. Striktur des superioren Bogengangs (s. Pfeil). Patient nach Felsenbeinfraktur mit protrahiertem endolymphatischem Hydrops mit vertikalem Spontannystagmus, erhaltener Cristafunktion bds. und eingeschränkter Maculafunktion ipsilateral. Bildbefundarray aus Befunden der Klinik für Radiologische Diagnostik des Universitätsklinikums Aachen mit freundlicher Genehmigung des Direktors, Prof. Dr. Günther.

mischer Labyrinthreaktion beidseits traten Beschwerden i. S. eines M. Ménière erstmals 5 Monate später auf. Dabei wurden jeweils simultan Dreh- und Schwankschwindelbeschwerden angegeben. Zu dieser Zeit fand sich ein vertikaler Spontannystagmus. Die radiologischen Befunde sind in Abb. **3** dargestellt.

Perilymphatische Hypertension

Akut auftretende Hörminderung und Schwindelbeschwerden, meist lageabhängig verstärkt, erstmals im Anschluss an Valsalva-Manöver, Heben schwerer Lasten oder Barotrauma werden als Perilymphfistel oder Fenster-Fistel-Symptom (Stoll 1987) bezeichnet. Die klinische Beobachtung, dass spontan auftretende Perilymphfisteln persistieren und die Besserung nach Abdecken der runden und ovalen Nischen mit Bindegewebe eintritt, wird bis in die Gegenwart vehement diskutiert. Seit den Untersuchungen von Marchbanks und Reid (1990) ist die Regulation des peri- und endolymphatischen Drucks für die Innenohr- und Labyrinthfunktion erneut Gegenstand des Interesses (Böhmer 1993) und in diesem Zusammenhang zu berücksichtigen. Während unter normalen Verhältnissen endo- und perilymphatischer Druck stets in nahezu gleicher Höhe erhalten werden, können der offene Aquaeductus cochleae und erniedrigter Mittelohrdruck den perilymphatischen Druck pathologisch erhöhen, ohne den endolymphatischen Druck in gleichem Maße zu beeinflussen. Damit kann auf diesem Wege ein erhöhter Druckgradient zwischen Endo- und Perilymphraum entstehen. In diesem Zusammenhang kommt der venösen Drainage der Otolithenorgane, die in unmittelbarer Nähe des Aquaeductus vestibuli in paravestibulären Canaliculi verläuft, Bedeutung zu. Im angloamerikanischen Schrifttum ist die *perilymphatische Hypertension* ein geläufiges Krankheitsbild (Paparella et al. 1989). Sie war bislang nur für die Stapes- und Cochlea-Implant-Chirurgie bedeutsam gewesen, da ein offener Aquaeductus cochleae und knöcherne Dehiszenzen und membranöse Defekte im Modiolus der Cochlea zum Gusher- und zum Oozer-Symptom führen. Dabei kommt es nach Eröffnen des Perilymphraums zum Austritt von Perilymphe und Liquor durch präformierte Verbindungen zwischen Subarachnoidalraum und Perilymphraum. Nach eigenen Beobachtungen an Otosklerosepatienten und Cochlea-Implant-Kindern ist bei den chirurgisch zufällig entdeckten

„Oozers" und „Gushers" eine Stapesfixierung festzustellen. Inwieweit die Verhältnisse am ovalen und runden Fenster sowie im Bereich des Aquaeductus cochleae zu akuter perilymphatischer Hypertension führen und inwieweit dieser Zustand durch Abdecken der Nischen mit Bindegewebe stabilisiert werden kann, bedarf weiterer Klärung. Nach eigenen Beobachtungen werden bei Patienten mit klinischem Befund eines Fenster-Fistel-Symptoms, das möglicherweise einer perilymphatischen Hypertension (ohne Fistel) entspricht, in mehr als 60 % der Fälle im Rahmen der Tympanotomie und Abdeckung der Nischen (Patching) auffallend weite runde Nischen und abnorm weite Fissulae ante fenestram gefunden. Die Besserung der Kipp- und Liftschwindelbeschwerden gehen postoperativ mit einer Normalisierung der unilateral pathologischen Otolithenfunktion einher. Bei 7 von 10 Patienten mit präoperativ unilateral gestörter Otolithenfunktion und akuter ipsilateraler Hörminderung war die Otolithenfunktion postoperativ normalisiert, das Hörvermögen um jeweils $\geq$ 25 dB in mind. 3 Frequenzen gebessert. In 3 Fällen wurde keine anhaltende Besserung erreicht.

Tumarkin-Anfall

Eine Besonderheit stellen die *Tumarkin-Anfälle* dar (Tumarkin 1936). Es kommt zu anfallsweise auftretenden starken Schwindelanfällen, die mit Lift- oder Kippgefühl einhergehen und zum Sturz des Patienten mit nachfolgendem Ausfall der Orientierung im Raum relativ zur Schwerkraft führen. Im Anfall tritt vorübergehend Nystagmus in das kranke Ohr und ipsilateral Druckgefühl bisweilen mit Hörminderung auf. Bei zwei eigenen Fällen lag eine nur transiente und geringe Hörminderung vor. Einseitige Funktionsstörungen der Otolithenantworten waren jeweils zu objektivieren. Die Symptomatik erfordert den Ausschluss von drop-attacks bei transient ischämischen Attacken des Hirnstamms. Nach eigenen Erfahrungen ist eine Besserung durch medikamentöse Therapie nicht zu erreichen. Durch die endolymphatische Shunt-Operation gelingt eine Besserung, jedoch keine Symptomfreiheit. Die Vestibularisneurektomie wurde bisher von den Patienten abgelehnt.

Benigner paroxysmaler Lagerungsschwindel (Canalolithiasis)

Degenerative Erkrankungen der Otolithenorgane sowie starke Vibration oder impulsartige Beschleunigung als Trauma können Otokonien von der Otolithenmembran ablösen und in den hinteren Bogengang transportieren. Dadurch wird bekanntlich *der benigne paroxysmale Lagerungsschwindel* ausgelöst. Die Untersuchung durch Prüfen des Lagerungssyndroms nach Hallpike reizt den hinteren Bogengang. Untersuchungen der Maculafunktion bei Patienten mit BPPV lassen in mehr als 30 % der Fälle pathologische Befunde erkennen, die auch nach erfolgreicher Therapie des BPPV anhalten. Vereinzelte Fälle von Lagenystagmus und selbst einseitiger thermischer Untererregbarkeit (Baloh und Honrubia 1990) sind wohl als ausgedehnte Erkrankungen des gesamten Labyrinths unter Beteiligung der Otolithenorgane und der lateralen Bogengänge anzusehen. Offenbar können die Defekte der Otolithenmembran mit Teilablösung der Otolithen so umschrieben auftreten, dass die Rezeptorfunktion der Macula nicht nachhaltig eingeschränkt ist.

Konzept der Therapie maculärer und cristärer Funktionsstörungen

Das Spektrum der Therapie labyrinthärer Erkrankungen betrifft konservativ medikamentöse, physiotherapeutische und operative Verfahren. Alle Behandlungsverfahren haben zu berücksichtigen, dass vestibulookuläre und vestibulospinale Reflexe, die vom Labyrinth gemeinsam durch Maculae und Cristae initiiert werden, durch Adaptation, Habituation und vestibuläre Kompensation neu zu organisieren sind, wenn Funktionsausfälle stattfinden.

Da spezifische Therapie maculärer Erkrankungen derzeit in tierexperimenteller Entwicklung steht (Westhofen et al. 1996, 1998), ist konservative wie operative Therapie vorerst noch auf das gesamte Labyrinth gerichtet. Die Planung und Indikation wie auch die Kontraindikation zu spezifischer otologischer und otochirurgischer Therapie hat daher die gesamte Labyrinthfunktion und die Funktion der vestibulookulären und vestibulospinalen Reflexe zu berücksichtigen.

Labyrintherkrankungen, die durch Druckbelastung aus dem Peri- oder Endolymphraum vermittelt werden, sollten diagnostisch erfasst und schrittweise therapiert werden. Dabei hat sich an der Aachener Klinik bewährt, neben der vestibulären Funktionsdiagnostik die Impedanzaudiometrie und die Tubenfunktionsdiagnostik einzusetzen. Nach Versagen der konservativen Therapie sollte bei Hinweisen für ektatischen Aquaeductus cochleae in der Vorgeschichte, der Bildgebung und Funktionsdiagnostik, d.h. Zeichen der perilymphatischen Hypertension, die Paukenröhrcheneinlage erfolgen. Bei Persistenz der Beschwerden oder primärer Mitbeteiligung der Cochlea folgt die Tympanotomie und Abdecken der ovalen und runden Nische (s. Abb. 1).

Bei Hinweisen für endolymphatischen Hydrops erfolgt nach Versagen der konservativen Therapie mit Betahistin die endolymphatische Shuntoperation mit Eröffnen des Saccus bis in den Bereich der Pars rugosa und Einlage einer kleinkalibrigen zugespitzten Silikonfolie (s. Abb. 2).

Bei Versagen der beschriebenen operativen Prozeduren in Fällen perilymphatischer Hypertension und endolymphatischen Hydrops erfolgt die Vestibularisneurektomie vorzugsweise auf subokzipitalem Zugangswege, um ggf. vorliegende neurovaskuläre Kompressionssyndrome übersichtlich zu exponieren und dekomprimieren zu können. In Abb. 4 a–c sind die Befunde der thermischen Starkreizung und der statischen Kippung nach Neurektomie über den subokzipitalen Zugangsweg mit Durchtrennung der Pars superior und inferior gezeigt. Daraus ist ersichtlich, dass nach Neurektomie der Pars superior und inferior des N. vestibularis Attackenschwindel cristärer und maculärer Genese nicht mehr wahrgenommen wird. Die Vestibularisneurektomie ist daher bei Therapieresistenz labyrinthären Schwindels das zuverlässigste Verfahren unter der Voraussetzung, dass der Patient hinsichtlich seiner vestibulären Kompensation uneingeschränkt ist.

Unterlassene Therapie wie auch Fehlindikationen zur Therapie sind zu vermeiden, wenn die gezeigte vestibuläre Differenzialdiagnostik und abgestufte Therapiekonzepte zum Einsatz kommen.

Fazit

Die klinische Erfahrung und die Auswertung der seitengetrennten Otolithenfunktionsdiagnostik zeigt, dass Erkrankungen der Otolithenorgane als alleinige Ursache und als Erkrankung kombiniert mit Funktionsstörungen der Cochlea und Bogengänge auftreten. Die im klinischen Alltag wenig berücksichtigten Erkrankungen der Maculae sind bereits histologisch und pathogenetisch im

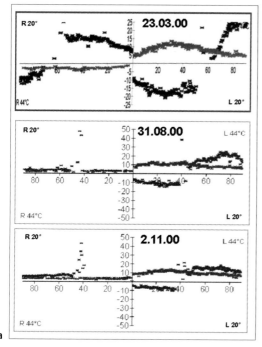

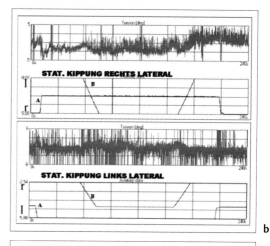

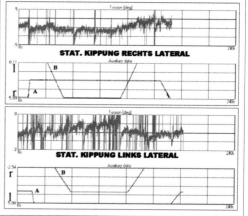

Abb. 4a Thermische Reaktion nach Warmreiz und Starkreiz mit 20 °C mit Registrierung in Supination und Pronation im Zeitverlauf bei einem Patienten mit endolymphatischem Hydrops. Oberes Diagramm nach endolymphatischer Shunt-Operation rechts mit persistierender Erkrankung, seitengleiche thermische Reaktion, die unteren beiden Diagramme nach erfolgter Vestibularisneurektomie rechts mit Ausfall der thermischen Reaktion rechts.

Abb. 4b, c Statische Kippung des Patienten um 20°nach lateral mit 3 D-Videookulographie. Rote Kurven in der oberen Spur jeweils die torsionale Bulbusbewegung, untere Spur A: Drehposition des Stuhls, B: Lateralkippung des Stuhls. 2° Torsion bei Links- und Rechtskippung vor der Neurektomie nach der endolymphatischen Shuntoperation rechts (a), Ausfall der Torsionsantwort bei Linkskippung nach Vestibularisneurektomie rechts (b).

Schrifttum erfasst. Jüngere Daten über die Regulation des intralabyrinthären Drucks innerhalb der Peri- und Endolymphe führen bereits derzeit in vielen otochirurgischen Zentren zu therapeutischen Konsequenzen, wenn Funktions- und Bildbefunde hinweisend sind. Dabei sind die perilymphatische Hypertension und der endolymphatische Hydrops zu unterscheiden. Neurale unilaterale vestibuläre Funktionsstörungen isoliert oder kombiniert der Macula sind nicht in allen Fällen klar zu lokalisieren. Neurovaskuläre Kompressionssyndrome werden in diesem Zusammenhang diskutiert. Zur Kenntnis der Labyrinth-Pathophysiologie tragen insbesondere Missbildungen bei, die im Rahmen der Cochlea-Implant-Diagnostik erfasst werden. Die zukünftige Entwicklung der Labyrinthchirurgie ist auf selektive Ablation der Otolithenorgane gerichtet.

Literatur

Arnold W, Niedermeyer HP (1997) Herpes Simplex virus antibodies in the perilymph of patients with Ménière's disease. Arch Otolaryngol Head Neck Surg., 123 : 53 – 56

Baloh RW, Honrubia V Clinical neurophysiology of the vestibular System. F.A. Davis Company, Philadelphia, 1990

Böhmer A (1993) Hydrostatic pressure in the inner ear fluid compartments and its effects on the inner ear function. Acta Otolaryngol (Stockh) 1993; Suppl 507:3–24

Brandt T, Daroff RB (1980) Physical therapy for benign paroxysmal positional vertigo. Arch Otolaryngol 106:484

Brandt T, Dieterich M (1990) Schwindel durch neurovaskuläre Kompression, „Vestibularisparoxysmie"? Nervenarzt 61:376–78

Coats, AC (1969) Vestibular Neuronitis. Acta Otolaryngol 251 (Suppl.):1

Cody DTR, Baker HL (1978) Otosclerosis: Vestibular symptoms and sensorineural hearing loss. Ann Otol Rhinol Laryngol 87:778

Curthoys IS, Halmagyi GM (1995) Vestibular Compensation: A review of the oculomotor, neural, and clinical consequences of unilateral vestibular loss. Journal of Vestibular Research, 5: 67

Grad A, Baloh RW (1989) Vertigo of vascular origin: Clinical and ENG features in 84 cases. Arch Neurol. 46:281

Hirsch BE, Weissman JL, Curtin HD, Kamerer DB (1992) Magnetic resonance imaging of the large vestibular aquaeduct. Arch Otolaryngol Head Neck Surg – Vol 118:1124

Irving RM, Jackler RK (1997) Large vestibular aquaeduct syndrome. Current Opinion in Otolaryngology & Head and Neck Surgery; 5:267–271

Li W, Schachern PA, Paparella MM (1994) Extensive otosclerosis and endolymphatic hydrops: Histopathologic study of temporal bones. American Journal of Otolaryngology 15:158

Liston SL, Paparella MM, Mancini F, Anderson JH (1984) Otosclerosis and endolymphatic hydrops. Laryngoscope 94:1003

Magnusson M, Padoan S, Karlberg M, Johansson R (1991) Delayed onset of ototoxic effects of gentamicin in treatment of Ménière's disease. Acta Otolaryngol Suppl (Stockh) 481:610

Marchbanks RJ, Reid A (1990) Cochlear and cerebrospinal fluid pressure: their interrelationship and control mechanism. British J Audiol 1990; 24:123

Paparella MM, Schachem PA, Yoon EH (1989) Survey of interactions between middle ear and inner ear. Acta Otolaryngol (Stockh) (Suppl) 457:9

Reussner LA, Dutcher PO, House WF (1995) Large vestibular aquaeduct syndrome with massive endolymphatic sacs. Otolaryngol Head Neck Surg, 113:606

Schessel DA, Nedzelski JM (1992) Presentation of large vestibular aquaeduct syndrome to a dizziness unit. J Otolaryngol 21:265

Schuknecht HF Pathology of the ear. Harvard University Press, Cambridge, 1974

Schuknecht, HF (1978) Delayed endolymphatic hydrops. Ann Otol 87:743

Schuknecht, HF, Kitamura, K (1981) Vestibular neuritis. Ann Otol Rhinol Laryngol (Suppl) 90:1

Stoll, W (1987) Das „Fenster-Fistelsymptom" bei Läsionen im Bereich des runden und ovalen Fensters. Laryngol Rhinol Otol 66:139–143

Terjung B, Helmchen C, Samtleben W (1993) Glucocorticoid-Monotherapie beim Cogan-Syndrom? Dtsch Med Wschr 118:1231

Thomsen J, Bonding P, Becker B, Stage J, Tos M (1998) The non-specific effect of endolymphatic sac surgery in treatment of Ménière's disease: a prospective, randomised controlled study comparing endolymphatic sac surgery with the insertion of a ventilation tube in the tympanic membrane. Acta Otolaryngol 118:769–73

Tumarkin, I (1936) Otolithic catastrophe: a new syndrome. Br Med J 2:175

Virolainen, E (1972) Vestibular disturbances in clinical otosclerosis. Acta Otolaryngol (Suppl) 306:7

Weintraub, MI (1994) Vestibulopathy induced by high impact aerobics. A new syndrome: discussion of 30 cases. J Sports Med Phys Fitness 34:56

Westhofen, M (1996) Otolith disease – experimental findings and clinical implications. In: Intracranial and Intralabyrinthine Fluids, Ernst A, Marchbanks R, Samii, M. (eds), Springer, Berlin-Heidelberg-New York, 263

Westhofen M (1998) Treatment of otolith disease concepts and new development of laser microsurgery. In: Reids A, Marchbanks R, Chapter 24, Whurr, London, 221–30

Zee DS, Hain TC (1993) Otolith-ocular reflexes. In: The Vestibulo-ocular reflex and vertigo, Sharpe JA, Barber HO (ed), Raven Press, New York, 69

Cochleovestibuläre Folgen antimikrobieller oder antineoplastischer Chemotherapie

H. Iro, F. Waldfahrer, Erlangen

Der Begriff Chemotherapie ist sowohl im Zusammenhang mit der Behandlung von (bakteriellen) Infektionen (**antimikrobielle Chemotherapie**) als auch von malignen Erkrankungen (**antineoplastische Chemotherapie**) gebräuchlich. Unter den für beide Indikationsgebiete gebräuchlichen Pharmaka finden sich Substanzen, die (zumeist unerwünschte) Arzneimittelwirkungen am cochleovestibulären System entfalten. Die Kenntnis der Pathogenese dieser Nebenwirkungen und die daraus abzuleitenden Optionen zur Prophylaxe bzw. Risikoreduzierung sind für alle Anwender der im Nachfolgenden beschriebenen Substanzen bzw. Substanzgruppen von essenzieller Bedeutung.

Ototoxizität – Symptome und diagnostische Maßnahmen

Unter **Ototoxizität** versteht man im Allgemeinen unerwünschte Arzneimittelwirkungen an Hör- und Gleichgewichtsorgan mit den Leitsymptomen Hörminderung, Tinnitus, Schwindel und Gleichgewichtsstörungen. Zur Präzisierung kann zwischen einer **Kochleotoxizität** und einer **Vestibulotoxizität** unterschieden werden. Neben dieser Ototoxizität im engeren Sinne muss noch die Neurotoxizität erwähnt werden, die bestimmten Substanzen (z. B. Zytostatika, Rifampicin) zu Eigen ist und beispielsweise eine zentral-vestibuläre Störung hervorrufen kann.

Einen Sonderfall stellt die lokale Applikation von Gentamicin zur Therapie des Morbus Ménière dar; hier macht man sich gezielt die vorherrschend vestibulotoxische Wirkung des Gentamicins zu Nutze, um ein Labyrinth bewusst auszuschalten (s. auch Kap. Chirurgische Therapie des Morbus Ménière).

Die Kochleotoxizität bei systemischer Gabe ototoxischer Substanzen manifestiert sich zumeist als **symmetrische, hochtonbetonte Innenohrschwerhörigkeit.** Als Nachweisverfahren eignen sich neben der konventionellen Tonschwellenaudiometrie vor allem die Messung otoakustischer Emissionen (transitorisch evozierte otoakustische Emissionen, Distorsionsprodukte). Die sog. Hochfrequenzaudiometrie (Prüffrequenz über 8000 Hz) weist zwar eine hohe Sensitivität auch für subklinische Schädigungen auf (Fausti & Rappaport 1984), hat jedoch noch methodische Schwächen wie eine niedrige intraindividuelle Reproduzierbarkeit und scheitert nicht zuletzt an der Unmöglichkeit, standardisierte Untersuchungsbedingungen zu schaffen.

Durch ototoxische Substanzen verursachter **Tinnitus** ist ebenfalls meist beidseitig und hochfrequent.

Die Symptome der **Vestibulotoxizität** können von einem unspezifischen Unwohlsein bis hin zum stärkeren Schwindel mit vegetativen Begleitsymptomen (Erbrechen) reichen; da es häufig im zeitlichen Verlauf zu einer symmetrischen Abnahme der Labyrintherregbarkeit kommt, stellen auch **Oszillopsien** (subjektiv inkonstantes, „hüpfendes" Sehfeld bei Bewegung, vergleichbar mit dem Bild einer Videokamera ohne Bildstabilisator) – auch als Dandy-Phänomen benannt – ein typisches Symptom dar. Akuter Drehschwindel mit Reiz- oder Ausfallnystagmen als Leitsymptom einer zumeist einseitigen Vestibulopathie ist eher untypisch (Bhansali 2001). Die verlässlichste Methode zum Nachweis eines vestibulotoxischen Effekts ist die seitengetrennte kalorische Labyrinthfunktionsprüfung, jedoch ist die Einsatzmöglichkeit dieses Verfahrens in der Akutphase zum „Screening" beim schwerkranken Patienten limitiert. Auch die Drehstuhlpendelung scheitert meist an den Gegebenheiten. Die optokinetische Prüfung (z. B. mit einer Streifentrommel) kann dagegen – einen wachen, kooperationsfähigen Patienten vorausgesetzt – auch am Krankenbett vorgenommen werden.

Besonders ist noch darauf hinzuweisen, dass anamnesefähige Patienten, die ototoxische Pharmaka erhalten, natürlich regelmäßig nach den dargestellten Leitsymptomen befragt werden sollten. Sofern im individuellen Fall realisierbar, sind audiometrische Vorbefunde vor Einleitung einer ototoxischen Medikation sehr hilfreich.

Ototoxizität von Aminoglykosidantibiotika

Die bedeutsamste Gruppe von Antibiotika mit ototoxischen Eigenschaften stellen die Aminoglykoside dar, sodass sich die folgenden Betrachtungen auf diese Substanzgruppe fokussieren werden. Darüber hinaus soll kurz auf das ototoxische Potenzial von Erythromycin, Vancomycin, Teicoplanin, Minocyclin, Rifampicin, Metronidazol und Chinolonen eingegangen werden.

In China sollen zwei Drittel der erworbenen sensorineuralen Schwerhörigkeiten auf Aminoglykoside zurückzuführen sein (Shah & Schacht 1999). Grund hierfür ist der großzügige Einsatz dieser vergleichsweise kostengünstigen Antibiotika auch bei Bagatellinfektionen. Wenngleich in Zentraleuropa der Einsatz von Aminoglykosiden zumeist auf schwere bis lebensbedrohliche Infektionen, für die keine weniger toxische, aber ansonsten gleichwertige Behandlungsalternative zur Verfügung steht, beschränkt wird, sieht man im klinischen Alltag immer wieder Patienten mit Hörstörungen, die auf den Einsatz von Aminoglykosiden zurückgeführt werden können und müssen. Nicht selten legen dann weitere Nachforschungen Fehler bzw. Versäumnisse in der Indikationsstellung, der Applikation und der Überwachung (Serumspiegelmonitoring) offen, die auf gutachterlicher Seite zur Bejahung eines Behandlungsfehlers führen.

Daher gilt grundsätzlich, dass der Einsatz von Aminoglykosidantibiotika wegen ihres ungünstigen Profils an unerwünschten Arzneimittelwirkungen und ihrer engen therapeutischen Breite immer kritisch hinterfragt werden muss.

Pharmakologie

Die Gruppe der Aminoglykoside wird aufgrund der gemeinsamen chemischen Struktur eines Aminocyclitols mit glykosidisch gebundenen (Amino-)Zuckern definiert.

Sie sind Produkte bestimmter Pilze. Von Streptomyces-Arten abgeleitete Aminoglykoside tragen die Endung „-mycine", Stoffe aus Micromonospora spp. heißen „-micine". Nach verfeinerten chemischen Kriterien werden fünf Gruppen unterschieden:

- Streptomycin-Gruppe: Streptomycin, Dihydrostreptomycin,
- Neomycin-Gruppe: Neomycin, Framycetin, Paromomycin,
- Kanamycin-Gruppe: Kanamycin, Amikacin, Dibekacin, Tobramycin,
- Gentamicin-Gruppe: Gemtamicin, Sisomicin, Netilmicin,
- Spectinomycin.

Es handelt sich um polykationische, stark basische Verbindungen, die folglich gut wasserlöslich sind, intakte Haut und Schleimhäute so gut wie nicht permeieren und die intakte Blut-Hirn-Schranke nicht bzw. kaum passieren. Nach den gängigen Vorstellungen werden Aminoglykoside kaum metabolisiert und durch glomeruläre Filtration ausgeschieden (Alexander et al. 1995, Chambers & Sande 1998, Gräfe 1992, Reese & Betts 1993, Wachym et al. 2000).

Aminoglykoside wirken **bakterizid** auf empfindliche Mikroorganismen. Zu den empfindlichen Mikroorganismen zählen gramnegative Bakterien, Staphylokokken und Mykobakterien. Entsprechend haben Aminoglykoside ihr Haupteinsatzgebiet bei schweren gramnegativen Infektionen einschließlich Sepsis und bei Infektionen durch „multiresistente" Staphylokokken. Einzelne Substanzen (z.B. Streptomycin) werden noch in der Therapie der Tuberkulose eingesetzt.

Nach den üblichen Lehrbuchdarstellungen inhibieren Aminoglykoside die bakterielle Proteinbiosynthese, indem sie an die 30 S-Untereinheit der 70 S-Ribosomen binden. In der Folge kommt es dann durch die Induktion von Translationsfehlern zur Synthese von misread-Proteinen. Allerdings ist durch diesen Mechanismus nur eine bakteriostatische, nicht aber eine bakterizide Wirkung erklärbar. Nach neueren Untersuchungen interagieren Aminogklykoside auch mit der (bakteriellen) Zellmembran: sie alterieren mit dem Phosphatidylinositol-Stoffwechsel und bewirken hierdurch eine Permeabilitätserhöhung der Zell(kern)membran. Durch diesen Mechanismus wird auch der bakterizide Wirkmechanismus verständlich (Alexander et al. 1995, Chambers & Sande 1998, Gräfe 1992, Reese & Betts 1993, Wachym et al. 2000).

Die unerwünschten Arzneimittelwirkungen der Substanzgruppe betreffen überwiegend Niere und Ohr (Kucers 1997, Walker et al. 1990).

Wegen ihres Nebenwirkungsprofils sind die Aminoglykoside in der klinischen Routine durch weniger toxische, jedoch ebenfalls wirksame Substanzen anderer Klassen ersetzt worden. Aminoglykoside bleiben heute besonderen Erreger- und Krankheitssituationen vorbehalten, bei denen die Nebenwirkungen in Kauf genommen werden müssen.

Pathophysiologie der Ototoxizität

Bereits kurze Zeit nach Einführung der Aminoglykoside in die klinische Routine in den 40er Jahren des letzten Jahrhunderts wurde über die unerwünschten Arzneimittelwirkungen berichtet (Hawkins 1950). Seither wurden zahlreiche experimentelle Studien zur Aufklärung der Pathophysiologie der Oto- und Nephrotoxizität der Aminoglykoside publiziert, die sich allerdings teilweise erheblich widersprechen.

Die häufig zitierte Feststellung, es käme zu einer Akkumulation von Aminoglykosiden in Peri- und Endolymphe, geht zurück auf experimentelle Befunde u. a. von Stupp und Rauch (1966) sowie Stupp (1970), ist jedoch zwischenzeitlich wiederholt experimentell in Zweifel gezogen worden (Tran Ba Huy et al. 1981, Dulon et al. 1986). Nachgewiesenermaßen kommt es bei hohen Plasmaspiegeln, speziell bei anhaltend hohen Talspiegeln zu einer Konzentration von Aminoglykosiden in Peri- und Endolymphe, die die Serumkonzentration um ein Mehrfaches übersteigt und nur verzögert abfällt (Huy & Meulemans 1983, Stupp 1970). Erklärt wird diese langsame Clearance aus den Innenohrflüssigkeiten, die als passive Diffusion vom Konzentrationsgefälle zum Serum hin erfolgt, unter anderem mit einer gesättigten renalen Exkretion. Da Aminoglykoside die Blut-Hirn-Schranke nur schwer überwinden können und folglich nur geringe Liquorkonzentrationen erreichen, kann das Übertreten in die Innenohrflüssigkeiten nur auf kapillarem Weg, namentlich über die Stria vascularis, erfolgen.

Aus diesen Feststellungen lässt sich leicht ableiten, dass die Aminoglykosid-Ototoxizität zum einen mit der Serum-Spitzenkonzentration, zum anderen aber auch mit den Serum-Talspiegeln korreliert. Bei unzureichend niedrigen Talspiegeln ist die passive Rückdiffusion der Substanzen aus den Innenohrflüssigkeiten zusätzlich behindert. **Der Einhaltung ausreichend niedriger Talspiegel kommt somit die entscheidende Bedeutung bei der Vermeidung einer Aminoglykosid-Ototoxizität zu.**

Neben diesen chronischen, dosis- und konzentrationsabhängigen ototoxischen Effekten der Aminoglykoside scheint es auch akute Effekte auf den Cochleovestibularapparat zu geben, die sich durch elektrocochleographische Messungen während der Injektion als reversible Abnahme der elektrischen Aktivität der Haarzellen nachweisen lassen. Der Zusammenhang dieser Phänomene mit der irreversiblen Ototoxizität ist noch ungeklärt, es scheint sich jedoch eher um einen unabhängigen Mechanismus zu handeln.

Weitere experimentelle Einzelbefunde sollen hier nur stichwortartig zusammengefasst werden:

– durch Interaktion mit dem Phosphatidylinositol-Stoffwechsel kommt es zu einer Erhöhung der Membranpermeabilität der Zelle mit konsekutivem Magnesiumverlust,
– eine Mutation an der mitochondrialen rRNA führt zu einer gesteigerten Affinität von Aminoglykosiden zu Mitochondrien mit resultierendem ATP-Mangel (Chiodo & Alberti 1994, Hutchin & Cortopassi 1994),
– Bildung freier Radikale (postuliert aufgrund der experimentell nachgewiesenenen protektiven Wirkung von Radikalfängern),
– Degeneration der Stria vascularis (widersprüchliche experimentelle Befunde; es scheint sich jedoch eher um ein sekundäres, konsekutives Ereignis zu handeln).

Nach heutigem Stand des Wissens müssen ein Zwei-Stufen-Mechanismus sowie zwei Begleitvorgänge als pathophysiologische Korrelate der Ototoxizität von Aminoglykosidantibiotika angenommen werden:

1. Aminoglykoside bewirken an den Haarzellen eine reversible Blockade von Ca^{++}-sensitiven K$^+$-Kanälen und von Ca^{++}-Kanälen. Hierdurch erklärt sich die experimentell und elektrocochleographisch nachgewiesene akute, reversible Toxizität.
2. Durch Wechselwirkung mit dem Zellstoffwechsel, speziell mit dem Stoffwechsel des Second-Messengers-Phosphatidylinositol wird die subakute bis chronische, irreversible Toxizität ausgelöst.

Ferner werden heute die Entstehung toxischer Metaboliten der Aminoglykoside sowie die Bildung freier Radikale als bedeutsame Begleitmechanismen angenommen (Chiodo & Alberti 1994, Garcia et al. 2001, Garetz & Schacht 1996, Hutchin & Cortopassi 1994, Lim 1986, Nakashima et al. 2000, Wackym et al. 2000).

Die Ototoxizität von Aminoglykosiden gehorcht in ihrer Abfolge gewissen Gesetzmäßigkeiten (Schuknecht 1993, Wackym et al. 2000):

1. Die Schädigung der Haarzellen schreitet von der basalen Cochlea (hohe Frequenzen) zur apikalen Cochlea (tiefe Frequenzen) fort. Eine Ausnahme stellt das ausschließlich topisch zur Anwendung kommende Neomycin dar, das klinisch gleichzeitig baso- und apikocochleäre Schäden verursachen kann.
2. Die Schädigung betrifft zunächst die äußeren, dann die inneren Haarzellen.
3. Die Schädigung betrifft zunächst Typ-I-Vestibularzellen, danach Typ-II-Vestibularzellen.
4. Die Schädigung betrifft zunächst die Crista ampullaris, dann Macula utriculi und Macula sacculi.
5. Schädigungen an Nerven- und Supportzellen (Deiter-Zellen, Hensen-Zellen) sind später auftretende Sekundärphänomene.

Häufigkeit der aminoglykosidinduzierten Ototoxizität

Eine Metaanalyse von Kahlmeter und Dahlager (1984) ergab folgende Ototoxizitätsraten (in Klammern: Raten für Vestibulotoxizität):
- Amikacin   13,9% (4%)
- Gentamicin   8,3% (3%)
- Tobramycin   6,1%
- Netilmicin   2,4% (1%)

Tab. **1**   Inzidenz der Ototoxizität (Cochleotoxizität) von Aminoglykosidantibiotika (nach Chiodo & Alberti 1994)

Autor	Jahr	N	GM	TOB	AMK	NTL
Smith	1977	64	10%		6%	
Bock	1980	63			24%	8%
Fee	1980	138	16%	15%		
Smith	1980	91	10%	11%		
Lerner	1983	157		12%		3%
Gatell	1984	55		18%		7%
Lerner	1986	106	11%		13%	
Matz	1986	108	7%		7%	
		163	11%	10%		2%

Bis auf die Studie von Fee handelte es sich um randomisierte, prospektive Studien   GM = Gentamicin,   TOB = Tobramycin, AMK = Amikacin, NTL = Netilmicin

Tab. **2**   Inzidenz der Vestibulotoxizität von Aminoglykosidantibiotika (nach Chiodo & Alberti 1994)

Autor	Jahr	N	GM	TOB	AMK	NTL
Bock	1980	63			0%	3%
Fee	1980	138	15%	5%		
Lerner	1986	67	10%		9%	
Matz	1986	108	4%		4%	
		163	2%	2%		0%

Bis auf die Studie von Fee handelte es sich um randomisierte, prospektive Studien   GM = Gentamicin,   TOB = Tobramycin, AMK = Amikacin, NTL = Netilmicin

In den Tab. **1** und **2** sind die in verschiedenen Studien ermittelten Raten für Cochleo- und Vestibulotoxizität für die einzelnen Aminoglykoside aufgeführt.

Das cochleotoxische Potenzial der verschiedenen Aminoglykoside wurde von verschiedenen Autoren anhand experimenteller und klinischer Befunde hierarchisiert. Die entsprechenden Reihungen divergieren in ihrer Rangfolge teilweise, stimmen jedoch dahingehend überein, dass Netilmicin das geringste ototoxische Potenzial zugesprochen wird (Chiodo & Alberti 1994, Nakashima et al. 2000). Auch hinsichtlich der Vestibulotoxizität hat Netilmicin das günstigste Profil, wohingegen Streptomycin, Gentamicin und Tobramycin als besonders vestibulotoxisch gelten. In Tab. **3** sind Cochleo- und Vestibulotoxizität der üblichen Aminoglykoside gegenübergestellt.

In Tab. **4** sind die aus verschiedenen Quellen zusammengetragenen „Grenzdosen" bzw. „Grenz-Serumspiegel" für verschiedene Aminoglykoside dargestellt. Es wird auch hier deutlich, dass Netilmicin die größte therapeutische Breite aufweist und daher aus otologischer Sicht die Substanz der Wahl darstellt.

Protektive Maßnahmen

Der beste Schutz vor der Aminoglykosid-Ototoxizität ist zweifelsohne der Verzicht auf die Anwendung dieser Antibiotika-Substanzgruppe. Dies ist jedoch im klinischen Alltag nicht immer möglich. Sofern es für den Einsatz von Aminoglykosid-Antibiotika keine vertretbare Alternative gibt, sind folgende Empfehlungen zur Minimierung unerwünschter Arzneimittelwirkungen zu beachten (Alexander et al. 1995, Chambers & Sande 1998,

Tab. **3** Cochleo- und vestibulotoxisches Potenzial von Aminoglykosiden (nach Chiodo & Alberti 1994, Nakashima et al. 2000)

Substanz	Cochleo-toxizität	Vestibulo-toxizität
Gentamicin	+	++
Sisomicin	(+)	+/–
Tobramycin	++	+
Amikacin	+	+/–
Netilmicin	(+)	+/–
Streptomycin	+	+++
Dihydrostreptomycin*	+++	+
Kanamycin	++	+
Neomycin (topisch)*	+	+/–

* Spättoxizität (> 5 Monate) möglich

Chiodo & Alberti 1994, Fee 1980, Federspil 1979, Federspil 1981, Federspil 1993, Garcia et al. 2001, Kucers 1997, Nakashima 2000):
– Erreger- bzw. infektionsorientierte Auswahl des Präparates mit dem günstigsten Nebenwirkungsprofil (nach Möglichkeit also Netilmicin bevorzugen),

– nierenfunktions- und körpermassenadaptierte Dosierung,
– kritische Entscheidung über Fortsetzung der Behandlung (Minimierung der kumulativen Dosis),
– Serumspiegelmonitoring (vor allem Talspiegel – 15 min vor Verabreichung der nächsten Dosis),
– Überwachung der Nierenfunktion und des Elektrolythaushaltes (Nephrotoxizität potenziert Ototoxizität),
– Überwachung des Magnesiumhaushalts, ggf. Substitution,
– Verzicht auf die Kombination mit anderen ototoxischen Medikamenten (z. B. Zytostatika, Schleifendiuretika),
– Vermeidung einer gleichzeitigen Lärmexposition,
– Vorzugsweise Kombination mit Penicillinen und nicht mit Cephalosporinen,
– Verabreichung als tägliche Einmaldosis anstelle der Aufteilung auf mehrere Einzeldosen,
– regelmäßige Anamneseerhebung (Hörminderung, Tinnitus, Schwindel),
– falls möglich, audiologisches Monitoring (bevorzugt Bestimmung der otoakustischen Emissionen),
– falls möglich, Vestibularisprüfung (Frenzelbrille, Optokinetik, rotatorische Prüfung, kalorische Prüfung).

Tab. **4** Daten zu den ototoxischen Eigenschaften von Aminoglykosiden. Die Daten gelten für nierengesunde Patienten. Bei Anurie 30 – 50 × höhere Toxizität. (Alexander et al. 1995, Chambers und Sande 1998, Chiodo & Alberti 1994, Kucers 1997, Reese & Betts 1993)

Substanz	Grenzdosis** mg/kg KG	typische Tagesdosis mg/kg KG	Grenzdosis erreicht in … Tagen	Serumspiegel-Grenzwerte µg/ml
Gentamicin	50	3 – 5	10 – 16	8 – 12
Sisomicin	45	2 – 4	11 – 22	10 – 12
Tobramycin	5	3 – 5	15 – 25	8 – 12
Dibekacin	100	2 – 4	25 – 50	
Amikacin	120	10 – 15	8 – 12	30
Netilmicin	200	3 – 7,5	27 – 67	14 – 16
Streptomycin	200	15	13	40 – 50
Neomycin	28	*	*	*

* nur topische Anwendung
** < 2 % irreversible Schäden

Tab. 5 listet einige Faktoren auf, die das Risiko der Entwicklung einer aminoglykosidinduzierten Ototoxizität beeinflussen können. Neben substanzimminenten Faktoren muss auch eine individuelle Empfindlichkeit angenommen werden, die im Einzelfall auch bei der Einhaltung der empfohlenen Vorgehensweise und bei Dosierung im „sicheren" Bereich zu ototoxischen Effekten führen kann. Nach Halmagyi et al. (1994) soll bei rund 50% der Patienten mit nachgewiesener Gentamicin-Vestibulotoxizität die Dosierung adäquat gewesen sein. Nach einer Metaanalyse von Gatell et al. (1987) unter Verwendung uni- und multivariater Verfahren erwies sich allerdings ausschließlich das Patientenalter, nicht aber Körpertemperatur, Geschlecht, Hydratationszustand, Aminoglykosid-Serumspiegel, Gesamtdosis, Therapiedauer oder Nierenversagen als signifikanter Risikofaktor für die Entwicklung einer Ototoxizität. Auch das ototoxische Potenzial der Anwendung von Aminoglykosiden in der Neonatalperiode ist noch Gegenstand der wissenschaftlichen Diskus-

Tab. 5 Einflussfaktoren auf die Entwicklung einer aminoglykosidinduzierten Ototoxizität (Bhansali 2001, Chiodo & Albert 1994, Fee 1980, Federspil 1981, Federspil 1993, Garcia et al. 2001, Garetz & Schacht 1996, Gatell et al. 1987, Scott & Griffith 1994, Wackym et al. 2000)

Patientenfaktoren

- individuelle/familiäre Empfindlichkeit (Mitochondriopathie)
- vorbestehende Hörschäden
- Lebensalter
- simultane/anamnestische Lärmexposition
- vorbestehende Anämie
- vorausgegangene Therapie mit ototoxischen Substanzen: Patienten mit zystischer Fibrose, nach neonatalen Infektionen, pädiatrischen Tumoren, Schädelbestrahlung; Patienten nach antineoplastischer Chemotherapie (vor allem mit Gabe von Platinderivaten)

Substanz- und Applikationsfaktoren

- Gesamtdosis (einschließlich vorausgegangener Gabe)
- Serum-Talspiegel; Serum-Spitzenspiegel
- Applikationsart (Einmaldosierung versus Mehrfachgabe)
- Nierenfunktion
- oto- und/oder nephrotoxische Begleitmedikation

Tab. 6 Substanzen, die tierexperimentell und/oder klinisch protektiv bezüglich einer aminoglykosidinduzierten Ototoxizität wirken können (Chiodo & Alberti 1994, Garcia et al. 2001, Nakashima et al. 2000, Shah & Schacht 1999, Wackym et al. 2000)

- Eisen-Chelatbildner
- Antioxidanzien
- Glutathion
- Pryloa rotundifolia L., Astragalus membranaceus Bge. (chin. Heilkräuter)
- Salizylate
- Glial cell line-derived neurotrophic factor (GDNF)
- poly-L-aspartic acid
- Thyroxin

sion (Chiodo & Alberti 1994, Garcia et al. 2001). Während Federspil (1981, 1993) im Tierexperiment eine höhere Ototoxizität bei neugeborenen Meerschweinchen im Vergleich zu älteren Tieren beobachtete, findet sich in vielen Aufsätzen die Aussage, dass aminoglykosidbedingte Hörschäden bei Neugeborenen vergleichsweise selten auftreten (Scott & Griffith 1994).

In Tab. 6 sind einige Substanzen aufgeführt, die experimentell oder klinisch bei vorausgehender oder simultaner Applikation protektive Wirkungen hinsichtlich der Aminoglykosid-Ototoxizität entfalteten. Routinemäßig wird heute bislang keine der Substanzen angewendet. Auch stellt sich die Frage nach der Reproduzierbarkeit einiger der Befunde.

Bei Überdosierung von Aminoglykosidantibiotika mit toxischen Serumspiegeln muss vor allem bei gestörter Nierenfunktion an die Möglichkeit einer Hämodialyse gedacht werden. Unter rein symptomatischen Gesichtspunkten verbleibt bei eingetretener Cochleotoxizität die Verordnung eines Hörgeräts; der Einsatz von ototoxischen Substanzen bei künftigen Indikationen muss bei toxisch vorgeschädigter Cochlea noch kritischer erfolgen. Bei Schäden am Vestibularapparat sollte zur Reduzierung der Unfall- und Verletzungsgefahr ein vestibuläres Kompensationstraining initiiert werden, sofern es der Gesundheitszustand des betroffenen Patienten zulässt.

Ototoxizität anderer Antibiotika

In der Literatur finden sich wiederholte kasuistische Berichte über die Beobachtung von ototoxischen Effekten im Zusammenhang mit der Applikation des Makrolidantibiotikums **Erythromycin** (Chiodo & Alberti 1994, Wackym et al. 2000, Walker et al. 1990). Zumeist handelt es sich um eine innerhalb von drei Tagen nach Therapiebeginn auftretende, im zeitlichen Verlauf reversible sensorineurale Hörminderung von bis zu 50 dB, fakultativ begleitet von Tinnitus und/oder Vertigo. Bei Patienten mit Niereninsuffizienz wurde gehäuft über ototoxische Nebenwirkungen berichtet; es wird hier empfohlen, eine Tagesdosis von 1500 mg nicht zu überschreiten.

Vancomycin, ein Glykopeptidantibiotikum, dessen Anwendung auf Infektionen mit multibzw. oxazillinresistenten Staphylokokken (MRSA), Enterokokken und Clostridium difficile beschränkt werden sollte, wird ebenfalls mit ototoxischen Effekten in Verbindung gebracht, wobei jedoch zu berücksichtigen ist, dass die Substanz als Reserveantibiotikum bei schweren Infektionen an häufig vital bedrohte Patienten und daher zumeist in Kombination mit anderen, potenziell ototoxischen Antibiotika verabreicht wird. Im Tierversuch wurde allerdings eine Ototoxizität nachgewiesen; auch beim Menschen sind bei Überschreitung eines Serumspiegels von 50 mg/l irreversible Hörstörungen aufgetreten. Bei der Verabreichung von Vancomycin sollte daher immer ein Serumspiegelmonitoring erfolgen, wobei ein Spitzenspiegel von 40 mg/l nicht überschritten werden sollte (Chiodo & Alberti 1994, Wackym et al. 2000).

Über **Teicoplanin**, ebenfalls ein Glykopeptidantibiotikum, das im Wesentlichen das gleiche Indikationsspektrum wie Vancomycin aufweist, existieren ebenfalls Einzelfallberichte über reversible sensorineurale Hörminderungen.

Rifampicin findet heute vor allem als Tuberkulostatikum Anwendung, kann aber auch bei Infektionen mit grampositiven Kokken, Legionellen, Chlamydien und Meningokokken und Haemophilus influenzae eingesetzt werden. Neben reversiblen Hörstörungen kann die Substanz im Rahmen ihrer ZNS-Nebenwirkungen auch eine zentrale Vestibulopathie hervorrufen.

Metronidazol wirkt gegen anaerobe Bakterien und einige Parasiten (Trichomonaden, Lamblien, Amöben) und kann insbesondere unter dem Einfluss von Alkohol und/oder bei vorbestehender Hepatopathie eine zentrale Vestibulopathie auslösen.

Minozyklin gehört zur Gruppe der Tetrazykline und wird häufig zur systemischen Therapie der Akne eingesetzt; das Auftreten einer zentralen

Vestibulopathie wurde beschrieben (Wackym et al. 2000).

Chinolone sind ebenfalls als Auslöser einer zentralen Vestibulopathie bekannt (Bhansali 2001).

Toxizität von Ototopika

Pharmaka zur topischen Anwendung im Gehörgang und am Trommelfell – im folgenden Ohrentropfen genannt – enthalten nicht selten Wirk- und Hilfsstoffe, die als ototoxisch gelten. Zu nennen sind explizit Aminoglykoside, Propylenglykol (als „Lösungsmittel"; in Konzentrationen von weniger als 10 % nicht als ototoxisch anzusehen), Alkohole, Cresylat, Jodkomplexverbindungen, Chlorhexidin und Benzalkoniumchlorid. Bislang gibt es keine Berichte über ototoxische Nebenwirkungen der Fluorochinolone Ofloxazin und Ciprofloxazin bei topischem Einsatz. Nach einer Feldstudie von Lundy und Graham (1993) mit 2000 amerikanischen HNO-Ärzten wurde der Gebrauch von Ohrentropfen von 84 % bei Trommelfellperforation, von 93 % bei sezernierender Radikalhöhle und von 94 % bei liegender Paukendrainage eingeräumt, obwohl es sich hier um in der Arzneimittelinformation eigentlich dokumentierte Kontraindikationen handelt. Von den gleichen Autoren wird die Inzidenz von ototoxischen Nebenwirkungen durch Ohrentropfen auf 3,4 % geschätzt. In einer kürzlichen Mitteilung empfahlen Jassir et al. (2001) sogar die Anwendung des der Guppe der Aminoglykosidantibiotika zuzurechnenden Zytostatikums Mitomycin zum Offenhalten einer Parazentese, wobei die Autoren selbst keine Ototoxizität beobachteten.

Bei intaktem Trommelfell wurden bislang keine ototoxischen Nebenwirkungen von Ohrentropfen dokumentiert; das ototoxische Risiko bezieht sich also auf die versehentliche (oder bewusste) Anwendung von Ohrentropfen bei perforiertem Trommelfell. Dem breiten Einsatz von Ohrentropfen steht die als gering zu bezeichnende Rate dokumentierter Nebenwirkungen entgegen (Roland 1994). Allerdings gibt es nur wenige systematische Untersuchungen zu dieser Fragestellung. Marais und Rutka (1998) wiesen bei der Anwendung von Gentamicin bei bestehender Trommelfellperforation in neun von zwölf Fällen vestibulotoxische Nebenwirkungen nach und kritisierten, dass bei dem bekanntermaßen mehr vestibulo- als cochleotoxischen Gentamicin häufig nur die Induktion einer Hörminderung untersucht worden sei.

Im Tierversuch erwiesen sich handelsübliche Gentamicin-Ohrentropfen (Konzentration: 0,3%) als ototoxisch (Morizono & Jonstone 1975). Von anderen Autoren wurde in diesem Zusammenhang jedoch darauf hingewiesen, dass die Rundfenstermembran der für Ototoxizitätsexperimente verwendeten Versuchstiere teilweise deutlich dünner als beim Menschen und die Ergebnisse demzufolge nur bedingt zu übertragen seien (Chiodo & Alberti 1994, Marais & Rutka 1998, Morizono & Johnstone 1975).

Ferner muss berücksichtigt werden, dass Ohrentropfen im Alltag bei entzündetem Mittelohr appliziert werden. Die inflammatorisch verdickte Schleimhaut stellt dann eine Barriere für die Penetration des potenziell toxischen Stoffes in Richtung Rundfenstermembran dar; gegenwärtiges Sekret verdünnt die Substanz und forciert deren Abfluss. Auch Tubenfunktion und Lokalisation des Trommelfelldefektes sind relevante Kofaktoren.

Wenngleich die Inzidenz ototoxischer Nebenwirkungen von Ohrentropfen nicht sehr hoch zu sein scheint, muss dennoch – nicht zuletzt auch aus medikolegalen Gründen – vor dem unkritischen Einsatz von Ohrentropfen mit potenziell ototoxischen Inhaltsstoffen bei Trommelfellperforation gewarnt werden. Vor allem bei Gentamicin muss auch an die Möglichkeit vestibulotoxischer Effekte gedacht werden.

Ferner ist darauf hinzuweisen, dass das Ausmaß der Resorption von Aminoglykosidantibiotika aus entzündeten Körperhöhlen, in die sie zum Zwecke der Spülung eingebracht wurden, im Einzelfall nicht vorhersehbar ist. Dementsprechend muss auch mit systemischen Arzneimittelwirkungen einschließlich Ototoxizität von Substanzen gerechnet werden, die allgemein als nicht resorbierbar gelten.

Ototoxizität von antineoplastischen Chemotherapeutika

Zytostatika mit ototoxischen Nebenwirkungen sind **Cisplatin** und andere Platinderivate (Carboplatin, Oxaliplatin), Nitrogen Mustard (Stickstoff-Lost), Cyclophosphamid in hohen Dosierungen, Melphalan und Vinca-Alkaloide. Letztgenannte Substanzgruppe führt zu reversiblen Hörstörungen, während alle anderen genannten Pharmaka mit irreversiblen Hörstörungen in Verbindung gebracht werden. **5-Fluorouracil** kann im Rahmen seiner ZNS-Toxizität eine zerebelläre Ataxie aus-

Tab. **7**   Toxizitätsbeurteilung von Zytostatika (Seegenschmiedt 1998)

Common Toxicity Criteria (CTC) des National Cancer Institutes

Grad 0	normales Hörvermögen
Grad 1	asymptomatisch, Hörverlust nur audiometrisch fassbar
Grad 2	Tinnitus; mäßige Symptomatik: geringe Hypakusis bei Audiometrie
Grad 3	starke Symptomatik: Hörverlust mit Funktionseinbuße, Hörgerät nötig
Grad 4	nicht korrigierbare Ertaubung

WHO

Grad 0	keine Hörstörung, versteht Flüstern
Grad I	Schwierigkeit beim Verständnis der Flüstersprache
Grad II	versteht normal laute Sprache, aber keine Flüstersprache
Grad III	versteht keine normal laute Sprache
Grad IV	Verständigung – falls überhaupt – nur durch Schreien oder Hörgerät möglich

lösen; der Radiosensitizer **Misonidazol** verursacht eine Neurotoxizität und eine reversible Ototoxizität.

Die Nebenwirkungen einer zytostatischen Chemotherapie werden international einheitlich nach WHO bzw. den Common Toxicity Criteria klassifiziert (Tab. 7). Aus HNO-ärztlicher Sicht ist die allein auf klinischen Beobachtungen beruhende WHO-Einteilung allerdings sehr grob.

Ototoxizität von Cisplatin

Cisplatin (cis-Diammindichlorplatin, DDP) zählt im weiteren Sinne zu den Alkylanzien und entfaltet seine zytostatische Wirkung durch Bildung von DNA-Quervernetzungen („intrastrand und interstrand crosslinks"). Cisplatin unterliegt einer starken Plasmabindung und wird nach Metabolisierung mittels glomerulärer Filtration eliminiert. Für den zweistufigen Eliminationsprozess werden Halbwertszeiten von 23 Minuten und 67 Stunden angegeben; bei wiederholter Anwendung wird eine Akkumulation mit jahrelanger Ausscheidung von Platin beobachtet.

Die Substanz ist hochwirksam gegenüber einer Vielzahl von Malignomen und hat ihr Haupteinsatzgebiet in der Therapie solider Tumoren. Zumeist erfolgt eine Kombinationschemotherapie mit anderen Substanzen (Colvin 2000, Johnson et al. 2001). Auch in der pädiatrischen Onkologie wird Cisplatin relativ häufig eingesetzt; aufgrund reduzierter Eliminationskapazitäten des kindlichen Organismus ist die Toxizität beim Kind höher als beim Erwachsenen.

Als unerwünschte Arzneimittelwirkungen sind neben einem ausgeprägten emetogenen Potenzial Nephrotoxizität, Neurotoxizität, Ototoxizität sowie eine reversible Myelosuppression häufig.

Die neueren Platinderivate **Carboplatin** und **Oxaliplatin** gelten als weniger toxisch, sind hinsichtlich ihrer zytostatischen Wirksamkeit der Muttersubstanz allerdings meist unterlegen.

Klinisch manifestiert sich die cisplatininduzierte Ototoxizität meist als symmetrische, hochtonbetonte Innenohrschwerhörigkeit (Laurell et al. 1990, 1996). Tinnitus kommt meist als Begleit- und nicht als Monosymptom vor; Schwindel und Gleichgewichtsstörungen sind vergleichsweise selten beschrieben und treten später als die Symptome der Kochleotoxizität auf (Bhansali 2001).

Pathogenese der Cisplatin-Ototoxizität

Als klassische Lehrbuchaussage findet sich die These, dass Cisplatin die Adenylatzyklase in der Cochlea hemmt. Dieser Effekt konnte jedoch nur in vitro, nicht dagegen in vivo nachgewiesen werden. Auch gibt es bislang keine überzeugenden Befunde, die eine Hemmung der Aktivität der Na-K-ATPase in der Stria vascularis belegen. Nahezu unstrittig ist jedoch der Umstand, dass unter Einwirkung von Cisplatin das cochleäre Bestandspotenzial abnimmt. Experimentelle Einzelbefunde beschreiben die metalloenzymvermittelte Hemmung der Carboanhydrase in der Stria vascularis, die Inhibition verschiedener zellulärer Transportmechanismen, die Beeinflussung mitochondrialer Stoffwechselprozesse sowie die Interaktion mit dem Glutathion- und dem Metallothionein-Stoffwechsel (Barr-Hamilton et al. 1991, Chiodo & Alberti 1994, Schweitzer 1993, Wachym et al. 2000).

Die aktuelle Theorie geht heute analog zur Aminoglykosid-Ototoxizität von einem Zwei-Stufen-Mechanismus aus. Eine Inhibition von Ionenkanälen wird hierbei für eine transiente, d. h. reversible Toxizität verantwortlich gemacht; für die chronische, irreversible Toxizität gibt es bislang keine allgemein akzeptierte Theorie. Die protekti-

ve Wirksamkeit von Radikalfängern lässt an die Mitwirkung von freien Radikalen an den Toxizitätsmechanismen denken.

Durch die Nephrotoxizität von Cisplatin mit konsekutiv reduzierter Elimination von Cisplatin wird dessen Ototoxizität potenziert.

Mehrere Studien widmeten sich dem Einfluss der Melanin-Pigmentierung auf die Toxizität von Cisplatin. Während Barr-Hamilton et al. (1991) bei Personen mit braunen Augen eine erhöhte Cisplatin-Ototoxizität beobachteten, traten bei Schweitzer (1976, 1993) im Tierversuch höhere Toxizitäten bei Albinos auf.

Häufigkeit

Die ototoxischen Effekte von Cisplatin sind dosisabhängig. Bei Standarddosierung wurde von Laurell et al. (1990, 1996) in 20 % eine Hörminderung > 15 dB registriert, während dies bei High-dose-Regimen (definiert als Cisplatin-Dosis > 100 mg/m^2) in 81 % der Fälle beobachtet wurde. Bei einer kumulativen Dosis von mehr als 400 mg/m^2 stieg die Ototoxizitätsrate bei Standarddosierung auf 50 % an. Bei vorausgegangener (z. B. beruflicher) Lärmexposition ergab sich ein dreifach erhöhtes Risiko für die Entwicklung eines cisplatininduzierten Hörschadens. Gleichsam war das Ototoxizitätsrisiko nach vorausgegangener ZNS-Bestrahlung erhöht (Chiodo & Alberti 1994, Wackym et al. 2000).

Als Ergebnis der vorliegenden Studien ist außerdem festzuhalten, dass die Empfänglichkeit für eine Cisplatin-Ototoxizität individuell verschieden ist und bislang keine verlässlichen prädiktiven Parameter existieren. Auf den möglichen Einflussfaktor Pigmentierung wurde bereits oben hingewiesen.

In Abb. 1 sind die audiologischen Befunde von 11 von 20 Patienten vor, während und nach einer cisplatinhaltigen Kombinationschemotherapie wegen eines Kopf-Hals-Karzinoms dargestellt; bei den neun restlichen Patienten war keine Hörminderung feststellbar. Sieben der elf Patienten mit Hörminderung hatten auch pathologische Befunde in der Gleichgewichtsprüfung im Sinne zentral-vestibulärer Läsionen.

Protektive Maßnahmen

Die Chance auf Heilung eines malignen Tumors muss in aller Regel mit der Inkaufnahme akuter und auch chronischer Toxizitäten bezahlt werden.

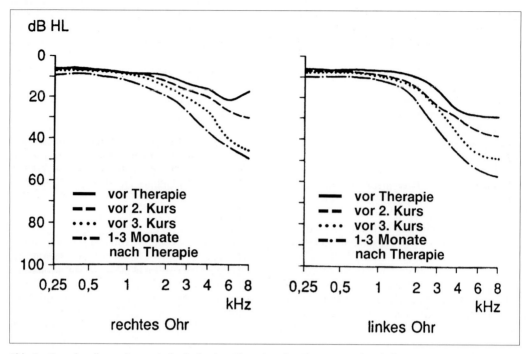

Abb. **1**   Tonschwellenaudiometrische Befunde während und nach einer cisplatinhaltigen Kombinationschemo-therapie bei 11 Patienten mit Kopf-Hals-Tumoren (Christ et al. 1990)

Inwieweit chronische Nebenwirkungen wie Nephro-, Neuro- und Ototoxizität toleriert werden können oder sollen, muss individuell für und mit dem betroffenen Patienten festgelegt werden. Bei kurativem Therapieansatz wird man im Allgemeinen eher Spättoxizitäten zugestehen als bei rein palliativem Ansatz.

Zur besseren Verlaufsbeurteilung des Hörvermögens sollte vor Beginn einer antineoplastischen Chemotherapie grundsätzlich ein **Tonschwellenaudiogramm** angefertigt werden; die Messung der **otoakustischen Emissionen** als Ausgangsbefund ist ebenfalls sehr hilfreich. Während und nach der Therapie sollten die Symptome einer cochleovestibulären Toxizität gezielt erfragt werden; audiologische Kontrollen (Tonschwellenaudiogramm, otoakustische Emissionen) sollten vor jedem weiteren Therapiezyklus erfolgen. Eine klinisch relevante vestibulotoxische Wirkung von Cisplatin scheint vergleichsweise selten zu sein, dennoch ist die orientierende Untersuchung mit der Frenzelbrille sowie eine Prüfung des optokinetischen Nystagmus zu empfehlen.

Wegen der potenzierenden Wirkung einer Nephrotoxizität sollten die Nierenfunktion und der Elektrolythaushalt während und nach der Therapie überwacht werden; besondere Bedeutung kommt hier auch dem Chlorid- und dem Magnesiumstoffwechsel zu.

Durch forcierte Diurese vor, während und nach der Cisplatin-Therapie soll die renale Elimination gefördert werden. Nötigenfalls kann die Diurese mit Mannitol gefördert werden; die Gabe von Schleifendiuretika (z. B. Furosemid) gilt wegen der Möglichkeit der Potenzierung der Ototoxizität als kontraindiziert.

Die Verteilung der körperoberflächenabhängig errechneten Cisplatin-Dosis auf mehrere Tage trägt ebenfalls zur Minderung der Toxizität bei; Carboplatin, dessen Dosierung nach dem AUC-Verfahren (Area under the curve) nierenfunktionsadaptiert errechnet wird, wird dagegen als Einmaldosis verabreicht.

Auf eine ototoxische Begleitmedikation sollte während einer platinhaltigen Chemotherapie wenn möglich verzichtet werden; dies gilt nicht nur für die bereits erwähnten Schleifendiuretika,

Tab. **8** Substanzen, die tierexperimentell und/oder klinisch protektiv bezüglich einer cisplatininduzierten Ototoxizität wirken können (Rybak et al. 1999, Rybak et al. 2000, Schweitzer 1993, Schweitzer et al. 1986)

- Amifostin (WR2721)
- Diethyldithiocarbamat (DDTC)
- 4-Methylthiobenzoesäure (MTBA)
- D-Methionin
- Calcium
- Ginkgo biloba
- Fosfomycin
- Ebselen
- Lipoate
- Lazaroide (non-Glokokortikoid-21-Aminosteroide)
- Natriumthiosulfat
- Metalloenzyminhibitoren

sondern auch für ototoxische Antibiotika im Falle von koinzidenten oder therapieinduzierten Infektionen. Auch sollte eine simultane Lärmeinwirkung (z.B. lautes Hören von Musik über Kopfhörer) vermieden werden (Lim 1986).

Bei Auftreten von nephro- und/oder ototoxischen Effekten während einer Cisplatin-Therapie kann gegebenenfalls auf das weniger ototoxische Carboplatin umgestellt werden.

Zahlreiche Substanzen zur Minderung der Cisplatin-Toxizität wurden experimentell und klinisch eingesetzt (Tab. **8**). Im klinischen Gebrauch befinden sich vor allem Amifostin (Ethyol®) und das Antibiotikum Fosfomycin (Fosfocin®, Schweitzer et al. 1986). Letzteres inhibiert die Phosphoenopyruvat-Transferase und soll hierdurch otoprotektiv wirken. Die übliche Dosierung beträgt 160 mg/kg KG eine Stunde vor Platinapplikation. Natriumthiosulfat ist zwar ebenfalls otoprotektiv, reduziert jedoch auch die zytostatische Wirksamkeit von Cisplatin. DDTC ist in therapeutischen Dosen ZNS-toxisch.

Als kumulative Grenzdosis für die Ototoxizität werden 3–4 mg/kg KG bzw. 100–400 mg/m^2 Körperoberfläche in der Literatur angegeben (Chiodo & Alberti 1994); Akuttoxizitäten sind ab einem Serumspiegel von mehr als 1 µg/l zu erwarten.

Fazit

Jeder Arzt, der Aminoglykoside und Cisplatin verordnet und anwendet, muss über die potenziell ototoxischen Effekte dieser Substanzen infor-

miert sein. Der Einsatz dieser Substanzen verlangt neben einer kritischen Indikationsstellung vor allem nach einem adäquaten Monitoring. Es gibt zahlreiche therapeutische Empfehlungen, die das Risiko einer manifesten Ototoxizität minimieren helfen.

Literatur

Alexander M, Estler CJ, Legler F. Antibiotika und Chemotherapeutika. Bakteriologische Grundlagen, Pharmakologie und therapeutischer Einsatz antibakteriell wirksamer Arzneistoffe. Medizinisch-pharmakologisches Kompendium. 2. Auflage Stuttgart, Wissenschaftliche Verlagsgesellschaft: 1995

Barr-Hamilton RM, Matheson LM, Keay DG. Ototoxicity of cisplatinum and its relationship to eye colour. J Laryngol Otol 1991; 105: 7–11

Bhansali SA. Medication Side Effects. In: Goebel JA, ed. Practical Management of the Dizzy Patient. Philadelphia: Lippincott Williams & Wilkins 2001; 45–60

Chambers HF, Sande MA. Antimikrobielle Wirkstoffe: Aminoglykoside. In: Hardman JG, Limbird LE, Molinoff PB, Ruddon RW, Goodman Gilman A, Hrsg. Goodman & Gilman Pharmakologische Grundlagen der Arzneimitteltherapie. 9. Auflage London: Mc Graw-Hill 1998, 1125–1143

Chiodo AA, Alberti PW. Experimental, clinical and preventive aspects of ototoxicity. Eur Arch Otorhinolaryngol 1994;251: 375–392

Christ P, Berg M, Iro H, Haid CT. Auswirkungen kombinierter Chemotherapie auf Gleichgewicht und Funktion des VIII. Hirnnervs – eine therapiebegleitende Studie. Arch Oto-Rhino-Laryngol Suppl. 1990/II 262–3

Colvin DM. Alkylating agents and platinum antitumor compounds. In: Bast RC, Kufe DW, Pollock RE, Weichselbaum RR, Holland JF, Frei E, eds. Cancer Medicine. 5th ed. Hamilton: B.C. Decker 2000; 648–669

Dulon D, Aran JM, Zajic G, Schacht J. Comperative uptake of gentamicin, netilmicin, and amikacin in the guinea pig cochlea and vestibule. Antimicrob Ag Chemother 1986; 30: 96–100

Fausti SA, Rappaport BZ. Detection of aminoglycoside ototoxicity by high frequency auditory evaluation: Selected case studies. Am J Otolaryngol 1984:5; 177–182

Fee WE. Aminoglykoside ototoxicity in the human. Laryngoscope 1980: 90 suppl. 24

Federspil P. Antibiotikaschäden des Ohres. Leipzig: J.A. Barth 1979

Federspil P. Drug-Induced Sudden Hearing Loss and Vestibular Disturbances. Adv Oto-Rhino-Laryng 1981;27: 144–158

Federspil P. Toxische Schäden des Innenohres. In: Naumann HH, Helms J, Herberhold C, Kastenbauer E, Hrsg. Oto-Rhino-Laryngologie in Klinik und Praxis. Band 1 Ohr. Stuttgart: Thieme 1993; 782–796

Garcia VP, Martinez AF, Agusti EB, Mencia LA, Asenjo VP. Drug-Induced Ototoxicity: Current Status. Acta Otolaryngol 2001;121: 569–572

Garetz SL, Schacht J. Ototoxicity: Of Mice and Men. In: Van de Water TR, Popper AN, Fay RR, eds. Clinical Aspects of Hearing. Springer Handbook of Auditory Research. New York: Springer 1996; 116–154

Gatell JM, Ferran F, Araujo V. Univariate and multivariate analyses of risk factors predisposing to auditory toxicity in patients receiving aminoglykosides. Antimicrob Ag Chemoth 1987;31: 1383–7

Gräfe U. Biochemie der Antibiotika. Struktur – Biosynthese – Wirkmechanismus. Heidelberg: Spektrum 1992

Halmagyi GM, Fattore CM, Curthoys IS, Wade S. Gentamicin vestibulotoxicity. Otolaryngol Head Neck Surg 1994;111: 571–574

Hawkins JE. Cochlear signs of streptomycin intoxication. J Pharmacologic Therapy 1950; 100: 38–41

Hutchin T, Cortopassi G. Proposed molecular and cellular mechanism for aminoglykoside ototoxicity. Antimicrob Ag Chemother 1994; 38: 2517–2520

Huy P, Meulemans A. Gentamicin persistence in rat endolymph and perilymph after a two-day constant infusion. Antimicrobial Ag Chemotherapy 1983; 23: 344–346

Johnson SW, Stevenson JP, O'Dwyer PJ. Cisplatin and its Analogues. In: DeVita VT, Helman S, Rosenberg SA, eds. Cancer. Principles & Practice of Oncology. 6th edition Philadelphia: Lippincott, Williams & Wilkins 2001; 376–388

Kahlmeter G, Dahlager JI. Aminoglykoside toxicity – a review of clinical studies published between 1975 and 1982. J Antimicrob Chemother 1984; 13 Suppl A

Kucers A. Antibiotics. In: Kucers A, Crowe S, Grayson ML, Hoy J. The Use of Antibiotics. A Clinical Review of Antibacterial, Antifungal and Antiviral Drugs. 5th ed. Oxford: Butterworth-Heinemann 1997

Jassir D, Buchman CA, Gomez-Marin O. Safety and efficacy of topical mitomycin C in myringotomy patency. Otolaryngol Head Neck Surg. 2001; 124: 368–73

Laurell G, Beskow C, Frankendal B, Borg E. Cisplatin administration to gynecologic cancer patients. Longterm effects on hearing. Cancer. 1996; 78: 1798–804

Laurell G, Jungnelius U. High-dose cisplatin treatment: hearing loss and plasma concentrations. Laryngoscope. 1990; 100: 724–34

Lim D: Effects of noise and ototoxic drugs at the cellular level in the cochlea: A review. Am J Otolaryngol 1986; 7: 73–99

Lundy LB, Graham MD. Ototoxicity and ototopical medications: a survey of otolaryngologists. Am J Otol. 1993; 14: 141–6

Marais J, Rutka JA. Ototoxicity and topical eardrops. Clin Otolaryngol 1998; 23: 360–367

Morizono T, Johnstone BM. Ototoxicity of topically applied eardrops: Statistical analysis of electrophysiological measurement. Acta Otolaryngol 1975; 80: 389–393

Nakashima T, Teranishi M, Hibi T, Kobayashi M, Umemura M. Vestibular and Cochlear Toxicity of Aminoglycosides: A review. Acta Otolaryngol 2000; 120: 904–911

Reese RE, Betts RF. Handbook of Antibiotics. 2nd edition Boston: Little, Brown, 1993

Roland PS. Clinical ototoxicity of topical antibiotic drops. Otolaryngol Head Neck Surg 1994;110: 598–602

Rybak LP, Whitworth C, Somani S. Application of antioxidants and other agents to prevent cisplatin ototoxicity. Laryngoscope. 1999; 109 (1999) 1740–4

Rybak LP, Husain K, Morris C, Whitworth C, Somani S. Effect of protective agents against cisplatin ototoxicity. Am J Otol. 2000; 21: 513–20

Schuknecht HF. Disorders of Intoxication. In: Schuknecht HF. Pathology of the Ear. 2nd edition Philadelphia: Lea & Febiger) 1993; 255–277

Schweitzer VG. Cisplatin-Induced Ototoxicity: Effect of Pigmentation and Inhibitory Agents. Laryngoscope 1993;103: Suppl. 59

Schweitzer VG, Dolan DF, Abrams GE, Davidson T, Snyder R: Amelioration of cisplatin-induced ototoxicity by fosfomycin. Laryngoscope 1986; 96: 948–958

Scott PMJ, Griffiths MV. A clinical review of ototoxicity. Clin Otolaryngol 1994; 19: 3–8

Seegenschmiedt MH, ed. Nebenwirkungen in der Onkologie. Internationale Systematik und Dokumentation. Berlin: Springer 1998

Shah SH, Schacht J. Salicylate attenuates gentamicin-induced ototoxicity. Lab Invest 1999; 79: 807–813

Stupp H, Rauch S. Über den Einfluss eines Diuretikums auf die Permeationsvorgänge, insbesondere den Anionentransport im Innenohr. Arch Klin Exp Ohren-Nasen-Kehlkopfheilk 1966; 186: 106–114

Stupp H. Untersuchungen der Antibiotikaspiegel in den Innenohrflüssigkeiten und ihre Bedeutung für die spezifische Ototoxizität der Aminoglykosidantibiotika. Acta Otolaryngol Suppl 1970; 262: 1–85

Tran Ba Huy P, Manuel C, Meulemanns A: Pharmacokinetics of gentamicin in the perilymph and endolymph of the rat is determined by radioimmunoassay. J Infect Dis 1981; 143: 476–486

Wackym PA, Storper IS, Newman AN. Cochlear and Vestibular Ototoxicity. In: Canalis RF, Lambert PR, eds. The Ear: Comprehensive Otology. Philadelphia: Lippincott Williams & Wilkins 2000; 571–585

Walker EM, Fazekas-May MA, Bowen WR: Nephrotoxic and ototoxic agents. Clin Lab Med 1990; 10: 323

Das Dandy-Phänomen

W. Stoll, F. Schmäl, Münster

Einleitung

Purkinje stellte bereits am 13. 4. 1825 in seiner Vorlesung über Scheinbewegungen und Schwindel das Grundprinzip der Blickfeldstabilisierung vor. Er wies darauf hin, dass das Bild eines gesehenen Gegenstandes bei Augenbewegung seine Stelle auf der Retina wechseln könne, ohne dass diese Bewegungen als solche wahrgenommen würden (5).

Ausführlicher und schematisierter stellte v. Holst das Prinzip der optischen Wahrnehmung vor (9). Er bezeichnete das Wandern des Abbildes auf der Retina bei Augenbewegungen als Reafferenz. Da der Mensch zudem über eine so genannte Richtungskonstanz verfüge, d.h. unabhängig von Augen-, Kopf- und Körperbewegungen das Ruhende als ruhend und das Bewegte als bewegt wahrnehmen könne, müsse es noch eine Reafferenz mit umgekehrtem Vorzeichen geben, für die er den Begriff der Efferenzkopie einführte. Diese Efferenzkopie neutralisiere unter normalen physiologischen Umständen die Reafferenz, sodass ein Teil der Meldungen zum Kortex aufgehoben würden. Störungen dieser Neutralisation verursachten entsprechende Scheinbewegungen.

Die Ausführungen von Purkinje und v. Holst belegen, dass eine störungsfreie zentrale Verarbeitung der peripheren Reize nur mithilfe einer intakten Augenmotorik möglich ist. An diesem Punkt zeichnet sich die Bedeutung des Vestibularapparates für die Aufrechterhaltung des stabilen Blickfeldes ab. Denn neben dem Sakkaden- und Blickfolgesystem ist der Vestibularapparat an der Kontrolle der Augenbewegungen beteiligt (Abb. 1). Dabei werden über vestibulookuläre Reflexe (VOR) bei Reizung in der Horizontalebene Drehnystagmen (20), bei Reizung in der Vertikalebene kompensatorische Augenbewegungen (12) und bei Abkippung des Kopfes nach lateral Gegenrollungen der Augen ausgelöst. Die Aufgabe dieser vestibulär gesteuerten kompensatorischen Augenbewegungen besteht darin, die Richtungskonstanz zu wahren.

Das Arbeitsprinzip des Vestibularapparates bei horizontalen Drehbewegungen hat Frenzel wie folgt beschrieben (6): „...., *der Hauptzweck des Nystagmus besteht darin, ähnlich einer kinematographischen Aufnahme das bei Drehungen jeder Art vorbeigleitende Gesichtsfeld in genügend belichtete Einzelaufnahmen zu zerlegen.*"

Darüber hinaus werde die Orientierungsbereitschaft beim Menschen durch Halsreflexe gefördert (6).

Die genannten physiologischen Aspekte fanden nicht nur bei horizontalen, sondern auch bei vertikalen Kopf-/Körperbewegungen durch klinische Beobachtung und entsprechende Schilderung von Störungen bzw. Ausfallserscheinungen ihre Bestätigung.

So hat z.B. Dandy visuelle Wahrnehmungsstörungen fast beiläufig im Rahmen seiner postoperativen Studien nach doppelseitiger Vestibularnervdurchtrennung bei schweren Ménière-Verläufen beschrieben. Seine operativ versorgten Patienten klagten nämlich darüber, dass sie beim Gehen und bei raschen Bewegungen Sehstörungen hatten, die in Ruhe wieder verschwanden (3).

„Division of both vestibular nervs is attended by one rather surprising after-effect, i.e. jumbling of objects (visual) when patient is in motion, as soon as the patient is at rest the objects are again perfectly clear".

Nahezu identische Beobachtungen dokumentierten u.a. Graf (1948), Seiferth (1952) und Meyer zum Gottesberge (1952) im Rahmen von Streptomycinbehandlungen bei Tuberkulose bzw. Ménière-Patienten und nach beidseitigem Labyrinthausfällen anderer Genese (8, 13, 15). Meyer zum Gottesberge (1952) würdigte den klinischen Bericht von Dandy als wichtigen Teilaspekt der Labyrinthausfallsymptomatik und führte den Begriff des „Dandy-Symptoms" in die deutsche Literatur ein. Später beschrieb Jatho (1958) dieses Phänomen in abgeschwächter Form auch nach einseitigen Vestibularisausfällen (10).

Spannen wir den Bogen zum klinischen Alltag, so lässt sich erfahrungsgemäß das *Dandy-Symptom* nach doppelseitigem Labyrinthausfall regel-

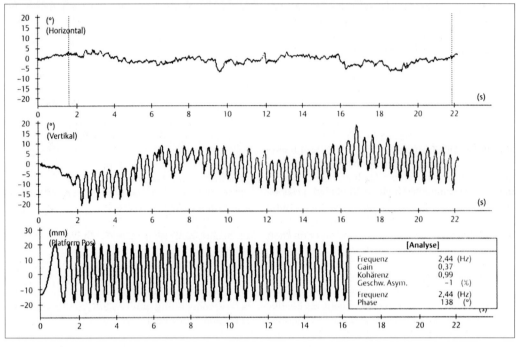

Abb. 1 Die obere Kurve stellt die horizontale, die mittlere Kurve die vertikale Ableitung dar. In der unteren Kurve ist der Stimulus, d. h. die Hubstuhlauslenkung, aufgezeichnet. Es sind bei 2,5 Hz Testfrequenz und geschlossenen Augen deutliche vertikale Augenbewegungen zu erkennen.

mäßig und nach einseitigem Labyrinthausfall durch aufmerksames anamnestisches Fahnden nachweisen. Entsprechend individueller Empfindlichkeit sind die subjektiven Schilderungen mitunter sehr eindrucksvoll, wie z. B. bei einem Oberst a.D. nach cholesteatombedingtem Labyrinthausfall:

Wörtliches Zitat: „*Wenn ich laufe, bewegen sich die Gegenstände in vertikaler Richtung. Mit jedem Schritt springt alles 5 – 40 cm hoch und runter. Noch 2 Wochen nach der Operation ist es schwer, richtig geradeaus zu gehen, da sich das Muster auf dem Fußboden bewegt. Schwindelgefühl besteht beim Drehen etwa in der Art, dass das Bild verzögert ankommt. Das heißt, wenn ich die 180°-Wende bereits vollzogen habe, kommt das Bild erst 2 – 3 Sekunden später nach. Oder auch so, dass sich das Bild nach 90° weiter dreht als ich.*"

Angeregt durch diese und ähnliche Kasuistiken wurden Studien bei Patienten mit einseitiger Labyrinthläsion durchgeführt. Dabei standen 4 Fragen im Vordergrund des wissenschaftlichen Interesses:

– Inwieweit lässt sich das Dandy-Phänomen experimentell auslösen?
– Lässt sich die subjektive visuelle Wahrnehmungsstörung unter vertikaler Stimulation messen?
– Durch welche okulomotorischen Mechanismen ist das Dandy-Symptom zu erklären?
– Welche Messergebnisse können zum Vergleich von Gesunden und Patienten herangezogen werden?

Material und Methoden

In einer Pilotstudie wurde zunächst ein selbstgebauter Plattenoszillator eingesetzt, der aus einer Grundplatte und einer gefederten Schwingplatte, die per Hand über ein Schwungrad angetrieben wurde, bestand. Mit dieser Technik wurden Amplituden bis 5 cm und eine Fequenz von 1 – 1,5 Hz und ein Beschleunigungsaufbau von 222 cm xs^{-2} bei sinusförmigem Schwingungsverlauf erreicht (17).

Die Sehfähigkeit wurde während der vertikalen Stimulation mit einem Visusprojektor und Landolt-Ringen bestimmt. Telemetrisch wurden kabellos synchron die Bewegungen der Augen registriert.

Mit einer von der Deutschen Forschungsgemeinschaft geförderten verbesserten Technik der Firma Tönnies hat Schmäl mit einem computergesteuerten Hubstuhl die Untersuchungstechnik und die Untersuchungsergebnisse aus der Pilotstudie überprüft (16). Mit dem von einem Elektromotor betriebenen Hubstuhl wurden Probanden mit einer vertikalen Auslenkung von 4 cm und Frequenzen von 0,5 Hz, 1 Hz, 1,5 Hz, 2 Hz, 2,5 Hz und 2,7 Hz in kranial-kaudaler Richtung sinusförmig stimuliert. Während der Stimulation wurde der prozentuale Visusverlust mithilfe von Pflügerhaken mittels eines Sehzeichenprojektors bestimmt (16).

Durch einen mathematischen Vergleich von Stimulus (Hubstuhlbewegung) und Antwortkurve (vertikale Augenbewegung) errechnete der Computer die Kohärenz. Sie nimmt bei vollständiger Übereinstimmung beider Kurven den Wert 1 an.

In der Pilotstudie (1991) klagten 12 von 20 Patienten über ein subjektives Dandy-Symptom Dieses konnte bei 7 Personen objektiviert werden. Der Visusverlust betrug 1 – 2 Sehzeichenstufen, was einem prozentualen Sehverlust von durchschnittlich 26,8 % entsprach.

Es wurde außerdem das elektrookulographische Ergebnis dahingehend interpretiert, dass drei Reaktionstypen zu finden sind. Die Nachuntersuchungen mit verbesserter Technik haben aber diese Vorstellungen korrigiert.

Die computergesteuerten Untersuchungen aus den Jahren 1996/97 haben gezeigt, dass der Vergleich von Antwort- und Stimuluskurve mittels Kohärenz zu der Erkenntnis führt, dass mit zunehmender Frequenz bei einer gleichbleibenden Amplitude von 4 cm der mediane Kohärenzwert kontinuierlich steigt. Signifikante Kohärenzwerte über 0,8 traten bei Frequenzen von 2,5 und 2,7 Hz auf (Tab. 1).

Bei 22 Probanden (Durchschnittsalter 26 Jahren), die nicht an der Pilotstudie teilgenommen hatten, kam es bei steigender Frequenz zu einer Zunahme der durchschnittlichen Amplitude der Augenauslenkungen und zu einer Zunahme der Phasenverschiebung zwischen der Kurve der vertikalen Augenbewegungen und der Stimuluskurve (Tab. 2).

Tab. **1** Median, Minimal- und Maximalwert der Kohärenz in Abhängigkeit von der Stimulusfrequenz. Augen geschlossen

Frequenz	Kohärenz		
	Median	minimal	maximal
0,5	0,33	0,15	0,64
1	0,32	0,13	0,67
1,5	0,41	0,21	0,85
2	0,55	0,16	0,98
2,5	0,82	0,38	0,99
2,7	0,92	0,36	0,99

Tab. **2** Prozentualer Anteil der Probanden mit kompensatorischen Augenbewegungen, durchschnittliche Augenamplitude und Phasenverschiebung in Abhängigkeit von der Stimulusfrequenz bei geschlossenen Augen

Frequenz (in Hz)	Probanden mit vertikalen Augenbewegungen (%)	durchschnittliche Amplitude (°)	durchschnittliche Phasenverschiebung (°)
0,5	0	–	–
1	0	–	–
1,5	22,7	6	58
2	63,6	9	79
2,5	81,8	16	80
2,7	90	22	99

Im zweiten Teil der Untersuchung mit Visusprüfung bei geöffneten Augen stellte sich heraus, dass ein wesentlicher Visusverlust über 10% bei Normalpersonen erst ab einer Frequenz von 2,5 Hz an zu erwarten ist. Auch bei geöffneten Augen und vertikaler Beschleunigung kam es zu einer zunehmenden Phasenverschiebung zwischen Stimulus und Antwortkurve. Die Phasenverschiebung wuchs von 21° bei 1 Hz auf 91° bei 2,7 Hz an.

Diskussion

Unter Anwendung des definierten vertikalen Reizes konnten wir Augenbewegungen nachweisen, die auch von anderen Autoren beobachtet wurden (7, 13, 18). Elektrookulomotorisch bestand bezüglich der gewonnen Daten die beste Übereinstimmung mit den Angaben von Takahashi (17).

Die von McCabe (11) beschriebenen bisphasischen Augenbewegungen, bestehend aus langsamer und schneller Komponente, waren von uns nicht nachvollziehbar. Allerdings verwendete auch McCabe eine Amplitude von 183 cm.

Wie bereits ausgeführt, haben die verbesserten untersuchungstechnischen Verfahren zeigen können, dass mit steigender Frequenz und der damit verbundenen Zunahme der maximalen Beschleunigung ein stetiger Kohärenzanstieg zu verzeichnen ist. Die Antwortzunahme parallel zum Frequenzanstieg wurde auch von Borel (2) im Tierversuch beobachtet.

Eine eindeutige Schwelle für die Auslösung der kompensatorischen Augenbewegungen ließ sich in unserer Studie aufgrund der großen Streubreite der Werte nicht festlegen. In der Literatur haben die Werte eine Streuung von 0,002–0,02 (19), 0,036 (2) bis 0,08 (21).

Hervorzuheben ist aber, dass die meisten Probanden (über 80%) ab 2,5 Hz bei geschlossenen Augen kompensatorische Augenbewegungen aufwiesen. Mit steigender Frequenz kam es zu einem Zuwachs der Augenamplitude und zu einer zunehmenden Phasenverschiebung zwischen Stimulus und Antwortkurve. Diese Beobachtung wurde von Paige (14) durch Versuche an Affen bestätigt.

Wir müssen also die früher angegebene individuelle und typenbezogene Reaktionsweise dahingehend korrigieren, dass die Antworten im Wesentlichen individuell durch Stimulusintensität und Frequenz ausgelöst werden.

Bei den Visusprüfungen kam es bei Gesunden ab 2,5 Hz zu Oszillopsien. In diesem Frequenzbereich, der auch beim Laufen erreicht wird (13), traten kompensatorische Augenbewegungen auf, gleichzeitig gelangte jedoch das System der Blickfeldstabilisierung in diesem Bereich an seine Grenzen (2, 4).

Da wir davon ausgehen, dass wir bei Vertikalstimulation in erster Linie die Otolithen reizen, kommen wir aufgrund der vorliegenden Kenntnisse zu der Ansicht, dass sich das Dandy-Symptom durch eine Störung des otolithenokulären Reflexes erklären lässt. Störungen dieses Reflexes führen zu einer fehlenden bzw. unvollständigen Efferenzkopie. Dadurch ist die Neutralisation retinaler Reize unvollständig und das Blickfeld „verschwommen".

Es soll auch nicht vergessen werden, dass das Dandy-Symptom sicherlich eine Beziehung zu Kinetosen hat. Diesbezüglich verweisen wir auf die Mitteilung v. Baumgarten, der schrieb, dass in Schwerelosigkeit, d. h. unter Aufhebung der Otolithenfunktion, Schwierigkeiten bestanden, Körpereigen- und Objektbewegungen zu unterscheiden (1). Damit bewies er die Bedeutung des Otolithenapparates in Bezug auf die Richtungskonstanz (vgl. v. Holst).

Literatur

1 v. Baumgarten, JR: General remarks on the role of the vestibular system in weightlessness. Arch. Otorhinolaryngol. 244 (1987) 135–142

2 Borel, L, Lacour M: Functional coupling of the stabilizing eye and head reflex during horizontal and vertical linear motion in the cat. Exp. Brain. Res. 2 (1992) 191–206

3 Dandy, WE: Ménière's disease; its diagnosis and method of treatment. Arch. Surg. 16 (1928) 1127–1151

4 Demer, JL: Evaluation of vestibular and visual oculomotor function. Otolaryngol. Head Neck Surg. 112 (1) (1995) 16–35

5 Delage, Y, Aubert H: Physiolog. Studien über die Orientierung. H. Laupp'sche Buchhandlung, Tübingen (1888) 116–122

6 Frenzel H: Rucknystagmus als Halsreflex und Schlagfeldverlagerung des labyrinthären Drehnystagmus durch Halsreflexe. Z. Hals-, Nas-, Ohren-Heilkunde 21 (1928) 177–187

7 Fukushima, K, Fukushima J: Eye movement and neuronal response in the region of the interstitial nucleus of cajal during sinusoidal vertical linear acceleration in alert cats elicited by linear acceleration. Acta Otolaryngol. (Stockh.) Suppl 481 (1991) 37–41

8 Graf K: Die Schädigung des Vestibularis und Kochlearis durch Streptomycin. Practica otolaryng. 10 (1948) 177–187

9 v. Holst, E: Optische Wahrnehmungen, die wir selbst erzeugen – und ihre Bedeutung für unser Dasein. In: Jahrbuch der Max-Planck-Gesellsch. zur Förderung der Wissenschaften e. V. Göttingen (1956) 121–149

10 Jatho, K: Experimentelle Untersuchungen zum objektiven Nachweis des Dandy'schen Symptoms bei einseitigem und beiderseitigem Verlust der Vestibularisfunktion. Arch. Ohr.-, Nas.-, Kehlk.-Heilk. 177 (1961) 230–254

11 McCabe, BF: Nystagmus response of the otolith organ. Laryngoscope 74 (1964) 372–381

12 Matsushima, J, Harada C, Kumagai M, Suganuma T, Ifukube T, Takahashi M, Tanaka K: Recording eye movement during stepping in place with a CCD (charge coupled device) imagesensor. Auris Nasus Larynx 19 (3) (1992) 153 – 160

13 Meyer zum Gottesberge A: Störungen der visuellen Wahrnehmungen nach Vestibularisausfall. Arch. Ohr.-, Nas.-, Kehlk.-Heilk. 162 (1952) 62 – 66

14 Paige, GD, Tomko DL: Eye movement response to linear head motion in the sqirrel monkey. I. Basic characteristics. J. Neurophysiol. 65 (5) (1991) 1170 – 1182

15 Seiferth, LB: Zur Behandlung des Ménière'schen Syndroms. Z. Laryng. Rhinol. 31 (1952) 484 – 487

16 Schmäl F, Stoll W: Der makulo-okuläre Reflex und die visuelle Wahrnehmung vertikaler Körperbeschleunigung. Laryngo-Rhino-Otol. 76 (1997) 523 – 527

17 Stoll W, Werner F, Kaufmann G: Objektivierung visueller Wahrnehmungsstörungen nach einseitigem Vestibularisausfall. Laryngo-Rhino-Otol. 70 (1991) 56 – 61

18 Takahashi M, Hoshikawa H, Tsuita N, Akiyama J: Effect of laping and running. Acta Otolaryngol. 106 (1988) 348 – 353

19 Walsh EG: Role of vestibular apparatus in the perception of motion on a parallel swing. J. Physiol. 155 (1961) 506 – 513

20 Watanabe Y, Mizukoshi K, Yasuda K, Ishii M, Sekiguchi C: Eye movement elicited by linear acceleration. Acta Otolaryngol. (Stockh.) Suppl. 481 (1991) 34 – 36

21 Wilson VJ, Jones GM: Mammalian vestibular physiology. Plenium, New York (1979) 1 – 365

Schwindelanfälle infolge perilymphatischen Hochdrucks

A. Ernst, Berlin

Zusammenfassung

Die vorliegende Arbeit beschreibt eine Reihe von ätiologisch verschiedenen Krankheitsbildern, die durch einen *„perilymphatischen Hochdruck"* gekennzeichnet sind, d.h. eine relative Erhöhung des perilymphatischen Drucks.

Dazu zählen Malformationen mit einer ungewöhnlich weiten Kommunikation zwischen dem Perilymph- und dem CSF-Raum bzw. Erkrankungen, die mit einer Erhöhung des absoluten Liquordrucks einhergehen (z.B. Pseudotumor cerebri).

Es gibt wenige spezifische Merkmale dieser Erkrankungen. Schwindelbeschwerden werden z.T. als Drehschwindelanfälle erlebt, z.T. als allgemeine Unsicherheit. Ein sicheres diagnostisches Kriterium ist die TMD-Methode, die bei ableitbarem Stapediusreflex zuverlässige Ergebnisse bietet. Sogar der reintonaudiometrische Befund kann variieren.

Die vorliegende Arbeit zeigt diagnostische Raster zur Aufdeckung und verschiedene Therapieoptionen bei perilymphatischem Hochdruck auf. Diese sind weitgehend kausal ausgerichtet.

Schlüsselwörter

perilymphatischer Hochdruck – Schwindel – TMD

Einleitung

Der Begriff des perilymphatischen Hochdrucks beschreibt ein Syndrom, das eine Reihe ätiologisch unterschiedlicher Krankheitsbilder umfasst. Der intrakranielle (CSF-Druck) und der perilymphatische Druck sind miteinander verkoppelt und haben ähnliche Kontrollmechanismen (Marchbanks und Reid 1990), außer bei verschlossenem Aquaeductus cochleae als verbindender Struktur. Neben einer Absoluterhöhung des CSF-Drucks sind zwei prominente anatomische Malformationen beschrieben worden, die für eine atypisch weite Verbindung zwischen CSF-Raum und Perilymphraum sorgen und damit die Druckpulsationen des CSF-Kompartments direkt aufs Innenohr übertragen: sowohl ein stark erweiterter Aquaeductus cochleae als auch ein weiter innerer Gehörgang mit/ohne Modiolusdefekt kommen in Frage (Schuknecht und Reisser 1988).

Material und Methode

In der Zeit von 1990–1997 wurden 19 Patienten mit perilymphatischem Hochdruck untersucht. Die ätiologisch unterschiedlichen Erkrankungen sind mit den Hauptbefunden in Tab. 1 zusammengefasst.

Die Patienten wurden mittels Reintonaudiometrie (RTA), TEOAE-Ableitungen, TMD-Analyse, CCT, sowie einer neurootologischen Diagnostik (Kalorik, CCG) untersucht.

Tab. 1 Symptomzusammenstellung bei den einzelnen Patientengruppen

Patientengruppe	Hörstörung	Tinnitus	Schwindel
x-chromosomales „mixed-deafness-Syndrome" (n = 4)	kombinierter HV	–	–
erweiterter innerer Gehörgang (n = 4)	IOS	–	++
Normaldruckhydrozephalus (n = 5)	IOS	++	++
Hydrocephalus internus mit Shuntblockade (n = 3)	IOS	++	++
benigner intrakranieller Hypertonus (Pseudotumor cerebri) (n = 3)	normal	++	++

Die audiologischen Symptome umfassten sowohl Tinnitus (zumeist tieffrequent) als auch Hörverluste (kombiniert, isolierte IOS). Der Schwindel ließ sich nicht systematisieren und wurde von den Patienten sowohl als drehschwindelartig (Erweiterung des inneren Gehörgangs), allgemeine Unsicherheit (Hydrozephalus mit Shuntblockade) oder komplett destabilisierendes Schwindelgefühl mit Bettlägerigkeit (Pseudotumor cerebri) angegeben.

Die TMD-Messungen wurden vor und nach der Therapie durchgeführt, um mögliche Veränderungen des perilymphatischen Druckes festzustellen. Die Messungen wurden bei 1 kHz, mit Tonbursts von 500 ms bei maximal 110 dB durchgeführt. 20 Messungen wurden gemittelt, um die mittlere Trommelfellauslenkung (in nl) bei ausgelöstem Stapediusreflex zu bestimmen (Ernst et al. 1995).

Ergebnisse

Die Patienten zeigten ein gemischtes klinisches Bild in Abhängigkeit von der zugrunde liegenden Erkrankung. Es gibt kein führendes oder einheitlich vorkommendes Leitsymptom.

Die audiologischen Tests RTA und TEOAE-Ableitung zeigten gute Übereinstimmung, d.h. bei Überschreiten des Hörverlustes um 30 dB fielen die TEOAEs aus.

Das zuverlässigste Kriterium zur Beurteilung des Krankheitsverlaufs waren die TMD-Messungen. Sie zeigten nichtinvasiv perilymphatische Druckänderungen am zuverlässigsten an (Abb. 1, 2). Das CCT konnte bei den Patienten mit Hydrozephalus die pathologische Ventrikelerweiterung aufzeigen bzw. wies die abnormen Kommunikationswege zwischen CSF- und Perilymphraum nach.

Die Kalorik zeigte immer Normalwerte, nur das CCG war bei den Patienten mit Druckkrise bei Hydrocephalus internus pathologisch und zeigte eine diffuse Seitabweichung.

Die Therapie war jeweils kausal ausgerichtet. Alle Einzelbefunde sind in Tab. 2 zusammengefasst.

Diskussion

Das klinische Bild des „Liquordrucklabyrinths" ist den Otologen schon länger bekannt und wurde bereits früher als Komplikation gefürchtet, da sie besonders bei der Stapesplastik häufig zur Ertaubung führte (Heermann et al. 1976).

Obwohl die strukturellen Besonderheiten der einzelnen Erkrankungen sich klar unterscheiden, wiesen die einzelnen Patientengruppen doch ähnliche TMD-Messungen als einzig analogem Messparameter auf, der eine abschätzende Orientierung des klinischen Verlaufs ermöglichte.

Tab. **2** Zusammenstellung der Hauptbefunde und des Behandlungsergebnisses

Patientengruppe	Reinton-audiometrie	TEOAE	prätherapeutische TMD-Messung (nl/Vm)	Behandlungs-ergebnis
x-chromosomales „mixed-deafness-Syndrome" (Therapie: Hörgerät)	40 dB pantonal	–	– 380	Hörverbesserung mit Hörgerät
erweiterter innerer Gehörgang (Therapie: Sakkotomie)	60 dB (HF)	–	– 410	Kein Schwindel mehr
Normaldruckhydrozephalus (Therapie: Sakkotomie)	50 dB (HF)	–	– 230	Kein Schwindel mehr
Hydrocephalus internus mit Shunt-blockade (Therapie: Shuntrevision)	20 dB (TF)	++	– 650	Komplette Normalisierung
benigner intrakranieller Hypertonus (Pseudotumor cerebri) (Therapie: medikamentös)	Normal	++	– 360	Zyklische Symptomwiederkehr

TEOAE = transitorisch evozierte otoakustische Emissionen
TMD = tympanic membrane displacement

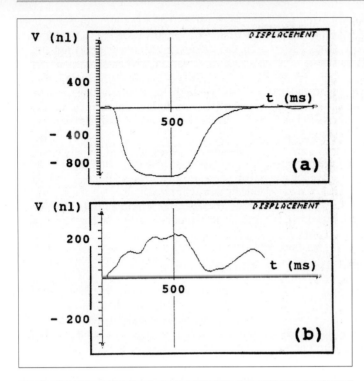

Abb. **1** TMD-Messungen einer weiblichen Patientin mit x-chromosomalem „mixed-deafness"-Syndrom im Sitzen (a) und Liegen (b). Die TMD-Messungen zeigen einen scheinbar paradoxen Druckanstieg im Sitzen an, was Folge des aberrierenden Verlaufs des Aquaeductus cochleae bei dieser Patientin ist (Malformation).

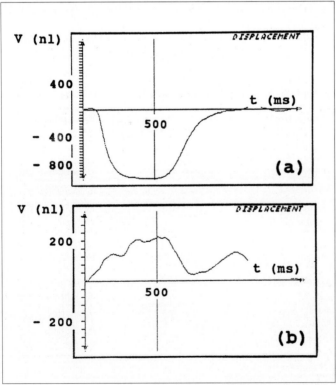

Abb. **2** TMD-Ableitungen eines Kindes mit blockiertem Shuntventil bei Hyrocephalus internus vor (a) und nach (b) Shuntwechsel.

Besonders bei der Spezialpopulation des x-chromosomal vererbten, „mixed-deafness syndrome" war so eine Entscheidung zur Operation besser abschätzbar (Ernst 1995).

Ein Schwachpunkt der TMD-Messungen bestand darin, dass die funktionelle Durchgängigkeit des Aquaeductus cochleae einen entscheidenden Einfluss auf die Interpretation der Messergebnisse hatte. Wenn der Aquädukt verschlossen war, was durch Positionswechsel (Sitzen/Liegen) erkennbar wurde, konnten die reinen perilymphatischen Druckwerte beurteilt werden (Carlborg et al. 1982).

Ebenso wie die einzelnen Ätiologien unterschieden sich auch die einzelnen Therapien. Überraschenderweise normalisierten sich die Drehschwindelattacken bei den Patienten mit einem weiten inneren Gehörgang oder mit Normaldruckhydrozephalus nach Sakkotomie. Diese Beobachtung ist schwer einzuordnen. Möglicherweise wurde durch den Eingriff ein sekundärer Endolymphhydrops dekomprimiert, der initial durch den perilymphatischen Hochdruck ausgelöst worden war (Mangabeira-Albernaz et al. 1992).

Literatur

Carlborg B et al. (1982) Functional patency of the cochlear aquaeduct. Ann. Otol. 91 : 209 – 215

Ernst A et al. (1995) Noninvasive assessment of the intralabyrinthine fluid pressure. Arch. Otolaryngol. Head & Neck Surg. 121 : 926 – 929

Heermann J et al. (1976) Perilymphschwall aus Perforation des runden Fensters nach leichtem Schädeltrauma bei vermutlich weitem Aquaeductus cochleae. Laryngol. Rhinol. 55 : 549 – 550

Mangabeira-Albernaz et al. (1992) The perilymphatic hypertension syndrome. Acta otolaryngol. (Stockh) 112 : 306 – 310

Marchbanks R, Reid A (1990) Cochlear and cerebrospinal fluid pressure: their interrelationship and control mechanism. Br. J. Audiol. 24 : 179 – 187

Schuknecht HF, Reisser Ch (1988) The morphological basis for perilymphatic gushers and oozers. In : Jahnke K, Pfaltz C (eds) Recent concepts in ORL. Karger Basel, 1 – 12

Der zervikale Schwindel

H. Scherer, Berlin

Das Gleichgewichtssystem ist multimodal aufgebaut: Die zentrale Schaltstätte, die Kerngebiete im Hirnstamm sammeln Informationen von zahlreichen Sinnessystemen. Das optische, vestibuläre und akustische System sowie die oberflächliche und tiefe Sensibilität sind beteiligt. Dadurch erhält das vestibuläre System Informationen über die Stellung und Bewegung des Kopfes im 3-dimensionalen Raum und in Bezug zur Schwerkraft, außerdem über die Stellung des Kopfes zum Körper. Letztere Information kommt von Rezeptoren aus Muskeln und Bändern vornehmlich der so genannten Kopfgelenke zwischen Okziput und Atlas (C0/C1) sowie Atlas/Axis (C1/C2). Sie stehen z.T. monosynaptisch, z.T. polysynaptisch mit dem Gleichgewichtskerngebiet in Verbindung und lösen den sogenannten zervikookulären Reflex bzw. den zervikalen Nystagmus aus. Beim Gesunden ist dieser Reflex bzw. der Nystagmus unbedeutend, da andere Systeme, besonders das vestibuläre, ein präziseres Abbild des Geschehens liefern. Nur bei beidseitigen Ausfällen, z.B. nach ototoxischer Therapie oder bei längerem Aufenthalt im Weltraum, wo keine konstante Otolithenstimulation stattfindet, kann der zervikale Nystagmus abgeleitet werden.

Anders ist die Situation bei einer Dysfunktion der Kopfgelenke, bei funktionellen oder traumatischen Störungen, bei denen es zu Insertionstendopathien und Myogelosen kommt. Durch den verstärkten, afferenten Informationsfluss treten Störungen in diversen Stereosystemen auf, wie hier im vestibulären System. Diese Störungen treten aber leider nicht als isolierte Symptome in Erscheinung, sondern nur als Alteration von Reflexen, z.B. dem vestibulookulären Reflex, dem Nystagmus. Dies macht die Diagnostik so schwierig. Wie beim Gleichgewichtssystem generell, so kommt man auch bei der Frage, ob ein zervikal ausgelöster Schwindel vorliegt, nur über das puzzleartige Zusammensetzen von anamnestischen Angaben und Befunden zum Ziel.

Anamnese

Der *zervikale Schwindel* ist in der Regel uncharakteristisch. Eine Unsicherheit wird häufiger angegeben als Drehschwindel. Manchmal ist der Schwindel kopfhaltungsabhängig. Er tritt oft nachts auf oder ist morgens am stärksten. Der Schwindel kann anfallsartig auftreten, unterscheidet sich aber eindeutig vom benignen paroxysmalen Lagerungsschwindel, oder der Ménière'schen Krankheit, indem er deren charakteristische Erscheinungsbilder nicht aufweist (kein Krescendo-Dekrescendo-Verhalten wie beim BPPN, kein Erbrechen wie beim M. Ménière). Sehr typisch ist ein Sekundenschwindel (1–2 Sek.), wobei die Patienten angeben, beim Gehen kurz zur Seite gezogen zu werden. Pulsierender Tinnitus kann bei einem zervikalen Problem auftreten, wahrscheinlich als Fortleitung der Schwingungen der Arteria vertebralis über verhärtete Muskulatur. Anamnestisch richtungsweisend sind Begleitbeschwerden, z.B. Nackenkopfschmerzen (Insertionstendopathien der kurzen zervikalen Muskeln am Okziput; DD zur basilären Migräne) oder Ohrdruck (Insertionstendopathien am Atlasquerfortsatz; DD zum M. Ménière).

Ein einseitiger Ohrdruck kann die Abgrenzung zum M. Ménière schwierig werden lassen, insbesondere dann, wenn eine Tieftonhörstörung vorliegt, die sowohl bei zervikalen Störungen, als auch beim M. Ménière auftritt. Zur Abgrenzung eines zervikalen Schwindels vom M. Ménière hilft oft die Beidseitigkeit der Beschwerden (nicht bei M. Ménière) oder ein die Anfälle begleitender Kopfschmerz, der beim M. Ménière nicht auftritt. Auch eine bei Zervikalsyndromen oft beobachtete Sensibilitätsstörung im Trigeminusbereich kommt bei M. Ménière nicht vor. Anamnestisch wichtig ist auch die Frage nach temporalem oder bitemporalem Schmerz oder nach Nasennebenhöhlenbeschwerden ohne Befund (pseudosinugener Kopfschmerz nach Sauer). Diese Nasennebenhöhlenbeschwerden gehen oft von Problemen der Kopfgelenke aus.

Sehr hilfreich ist die Frage nach Kopfkissen, denn Patienten mit zervikalen Problemen haben eine meist langjährige „Kopfkissenanamnese". Unbedingt zur Anamnese gehört die Frage nach Unfällen, auch dann, wenn sie lange zurückliegen, sowie Operationen an der Wirbelsäule, z. B. Bandscheibenoperationen. Diese haben oft segmentale Störungen zur Folge, die auf andere Segmente funktionell ausstrahlen.

Orientierende Untersuchung

Man muss kein ausgebildeter Manualmediziner sein, um erste Hinweise auf eine Dysfunktion im Bereich der Kopfgelenke zu bekommen. Dazu gehört als einfachste und billigste Methode der 2-Waagentest nach Lewitt. Er geht zurück auf die Erkenntnis, dass statische Probleme zu einer einseitigen Gewichtsverlagerung führen. Stellt man Patienten mit jedem Fuß auf eine Badezimmerwaage, dann kann man die Seitendifferenz ablesen.

Die wenigsten HNO-Ärzte kennen die Lokalisation des Atlasquerfortsatzes (Abb. 1). Er ist der Ausgangspunkt für kurze Muskeln zwischen Atlas und Okziput und für lange, die zur Rippe (M. scaleni) und zur Schulter (M. levator scapulae) ziehen. Verkrampfte oder unökonomische einseitige Armhaltung (z. B. langes Arbeiten an schlecht aufgestellten Rechnern) können über den M. levator scapulae zu Schiefständen des Atlas führen. Daraus entstehen Bewegungsbehinderungen in den Kopfgelenken, Myogelosen, Insertionstendopathien mit den begleitenden Schmerzen. Die Myogelosen, speziell der langen zervikalen Muskeln, sind gut tastbar, die Insertionstendopathien am Atlasquerfortsatz ebenfalls. Er liegt unter dem Gehörgang zwischen der Mastoidspitze und dem aufsteigenden Unterkieferast. Besonders gut zu tasten ist er bei seitlich gedrehtem Kopf und einer Untersuchung von hinten (Abb. 2). Dazu ist es notwendig, dass der Patient den typischen HNO-Untersuchungsstuhl verlässt und sich z. B. auf einen Hocker setzt. Wird der Kopf zusätzlich zur Seite des Untersuchers gekippt, dann tritt der Atlasquerfortsatz besonders deutlich hervor. Der Tastbefund zeigt in der Regel sehr deutlich, warum Patienten mit zervikalen Problemen über

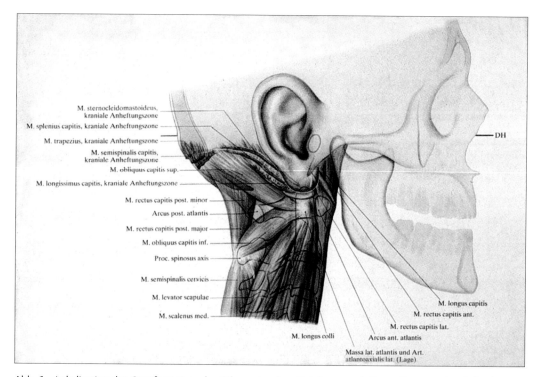

Abb. 1 Lokalisation des Querfortsatzes des Atlas unter dem Gehörgang mit Darstellung von Muskeln, die vom Querfortsatz ausgehen.

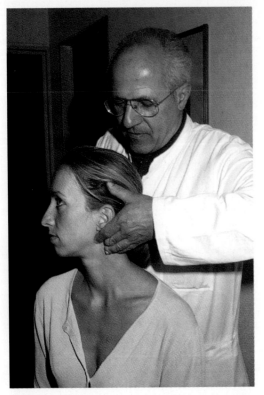

Abb. **2** Untersuchungstechnik zur Auffindung des Atlasquerfortsatzes.

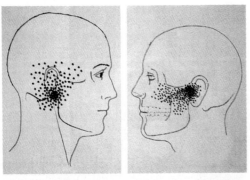

Abb. **3** Schmerzverteilung bei Insertionstendopathien am Atlasquerfortsatz (linkes Bild) und bei Arthrosen des Kiefergelenks (Costen-Syndrom) (rechtes Bild).

Ohrenschmerzen klagen. Der Schmerz, der vom Atlasquerfortsatz ausgeht, wird nämlich in das Ohr projiziert (Abb. 3). Insertionstendopathien der kurzen Muskeln am Okziput führen zu ausstrahlenden Schmerzen nach vorne. Sie wurden

früher immer als Okzipitalisneuralgien bezeichnet. Die für einen HNO-Arzt ungewöhnliche Untersuchungshaltung von dorsal kann auch benutzt werden zur orientierenden Untersuchung der Kiefergelenksfunktion. Arthrosen des Kiefergelenkes können ähnliche Symptome auslösen, wie wir sie bereits von den Funktionsstörungen im Bereich der Kopfgelenke kennen. Auch Tinnitus ist beschrieben (Schneider), s. Abb. **3**.

Fazit

Der HNO-Arzt lernt in seiner Ausbildungszeit nichts über den dorsalen Anteil des Halses, obwohl viele Symptome von Funktionsstörungen aus diesem Bereich Auswirkungen auf unser Fachgebiet haben, speziell auf Stereosysteme wie das vestibuläre, akustische und optische System. Hörstörungen speziell im Tieftonbereich, Tinnitus, Schwindel, Dysphonie und Dysphagie sind Symptome, bei denen der dorsale Hals differenzialdiagnostisch in Erwägung gezogen werden muss. Wichtig ist es, bei differenzialdiagnostischen Erwägungen an den dorsalen Teil unseres Fachgebietes zu denken, der im Augenblick noch ein „Aschenputtel"-Dasein führt. Die orientierende Untersuchung ist nicht schwierig, sie öffnet ein weites diagnostisches Feld und gibt dem Patienten das Gefühl, dass wir uns rundum um seine Probleme kümmern.

Literatur

Scherer H. Das Gleichgewicht, 2. Auflage, Springer Verlag 1996
Lewit K. Manuelle Medizin. Im Rahmen der med. Rehabilitation, 4. Auflage, Urban u. Schwarzenberg 1983
Schneider E. Achtung Kiefergelenk hört mit, Wirbel-Verlag 1966

Neurootologische Aspekte des HWS-Schleudertraumas

C.-F. Claussen, Bad Kissingen

Einleitung

In Deutschland werden jährlich etwa 400 000 Menschen in Unfälle durch Zusammenstöße von Kraftfahrzeugen mit oder ohne Kopf-Hals-Beschleunigungsverletzungen verwickelt. Statistisch kann man heute davon ausgehen, dass etwa 80 % aller in die Unfälle verwickelten Personen entweder überhaupt keine Schäden davontragen oder nur an leichten posttraumatischen Beschwerden leiden, die innerhalb einer kurzen Frist komplikationslos abheilen. Länger dauernde bzw. chronifizierende posttraumatische Zustände nach einem Kopf-Hals-Beschleunigungstrauma, welches weitverbreitet in der Umgangssprache und unter Ärzten auch als *HWS-Schleudertrauma* bezeichnet wird, bestehen bei 15–20 % aller Unfallopfer.

In die Begutachtung der Folgeschäden sind auch Hals-Nasen-Ohrenärzte zur Beurteilung der haftungserfüllenden Kausalität aufgerufen. Vor dem Hintergrund des uns weltweit zur Verfügung stehenden statistisch bearbeiteten kasuistischen Materiales gibt es medizinisch keine vernünftigen Zweifel mehr, dass es Krankheitsbilder gibt, die wir unter dem Begriff des so genannten Whiplash-Syndromes bzw. HWS-Schleudertraumas zusammenfassen können.

In diesem Zusammenhang sollte einleitend hier auch erwähnt werden, dass sich der 32. Deutsche Verkehrsgerichtstag vom 27.–28. Januar 1994 in Goslar intensiv mit der medizinischen Begutachtung von „Verkehrsunfallopfern – HWS-Schleudertrauma" auseinandergesetzt hat. Im Anschluss an diese Diskussionen zwischen medizinischen, biomechanischen und juristischen Fachleuten wurde u. a. in Punkt 2) der Entschließung des 32. Verkehrsgerichtstages formuliert:

„Bei der Aufklärung von unfallbedingten Verletzungen im Bereich der Halswirbelsäule sind auch die in neuerer Zeit entwickelten ärztlichen (auch neurootologischen) Untersuchungsmethoden im körperlichen und funktionellen Bereich beschwerde- und einzelfallorientiert anzuwenden."

Die beschwerdeorientierte und einzelfallorientierte Begutachtung eines speziellen posttraumatischen klinischen Schädigungsmusters, nämlich des so genannten zervikoenzephalen Syndromes, liegt gemäß der eben zitierten Entschließung in besonderem Maße in den Händen von Spezialisten des neuen medizinischen Spezialgebietes Neurootologie.

Die hauptsächliche diagnostische, therapeutische und im weiteren Verlauf dann gutachterliche Problematik der HWS-Distorsionen erwächst aus den Fällen, die einen „hartnäckigen", über Monate bis Jahre fortdauernden Beschwerdekomplex zeigen, z. B. das sog. „Late Whiplash Injury Syndrome", die eine Minderheit in dem großen Kollektiv der Unfallopfer nach einem Kopf-Hals-Beschleunigungstrauma darstellen. Bei einem Teil dieser Fälle, d. h. bei Patienten mit dem posttraumatischen zervikoenzephalen Syndrom, vermag die Neurootologie ihren besonderen Beitrag zu leisten.

Pathophysiologische Gliederung des HWS-Schleudertraumas

Die Biomechanik des Unfallablaufes variiert nach eigenen statistischen Auswertungen sehr stark. Zahlreiche unterschiedliche Aufprallrichtungen können die Ursache des Schadens sein. So fanden wir einen geradlinigen Heckaufprall in 45,90 %, einen Schrägaufprall auf das Heck von der rechten Seite in 5,74 %, einen Schrägaufprall auf das Heck von der linken Seite in 3,28 %, einen geradlinigen seitlich-zentralen Aufprall von rechts von 6,56 %, einen geradlinigen seitlich-zentralen Aufprall von links in 5,74 %, einen zentralen Frontalaufprall in 17,21 %, einen Aufprall von vorne rechts diagonal in 6,56 %, einen Aufprall von vorne links diagonal in 8,20 %, ein freies Schleudern ohne Anprall an einen Kollisionspartner in 0,82 %, einen kurzfristigen zweiten Anprall gegen ein Hindernis nach dem ersten Aufprall in 22,95 % und ein Überschlagen des Fahrzeuges nach dem ersten Aufprall in 5,74 %.

Die unterschiedlichen länger andauernden klinischen Beschwerdebilder nach Kopf-Hals-Beschleunigungstraumen infolge von Kraftfahrzeugunfällen lassen sich bei den betroffenen Patienten, da es kein einheitlich abgrenzbares Krankheitsbild des HWS-Schleudertraumas gibt, auch topographisch entsprechend der hauptsächlichen Läsionsausbreitung im Bereich des menschlichen Körpers und Kopfes folgendermaßen klassifizieren:

1. Zervikales Syndrom –
Üblicherweise besteht bei dem zervikalen Syndrom, d. h. Halswirbelsäulen-Syndrom, eine mehr oder weniger ausgeprägte Fehlhaltung der HWS (z. B. Steilstellung) mit schmerzhafter Bewegungseinschränkung und Verspannung der Nackenmuskulatur, im Extremfall mit akutem Schiefhals. Bei ärztlicher Palpation ist die Muskulatur des Halses verhärtet und druckschmerzhaft. Radiologisch können vielfach neben der so genannten Steilstellung der HWS auch gelegentliche Hals-Wirbelfrakturen oder Hals-Bandscheibenschäden ohne Beeinträchtigung des Rückenmarkes nachgewiesen werden.

2. Zervikobrachiales Syndrom –
Zu den genannten Beschwerden des zervikalen Syndromes gesellen sich beim zervikobrachialen Syndrom, d. h. Hals-Arm-Syndrom, radikuläre motorische und/oder sensible Ausfälle entlang der aus dem Halsmark austretenden großen Nervenstämme, mitunter auch vegetative Störungen im Sinne eines oberen Quadrantensyndromes d. h. ein vegetatives Reizsyndrom eines ganzen Körperviertels infolge von Irritationen zuständiger Segmente des sympathischen Nervensystemes. Die Zerviko-Brachialgien, d. h. die zumeist schmerzhaften Hals-Arm-Beschwerden, können ein- oder doppelseitig sein.

3. Zervikomedulläres Syndrom –
Zusätzlich zum Zervikalsyndrom liegen beim zervikomedullären Syndrom, d. h. dem Hals-Rückenmarks-Syndrom, Hinweise auf eine Schädigung des Spinalmarks im Halsbereich vor, die durch das Herauspressen von Bandscheiben in das Rückenmark oder die von einer Commotio spinalis (Rückenmarkserschütterung) – u. U. mit passagerer Lähmung aller vier Extremitäten – bis hin zu kontusionellen Schädigungen (Rückenmarksquetschung) mit irreversibler Querschnittslähmung oder gar vollständiger Lähmung aller vier Extremitäten reichen können. Diese Form der Traumaauswirkung ist in ihrer akuten Form als am lebensbedrohlichsten unter diesen vier Kategorien des HWS-Schleudertraumas anzusehen.

4. Zervikoenzephales Syndrom –
Zusätzlich zum Zervikalsyndrom werden posttraumatisch von den Unfallopfern beim Hals-Gehirn-Syndrom Kopfschmerzen, Antriebsschwäche, Vergesslichkeit, Schlafstörungen, Schwindel, Taumeligkeit, Tinnitus, Hör- und Sehstörungen in Form von Bildertanzen, Verschwommensehen, Doppelbildern, visuelle Illusionen, Geruchs- und Geschmacksstörungen, Schluckstörungen usw. sowie psychische Beschwerden mit Angstzuständen, verstärkter Reizbarkeit, depressiven Verstimmungen und eine Hirnleistungsverminderung angegeben. Relativ häufig treten initial auch Bewusstseinsstörungen mit den Zeichen einer Commotio oder Contusio cerebri auf. Darüber hinausgehende strukturelle Läsionen des Gehirns sind ebenfalls möglich.

Es treten auch Mischformen der vier genannten Typen auf. Für die meisten ärztlichen Gutachter ist das zervikoenzephale Syndrom, d. h. das Hals-Gehirn-Syndrom, von besonderer Bedeutung, da es mit besonders lang andauernden und die allgemeine Leistungsfähigkeit sowie die Lebensqualität beeinträchtigenden Beschwerden und nachweisbaren Funktionsveränderungen einhergeht.

Viele der betroffenen Patienten mussten, wie wir immer wieder beobachten konnten, infolge der posttraumatischen Zustände nach einem zervikoenzephalen Syndrom wegen ihrer chronischen Beschwerden ihren Beruf, ihr soziales Leben und Umfeld und teilweise sogar Partnerschaften aufgeben. Häufig werden ihre Probleme leider noch als bloße Behauptung abgetan oder auf die psychische Ebene geschoben, da keine geeigneten ärztlichen (auch neurootologischen) Untersuchungen durchgeführt wurden, um die Grundlagen für diese Beschwerden messend und vergleichend analysierend zu verifizieren.

Grundlagen der neurootologisch relevanten posttraumatischen Störungen

Im Zusammenhang mit der Begutachtung von Zuständen nach HWS-Schleudertrauma weist Boniver (2000) darauf hin, dass Schädigungen in den sehr komplizierten aufsteigenden und absteigenden kybernetischen Regelkreisen von den Weichteilen des Halses über das Rückenmark zum Hirnstamm, zum Kleinhirn und zum Hypothalamus die Ursachen für Schwindel und schwindelbegleitende vegetative Symptome sind. Genauso wie Claussen (1994) fordert er die spezielle neurootometrische Funktionsanalyse der posttraumatischen Beschwerden nach einem HWS-Schleudertrauma.

„Whiplash-associated disorders" (WAD) müssen heute unterschieden werden von Nackensteifigkeit, traumatischer Bandscheibenvorwölbung und Schädigung des Rückenmarkes bzw. der spinalen Nervenwurzeln. WAD treten häufiger mit Erkrankungen des Zentralnervensystemes vergesellschaftet auf wie z. B. Commotio cerebri oder Contusio cerebri.

Das so genannte posteriore sympathische Zervikalsyndrom von Barré wird als Ursache des zervikalen Schwindels diskutiert. Barré (1926) meinte, dass HWS-Läsionen die sympathischen Nervengeflechte irritieren. Dadurch entsteht eine Verminderung der Blutversorgung der Innenohrlabyrinthe, indem es zu Konstriktionen in der Innenohrarterie kommt.

Obwohl es zahllose klinische Beschreibungen des Barré-Syndroms gibt, finden sich in der einschlägigen Literatur nur wenige objektive Daten, welche den Zusammenhang zwischen anfallsweisem Schwindel und einer sympathischen zervikalen Funktionsstörung belegen. Denn die intrakraniale Blutversorgung unterliegt einer unabhängigen Autoregulation, die sich der Kontrolle des zervikalen Sympathikus entzieht. Es spricht sehr wenig dafür, dass eine Läsion im sympathischen Nervengeflecht des Halses zu einer fokal umschriebenen Gefäßkonstriktion der Innenohr-Gefäße führt.

Hinoki (zuerst 1971, detailliert 1985) hat eine Arbeitshypothese vorgetragen, bei der er den Schwindel infolge eines HWS-Schleudertraumas in erster Linie durch einen Mechanismus aus dem Hypothalamus zu erklären imstande war. Gemäß den Beobachtungen von Hinoki bestehen bei Patienten nach einem HWS-Schleudertrauma besondere, erhöhte Spannungsverhältnisse in den Weichteilgeweben des Halses. Diese beruhen auf einer Übererregbarkeit der zervikalen Propriorezeptoren. Dieser Zustand wird durch eine Reizung der sympathischen Betarezeptoren in den Muskelspindeln verursacht. Hinoki (1985) konnte in diesen Muskelspindeln granulierte Vesikel an den Enden der marklosen Nervenfasern in der Nähe der motorischen Nervenenden dieser Muskelspindeln nach HWS-Schleudertrauma nachweisen.

Abnorme, zum Zentrum hin gerichtete Nervenimpulse können von dort aus, d.h. von den verletzten Hals-Weichteilgeweben entlang der spinoretikulären Bahnen, in den Hirnstamm gelangen.

Unter den aufsteigenden Bahnen im Rückenmark von den lumbalen und den zervikalen Propriorezeptoren zum Hirnstamm spielen die spinoretikulären Bahnen die größte Rolle. Darin steigen die meisten Nervenfasern entlang des Fasciculus lateralis und der Vordersäule des Rückenmarkes auf. Sie enden in der Formatio reticularis sowohl in dem verlängerten Rückenmark (Medulla oblongata) wie auch in der Brücke (Pons). Einige Fasern dieses Bahnensystemes steigen direkt bis zum Mittelhirn auf. Von dort aus sind sie mit dem so genannten Deiter-Kern der Vestibulariskerne verbunden.

Dieser Trakt schaltet in den Neuronen in der Medulla oblongata, der Pons und dem Mittelhirn um. Er endet in den oberen Vierhügeln (Colliculus superior). Es ist wissenschaftlich gesichert, dass die Formatio reticularis dieser Hirnabschnitte, des Deiter-Kerns und des Colliculus superior eine aktive Rolle spielen sowohl bei den okulären als auch bei den spinalen Reflexen, die mit der Gleichgewichtsregulation verbunden sind.

Unter den von dem Hirnstamm absteigenden Bahnen spielt das mittlere Längsbündel (Fasciculus longitudinalis medialis) eine große Rolle bei der Entstehung von Schwindel. Denn dieser Trakt nimmt seinen Ausgang vom Hirnstamm und ist sowohl mit den oculomotorischen Kernen als auch mit den somatomotorischen Zellen in der Vordersäule des Rückenmarkes verbunden.

Der retikulospinale Trakt entspringt ebenfalls in der Formatio reticularis sowohl der Medulla oblongata als auch der Pons im Hirnstamm. Er ist auch mit den somatomotorischen Zellen der Vordersäule des Rückenmarkes verbunden. Man geht davon aus, dass dieses Bahnensystem eine enge Verbindung mit dem spinoretikulären Trakt besitzt. Auf diese Weise sind das mittlere Längsbündel (Fasciculus longitudinalis medialis) und die retikulospinale Bahn besonders wichtig für die Entwicklung von Schwindelzuständen beim HWS-Schleudertrauma.

Der Hypothalamus spielt ebenfalls eine wichtige Rolle für die Entstehung von Schwindel im Zusammenhang mit dem HWS-Schleudertrauma, denn die meisten Patienten von Hinoki (1985) mit Schwindel zeigten gleichzeitig verschiedene vegetative Symptome wie z. B. Tränenfluss, abnormes Schwitzen und Herzklopfen.

Bei dieser Art von posttraumatischem Schwindel nach HWS-Schleudertrauma ist auch das Kleinhirn (Cerebellum) beteiligt, denn es ist eng mit den zervikalen und lumbalen Propriorezeptoren und dem Hirnstamm verbunden.

Vor diesem Hintergrund erscheint es außerordentlich wichtig, dass für die Untersuchung posttraumatischer Zustände nach HWS-Schleudertrauma neurootometrische Tests eingesetzt werden, die der Analyse der Nystagmussignale am Auge und der Prüfung des vestibulospinalen Kopf-Körper-Gleichgewichts dienen.

Von großer Aussagekraft für die neuere Beurteilung von HWS-Schleudertrauma-Patienten sind die Untersuchungen von Oosterveld et al. (1991). Die Arbeitsgruppe untersuchte 262 Patienten neurootologisch, die an langdauernden Nachwirkungen nach einem Beschleunigungstrauma der Halswirbelsäule litten. Alle Fälle wurden in einem Intervall von einem halben bis 5 Jahre nach dem Unfall untersucht. Das beinhaltete, dass es sich um Patienten mit persistierenden Beschwerden handelte. Schwindel bestand in 85 % der Patienten. Bei 18 % aller Patienten entstanden die Schwindelempfindungen nur während und nach Kopf- und Halsbewegungen.

Über Ohrgeräusche, d. h. Tinnitus, klagten 14 % (37) der Fälle, über Hörverminderungen von mehr als 20 dB 5 % (12) der Fälle, in 3 der Fälle war die Hörverminderung bilateral. Sehstörungen wurden von 24 % (63) der Fälle berichtet. Die Patienten wurden einer Vestibularisprüfung und einem visuellen Tracking-Test unterzogen. Die kalorische Vestibularisprüfung zeigte in 13 Fällen (5 %) eine einseitige Labyrinthläsion. In 38 % der Fälle fand sich eine zentrale Pathologie. 74 Fälle oder 28 % waren ohne irgendwelche pathologischen Befunde.

Auf eine medulläre Zerrung bzw. eine Schädigung der Hirnstammstrukturen weisen die Untersuchungen entsprechend der Interpretation der Ergebnisse durch die Autoren hin. Drei verschiedene Verletzungen können nach dem Zervikaltrauma im Hinblick auf die Gleichgewichtsregulation mit äquilibriometrischen Methoden untersucht und dargestellt werden:

1. Läsionen des peripheren Vestibularorganes,
2. Läsionen des propriozeptiven Systemes,
3. Läsionen des okulomotorischen Systems sowie des Hypothalamus, des Cerebellums und des Hirnstammes.

Die Ergebnisse aus der Studie von Oosterveld et al. zeigen, dass die so genannte Degressionsregel im Bereich der „Bagatelltraumen" in ihrer bisherigen kategorischen Form nicht aufrechtzuerhalten ist. Fälschlicherweise besteht in der Fachwelt vielfach noch immer die Auffassung, dass Traumata ohne radiologisch nachweisbare Pathologie, wie z. B. HWS-Schleudertrauma Erdmann Typ I und Typ II von nur geringwertigen und schnell kompensierenden vestibulären Symptomen begleitet sind. Das von ihnen vorgelegte Zahlenmaterial belegt eindrucksvoll, dass eben keine allgemeingültige Degressionsregel auch bei den so genannten leichteren HWS-Schleudertraumen vom Typ Erdmann I und Erdmann II angenommen werden kann.

Besondere Fortschritte bei der Aufdeckung von objektiven und quantitativen neurophysiologischen Befunden des Hirnstammes und des Rückenmarks beim „Late-Whiplash"-Syndrom zeigte deutliche Veränderungen der okulomotorischen Funktionen (Hildingsson et al. 1989).

Rubin (1973) fand bei 50 % seiner Patienten mit Schwindel nach einem HWS-Beschleunigungstrauma ENG-Veränderungen, die allerdings oft so diskret waren, dass sie sich bei der Routine-Untersuchung im hellen Raum dem Nachweis entzogen. Der Schwindel war bei seinen Patienten oft erst 7 – 10 Tage nach dem Trauma aufgetreten. Er war bewegungsabhängig und dauerte Sekunden bis Minuten an. In mehreren Fällen persistierten die Beschwerden und pathologische Untersuchungsbefunde über Jahre. Bei 10 – 15 % ließ sich zusätzlich ein traumatisch gedeuteter Hörverlust nachweisen.

Fischer (1995) untersuchte die Zusammenhänge zwischen sensomotorischen Nystagmusveränderungen und vegetativen Reaktionsveränderungen nach HWS-Schleudertrauma. Bei 32 Patienten mit Zustand nach HWS-Schleudertrauma durch Auffahrunfälle wurden neurootologische und respiratorische Tests 1 – 26 Monate nach dem Unfall durchgeführt. Kein Patient zeigte einen pathologischen Spontannystagmus. Allerdings fanden sich bei 53 % enthemmte kalorische Nystagmusreaktionen und in 38 % typische Zeichen vegetativer Hyperventilationssyndrome. Die Kombination aus enthemmter kalorischer Nystagmusreaktion und vegetativem Hyperventilationssyndrom fand sich bei 22 % aller Patienten.

Die kalorischen Vestibularisreaktionen waren überwiegend symmetrisch enthemmt. Es ist auffällig, dass diese Beschwerden bei den 17 Frauen prozentual wesentlich häufiger auftraten als bei den 15 Männern. Nystagmusenthemmung bestand bei 47 % der Frauen und respiratorische Enthemmung bei 29 % der Frauen.

Neurophysiologisch nachweisbare Veränderungen wurden ebenfalls im Bereich der sensorischen Trigeminusfunktion gefunden (Knibestol et al. 1990).

Gutachterliche Neurootometrie

Die von vielen Patienten geschilderten, sehr differenzierten neurosensorischen Beschwerden nach einem HWS-Schleudertrauma umfassen Kopfschmerzen, Antriebsschwäche, Vergesslichkeit, Schlafstörungen, Schwindel, Taumeligkeit, Tinnitus, Hör- und Sehstörungen in Form von Bildertanzen, Verschwommensehen, Doppelbildern, visuellen Illusionen, Geruchs- und Geschmacksstörungen, Schluckstörungen usw. Sie sind dann glaubhaft, wenn die zugehörigen, typischen Funktionsstörungen durch spezifische neurootologische Tests verifiziert werden können.

Die diesbezüglichen metrischen Untersuchungsverfahren fasst man auch unter dem Begriff „Neurootometrie" zusammen. Sie ist die Basis der Äquilibriometrie, d.h. der messenden Erfassung der Gleichgewichtsfunktion, der Audiometrie, d.h. der messenden Erfassung der Hörfunktion, der Gustometrie, d.h. der messenden Erfassung der Geschmacksfunktion, der Olfaktometrie, d.h. der messenden Erfassung der Geruchsfunktion, und ihrer krankhaften Veränderungen.

Bei den von uns verwendeten Untersuchungs- und Beurteilungsmethoden handelt es sich um anerkannte Verfahren, die der herrschenden medizinischen Lehrmeinung auf dem Gebiete der Neurootologie im Hinblick auf die Methoden und die Beurteilungen folgen. Sie dienen uns gutachterlich zur Verifizierung der von den Unfallopfern vorgebrachten Beschwerden und funktionellen Leistungseinbußen. Können die Beschwerden mit diesen Methoden aber nicht verifiziert werden, so sind sie für uns derzeit auch nicht als verifizierbar und somit auch nicht als substantiiert im Gutachten zu verwerten.

Aufgrund der wissenschaftlichen und klinischen Entwicklungen hat der Neurootologe heute das Spektrum der von ihm benutzten Methoden gegenüber der klassischen HNO-Heilkunde beträchtlich weiterentwickelt.

Die moderne gutachterliche neurootologische Diagnostik ist durch die Verwendung eines sog. funktionell analytischen Netzwerkes aus einer Vielzahl von Tests gekennzeichnet, deren wichtigste nachfolgend aufgelistet sind. Mithilfe dieser Funktionstests ist es möglich, viele der von den Patienten vorgebrachten Beschwerdean-

gaben entweder zu verifizieren oder zu verwerfen.

Diese Tests ermöglichen die Verknüpfung positiver und negativer Befunde mit Zuordnung zu Kopfsinnesbahnverläufen von Auge, Vestibularis-Ohr, Cochlea-Hör-Ohr und Hals-Propriozept durch Hirnstamm, Kleinhirn und Großhirn zur Hirnrinde und auch von den verschiedenen Verarbeitungsstationen zurück zu den motorischen Antrieben von Auge, Kopf-Hals und Körper.

Die nachfolgende Liste von systematisch miteinander verknüpften HNO-ärztlich-neurootologischen Untersuchungsverfahren ist mosaikartig zusammengefügt. Die speziellen objektiven inspektorischen und quantitativ messenden HNO-ärztlich-neurootologischen Untersuchungen umfassen im Wesentlichen die folgenden Schritte:

1. HNO-ärztliche Inspektion von Ohren, Augen, Nase, Mund, Rachen, Kehlkopf, Gesicht und Hals einschließlich sonographischer Nebenhöhleninspektion und Computerrhinomanometrie der Nasendurchgängigkeit.
2. Audiometrische Funktionsprüfungen zur Prüfung der individuellen Hörleistung und der Funktion der gesamten Hörbahn
   2.1. Tonschwellenaudiogramm.
   2.2. Sprachaudiogramm.
   2.3. Reflexaudiometrie mittels der Mittelohrimpedanzprüfung.
   2.4. Bestimmung der akustischen Dynamik.
   2.5. Tinnitusmaskierung.
   2.6. Transitorisch evozierte otoakustische Emissionen (TEOAE).
   2.7. Computerunterstützte Hörprüfung mit akustisch evozierten Potenzialen kurzer Latenz (ABEP) des Hirnstammabschnittes der Hörbahn.
   2.8. Computerunterstützte Hörprüfung mit akustisch evozierten Potenzialen langer Latenz (ALEP) des Hirnrindenabschnittes der Hörbahn.
3. Äquilibriometrische Funktionsprüfungen zur Prüfung der gleichgewichtsbezogenen individuellen Raumorientierungsleistung unter besonderer Berücksichtigung von mindestens 5 neurosensorischen Regelkreisen unter wechselnden Stimulusbelastungen.
   3.1. Prüfung des Spontannystagmus bei geschlossenen Augen im Halbdunkeln mittels ENG.
   3.2. Monaurale kalorische Prüfung des vestibulookulären Systemes.

3.3. Binaurale per- und postrotatorische Prüfung des vestibulookulären Systemes (RIDT).

3.4. Vestibulärer Reizreaktionsstärkevergleich (VRRSV).

3.5. Prüfung des retinookulären Systemes mithilfe der gleitenden Blickpendelfolge (BPF).

3.6. Prüfung des retinookulären Systemes mithilfe des optokinetischen Nystagmus (Freifeldoptokinetik).

3.7. Computerunterstützte EEG-Analyse der visuell evozierten Hirnpotenziale (VEP).

3.8. Prüfung des vestibulokardialen Systemes mit EKG-Registrierung.

3.9. Prüfung des vestibulospinalen Systemes zum Zwecke der Kopf-Körper-Schema-Analyse mithilfe der Craniocorpographie (CCG) durch intrakorporale Halsbewegungsmuster.

3.91. Tretversuch-Craniocorpogramm (Tret-CCG).

3.92. Stehversuch-Craniocorpogramm (Steh-CCG).

3.93. Craniocorpogramm der berührungslosen Kopf-Hals-Bewegungsuntersuchung mit Nick-, Dreh- und Rotationsbewegungen des Kopfes gegenüber dem Rumpf (Nefert).

3.94. Craniocorpogramm der berührungslosen Kopf-Hals-Bewegungsuntersuchung mit vorwärts, seitwärts, auf- und abwärts gerichteten schiebenden Kopfbewegungen (Lolavheslit).

4. Doppler-Sonographie der vier großen hirnversorgenden Gefäße.

5. Riechtests (Olfaktometrie)
   5.1. Olfaktometrie mithilfe des Scheibenolfaktogrammes.

6. Schmecktests (Gustometrie).
   6.1. Chemogustometrie mithilfe des 5-Komponenten-Chemogustogrammes.
   6.2. Elektrogustometrie mithilfe des abgestuften Impuls-Elektrogustogrammes (AIEGG).

7. Weitere spezielle neurootometrische Tests, die im Einzelfall zusätzlich klärend erforderlich sein können.

Einen ganz besonderen Wert legen wir bei unseren wissenschaftlich begründeten neurootologischen Gutachten neben dem Studium der Akten und anderer Quellen, sowie der einschlägigen internationalen Fachliteratur auf die ausführliche persönlich vom Gutachter zu erhebende Anamnese.

Neben der vom Arzt persönlich erhobenen umfangreichen biographischen Anamnese verwenden wir auch eine umfangreichere systematische neurootologische Befragungsanamnese (NODEC bzw. ASOAC oder NOASC), die ausschließlich vom untersuchenden Arzt während einer länger dauernden Exploration ausgefüllt wird. Diese gestattet dann einen leichteren diagnostischen interindividuellen Vergleich, besonders wenn es um die Glaubhaftmachung „eingebildeter" oder aggravierter Symptome vor dem Hintergrund der Aktenlage und vor dem Hintergrund der objektiven neurootometrischen Untersuchung geht.

Insgesamt handelt es sich dabei um eine neurootologische Netzwerkuntersuchung der Kopfsinnesfunktionen mittels einer nichtinvasiven Methodik. Die Untersuchungen sind allerdings sehr zeitaufwendig, da sie sich aus schrittweisen Messungen zusammensetzen, bei denen die ausgelösten Reaktionen nach jedem Teiltest wieder abklingen müssen, um Überlagerungsartefakte zu vermeiden.

Wichtige Störungen, die auf diese Weise bei Patienten nach einem Hals-Schleudertrauma verifiziert werden können, beziehen sich auf kombinierte periphere und zentrale oder reine periphere bzw. zentrale Gleichgewichtsfunktionsstörungen mit Schwindel, schwindelbegleitenden vegetativen Reaktionen, Sehstörungen, Kopfschmerzen, begleitenden Hörstörungen, Ohrgeräuschen, Hörverzerrungen, Hörbahnveränderungen, Hörschwellen- und sprachaudiometrischen Veränderungen sowie Nystagmus- und Augenbewegungsveränderungen und Kopf-Körper-Taumeligkeitsvergrößerungen, Halsbeweglichkeitsveränderungen, räumliche Desorientierungen, Hirnleistungsstörungen zum Beispiel durch Einschränkungen bzw. des Verlustes zentraler Kompensationsleistungen usw.

Durch die Weiterentwicklung der Craniocorpographie (CCG) zur computergestützten USCCG im Sinne eines Local-Positioning-Systems konnten wir seit mehr als 10 Jahren simultane, 4-dimensionale Darstellungen (Länge, Breite, Höhe und Zeit) von Markierungspunkten an Kopf und Schultern entwickeln und in mehr als 14 000 Untersuchungen bei Normalpersonen und Patienten überprüfen. Zusätzlich haben wir mit dem Kopf-Beuge- und Rotationstest (Nefert) und dem Kopfschiebetest in 5 Richtungen (Lolavheslit) den klassischen vestibulospinalen Funktionsprüfungen, d. h. dem Stehtest nach Romberg und dem Tretversuch nach Unterberger und Fukuda, 2 spezielle Untersuchungsverfahren für die berührungslose, objektive und quantitative Kopf-Hals-Bewegungsleistung gegenüber dem Körper hinzugefügt. Unter ganz unterschiedlichen Bedingungen der Kopfhaltefunktion können wir jetzt auch objektiv und quantitativ darstellen, ob posttraumatisch die Kopf-Körperverbindung versteift oder gelockert, ob sie in einer oder mehreren Richtungen eingeschränkt ist oder ob sie Kompensations- bzw. Schonhaltungen des Kopfes durch Verlagerungen der Kopfhalteachse zur Darstellung bringt. Letzteres ist unter anderem auch im Zusammenhang mit der radiologisch nachweisbaren Steilstellung der HWS aus morphologischer Sicht seit vielen Jahren diskutiert worden. Anhand typischer Reaktionsmuster besonders des NEFERT-VSCCG mit Darstellung im HUSPA-TRAC-Modus können wir Beweglichkeitsstörungen im Kopfsockelgelenk (C0, C1, C2) von solchen in der tieferen HWS (z. B. C4, C5, C6) abgrenzen. Diesbezüglich können wir heute die funktionellen Grundlagen in jedem Einzelfall abbilden.

Mit dieser Entwicklung konnten wir für die fallweise sehr gefährlichen und zum Teil letalen manualmedizinischen Untersuchungsverfahren (Neumann et al., 1979), die wegen ihrer Gefährlichkeit wohl nicht duldungspflichtig sind, neue und ungefährliche, registrierende und messende Methoden der Halsbeweglichkeitsprüfung einführen.

Bei den posttraumatischen Erkrankungen nach Kopf-Hals-Beschleunigungstraumen können auch schmerzhafte Überempfindlichkeiten (Hyperalgesie), Schwächegefühle, Lähmungen (Paralyse), Sprachstörungen (Dysarthrie), Schluckstörungen (Dysphagie), vestibulovegetative Herzrhythmusstörungen, Benommenheit, Schwarzwerden-vor-den-Augen und Sehstörungen auftreten. Die Schwindelauslösung mit den genannten vegetativen Symptomen kann fallweise noch gesteigert werden, wenn der Patient willkürliche oder unwillkürliche Kopf-Hals-Bewegungen durchführt, die unter anderem zu einer weiteren Einengung der großen Halswirbelsäulenarterien führen. Davon zu unterscheiden sind die optischen Schwindelauslösungen durch Blickbewegungen oder interokuläre Fusionsstörungen.

In die Differenzialdiagnose von Patienten nach einem HWS-Schleudertrauma mit nachweisbaren neurootologischen Funktionsstörungen müssen wir heute etwa 300 weitgefächerte Krankheiten des Kopfsinnessystemes, des Gehirns und des Halses im Sinne einer möglichen konkurrierenden Kausalität mit erwägen und abgrenzen, wie wir dies regelmäßig in unseren Publikationen und Gutachten darstellen.

Eigenschaften der interdisziplinären „CDMV-Skala"

Aufbauend auf den gewachsenen Strukturen der Begutachtung von Kopf-Hals-Beschleunigungstraumen haben wir in einer interdisziplinären Arbeitsgruppe die synoptische Zusammenarbeit von 4 medizinischen Fächern gesucht. Dabei stehen die alphabetisch geordneten Kürzel von CDMV für:
C: Neurootologie – Claussen
D: Orthopädie – Dehler
M: Neurochirurgie – Montazem
V: funktionelle Radiologie – Volle.

Mittels der dabei gewonnenen Ergebnisse erfolgte im Jahre 1999 die Entwicklung einer neuen CDMV-Skala anhand von neurootologischen, orthopädischen, neurochirurgischen und neuroradiologischen Untersuchungsbefunden zur Einteilung und gutachterlichen Bewertung der Folgezustände nach HWS-Schleudertraumen mit Auswirkung auf die Erwerbsfähigkeit, die unmittelbare Prognose und die Langzeitprognose der Leidensentwicklung. Die CDMV-Tabelle stellt somit einen Leitfaden für eine systematische diagnostische Aufarbeitung der Einzelfälle nach modernen medizinischen Gesichtspunkten mit wechselnden Schwerpunkten unter Berücksichtigung des Einzelfalles dar.

Die unten aufgelisteten Kennzeichen und Befunde (Tab. 1) müssen synoptisch miteinander verbunden werden, um das Gesamtbild des Falles mosaikartig zur Darstellung zu bringen.

Ausblick für die Bedeutung neurootologischer gutachterlicher Aussagen

Rein mechanische Vorstellungen von physikalischen Traumaeinwirkungen und daraus resultierenden körperlichen und selbst neurosensorischen Destruktionen waren bisher nicht in der Lage, das Bild des posttraumatischen Beschwerdeverlaufes vom Typ des zervikoenzephalen Syn-

Tab. **1**   CDMV-Tabelle posttraumatischer Störungen nach Kopf-Hals-Schleudertrauma

Kennzeichen des posttraumatischen Prozesses beim „Late-Whiplash-Injury"-Syndrom	Typische Befunde
subjektiver Dyskomfort	dauernde Symptomenpräsenz (z. B. Vertigo, Tinnitus) symptomatische Dauerirritation (z. B. Doppelbilder, Taumeligkeit) Schlafstörungen depressive Verstimmungen dauerndes Krankheitsgefühl Hirnleistungsschwäche
Leistungsverfall	Beruf Privatleben Sport soziale Vereinsamung
morphologische Veränderung in Kopf und Hals	Röntgenbefunde Hals Röntgenbefunde Schädel ossäre CT-/NMR-Befunde HWS funktionelle ligamentäre CT-/NMR-Befunde HWS (z. B. C0, C1, C2) CT-/NMR-Befunde des Spinalmarks CT-/NMR-Befunde des Gehirns SPECT-Befunde des Gehirns PET-Befunde des Gehirns
Neurochirurgisch inspektorische Veränderungen	Halswirbelfrakturen Kopfsockelgelenkseinrisse (Kapsel und/oder Bänder) Zervikomedulläre Störungen
monosensorische neurootologische Funktionsstörungen	visuelle Funktionsstörungen Hörstörungen Hörbahnstörungen Tinnitus vestibulookuläre Störungen optokinetische Störungen Nystagmussignalstörungen vestibulovegetative Störungen vestibulospinale Störungen vestibulokortikale Störungen zervikookuläre Störungen Koordinationsstörungen Geruchsstörungen Geschmacksstörungen Fazialisstörungen Trigeminusstörungen
multisensorische neurootologische Funktionsstörungen	Kombinationen multipler monosensorischer neuro-otologischer Funktionsstörungen mit objektiven und quantitativen Befunden Kombinationen multipler monosensorischer neuro-otologischer Funktionsstörungen mit subjektivem Dyskomfort
vaskuläre Funktionsstörungen	Vertebralis-Insuffizienz Basilaris-Insuffizienz regionale Hirndurchblutungsstörungen PICA-/AICA-Störungen

Tab. **1** Fortsetzung

Kennzeichen des posttraumatischen Prozesses beim „Late-Whiplash-Injury"-Syndrom	Typische Befunde
Funktionsstörungen des Bewegungssystemes	Halssteife
	Halslockerung
	begrenzte HWS-Bewegungseinschränkungen (z. B. im Kopf-Sockel-Gelenk [C0, C1, C2], in unteren HWS-Abschnitten [C4, C5, C6])
	schmerzhafte Bewegungseinschränkung Hals
	schmerzhafte Bewegungseinschränkungen Schulter-Arm-Hand
	schmerzhafte Bewegungseinschränkungen BWS/LWS
	schmerzhafte Bewegungseinschränkungen untere Extremitäten
	persistierende sternosymphysiale Belastungshaltung
	unilokuläre muskuläre Ansatzreize
	multilokuläre muskuläre Ansatzreize

dromes nach einem Kopf-Hals-Schleudertrauma richtig abzubilden und dementsprechend angemessen und gerecht zu begutachten. Dennoch sind sowohl mechanische Erklärungen wie auch morphologische Befunde durch direkte neurochirurgische Inspektion der HWS, durch neuroradiologische Bilder und ebenfalls die funktionellen orthopädischen Funktionsprüfungen einerseits für unsere Vorstellungen von der Erkrankung und damit andererseits auch für eine umfassendere ärztliche Aufklärung des Einzelfalles von besonderer Bedeutung.

Ein zusätzliches Problem bei der Erklärung der pathophysiologischen Vorgänge beim Unfallopfer verursachte von Anfang an das beschwerdefreie Intervall nach dem Unfall. Ein Umdenken erforderte der posttraumatische Verlauf einer progredienten Verschlimmerung bei einem leichteren bzw. mittelschweren Initialbefund mit sehr schwerwiegenden Langzeitfolgen, auf den heute weltweit in der einschlägigen Literatur anhand von Statistiken posttraumatischer Verläufe hingewiesen wird.

Balla berichtete 1980 erstmals, dass bis zu $^1/_4$ aller Patienten nach einem HWS-Schleudertrauma ohne bedeutende Röntgenbefunde nicht innerhalb der erwarteten 6-Monatsfrist abheilten, sondern langfristig erkrankt waren. Dieses Phänomen nannte er „Late Whiplash Syndrome".

Er weist darauf hin, dass diese Patienten, selbst wenn die Unfälle als Bagatellunfälle im Sinne eines „Minor Head Injury" eingestuft wurden, nur sehr schwer in der Lage sind, ihre frühere Arbeits-

kraft wiederzugewinnen und ihr früheres soziales Leben wieder aufzunehmen. Häufig werden diese Patienten deshalb auch ungerechtigt als Simulanten eingestuft. Aber dieselben Beschwerdebilder und Verläufe werden auch bei Patienten beobachtet, die in keine Schadensersatzansprüche verwickelt sind, aufgrund derer sie sich ökonomische oder andere Vorteile verschaffen könnten.

Das so genannte „Whiplash Brain" von Otte (1998), d. h. das HWS-Gehirn, ist ein neuerdings häufiger beschriebener und deshalb auch wichtiger posttraumatischer Befund. Kontrollierte Studien mit Single-Photonen-Emissions-Computertomographie (SPECT) haben gezeigt, dass dieses Verfahren mehr Hirnläsionen aufdecken kann, als das mit der Computertomographie (CT) und der Magnetresonanztomographie (MRT) möglich ist. Selbst bei Patienten mit subjektiven postkommotionellen Beschwerden nach so genannten Bagatellschädelhirntraumen kann SPECT normabweichende Befunde zeigen. Mithilfe der Positronenemissionstomographie (PET) wurde zum Beispiel wiederholt eine deutliche Reduktion der Glucoseutilisation in bestimmten Bereichen der Hirnrinde entdeckt.

Sakata et al. (1996) weisen darauf hin, dass heutzutage zwar viele Autoren über die Pathogenese des HWS-Schleudertraumas berichtet haben, ihre Erklärung für den Pathomechanismus der posttraumatischen Erkrankungen ist aber noch sehr ähnlich geblieben zu dem, den bereits die Erstautoren Gay und Abbott (1953) angegeben haben. Diese Autoren berichteten als posttraumatische Läsionen über Nackensteifigkeit, zervikale Myelopathie, zervikale Radikulopathie, vertebrobasiläre Insuffizienz, Schädigung des zervikalen sympathischen Systemes, Veränderungen der Nackenreflexe und posttraumatische Neurosen. Diesen Schädigungskomplexen fügt Sakata aus seiner Erfahrung bei der Analyse von 1353 Patienten nach HWS-Schleudertrauma die Folgenden hinzu:

Zerebrozerebelläre Hirnerschütterungen, Hirnstammerschütterungen und medullospinale Erschütterungen sowie Labyrintherschütterungen. Er weist darauf hin, dass es bei zerebrozerebellären Erschütterungen zu so genannten Rindenprellungsherden kommt. Im Hinblick auf die Hirnstamm- und medullospinalen Erschütterungen findet man posttraumatisch neurale Ödeme, neurovaskuläre Friktionen, Blutungen und multiple kleine Erweichungsherde. Bei der Labyrintherschütterung kommt es vielfach zusätzlich zu einer Destruktion der Sinnesorgane in den Innenohren.

Bei der Beurteilung der Prognose und der Leidensentwicklung nach einem Kopf-Hals-Trauma vom Typ des HWS-Schleudertraumas geht man heute von Zeitschwellen von 2 Jahren bzw. 3 Jahren aus, nach denen eine Besserung eingetreten sein sollte, wenn es sich um eine leichtere bzw. ausheilende posttraumatische Erkrankung handelt.

Weltweit wurde in den vergangenen Jahrzehnten in Längsschnittstudien untersucht, an welche Kriterien die Progredienz in der Vorhersage, aber auch retrospektiv geknüpft ist. Dabei zeigte sich, dass eine Beschwerdefreiheit innerhalb der ersten drei Monate nach dem Unfall immerhin zu 95 % erwarten lässt, dass keine weiteren Leidenszeichen auftreten würden. Darüber hinaus ist jetzt auch bekannt, dass während des langfristigen posttraumatischen Verlaufes ebenfalls an- und abschwellende Beschwerdefluktuationen auftreten können. Squires et al. (1996) haben in einer klinischen Statistik beschrieben, dass sie Verläufe über 15,5 Jahre nach Auffahrunfällen ohne knöcherne HWS-Verletzungen mit weitergehenden, also progredienten Beschwerden angetroffen haben.

Besonders aus den Ausführungen in diesem Abschnitt geht hervor, dass wir die seit 1953 entwickelten Vorstellungen zur Pathologie, Kausalität und Prognose der Verletzungsfolgen nach einem Kopf-Hals-Beschleunigungstrauma im Sinne eines HWS-Schleudertraumas differenzieren und neu einordnen müssen. Dieser Erkenntnis von der Weiterentwicklung unseres differenzierten Wissens bezüglich des Kopf-Hals-Beschleunigungstraumas darf sich auch die moderne medizinische Begutachtung nicht verschließen. Hier hat die Neurootologie ihr notwendiges Aufgabengebiet.

Literatur

Alexander, G., H. Brunner, O. Marburg: Handbuch der Neurologie des Ohres. 3 Bde. Urban & Schwarzenberg, Wien, 1924–1928

Balla, J.I.: The Late Whiplash Syndrome. Aust. NZ. J. Surg., 50, 610–614, 1980

Bárány, R.: Untersuchungen über den vom Vestibularapparat des Ohres reflektorisch ausgelösten rhythmischen Nystagmus und seine Begleiterscheinungen. Mschr. Ohrenheilk., 40, 193–297, 1906

Barré, J. A.: Sur un syndrome sympathique cervical posterieur et sa cause fréquente. Rev. Neurologie, 33, 1246, 1926

Boniver, R.: Neurootological aspects of Medical Expertise in Whiplash-associated Disorders. International Tinnitus Journal, 6, 182–84, 2000

Claussen, C.F.: Die Cranio-Corpo-Graphie (CCG), eine einfache photooptische Registriermethode für vestibulo-spinale Reaktionen. Zeitschr. Laryngol. Rhinol., 49, 634–639,1970

Claussen, C.F.: Über eine Computerdatei mit 3500 Patientendatensätzen als Entscheidungshilfe bei der Bewertung neurootologischer Anamnesen und Funktionsprüfungen (NODEC I). Arch. klin. exp. Ohr.-, Nas.-u. Kehlk. Heilk., 205, 376–380, 1973

Claussen, C.F., E. Ranke: Zur Diagnostik posttraumatischer Schwindelzustände. Zeitschr. Medizinstudent, 1, 7–11,1973

Claussen, C.F.: Objektive neurootologische Funktionsbefunde beim sog. Halswirbelsäulenschwindel unter besonderer Berücksichtigung der okzipito-zervikalen Dysplasie und des Halswirbelsäulentraumas. Wirbelsäule in Forschung und Praxis, 76, 65, 1975

Claussen, C.-F.: Die systematische Auswertung von Elektronystagmogrammen. Die Auswahl von repräsentativen Parametern und die Berechnung von Normbereichen. Verhdlg. der GNA, I, 460–490, 1975.

Claussen, C.F., M. von Lühmann, G. Aust: Erfahrungen mit einer neurootologischen Patientendatei. Ber. 18. Jahrestagung d. Deutsch. Ges. f. Med. Dokumentation u. Statistik, pg. 149–152, 1976

Claussen, C.-F., M. von Lühmann: Das Elektronystagmogramm und die neurootologische Kennliniendiagnostik. Edition m + p, Dr. Werner Rudat, Hamburg und Neu-Isenburg, 1976

Claussen, C.F.: Statistische Standards bezüglich des Symptoms Schwindel in der Bundesrepublik Deutschland aus der Sicht der Neurootologie. Proc. NES, Vol. VII, pp. 590–605, 1980.

Claussen, C.F., J. Galvagni, A. Sporrer, M. Kirchner, J. Stumpf, and I. v. Schlachta: Die Neurootologische Datenbank NODEC IV - Ein Modell zur Standardisierung von Tests und zur Ausgabe von Vergleichskasuistik. Proc. NES, Vol. X, pp. 1–30.1983

Claussen C.-F., E. Claussen: Forschungsbericht Cranio-Corpo-Graphie (CCG) – Ein einfacher, objektiver und quantitativer Gleichgewichtstest für die Praxis. Schriftenreihe des Hauptverbandes der gewerblichen Berufsgenossenschaften eV, 5205 St. Augustin 2, 1983.

Claussen, C.F., G. Aust, W.-D. Schäfer, I. von Schlachta: Atlas der Elektronystagmographie. Edition medicin & pharmacie, Dr. Werner Rudat & Co. Nachf., Hamburg, 1986

Claussen, C.F., E. Claussen: Der Halstonusdysregulationsschwindel. Arch. Ohr-, Nas- u. Kehlk. heilk., Supplement II, 200–202, 1988

Claussen, C.F., D. Schneider, L.G. Marcondes, N. Patil: A Computer analysis of typical CCG patterns in 1021 neurootological patients. Acta-Otolaryng. (Stockh.)-Supplement 468, 235–238, 1990

Claussen, C.-F.: Der schwindelkranke Patient – Grundlagen der Neurootologie und Äquilibriometrie. Edition medicin & pharmacie, Dr. Werner Rudat & Co. Nachf., Hamburg, 1992

Claussen, C.-F.: Die funktionsorientierte neurootologische medizinische Begutachtung von Verkehrsunfallopfern nach einem HWS-Schleudertrauma. Aus: Berichte des 32. Deutschen Verkehrsgerichtstages 1994, Deutsche Akademie für Verkehrswissenschaft, Hamburg, 1994. (S. 234–306).

Claussen, C.-F., E. Claussen: Neurootologische Aspekte der medizinischen Begutachtung des HWS-Schleudertraumas. Vortrag auf Aufforderung, gehalten bei der 66. Jahresvers. d. Deutschen Gesellschaft f. HNO-Heilk., K.- u. H.-Chir., am 31.5.1995 in Karlsruhe

Claussen, C.-F., E. Claussen: About the strength of the neck in linking the head to the trunk as measured by the US-CCG. Excerpta Medica, International Congress Series, 1133, Elsevier Publishers, Amsterdam, Lausanne, New York, Oxford, Shannon, Tokyo, pg. 9–20, 1996

C.-F. Claussen, R. Dehler, A. Montazem, E. Volle: Das HWS-Schleudertrauma – moderne medizinische Erkenntnisse. Uni-Med-Verlag, Bremen, 1999

Claussen, C.F.. Die Entwicklung eines neuen medizinischen Einteilungsschemas der HWS-Schleudertraumata anhand der CDMV-Skala. LVA Württemberg, Schriftenreihe zur Sozialversicherung, Band 18, 27–34, 1999

Claussen, C.-F., E. Claussen: Cranio-corpo-graphy (CCG) – 30 years of equilibriometric measurements of spatial head, neck and trunk movements. Excerpta Medica, International Congress Series, 1201, Elsevier Publishers, Amsterdam, Lausanne, New York, Oxford, Shannon, Tokyo, pg. 245–260., 2000

Claussen, E., E. Volle, A. Montazem, C.-F. Claussen: Interdisciplinary clinical vertigo studies in Whiplash lesions to the Ligamenta alaria by means of dynamic MRI-findings in combination with Ultrasound Cranio-corpo-Graphy (USCCG). In (Ed.): Claussen, C.-F., Haid, C.T, Hofferberth, B.: Equilibrium Research, Clinical Equilibriometry and Modern Treatment., Excerpta Medica, International Congress Series 1201, Elsevier Science B.V., Amsterdam, Netherland pg. 451, 2000

Claussen, C.-F.: Development of clinical neurootological network diagnostics during the last three decades. International Tinnitus Journal,6, 77–86, 2000

Claussen, C.-F.: Medizinische neurootologische Wege zum Lösen von Beweisfragen beim HWS-Schleudertrauma. Deutsches Autorecht (DAR), 70, 337–343, 2001

Claussen, C.F.: Neck Flexion, Extension, and Rotation Test (Nefert). International Tinnitus J., 7, 84–96, 2001

Dannert, G.: Die so genannte Harmlosigkeitsgrenze aus juristischer Sicht. LVA Württemberg, Schriftenreihe zur Sozialversicherung, Band 18,15–20, 1999

Dannert, G.: Schadensersatzforderungen nach unfallbedingter Verletzung der Halswirbelsäule (HWS). Zeitschrift für Schadensrecht (zfs) 2–8 und 50–56, 2001

Dehler, R., F. Dehler: Die Behandlung der Kopf-Hals-Beschleunigungsverletzung im kompetitiv-kinästhetischen Konzept. LVA Württemberg, Schriftenreihe zur Sozialversicherung, Band 18, 44–48, 1999

Dvorak, J., E. Schneider, P.F. Saldinger, B. Rahn: Biomechanics of the cranio-cervical region: The alar and transverse ligaments. J. Orthop. Res. 6, 452–461, 1988.

Erlenkämper, A.: Sozialrecht – Leitfaden für die Praxis, 2. Auflage Karl Heymanns Verlag, Köln, Berlin, Bonn, München, 1988

Fischer, A.J.E.M., P.L.M. Huygen, H.T. Folgering, W.I.M. Verhagen, E.J.J.M. Theunissen: Hyperactive VOR and Hyperventilation after whiplash injury. Acta-Otolaryng. (Stockh.)-Supplement 520, 49–52, 1995

Fukuda, T.: The stepping test: two phases of the labyrinthine reflex. Acta Otolaryngol. (Stockh.), 50: 95–108 (1959)

Gargan MF, GC Bannister : The rate of recovery following whiplash injury. Eur Spine J ; 3 : 162–164, 1994

Gay, J.R., K.H. Abbott: Common Whiplash Injuries of the Neck. J.A.M.A., 152, 1698–1704, 1953

Graybiel, A.: The role of the Vestibular Organs in the Exploration of Space. Scientific and Technical Information Division National Aeronautics and Space Administration, NASA SP-77, Washington, 1965

Hinoki, M., S. Hine, Y. Tada: Neurootological Study on Vertigo due to whiplash injury: Equil.Research (Supplement I), 5–29, 1971

Hinoki, M.: Vertigo due to whiplash injury: a neurotological approach.: Acta oto-laryngologica. Supplement, 419, 9–29, 1985

Knibestol, M., C. Hildingsson, G. Toolanen: Trigeminal Sensory Impairment after Soft-Tissue Injury of the Cervical Spine. Acta Neurol. Scand. 82, 271–276, 1990

Kuhn, P.: ADAC Expertengespräch HWS-Verletzung in der Schadensregulierung am 11.11.1997 in der ADAC-Zentrale in München, Juristische Zentrale ADAC, München, 1997

Kuhn, P.: HWS-Verletzungen und Schmerzensgeld. LVA Württemberg, Schriftenreihe zur Sozialversicherung, Band 18,11 – 14, 1999

Ménière, P.: Mémoire sur les lésions de l'oreille interne donnant lieu á des symptomes de congestions cérébrale apoplectiforme. Gazette Médicale, Paris, 16, 597 – 601, 1861

Montazem, A.: Auswirkung eines Schleudertraumas auf die oberen Halswirbel einhergehend mit Instabilität am craniocervikalen Übergang und deren Folgen sowie Behandlungsmöglichkeiten. LVA Württemberg, Schriftenreihe zur Sozialversicherung, Band 18, 38 – 43, 1999

Montazem, A.: Secondary tinnitus as a symptom of instability of the upper cervical spine: Operative management. International Tinnitus Journal, 6, 130 – 133, 2000

Neumann, Frisch, Biermann, Schmitt, Wolff: Memorandum zur Verhütung von Zwischenfällen bei gezielter Handgrifftherapie an der Halswirbelsäule. Manuelle Medizin, 17, 53 – 59, 1979

Oosterveld, W.J., H.B. Kortschot, G.G. Kingma, H.A.A. de Jong, M.R. Saatcio: Electronystagmographic Findings Following Cervical Whiplash Injuries. Acta Otolaryngol. (Stockh.), 111, 201 – 205, 1991

Otte, A.: Das Halswirbelsäulenschleudertrauma – ein Ratgeber für Ärzte und Betroffene. Springer-Verlag, 2001

Romberg, M.: Lehrbuch der Nervenkrankheiten. Springer Verlag, Berlin, 184 – 191, 1848

Rubin, W.: Whiplash with Vestibular Involvement. Arch. Otolaryngol., 97, 85 – 87, 1973

Sagnelli, M., L. Pollastrini, F. Baretti, M. Patrizi: Vertigo Due to Whiplash Injury. Excerpta Medica, International Congress Series 929, Elsevier Science Publishers BV, Amsterdam, 1991, pg. 255 – 258

Sakata, E., Y. Murata, H. Hiratsuka, Y. Kim, M. Kanaya: Neurootological Approach to Whiplash Injuries. Neurootology Newsletter, 2, N° 2, 21 – 25, 1996

Schott, E.: Über die Registrierung des Nystagmus und anderer Augenbewegungen mittels des Saitengalvanometers. Dtsch. Arch. klin. med. 140, 79 – 90, 1922

Spiegel, E.A., I. Sommer: Ophthalmo- und Oto-Neurologie. Ein Lehrbuch für Studierende und Ärzte. Verlag von Julius Springer, Wien und Berlin, 1931

Squires, B., M.F. Gargan, G.C. Bannisterm: Soft-tissue injuries of the cervical spine. 15-year follow-up. J Bone Joint Surg Br; 78 : 955 – 957, 1996

Toglia, J.U., P. E. Rosenberg, N.L. Ronis: Posttraumatic Dizziness. Vestibular, Audiologic and Medico-Legal Aspects. Arch. Otolaryngol., 92, 485 – 492, 1970

Unterberger, S.: Neue objektiv registrierbare Vestibularis-Körper-Drehreaktionen, erhalten durch Treten auf der Stelle. „Der Tretversuch". Arch. Ohr.-, Nas.- u. Kehlk. Heilk. 145, 478, 1938

Volle, E.: Das HWS-Schleudertrauma: eine neue Einteilung im Rahmen der ersten drei posttraumatischen Monate. LVA Württemberg, Schriftenreihe zur Sozialversicherung, Band 18, 24 – 27, 1999

Volle, E., A. Montazem: Strukturdefekte der Ligamenta alaria in der offenen Funktionskernspintomographie. Manuelle Medizin 35, 188 – 193, 1997

Volle, E.: Functional Magnetic Resonance Imaging – Video diagnosis of soft tissue trauma to the craniocervical joints and ligaments. International Tinnitus Journal, 6, 134 – 139, 2000

Pathophysiologie und Klinik zentral-vestibulärer Erkrankungen

B. Hofferberth, Coppenbrügge

Schwindel – ein vielseitiges Symptom

In seinem Lehrbuch aus dem Jahre 1894 bezeichnet Oppenheim den Schwindel als ein Symptom von geringem diagnostischen Wert. Er schreibt:

„Aber der Umstand, dass er oft das einzige oder auch das wesentliche Symptom eines krankhaften Zustandes sein kann, rechtfertigt seine Besprechung."

Oppenheim definiert den Schwindel als eine Unlustempfindung, welche aus einer Störung der Beziehung unseres Körpers im Raum entspringt. Diese in erster Linie subjektive Empfindung trifft auf verschiedene Situationen zu, bei denen unsere Patienten über Schwindel klagen. Technisch gesprochen, erhält das zentrale Nervensystem von verschiedenen Messfühlern Informationen über die Lage des Körpers im Raum. Neben dem vestibulären System, also dem Gleichgewichtssystem, gibt es noch das optische und das propriozeptive System. Informationen, die über die Augen zum Gehirn gelangen, werden von diesem auch für die Lagebestimmung des Körpers im Raum genutzt. Über die in den Muskelsehnen und Gelenken angeordneten Dehnungsrezeptoren erhält das zentrale Nervensystem Informationen über die jeweilige Lage einer Extremität im Raum. Allein für den aufrechten Gang eines Menschen ist ein laufender Informations-Input aus allen drei genannten Systemen notwendig. Zu Schwindel und vegetativen Symptomen, wie Übelkeit und Erbrechen, kommt es immer dann, wenn die aus den verschiedenen Systemen eingehenden Informationen nicht übereinstimmen.

Es hat sich eingebürgert, das ganz allgemeine Symptom Schwindel in systematischen oder vestibulären und den asystematischen oder nichtvestibulären Schwindel zu unterteilen (Tab. 1).

Dabei geht der systematische Schwindel immer mit einer Drehempfindung einher.

Die Erkrankungen des vestibulären Systems werden in peripher-pathologische und zentralpathologische Affektionen unterschieden. Zum peripheren-vestibulären System gehört das Labyrinthorgan und seine Verbindung zum Hirnstamm, der Pars vestibularis des VIII. Hirnnervs. Zum zentral-vestibulären System zählen die Vestibulariskerne im Hirnstamm und alle von ihnen wegführenden und zu ihnen hinziehenden Bahnsysteme. Während die Erkrankungen des peripheren Gleichgewichtssystems diagnostisch und therapeutisch in das Fachgebiet der Hals-Nasen-Ohren-Heilkunde fallen, stellen die am Pars vestibularis wachsenden Akustikusneurinome sozusagen schon ein interdisziplinäres Problem dar, und die Erkrankungen der zentral-vestibulären Strukturen fallen in das Fachgebiet der Neurologie.

Die zentral-vestibulären Erkrankungen lassen sich in akute und chronische Affektionen unterteilen. Bei all diesen Erkrankungen ist die Intensität des resultierenden Schwindels einerseits durch das Entwicklungstempo des Grundleidens geprägt und zeigt zum anderen eine umgekehrte Proportionalität zur räumlichen Entfernung zwischen Läsionsort und vestibulärer Kernformation. Die akuten zentral-vestibulären Erkrankungen sind in der Tab. 2 aufgeführt.

Tab. **1** Die Einteilung des Schwindels

Systematischer Schwindel
– Drehschwindel
– Schwankschwindel
– Liftschwindel
Asystematischer Schwindel

Tab. **2** Die akuten zentral-vestibulären Erkrankungen

Vertebrobasiläre Insuffizienz
Zentralbedingter Schwindel nach Schädel-Hirn-Traumen
Entzündliche Hirnstammprozesse
Schläfenlappenepilepsie, Schwindel als epileptisches Äquivalent
Tumoren der hinteren Schädelgrube

Die Erkrankungen der zentral-vestibulären Strukturen

Vertebrobasiläre Insuffizienz

Die vertebrobasiläre Insuffizienz ist ein Syndrom, das in der Neurologie häufiger angetroffen wird. So wie der Ausdruck transitorisch-ischämische Attacke (TIA) vorübergehende neurologische Defizite, die vaskulär bedingt sind und die nicht länger als 24 Stunden anhalten, im Stromgebiet der Karotisarterien bezeichnet, so werden flüchtige Durchblutungsstörungen im Ausbreitungsgebiet der Vertebralis- bzw. der Basilaris-Arterie als vertebrobasiläre Insuffizienz bezeichnet.

Der Begriff *„vertebrobasiläre Insuffizienz"* (VBI) ist nur unwesentlich genauer als der globale Begriff „zerebrovaskuläre Insuffizienz". Im Gegensatz zu diesem grenzt er die Gefäßareale, die insuffizient das Blut transportieren, auf die beiden Arteriae vertebrales und die Arteria basilaris ein. Die Klinik der VBI weist gegenüber der der Karotisinsuffizienz einige wesentliche Besonderheiten auf. Die VBI ist erstens häufiger als die Insuffizienz im Karotiskreislauf. Zweitens ist die Symptomatologie der VBI weit reichhaltiger. Drittens ist die Symptomenkombination von Attacke zu Attacke bei der Insuffizienz im vertebrobasilären Kreislauf viel variabler. Nur in etwa einem von fünf Fällen gleicht sie hierin der Karotisinsuffizienz, wo die Art der Erscheinungen bei wiederkehrenden Attacken sich nicht ändert, allenfalls die Intensität der Ausfälle. Während bei der Karotisinsuffizienz die embolische Genese der Attacken im Vordergrund steht, spielen im Vertebralisstromgebiet pathophysiologisch die hämodynamischen Faktoren eine größere Rolle.

Die hämodynamischen Faktoren sind im Vertebralisstromgebiet deshalb so häufig, weil die Arterie in der Halswirbelsäule verankert und deren Bewegungen mitzumachen gezwungen ist. Bereits in einer gesunden Arteria vertebralis und einer jugendlichen Halswirbelsäule führt dies zu Änderungen des Stromvolumens, nämlich zum Rückgang der Blutströmung in dem jeweils elongierten Gefäß. Einen weiteren Faktor stellen degenerative Halswirbelsäulenveränderungen dar, deren Prädilektionsalter dem der stenosierenden Hirnarteriosklerose entspricht.

In der medizinischen Literatur des späten 19. Jahrhunderts wurden nur vereinzelt Fälle beschrieben, in denen bei der Autopsie eine Thrombose der Arteria basilaris gefunden wurde. Das Syndrom des Basilaris-Verschlusses als solches wurde erst 1946 bekannt, als Kubik und Adams ihre klassische Arbeit über die Folgen eines Verschlusses dieser Arterie publizierten. Zu dieser Zeit wurde erstmals die Diagnose am Lebenden gestellt. Das klinische Bild der VBI ging sogar erst weitere zehn Jahre später in die Literatur ein.

Während im deutschen Schrifttum Unterharnscheidt (1956) eine Arbeit über das synkopale zervikale Vertebralissyndrom veröffentlichte, beschrieben Siekert und Millikan (1955) erstmals das Syndrom der intermittierenden Insuffizienz der Arteria basilaris. In dieser Arbeit heißt es:

„There is a group of patients with cerebrovascular disease who suffer periodic and transient episodes of neurologic dysfunction, consisting in various combinations of weakness of the limbs, dimness of vision, diplopia, dysphagia, dysarthria, vertigo, numbness and confusion. The occurrence of these symptoms in sharply episodic form and the pattern thus evolved appear to be due to temporary ischemia within the field of the basilar artery. For this syndrome the term 'intermittent insufficiency of the basilar arterial system' ist suggested."

Nach Gänshirt (1979) lassen sich die Ursachen der VBI in hämodynamische Faktoren und in embolische Faktoren unterscheiden. Als **hämodynamische** Faktoren kommen in Frage:

Stenose, Knickstenose, Verschluss, Einengung durch Osteophyten, Halsrippe, kraniospinale Missbildungen, Torsionen, Extensionen, Flexionen der Halswirbelsäule, Subclavian-Steal-Syndrom und das Karotis-Steal-Syndrom.

Als **embolische** Faktoren kommen in Frage: kardiale Embolie und arterio-arterielle Embolie.

Die arteriosklerotisch bedingten Stenosen wie auch die Verschlüsse der Vertebralisarterien finden sich ganz überwiegend an den Abgangsstellen aus der jeweiligen Arteria subclavia. In einer großen amerikanischen Verbundstudie konnte Hass et al. (1968) an 4748 Patienten angiographisch zeigen, dass Vertebralisabgangsstenosen in 18,4% rechtsseitig und 22,3% linksseitig vorhanden waren. Es handelte sich um eine weniger ausgewählte Patientengruppe, wobei eine alters- und berufsunabhängige Information über Häufigkeit und Verteilung von Obliterationen der hirnversorgenden Gefäße gewonnen wurde. Diese Verbundstudie war in neurologischen Kliniken durchgeführt worden. Betrachtet man das Krankengut einer allgemeinen Gefäßklinik (Zeitler 1972), so liegen die Häufigkeitsangaben deutlich niedriger. Bei 443 Patienten wurde in 6% eine rechtsseitige und in 3,6% eine linksseitige Vertebralisstenose angiographisch diagnostiziert.

Als ganz überwiegende Ursache der Stenosierungen im Vertebralisstromgebiet können arteriosklerotische Veränderungen an den Gefäßwänden gelten. Nach einer Sektionsstatistik über fast 4000 Gehirne von Baker und Resch (1965) fanden sich im Alter von 40 Jahren bei 20% und im Alter von 50 Jahren bei 50% der untersuchten Gehirne arteriosklerotische Veränderungen an den intrakraniellen Hirnarterien. Zu einem wesentlichen Teil sind diese allerdings den arteriellen Gefäßquerschnitt kaum vermindernde Intimaveränderungen, die angiographisch nur schwer zu erfassen sind.

Nach den Verschlüssen der Arteria carotis interna und der Arteria cerebri media nehmen die Verschlussvorgänge an den Vertebralarterien die dritte Stelle ein. Die Arteria vertebralis kann in verschiedenen Höhen verschlossen werden.

Verschlussprädilektionsstellen sind der Ursprung der Arterie an der Arteria subclavia, ihr Verlauf durch die Querfortsätze der Halwirbelsäule und die Höhe des Sulcus arteriae vertebralis auf dem Atlas (Krayenbühl und Yasargil 1957). Vertebralisverschlüsse treten bei Männern wie Frauen gleich häufig auf. Das häufigste Erkrankungsalter liegt im 6. Lebensjahrzehnt (Meyer et al. 1960), als häufigste Ursache von Vertebralisverschlüssen im mittleren und höheren Lebensalter ist wiederum die Arteriosklerose, oft kombiniert mit Hypertension oder Diabetes mellitus zu nennen (Duffy und Jacobs 1962).

Osteophyten der Halswirbelsäule bei Osteochondrose können manchmal beim vertebrobasilären Syndrom eine wichtige Rolle spielen. Osteochondrotische Sporne können den Verlauf einer Vertebralisarterie einengen und können bei Bewegungen der einzelnen Wirbel gegeneinander die Arterie komprimieren (Friedenberg et al. 1959, Sheehan et al. 1960, Tandon 1980).

Beim Ausstrecken eines Armes kann die Vertebralarterie durch eine Halsrippe nach vorn verlagert, verdreht und bei manchen Patienten in der Nähe ihrer Abgangsstelle vorübergehend verschlossen werden (Husni und Storer 1967). Weitere mögliche ätiologische Faktoren sind kongenitale Anomalien der Halswirbelsäule wie z.B. das Klippel-Feil-Syndrom und die basiläre Impression, wobei jede dieser beiden Anomalien zusammen mit einer solchen der Vertebralarterien selber auftreten kann (Janneway et al. 1966). Auch

eine Fehlanlage des Dens epistrophei, die eine pathologische Beweglichkeit innerhalb der Halswirbelsäule erlaubt, wurde beschrieben (Ford 1952).

Zur Minderung des Stromvolumens in einer Vertebralarterie führen auch Überstreckungen und Überdrehungen der Halswirbelsäule (Chrast und Korbicka 1962, Toole und Tucker 1960, Weibel und Fields 1969). Eine durch Hyperextension oder plötzliche Drehbewegung des Halses ausgelöste Verletzung der Vertebralarterien kann verheerende Hirnstammerkrankungen zur Folge haben. Die häufigste Ursache eines solchen Traumas sind die Hyperextensions- oder „Peitschenhiebverletzungen" des Halses (Carpenter 1961, Simeone und Goldberg 1968). Verheerende Folgen können auch chiropraktische Manipulationen an der Halswirbelsäule haben. Beschrieben sind sowohl Thrombosen der Arteria basilaris (Ford und Clark 1956, Parkin et al. 1978) wie auch reversible Hirnstammsymptome (Smith und Estridge 1962). Eine seltenere Ursache für Symptome der VBI ist die Hyperextension des Kopfes bei Zahnextraktion oder bei Intubation während einer Vollnarkose.

Klinische Symptomatik der vertebrobasilären Insuffizienz

Das im vertebrobasilären System transportierte Blut ernährt zehn der zwölf Hirnnerven, alle auf- und absteigenden Bahnen, die Endorgane für Gehör und Gleichgewicht sowie Teile der Großhirnhemisphären. Eine Erkrankung dieses Systems führt daher zu vielfältigen und ganz unterschiedlichen Symptomen. Bei Toole und Partel (1980) findet sich eine Tabelle, in der Symptome und Befunde der VBI nach der jeweiligen Lokalisation der Erkrankung aufgelistet werden. In leicht modifizierter Form wird diese hier als Tab. 3 wiedergegeben.

In Tab. 4 sind die Symptome der VBI nach Gänshirt (1979) zusammengefasst worden.

Die im Folgenden referierten relativen Häufigkeitsangaben wurden von Gänshirt (1979) gemacht. Die Kopfschmerzen gelten als ein Frühsymptom der VBI und sind bei 10–50% der Fälle zu finden. Die werden häufig von dumpf bohrendem Charakter geschildert. Der Ort der heftigsten Schmerzen ist der Nacken und das Hinterhaupt, von wo aus die Schmerzen in die Schläfen und zum Auge hin ausstrahlen. Im Gegensatz zu den übrigen Symptomen der VBI haben die Kopfschmerzen keinen flüchtigen Charakter. Sie dauern häufig Tage, manchmal Wochen an. Sie sollen

Tab. **3** Lokalisation und Symptome bei vertebrobasilären Durchblutungsstörungen

Lokalisation	Befunde
Oberes Rückenmark und unterer Hirnstamm (A. spinalis anterior)	Lähmung der Beine oder aller vier Extremitäten (drop attacks) Ataxie Dysarthrie und Dysphagie Unilaterale oder bilaterale Hypalgesie
Kleinhirn (Aa. cerebelli inferiores anteriores et posteriores und Aa. cerebelli superiores)	Ataxie Dysmetrie Dyssynergie
Labyrinth und Cochlea (A. labyrinthi)	Drehschwindel, Nausea, Erbrechen, plötzliche Taubheit Tinnitus
Pons und Mittelhirn (A. basilaris)	Stupor oder Koma Diplopie Augenmuskellähmungen
Thalamus	Anaesthesia dolorosa Tremor
Subthalamus	Ballismus
Großhirnhemisphären. Okzipitallappen und temporoparietale Gebiete (A. cerebri posterior)	Homonymer oder Quadrantenausfall des Gesichtsfeldes Erblindung vom kortikalen Typ Temporallappenepilepsien Amnestisches Syndrom, visuelle Agnosie, okzipitaler Kopfschmerz

Tab. **4** Symptome der vertebrobasilären Insuffizienz

Kopfschmerzen
„drop attacks"
transitorisch bulbäre Störungen
cochleäre Störungen
Schwindel
Augenmuskelparesen, Blickparesen
Gesichtsfeldstörungen
visuelle Halluzinationen

einen Ausdruck der Minderversorgung in den Arteriae cerebri posteriores darstellen.

Das Symptom der „drop attack" (Sturzattacke) soll in 5 – 15 % der Fälle vorkommen. Es beruht auf einem plötzlichen Tonusverlust in der Streckmuskulatur der Beine, der weder mit einer Bewusstseinsstörung noch mit Schwindel verknüpft ist. Wahrscheinlich handelt es sich bei diesem Symptom um eine Durchblutungsstörung im Bereich der Formatio reticularis, wobei kurzzeitig der Tonus der Streckmuskulatur herabgesetzt wird.

Transitorisch-bulbäre Störungen wie Dysarthrie und Dysphagie kommen in 20 – 30 % der Fälle vor. Vorkommen von Dysarthrie und Dysphagie als transitorische Symptome gilt als prognostisch ungünstig.

Der Schwindel ist wahrscheinlich das häufigste Symptom der VBI. Er wird mit 50 – 80 % angegeben. Der typische Schwindel bei der VBI ist ein anfallsweiser, lageabhängiger Schwindel, meist kombiniert mit Nystagmus und Nausea, der durch Überstreckung oder Überdrehung des Kopfes ausgelöst wird.

Hörstörungen sind mit weniger als 10 % ein seltenes Symptom. Sie werden meist nur dann registriert, wenn sie sich in Ohrgeräuschen wie Dröhnen, Pfeifen oder Rauschen oder in einem Hörsturz äußern.

Innere und äußere Augenmuskelparesen sowie Blickparesen sind kein seltenes und ein für den Kranken sehr eindrucksvolles Symptom. Bevorzugt ist der Nervus oculomotorius betroffen und dabei der Musculus rectus superior und der Musculus levator palpeprae.

Gesichtsfeldstörungen werden mit 40–60% angegeben, meist sind sie durch sekunden- oder minutendauerndes Nebelsehen oder durch amorphe Photopsien gekennzeichnet. Passagere Gesichtsfeldausfälle ebenso wie die kortikale Blindheit kommen vor.

Kombiniert mit Bewusstseinseinengung können visuelle Halluzinationen auftreten, z.B. das Sehen von Figuren, Landschaften oder Szenen. Das Abdunkeln des Zimmers oder das Augenschließen fördert dieses Phänomen. Gesellen sich zu der Vigilanzstörung vestibuläre Störungen hinzu, so kommt es zu der eigenartigen Erscheinung des Verkehrtsehens: Das Bett steht an der Decke, der Arzt läuft an der Zimmerdecke entlang.

Ein weiteres auf der Mangeldurchblutung der Formatio reticularis beruhendes Symptom der basilären Insuffizienz ist schließlich die Vigilanzstörung. Diese kann von Schlafepisoden bis zu Bewusstseinseinengungen unterschiedlicher Intensität und Dauer reichen. In ihrer leichten Ausprägung wird sie meist nicht registriert. In ihrer Mitwirkung beim Phänomen des Verkehrtsehens und der Heautoskopie muss aber an sie gedacht werden.

Die transitorisch globale Amnesie als Störung vorwiegend mnestischer Art kommt oft isoliert ohne weitere vertebrobasiläre Symptome vor. In der Regel hält sie eine halbe bis einige Stunden an und wird mit einem Erholungsschlaf beendet. Die amnestischen Episoden setzen in ca. 60% der Fälle in Zusammenhang mit physisch anstrengenden Aktivitäten ein. Als pathophysiologische Ursache wird vor allem eine flüchtige Mangeldurchblutung der Hippokampusregion in Betracht gezogen (Fischer und Adams 1964, Fogelholm et a. 1975, Donnan et al. 1978).

Schließlich sei noch erwähnt, dass auch epileptische Anfälle vom Typ des Uncinatusanfalles beim Subclavian-Steal-Syndrom beschrieben wurden. Sie stellen allerdings mit Sicherheit ein seltenes Symptom dar.

Pathologische Nystagmuskleinschrift

Bei Patienten mit relativem Sauerstoffmangel im Hirnstammbereich findet sich gehäuft ein typischer elektronystagmographischer Befund, die pathologische Nystagmuskleinschrift. Dieser Befund wurde zuerst von der Straßburger Schule beschrieben und wird deswegen auch häufig als „petite écriture" bezeichnet. Es handelt sich um eine qualitative und quantitative Veränderung des vestibulookulären Reflexes mit einer Nystagmusamplitude, die um mindestens 30% erniedrigt und einer Nystagmusfrequenz, die um mindestens 30% im Vergleich zu einem Normalkollektiv erhöht ist.

In einer eigenen Untersuchung (Hofferberth 1985) wurden die Befunde von 60 Patienten mit vertebrobasilärer Insuffizienz zusammengestellt. Dabei mussten klinisch oder anamnestisch mindestens 2 der oben genannten Symptome der vertebrobasilären Insuffizienz vorliegen. Es wurden 60 Patienten (23 Frauen, 37 Männer) mit einem Durchschnittsalter von 62,3 Jahren untersucht. Diesem Patientenkollektiv wurde ein nach Alter und Geschlecht vergleichbares Normalkollektiv gegenübergestellt. Bei der elektronystagmographischen Untersuchung fand sich bei den kalorischen und rotatorischen Prüfungen bei 29 der 60 Patienten auch im Intervall der typische Nystagmusbefund der pathologischen Nystagmuskleinschrift. Allerdings kann dieser Befund nicht als pathognomonisch gelten, da auch 3 Probanden aus dem Normalkollektiv diesen Nystagmusbefund zeigten. Teilt man das Patientenkollektiv weiter auf und differenziert die Patienten mit einer pathologischen Nystagmuskleinschrift und die ohne einen solchen Befund nach Alter, Anzahl der Symptome der vertebrobasilären Insuffizienz und Dauer der Erkrankung, so lässt sich eindeutig feststellen, dass je älter die Patienten sind, je mehr Symptome der vertebrobasilären Insuffizienz vorlagen und je länger die Erkrankung andauert, sich um so häufiger der Befund der pathologischen Nystagmuskleinschrift findet. Insgesamt handelt es sich also um einen elektronystagmographischen Hinweis auf einen relativen Sauerstoffmangel im Hirnstammbereich. Dieser Befund ist bei jedem 2. Patienten mit der klinischen Diagnose vertebrobasiläre Insuffizienz auch im Intervall zwischen den transitorisch-ischämischen Attacken nachzuweisen.

Chronisch zentral-vestibuläre Erkrankungen

Zu den chronisch zentral-vestibulären Erkrankungen gehören die in Tab. 5 aufgeführten Erkrankungen. Von diesen soll hier nur die multiple Sklerose besprochen werden.

Tab. 5 Die chronischen zentral-vestibulären Erkrankungen

Degenerative HWS-Veränderungen, basiläre Impression
Encephalomyelitis disseminata
Stoffwechselbedingte dystrophische Prozesse
Olivopontozerebelläre Atrophie
Spinozerebelläre Heredoataxie
Pseudobulbärparalyse
Syringobulbie

Multiple Sklerose

Die Begriffe *„Encephalomyelitis disseminata"* und
„Multiple Sklerose" bezeichnen die gleiche Erkrankung. Während der erste Begriff (aseptische) auftretende Entzündungen in Gehirn und Rückenmark meint, bezeichnet der zweite Begriff die
später an diesen Orten des zentralen Nervensystems auftretenden Kalkeinlagerungen und Ver-
härtungen. Vor dem 18. Jahrhundert gab es in der
medizinischen Literatur und auch in der Laienli-
teratur keine Erwähnung dieser Erkrankung. Als
erste Beschreibung der MS gelten die Tagebuch-
aufzeichnungen von Auguste d'Eesté (1794 bis
1848), der ein außerehelich geborener Enkel Kö-
nig Georgs III. von England war. Er litt selber unter
dieser Erkrankung und beschreibt in seinem Tagebuch in typischer Weise die einzelnen Stadien.
In einer Zeit, in der es noch nicht üblich war, die
Patienten körperlich zu untersuchen, sondern lediglich die Symptome der Kranken zu beobachten
und zu beschreiben, grenzte der berühmte fran-
zösische Neurologe Jean Martin Charcot (1825 bis
1893, Paris) die multiple Sklerose von den damals
vorherrschenden syphilitischen Erkrankungen
des Nervensystems ab. Er beschrieb die Haupt-
symptome der multiplen Sklerose, die seitdem als
Charcot-Trias bezeichnet werden: Nystagmus, In-
tentionstremor und skandierende Sprache.

Die multiple Sklerose ist eine häufige neurologische Erkrankung. Wir rechnen mit ca. 75 Erkrankungen pro 100000 Einwohner für die Bundesrepublik Deutschland. Frauen sind häufiger
betroffen als Männer, etwa im Verhältnis von
1,8 : 1,0. Das Hauptmanifestationsalter der Erkrankung liegt zwischen dem 15. und 40. Lebensjahr.

Bis heute ist die Ätiologie der multiplen Sklerose nicht endgültig geklärt. Während man früher
sowohl eine Fettstoffwechselstörung annahm wie
auch eine „Slow-Virus"-Infektion diskutierte, gilt
heute als gesichert, dass es sich bei der MS um eine Autoimmunerkrankung handelt.

Klinisch sind alle aus Läsionen des zentralen
Nervensystems begründbaren neurologischen
und neuropsychologischen Ausfälle bei der Erkrankung zu beobachten. Typisch sind motorische Ausfälle mit Zeichen der Spastik und häufig
einem positiven Babinskiphänomen. In 33% der
MS-Erkrankungen beginnt die Störung mit einer
Optikusneuritis. Häufig finden sich im Verlauf Augenmotilitätsstörungen und andere Hirnnerven-
ausfälle. Auch zerebelläre Syndrome sind typisch
für die multiple Sklerose. Der Verlauf der Erkrankung ist typischerweise schubförmig mit unvollständigen Remissionen. Die neurologischen Ausfälle nach jedem erfolgten Schub der Erkrankung
addieren sich über den Lauf der Zeit. Nach Jahren
mit einem schubförmigen Verlauf der Erkrankung
geht diese häufig in eine sekundär chronisch progrediente über. Ein primär chronisch progredienter Verlauf liegt bei ca. 15% der Betroffenen vor.

Obwohl es keinen eindeutigen diagnostischen
Marker für das Vorliegen einer multiplen Sklerose
gibt, finden sich doch immer wieder typische Li-
quor- und MRT-Befunde. Im Liquor sind eine lym-
phozytäre Pleozytose, eine isolierte IgG-Erhö-
hung und positive oligoklonale Banden typisch.
Im MRT finden sich typischerweise signalintensi-
ve periventrikuläre Bezirke.

Da bei der MS bevorzugt Herde im Hirnstamm
und im Kleinhirn auftreten, finden sich auch häufig typische Augenmotilitätsstörungen. Zu diesen
Störungen rechnet ein zentraler Spontannystagmus, häufig ein Blickrichtungsnystagmus, die gestörte Fixationssuppression und im Verlauf der
Krankheit häufig eine internukleäre Ophthalmoplegie.

Literatur

Baker, A.B., Resch, J.A. In: Millikan, C., Siekert, J., Whis-
 nant, J. (ed.) An approach to the etiologic mechanisms
 in cerebral artherosclerosis. Cerebral vascular diseases. 1965; Grune & Stratton, New York

Carpenter, S. Injury of neck as a cause of vertebral artery
 thrombosis. J. Neurosurg. 1961; 18: 849

Chrast, B., Korbicka, J. Die Beeinflussung der Strömungsverhältnisse in der Arteria vertebralis durch verschiedene Kopfhaltungen. Dtsch. Z. Nervenheilk..
 1962;183:426

Donnan, G.A., Walsh, K.W., Bladin, P.F. Memory disorders
 in vertebrobasilar disease. Clinical and Experimental
 Neurology. 1978;15:215

Duffy, P., Jacobs, G. Clinical and pathological findings in vertebral artery thrombosis. Neurology (Minneap.). 1963;13:613

Fischer, C., Adams, R. Transient global amnesia. Acta neurol. scand. 1964;40: Suppl. 9

Fogelholm, R., Kivalo, E., Bergstrom, L. The transient global amnesia syndrome. An Analysis of 35 cases. Europ. Neurol. 1975; 13:72

Ford, F. Syncope, vertigo and disturbance of vision resulting from intermittent obstruction of the vertebral arteries due to defect in the ontoid process. Bull. Johns Hopk. Hosp. 1952; 91:168

Ford, F., Clark, D. Thrombosis of the basilar artery with softenings in the cerebellum and brain stem due to manipulation of the neck. Bull. Johns Hopk. Hosp. 1956; 98:37

Friedenberg, Z., Edeiken, J., Spencer, H., Tolentino, S. Degenerative changes in the cervical spine. J. Bone Surg. 1959;41:61

Gänshirt, H. Die Vertebralisinsuffizienz. In: Lechner, H., Ladurner, G., Ott, E. (Hrsg.). Die zerebralen transitorisch-ischämischen Attacken. 1979; Verlag Hans Huber, Bern, Stuttgart, Wien

Hass, W., Fields, W., North, R., Kricheff, J., Chare, N., Bauer, R. Joint study of extracranial arterial occlusion. J. Am. Med. Ass. 1968; 203:961

Hofferberth, B. Otoneurologische Befunde bei vertebrobasilärer Insuffizienz. Klinische und experimentelle Untersuchungen. 1985; Thieme, Stuttgart

Husni, E., Storer, J. The syndrome of mechanical occlusion of the vertebral artery: further observations. Angiology 1967; 18:106

Janeway, R., Toole, J., Leinbach, L., Miller, H. Vertebral artery obstruction with basilar impression: An intermittent phenomenon related to haed turning. Arch. Neurol. 1966; 15:211

Krayenbühl, H., Yasargil, M. Die vaskulären Erkrankungen im Gebiet der A. vertebralis und Arteria basilaris. 1957; Thieme, Stuttgart

Kubik, C., Adamans, R. Occlusion of the basilar artery – clinical and pathological study. Brain. 1946; 69:73

Meyer, J., Sheehan, S., Bauer, R. An arteriographic study of cerebrovascular disease in man. I. Stenosis and occlusions in the vertebral-basilar arterial system. Arch. Neurol. (Chic.) 1960; 2:27

Parkin, P.J., Wallis, W.E., Wilson, J.L. Vertebral artery occlusion following manipulation of the neck NZ med. J. 1978; 88:441

Reivich, M., Holing, H., Roberts, B., Toole, J. Reversal of blood flow through vertebral artery and its effect on cerebral circulation. New Engl. J. Med. 1961; 265:878

Sheehan, S., Bauer, R., Meyer, J. Vertebral artery compression in cervical spondylosis: Arteriographic demonstrations during life of vertebral artery insufficiency due to rotation and extension of the neck. Neurology (Minneap.) 1960; 10:968

Siekert, R., Millikan, C. Syndrome of intermittent insufficiency of the basilar arterial system. Neurology (Minneap.) 1955; 5:625

Simeone, F., Goldberg, H. Thrombosis of the vertebral artery from hyperextension injury of the neck J. Neurosurg. 1968; 29:540

Smith, R., Estridge, M. Neurologic complications of head and neck manipulations. J. Amer. med. Ass. 1962; 82:528

Tandon, P.N. Vertebrobasilar insufficiency secondary to cervical spondylosis – a overdiagnosed disease. J. Indian Med. Ass. 1980; 74:77

Toole, J., Tucker, S. Influence of head position upon cerebral circulation. Arch. Neurol. (Chic.) 1960; 2:616

Toole, J.F., Patel, A.N. Zerebro-vaskuläre Störungen. 1980; Springer-Verlag, Berlin, Heidelberg, New York

Unterharnscheidt, F. Das synkopale zervikale Vertebralissyndrom. Nervenarzt. 1956; 27:481

Weibel, J., Fields, W. Atlas of arteriography in occlusive cerebrovascular disease. 1969; Thieme, Stuttgart

Zeitler, E. Angiographie der chronischen Obliterationen an den supraaortischen Ästen. Thoraxchirurgie 1972; 20:374

Therapie des Schwindels mit vestibulärer Läsion

Medikamentöse Therapie bei Schwindel

F. Waldfahrer, H. Iro, Erlangen

Schwindel ist ein subjektives Symptom bzw. Gefühl, dessen Ursachen mannigfaltig sein können. Der unter Schwindel leidende Patient kann beim erstmaligen Auftreten in aller Regel nicht die Ursache und den Entstehungsort dieses Symptoms angeben. Aufgabe des Arztes ist es dann zunächst, durch Anamnese und klinisch-apparative Untersuchungsverfahren nach Hinweisen zu suchen, ob der Schwindel peripher-vestibulärer, zentral-vestibulärer (Schwindel im engeren Sinn) oder nicht-vestibulärer Genese (Schwindel im weiteren Sinne) ist; natürlich kann es auch Mischbilder geben, die den Diagnoseprozess und dann auch die Therapieentscheidung erschweren.

Für eine erfolgreiche, aber auch effiziente Schwindeltherapie ist es in jedem Fall erforderlich, die Ursache möglichst eng einzugrenzen und insbesondere Erkrankungen auszuschließen, die einer besonderen, spezifischen Therapie bedürfen (z.B. intrakranielle Raumforderungen, bakterielle und virale Entzündungen, Autoimmunerkrankungen etc.). Über Art und Umfang der erforderlichen Diagnostik muss patientenindividuell entschieden werden, insbesondere wenn es um aufwändige, invasive und kostenintensive Verfahren (Computertomographie, Magnetresonanztomographie, Liquordiagnostik) geht. Eine **exakte Anamneseerhebung**, die zumeist schon wegweisende Informationen gibt – vor allem auch über das Ausmaß der subjektiven Beeinträchtigung des Patienten –, gefolgt von einer klinischen („orientierenden") **Vestibularisdiagnostik** sind in jedem Fall zu fordern (Kastrup & Diener 2001).

Pharmakologie des Vestibularsystems

Schwindel und Gleichgewichtsstörungen sind außerordentlich häufig geklagte Beschwerden sowohl bei Allgemeinärzten und Internisten als auch bei HNO-Ärzten und Neurologen. Kausal therapierbare Ursachen finden sich nur in einem geringen Anteil, sodass die Schwindeltherapie im Allgemeinen (nur) symptomatisch erfolgen kann. Daraus folgt, dass die Schwindeltherapie ebenfalls symptomzentriert (und nicht befundzentriert) orientiert sein muss. Neben der subjektiven Beeinträchtigung müssen Alter, Lebensumstände (Beruf, Freizeitaktivitäten) und Begleiterkrankungen einschließlich Begleitmedikation berücksichtigt werden.

Der Gleichgewichtsapparat ist ein hoch komplexes System innerhalb des Zentralnervensystems mit multiplen Verzahnungen in andere Systeme (visuelles System, propriozeptives System). Wenngleich in der Vergangenheit bedeutende Schritte in der Aufklärung der Funktion des ZNS gelungen sind, beschränkt sich der aktuelle Wissensstand vielfach auf die Kenntnis solitärer, punktueller Steuerungs- und Regulationsmechanismen. Zur Behandlung des Symptoms Schwindel muss in diese komplexe Vorgänge pharmakologisch eingegriffen werden. Das Grundprinzip entsprechender Medikamente besteht in der Interaktion mit Neurotransmittern bzw. deren Rezeptoren.

Nach derzeitigem Kenntnisstand sind folgende Neurotransmitter von besonderer Bedeutung für das Vestibularsystem (Übersichten bei Slattery & Fayad 1997, Smith & Darlington 1994):

- Acetylcholin,
- Dopamin,
- γ-Hydroxybuttersäure (GABA),
- Histamin,
- Serotonin,
- exzitatorische Aminosäuren (Glutamat, Aspartat).

Pharmaka, die in Wechselwirkung mit diesen Neurotransmittern und ihren Rezeptoren treten, können somit prinzipiell auch das Vestibularsystem beeinflussen.

Allerdings sind diese Neurotransmitter nicht spezifisch für das Vestibularsystem, sondern kommen ubiquitär im zentralen und peripheren

Nervensystem vor. Das Fehlen eines spezifischen Neurotransmitters hat zur Folge, dass es kein spezifisches Pharmakon geben kann, das ohne Beeinträchtigung anderer Hirnfunktionen bzw. Systeme ausschließlich auf das Gleichgewichtssystem einwirkt. Noch viel weniger ist es möglich, nur einen spezifischen Teilbereich des peripheren Gleichgewichtssystems pharmakologisch zu erreichen. Durch die Anwendung entsprechender Medikamente muss also regelmäßig mit „Nebenwirkungen" an allen Systemen gerechnet werden, in denen der beeinflusste Neurotransmitter ebenfalls agiert.

An der Generierung von Schwindel sind höhere Hirnfunktionen beteiligt; das Symptom tritt nur im Wachzustand und nicht im Schlaf auf. Somit kann pauschal festgestellt werden, dass praktisch alle Sedativa und Narkotika antivertiginöse Eigenschaften haben. Umgekehrt haben nicht alle antivertiginös wirksamen Pharmaka auch relevante sedierende Eigenschaften (Scherer 1997).

Unter differenzialtherapeutischen Gesichtspunkten hat es sich bewährt, bei den Antivertiginosa zwischen sedierenden und nicht sedierenden Substanzen zu unterscheiden. Eine prinzipielle therapeutische Entscheidung besteht darin, ob eine sedierende Wirkung erforderlich, gewünscht, tolerabel oder kontraindiziert ist.

Sedierende Antivertiginosa

Zu der Gruppe der sedierenden Antivertiginosa zählen die Benzodiazepine, viele klassische Neuroleptika, Antihistaminika der ersten Generation, Antihistaminika mit kalziumantagonistischer Wirkung und Anticholinergika. Die Sedierung ist hierbei ein dosisabhängiger Effekt.

Schwindel wird vereinfacht als Folge eines neuro- oder intersensorischen Datenkonflikts zwischen den am Vestibularapparat beteiligten Sensoren (Bogengangsapparat, Otolithen, visuelles System, propriozeptives System) und den nachgeschalteten vestibulären Zentren angesehen. Bildlich ausgedrückt, generieren die höheren vestibulären Zentren, die die Informationen aus den verschiedenen Sensoren auswerten, Schwindel, wenn die Sensoren nicht miteinander vereinbare Informationen weiterleiten. Das klassische Beispiel ist hier der einseitige akute Vestibularisausfall, der regelmäßig zu heftigem Drehschwindel (begleitet von einem Ausfallnystagmus) führt. Die Plastizität des zentralen Nervensystems ermöglicht es jedoch im Zuge eines **Kompensations-**

prozesses die von den einzelnen Sensoren weitergeleiteten Daten neu zu hierarchisieren und Meldungen von funktionsgestörten Sensoren zu unterdrücken. Im Falle des akuten einseitigen Vestibularisausfalls bedeutet dies ein allmähliches Abnehmen der Schwindelintensität bis hin zu einer vollständigen Kompensation mit subjektiver Beschwerdefreiheit und Fehlen eines Spontannystagmus (bei fortdauernder kalorischer Unerregbarkeit des Bogengangsapparats). Diese Kompensationsfähigkeit des ZNS setzt ungestörte höhere Hirnfunktionen voraus, kommt also am effektivsten bei peripher-vestibulären Störungen zum Tragen. Bei zentral-vestibulären Störungen hängt das Ausmaß der Kompensierbarkeit von Ort und Umfang der zentralen Läsion ab.

Es ist unzweifelhaft, dass sedierende Antivertiginosa den zentralen Kompensationsprozess negativ beeinflussen bzw. unterdrücken (Scherer 1997, Stoll et al. 1998). Daher ist die Indikation zur Verabreichung sedierender Antivertiginosa grundsätzlich und zeitlich sehr eng zu stellen.

Sedierende Antivertiginosa eignen sich keinesfalls zur Dauertherapie von Schwindel, es sei denn, wegen Begleiterkrankungen sind zusätzliche pharmakologische Effekte erforderlich (z. B. Neuroleptika zur Therapie von Psychosen).

Haupteinsatzgebiet dieser Substanzen ist der akute heftige Schwindel mit starken vegetativen Begleitreaktionen (Übelkeit, Erbrechen), z. B. bei akutem einseitigem Vestibularisausfall oder in der postoperativen Phase nach Vestibularis-Neurektomie. Nichtsedierende Antivertiginosa sind hier in aller Regel nicht ausreichend wirksam.

Bei ambulanter Verordnung sedierender Antivertiginosa ist der Patient über die resultierende Unfähigkeit zur aktiven Teilnahme am Straßenverkehr aufzuklären. Auch dürfte zumeist Arbeitsunfähigkeit bestehen, solange Sedativa eingenommen werden.

Benzodiazepine

Benzodiazepine wirken durch eine Interaktion am GABA$_A$-Rezeptor, wobei sie die hemmenden Funktionen GABAerger Neuronen verstärken. Zu der Substanzgruppe gehören Alprazolam, Bromazepam, Chlordiazepoxid, Clobazam, Clonazepam, Clotiazepam, Diazepam, Dikaliumchlorazepat, Lorazepam und Oxazepam. Hauptwirkungen sind Anxiolyse und Sedierung, wobei es relevante substanzspezifische Unterschiede gibt. Von besonderer Bedeutung sind die jeweiligen Halbwertszeiten, die teilweise (z. B. Diazepam) mehrere Tage betragen. Vor allem bei (schneller) i. v.-Applikation besteht die Gefahr einer Atemdepression, sodass entsprechende Überwachungsmaßnahmen erforderlich sind. In höherem Alter können paradoxe Reaktionen mit Agitation und Unruhe auftreten.

Als Antivertiginosa können Benzodiazepine in der Initialtherapie akuter starker Schwindelbeschwerden hilfreich sein, vor allem wenn eine anxiolytische Komponente erwünscht ist. Bei parenteraler Applikation scheint die sedierende Komponente ausgeprägter zu sein als bei enteraler Gabe.

Neuroleptika

Bei den *Neuroleptika* handelt es sich um eine sehr heterogene Substanzgruppe, die anhand der antipsychotischen Wirkung definiert wird. Neuroleptika lassen sich aufgrund ihrer chemischen Struktur, ihrer „Potenz" und ihrer „Atypizität" unterscheiden. Der Hauptwirkmechanismus besteht in der Blockade von D_2-Dopamin-Rezeptoren; zusätzlich werden substanzabhängig Antagonismen mit $5-HT_2-$, H_1- und muskarinischen Acetylcholin-Rezeptoren beobachtet. Als bedeutsame unerwünschte Arzneimittelwirkung muss das Auftreten extrapyramidaler Symptome genannt werden; seltener kann ein zentrales anticholinerges Syndrom auftreten. Zur Behandlung von Schwindel eignen sich nur Substanzen, die eine ausgeprägte Sedierung hervorrufen. Dies sind vornehmlich die sog. „niedrigpotenten" Neuroleptika, die gleichzeitig eine nur geringe antipsychotische Wirkung zeigen. Im klinischen Alltag finden vor allem **Promethazin, Triflupromazin** und **Levopromazin** Verwendung. Die empirisch beste antivertiginöse Wirkung zeigt **Droperidol**, das allerdings wohl demnächst nicht mehr erhältlich sein wird. **Sulpirid** nimmt in dieser Gruppe eine gewisse Sonderstellung ein, weil die Substanz in niedrigerer Dosierung eine antidepressive Wirkung aufweist und bei vergleichsweise geringer Sedierung auch antivertiginös und antiemetisch wirkt. Aus diesem Grund wird Sulpirid nicht selten auch längerfristig als Antivertiginosum eingesetzt. Wegen der Auslösung einer Hyperprolaktinämie sollte die Substanz nicht bei prämenopausalen Frauen eingesetzt werden. Insgesamt ist der Einsatz von Sulpirid zur Langzeittherapie bei Schwindel eher kritisch zu sehen.

Antihistaminika

Antihistaminika wurden ursprünglich zur Therapie allergischer Reaktionen entwickelt. Die Substanzen der ersten Generation (Dimenhydrinat, Meclozin, Diphenhydramin u. a.) hatten hierbei eine ausgeprägte sedierende Wirkung. Neben einem Antagonismus an zentralen Histaminrezeptoren wird auch eine Inhibition muskarinischer Acetylcholin-Rezeptoren an den Vestibulariskernen bewirkt. Während die genannten Substanzen bei der Behandlung von Allergien praktisch keinen Stellenwert mehr haben, sind sie weiterhin wichtige Instrumente der medikamentösen Schwindeltherapie in der Akutphase. Betahistin interagiert zwar auch mit Histaminrezeptoren, weist jedoch noch substanzspezifische Besonderheiten auf (siehe unten).

Eine Sondergruppe stellen auch die Antihistaminika vom Benzhydriltyp dar, die zusätzlich eine kalziumantagonistische Wirkung aufweisen. Bekannte Vertreter sind Flunarizin und Cinnarizin. Die sedierende Wirkung ist in therapeutischer Dosierung geringer ausgeprägt als bei den anderen Antihistaminika. Zur Akutbehandlung heftigen Schwindels reicht die Wirkung selten aus; Flunarizin ist zulassungsbedingt in seiner maximalen Anwendungsdauer beschränkt.

Antihistaminika der neueren Generation sind nicht antivertiginös wirksam, da sie die Blut-Hirn-Schranke nicht passieren.

Anticholinergika

Zur Gruppe der *Anticholinergika* (Parasympathikolytika) gehören Atropin, Ipratropium und Scopolamin. **Scopolamin** ist als transdermales Applikationssystem erhältlich, bei dem Wirkstoff über einen Zeitraum von 72 Stunden freigesetzt wird. Scopolamin hat sich vor allem zur Prophylaxe von Kinetosen (siehe unten) etabliert, wobei zu berücksichtigen ist, dass die Substanz eine lange Wirklatenz von mehreren Stunden hat. Demzufolge ist Scopolamin zur Akuttherapie von Schwindel nicht geeignet. Typische Nebenwirkungen der Substanzgruppe sind Mundtrockenheit, weshalb Scopolamin-Pflaster auch zur Reduzierung des Speichelflusses bei Speichelfisteln etc. eingesetzt werden. Scopolamin kann Halluzinationen und Amnesien hervorrufen. Das handelsübliche Scopolamin-Pflaster (Scopoderm TTS) ist erst für Kinder ab zehn Jahren zugelassen; bei jüngeren Kindern besteht die Gefahr einer

Überdosierung. Bei Glaukom, Asthma bronchiale und benigner Prostatahyperplasie bestehen zumindest relative Kontraindikationen zur Verabreichung von anticholinerg wirksamen Pharmaka.

Nicht sedierende Antivertiginosa

Aufgrund obiger Feststellungen zu den sedierenden Antivertiginosa kommen zur Langzeit- bzw. Dauertherapie von Schwindel, sofern hierzu eine Indikation besteht, nur nichtsedierende Antivertiginosa in Betracht. Auf den Aspekt der Dosisabhängigkeit der Sedierung wurde bereits hingewiesen.

Betahistin

Betahistin wirkt als schwacher postsynaptischer H_1-Agonist und als starker präsynaptischer H_3-Antagonist an zentralen Histaminrezeptoren. Die Substanz ist somit kein klassisches Antihistaminikum. Auch tritt in therapeutischer Dosierung meist keine relevante Sedierung auf. Der Wirkstoff ist in Form zweier Salze (Betahistinhydrochlorid, Betahistindimesilat) auf dem Markt; hieraus ergeben sich Unterschiede in der Dosierung.

Cocculushaltige Präparate

Cocculus wurde nach Überlieferungen bereits im 16. Jahrhundert von Seefahrern gegen Kinetosen eingesetzt. Die Substanz wird aus der ostindischen Kletterpflanze Anamirta cocculus gewonnen; der pharmakologisch wirksame Bestandteil heißt Picrotoxin und wirkt als $GABA_A$-Antagonist (Scherer 1997). Bei der Anwendung von Zubereitungen in Tropfenform ist deren Ethanolgehalt kritisch zu berücksichtigen.

Serotonin-(5-HT₃-)Antagonisten

5-HT₃-Antagonisten wurden primär zur Prophylaxe und Therapie des chemotherapieinduzierten Erbrechens entwickelt. Die Substanzen wirken antagonistisch an 5-Hydroxytryptamin-(Serotonin-)Rezeptoren Typ 3. Diese sind vor allem in der Chemorezeptor-Triggerzone der Area postrema des Hirnstamms lokalisiert. Auch im Gastrointestinaltrakt finden sich derartige Rezeptoren. Derzeit sind **Dolasetron, Gravisetron, Ondansetron** und **Tropisetron** zugelassen.

Im klinischen Alltag hat sich herausgestellt, dass diese Substanzen auch bei Übelkeit und Erbrechen anderer Genese eingesetzt werden können. Dies gilt vor allem für das postoperative Erbrechen (PONV, postoperative nausea and vomiting); für diese Indikation gibt es teilweise speziell zugelassene Zubereitungen mit niedrigerer Dosierung. Aber auch außerhalb dieser beiden Zulassungsindikationen hat sich der Einsatz von 5-HT₃-Antagonisten als Antiemetika (weniger als Antivertiginosa im engeren Wortsinn) bewährt (z.B. Kinetosen, akuter vestibulärer Schwindel). Der noch hohe Preis der Substanzen darf allerdings nicht unerwähnt bleiben.

Kombination Cinnarizin und Dimenhydrinat

Die fixe Kombination dieser beiden, eigentlich den sedierenden Antivertiginosa zuzuordnenden Substanzen ist im Handel unter dem Namen **Arlevert®** rezeptpflichtig erhältlich und auch für eine Langzeittherapie zugelassen. Gegenüber den jeweiligen Monosubstanzen ist hier die Dosierung jedoch reduziert, sodass es bei therapeutischer Dosierung zu keiner relevanten Sedierung mehr kommt. Mit Cinnarizin als vornehmlich peripher-vestibulär wirksamer Substanz und Dimenhydrinat als vornehmlich zentral wirksamer Substanz hat die Kombination somit zwei Angriffspunkte mit potenziell synergistischem Charakter.

Weitere nicht sedierende Antivertiginosa

Ingwerwurzelextrakte (aus Zingiberis rhizoma) werden seit langem als Antiemetikum zur Prophylaxe und Therapie von Kinetosen eingesetzt. Der Wirkmechanismus ist bislang nicht geklärt, bislang konnte kein Wirkort im Bereich vestibulärer Neuronen nachgewiesen werden (Scherer 1997). In einer Doppelblindstudie erwies sich Ingwer jedoch signifikant gegenüber Dimenhydrinat in der Kinetoseprophylaxe überlegen (Mowrey 1982).

Auch die antiemetische, antivertiginöse Wirkung von **Vitamin B6** (Pyridoxin) beruht auf empirischen Beobachtungen und konnte bislang nicht pharmakologisch aufgeklärt werden. Vitamin B6 findet vor allem Verwendung in frei verkäuflichen Kombinationspräparaten zur Kinetoseprophylaxe.

Sonstige Pharmaka

In Tab. 1 sind abschließend Präparate aufgeführt, die Rand- und Sonderindikationen aufweisen. Hierzu gehören vor allem die sog. Antidementiva (Nootropika), vasoaktive Substanzen (Rheologika), Antiepileptika und Antidepressiva (z.B. bei sog. phobischem Schwankschwindel). Eine detaillierte Beschreibung dieser Substanzen würde den Rahmen dieser Übersicht sprengen.

Tab. **1** Pharmaka mit antivertiginösen Eigenschaften. Die Informationen basieren auf der Printversion der Roten Liste 2001 und den Fachinformationen der jeweiligen Hersteller.

Substanzgruppe Freiname	Handelsname(n) (Beispiele)	Therapeutische Hinweise
Sedierende Antivertiginosa (Sedierung dosisabhängig)		
Benzodiazepine: Diazepam Clonazepam Lorazepam u.v.a.	Valium, Faustan etc. Rivotril Tavor	Stark sedierende Wirkung, nur in der Akutphase insbesondere bei starken vegetativen Begleitsymptomen und Agitation. Keine Langzeittherapie!
Neuroleptika: Promethazin Triflupromazin Haloperidol Levopromazin Sulpirid Droperidol	Atosil Psyquil Haldol Neurocil Dogmatil, Sulpivert DHBP	Teilweise stark sedierende Wirkung, Vorsicht wegen extrapyramidaler Nebenwirkungen.
Anticholinergika: Scopolamin	Scopoderm TTS	transdermales Applikationssystem
klassische H$_1$-Antihistaminika: Dimenhydrinat Meclozin Diphenhydramin	Vomex, Superpep Bonamine, Peremesin Benadryl, Emesan	neue (nicht sedierende) Antihistaminika zur Allergietherapie haben keine antivertiginöse Wirkung
Antihistaminika vom Benzhydriltyp mit kalziumantagonistischer Wirkung: Cinnarizin Flunarizin	Cinnarizin Sibelium, Flunavert	zeitliche Anwendungsbeschränkung von Flunarizin
Nicht sedierende Antivertiginosa		
Betahistin	Aequamen, Betavert, Vasomotal	Haupteinsatzgebiet: Prophylaxe von Ménière-Anfällen
Ingwerwurzelextrakte	Zintona	vor allem bei Kinetosen, Therapieversuch bei anderen Schwindelformen
Cocculus-Präparate	Vertigoheel	vor allem bei Kinetosen aber auch als Therapieversuch bei anderen Schwindelformen Cave Lösungsmittel Ethanol!

Tab. **1** Fortsetzung

Substanzgruppe Freiname	Handelsname(n) (Beispiele)	Therapeutische Hinweise
Vitamine: Pyridoxin (Vitamin B6)	Vitamin B6	empirisch zur Prophylaxe von Kinetosen
5-HT$_3$-Antagonisten: Ondansetron Dolasetron Granisetron Tropisetron	Zofran Anemet Kevatril Navoban	Haupteinsatzgebiet: chemotherapieinduziertes Erbrechen. In niedriger Dosierung Mittel der Wahl bei postoperativem Erbrechen. Experimenteller Einsatz bei Schwindel
Dimenhydrinat + Cinnarizin	Arlevert	potenziell sedierende Wirkstoffe in reduzierter Dosierung, Mittel der Wahl bei „Schwindel unklarer Genese" und zentralem Schwindel, auch zur Langzeittherapie

Medikamente mit Rand- bzw. Sonderindikationen	
Substanzgruppe bzw. Freiname (Handelsname)	**Einsatzgebiete, Indikationen**
Alizaprid (Vergentan)	postoperatives Erbrechen, strahlentherapieinduziertes Erbrechen
Antidepressiva	Schwindel im Rahmen depressiver Erkrankungen, „larvierte Depression", phobischer Schwankschwindel
Pentoxifyllin (Trental) und andere Rheologika	Schwindel mit vermutetem vaskulären bzw. rheologischem Hintergrund
Nimodipin (Nimotop), Nicergolin (Sermion), Piracetam (Nootrop, Normabrain), Moxaverin (Certonal) und andere Nootropika	Therapieversuch bei „Schwindel unklarer Genese" und zentralem Schwindel insbesondere bei geriatrischen Patienten
Ginkgo-biloba-Extrakte	Therapieversuch bei „Schwindel unklarer Genese" und zentralem Schwindel auch als Langzeittherapie
Antiepileptika wie Carbamazepin oder Valproinsäure	vestibuläre Epilepsie
Betablocker	„Basilaris-Migraine"
Baclofen (Lioresal)	symptomatischer Up- bzw. Downbeat-Nystagmus

Pharmakotherapie spezieller Krankheitsbilder

Benigner paroxysmaler Lagerungsschwindel, Canalolithiasis

Bei der Therapie dieses inzwischen gut verstandenen Krankheitsbildes steht eindeutig die „physiotherapeutische" Behandlung mittels Befreiungsmanövern oder Lagerungsübungen im Vordergrund. Eine medikamentöse Therapie sollte nur bei hartnäckigem Fehlschlagen dieser Maßnahmen in Betracht gezogen werden. Speziell wurde über Erfolge mit Scopolamin und Betahistin (Canty & Valentine 1981) berichtet, wobei offen bleiben muss, wie die pharmakologische Wirkung der Substanzen mit der Pathophysiologie des benignen paroxysmalen Lagerungsschwindels in Einklang zu bringen ist.

Akuter einseitiger Vestibularisausfall

Die Ursache des akuten einseitigen Vestibularisausfalls ist bis heute nicht schlüssig aufgeklärt; häufig wird analog zur Vorstellung der Pathogenese der akuten idiopathischen sensorineuralen Hörminderung („Hörsturz") eine vaskuläre Genese vermutet. Neuere Hypothesen setzen sich mit der vorübergehenden Ablösung der Cupula, die im physiologischen Zustand mit der gegenüberliegenden Bogengangswand verbunden ist, auseinander.

Die früher verbreitete Auffassung, dass der einseitige Vestibularisausfall irreversibel und die Besserung der Symptome einzig der einsetzenden zentralen Kompensation zuzuordnen ist, kann heute nicht mehr aufrechterhalten werden. Bei einer Nachuntersuchung von 98 innerhalb eines Jahres mittels Infusionstherapie (Schema s. Tab. 2) behandelter Patienten mit initial nachgewiesenem einseitigem Vestibularisausfall konnte bei rund 50 % eine Wiederkehr der kalorischen Erregbarkeit festgestellt werden (Waldfahrer et al. 2000, Waldfahrer et al. 2001). Unklar bleibt in diesem Zusammenhang der Anteil der erfolgten Therapie an der Restitutionsrate. Dennoch sollte zum heutigen Zeitpunkt die Durchführung einer rheologisch-antiödematösen Infusionstherapie bei akutem Vestibularisausfall erwogen werden. Diese muss in der Initialphase in aller Regel mit sedierenden Antivertiginosa ergänzt werden, wobei allerdings die Indikation hierfür jeden Tag kritisch überdacht werden sollte, da die zentralen Kompensationsprozesse durch Sedation nicht nur verzögert werden können, sondern eine langfristige Minderkompensation resultieren kann, die durch späteres Kompensationstraining nicht immer beseitigt werden kann. Ziel der antivertiginösen Medikation ist somit nicht die Schwindelfreiheit, sondern „nur" die Beseitigung bzw. Reduzierung der vegetativen Epiphänomene wie Übelkeit und Erbrechen.

Morbus Ménière

Bei der Behandlung des Morbus Ménière muss unterschieden werden zwischen der Therapie des ersten Anfalls (bei noch nicht gesicherter Diagnose), der Therapie weiterer Anfälle bei gesicherter Diagnose und der Anfallsprophylaxe.

Die Ursache des Endolymphhydrops als pathophysiologische Grundlage des Morbus Ménière ist bis heute nicht überzeugend aufgeklärt; dementsprechend existiert keine kausale Therapie.

Therapie des ersten Anfalls

Bei dem Ersterereignis eines Ménière-Anfalls herrscht häufig eine diagnostische Unsicherheit hinsichtlich der Abgrenzung zu anderen akuten cochleovestibulären Funktionsstörungen, vor allem dann, wenn die Erstmanifestation mono- oder oligosymptomatisch oder in anderer Hinsicht atypisch verläuft. Der weiteren diagnostischen Abklärung stehen der unmittelbare Therapiewunsch des Patienten und die Nichtdurchführbarkeit der meisten differenzialdiagnostisch relevanten Untersuchungen im Akutstadium entgegen. Es ist daher zu rechtfertigen, unter diesen Aspekten eine rheologische Infusionstherapie einzuleiten. In der eigenen Klinik wird hier ein ähnliches wie in Tab. 2 abgedrucktes Infusionsschema, bestehend aus HAES (2 Tage), Prednisolon, Pentoxifyllin und Lidocain (nur bei Tinnitus) verabreicht; bei Hinweisen auf einen Morbus Ménière (typische Trias, Tieftonschwerhörigkeit) wird ergänzend Betahistin (3 × 8 mg bis 3 × 16 mg Betahistinhydrochlorid bzw. 3 × 6 mg bis 3 × 12 mg Betahistindimesilat) appliziert. Falls erforderlich, können initial sedierende Antivertiginosa gegeben werden. Der Einsatz von Diuretika, Anticholinergika und Osmotherapeutika in der Akutphase wird von manchen Autoren praktiziert bzw. empfohlen, von anderen wiederum abgelehnt.

Therapie weiterer Anfälle

Bei gesicherter Diagnose eines Morbus Ménière muss der Patient eingehend über seine Erkrankung, das Risiko eines erneuten Anfalls und das zweckmäßige Vorgehen in einem solchen Fall aufgeklärt werden. Wiederholte Ménière-Anfälle werden in der Regel rein symptomatisch mit (sedierenden) Antivertiginosa behandelt. Bei ausgeprägter vegetativer Begleitreaktion (CAVE Dehydratation durch Erbrechen) sollte eine stationäre Aufnahme zur intensiveren symptomatischen Therapie erfolgen. Die Indikation zu einer rheologischen Infusionstherapie ist sicherlich Sonderindikationen vorbehalten.

Anfallsprophylaxe

In Zentraleuropa hat sich **Betahistin** vielerorts als Standard zur Anfallsprophylaxe des Morbus Ménière etabliert; in den USA ist diese Therapieoption dagegen kaum verbreitet (Harris 1999). Es sind

Tab. **2** Infusionsschema bei akuter peripherer vestibulärer Funktionsstörung (Xylocain-Gabe nur bei vorhandenem Tinnitus)

Tag	Medikamente	Dosierung
1	HAES 10% 200/0,4 Pentoxifyllin (Trental) Pentoxifyllin (Trental) Prednisolon	250 ml i. v. über 4 Stunden 300 mg i. v. in 500 ml Ringer-Lösung über = 3 Stunden 400 mg per os 8-stündlich 250 mg i. v. als Kurzinfusion morgens
2	HAES 10% 200/0,4 Pentoxifyllin (Trental) Pentoxifyllin (Trental) Prednisolon	250 ml i. v. über 4 Stunden 300 mg i. v. in 500 ml Ringer-Lösung über = 3 Stunden 400 mg per os 8-stündlich 200 mg i. v. als Kurzinfusion morgens
3	Pentoxifyllin (Trental) Pentoxifyllin (Trental) Xylocain 2% Prednisolon	300 mg i. v. in 500 ml Ringer-Lösung über = 3 Stunden 400 mg per os 8-stündlich **10** ml in 500 ml NaCl 0,9% 150 mg als Kurzinfusion morgens
4	Pentoxifyllin (Trental) Pentoxifyllin (Trental) Xylocain 2% Prednisolon	300 mg i. v. in 500 ml Ringer-Lösung über = 3 Stunden 400 mg per os 8-stündlich **10** ml in 500 ml NaCl 0,9% 100 mg als Kurzinfusion morgens
5	Pentoxifyllin (Trental) Pentoxifyllin (Trental) Xylocain 2% Prednisolon	300 mg i. v. in 500 ml Ringer-Lösung über = 3 Stunden 400 mg per os 8-stündlich **12** ml in 500 ml NaCl 0,9% 100 mg als Kurzinfusion morgens
6	Pentoxifyllin (Trental) Pentoxifyllin (Trental) Xylocain 2% Prednisolon	300 mg i. v. in 500 ml Ringer-Lösung über = 3 Stunden 400 mg per os 8-stündlich **12** ml in 500 ml NaCl 0,9% 80 mg oral morgens
7	Pentoxifyllin (Trental) Pentoxifyllin (Trental) Xylocain 2% Prednisolon	300 mg i. v. in 500 ml Ringer-Lösung über = 3 Stunden 400 mg per os 8-stündlich **14** ml in 500 ml NaCl 0,9% 80 mg oral morgens
8	Pentoxifyllin (Trental) Pentoxifyllin (Trental) Xylocain 2% Prednisolon	300 mg i. v. in 500 ml Ringer-Lösung über = 3 Stunden 400 mg per os 8-stündlich **14** ml in 500 ml NaCl 0,9% 60 mg oral morgens
9	Pentoxifyllin (Trental) Pentoxifyllin (Trental) Xylocain 2% Prednisolon	300 mg i. v. in 500 ml Ringer-Lösung über = 3 Stunden 400 mg per os 8-stündlich **16** ml in 500 ml NaCl 0,9% 40 mg oral morgens
10	Pentoxifyllin (Trental) Pentoxifyllin (Trental) Xylocain 2% Prednisolon	300 mg i. v. in 500 ml Ringer-Lösung über = 3 Stunden 400 mg per os 8-stündlich **16** ml in 500 ml NaCl 0,9% 20 mg oral morgens

Dosierungen von 3×8 mg bis zu 3×16 mg Betahistinhydrochlorid bzw. 3×6 mg bis 3×12 mg Betahistindimesilat, erforderlichenfalls mehr, gebräuchlich. Die individuelle Dosierung muss auf das niedrigstmögliche Maß austitriert werden. Bei unzureichender Wirksamkeit eines der beiden in Maximaldosierung verabreichten Salze kann nach eigenen Erfahrungen durchaus ein Wechsel auf das andere Salz von Nutzen sein. Michel (1998) gibt die „Erfolgsrate" (Besserung der Schwindelsymptomatik innerhalb von 2 bis 12 Monaten) einer Betahistin-Therapie mit 62–94% an. **Sulpirid** (Niedrigdosierung: 3×50 mg) gilt als therapeutische Alternative zu Betahistin, sollte wegen der Induktion einer Hyperprolaktinämie jedoch mit Zurückhaltung und nur an postmenopausale Frauen verabfolgt werden. Auch die Kombination aus Dimenhydrinat und Cinnarizin (Arlevert® 3×1) hat sich prophylaktisch bewährt. Ferner gibt es positive Erfahrungsberichte über Pentoxifyllin, Diuretika und Osmotherapeutika (Harris 1999, Michel 1998, Bhansali 2001). Sofern man sich aus rein otologischer Indikation für den Einsatz von Diuretika entscheidet – wie dies viele amerikanische Autoren empfehlen (Harris 1999, van Deelen & Huizing 1986)–, muss für die adäquate Überwachung des Elektrolythaushaltes gesorgt werden.

Für die Wirksamkeit diätetischer Maßnahmen, wie beispielsweise der salzrestriktiven Furstenberg-Diät oder einer „Diabetes-Diät" gibt es keine überzeugenden Belege. Neben der Empfehlung einer allgemein „gesunden Ernährung" sollte dem Patienten zumindest eine Einschränkung des Kaffee- und Alkoholkonsums und die individuelle Suche nach eventuellen Anfallstriggern (Nahrungsmittelallergie?) empfohlen werden.

Transtympanale Gentamicin-Applikation

Wenngleich die transtympanale Gentamicin-Therapie zur unilateralen Ausschaltung eines Vestibularapparates primär auf einer Arzneimittelwirkung, genauer einer ansonsten unerwünschten Arzneimittelwirkung beruht, ist diese Therapieform wegen ihres teilweise invasiven Charakters im Kap. „Chirurgische Therapie des Morbus Ménière" der gleichen Autoren in diesem Band abgehandelt.

Kinetosen

Kinetosen sind Folgen einer „Überforderung" des vestibulären Systems, wenn bei einer Land-, See- oder Luftreise von den verschiedenen Sensoren divergierende Informationen nach zentral gemeldet werden (intersensorischer Datenkonflikt, siehe oben; Stoll & Schmäl 2000). Es handelt sich hier nicht um eine Erscheinung mit Krankheitswert. Die Empfänglichkeit für Symptome der Kinetose (Schwindel, Übelkeit, Erbrechen) ist individuell verschieden und zudem von den Begleitumständen abhängig. Zur Prophylaxe und zur Therapie von Kinetosen stehen zahlreiche frei verkäufliche und apothekenpflichtige Pharmaka zur Verfügung, wobei die meisten Präparate entweder Meclozin oder Dimenhydrinat enthalten (Wood et al. 1966); auch das oben bereits erwähnte Scopolamin-Pflaster wird häufig verwendet, wobei zu berücksichtigen ist, dass zur Sicherstellung eines ausreichenden Wirkstoffspiegels mindestens 4–6 Stunden vor Reiseantritt mit der Applikation begonnen werden muss. Im Ausland sind oral applizierbare Zubereitungen von Scopolamin im Handel, die teilweise zur „Antagonisierung" der sedierenden Wirkung des Scopolamins Ephedrin und Amphetamin enthalten. Auch bei dem sedierenden Wirkstoff Dimenhydrinat wird durch Zugabe von Theophyllin oder Coffein eine „antisedative" Wirkung erhofft.

Prinzipiell gilt, dass die Substanzen besser prophylaktisch als therapeutisch wirksam sind; im Falle einer bereits manifesten Kinetose müssen im Allgemeinen höhere Dosierungen als bei prophylaktischer Indikation eingesetzt werden.

Wenngleich fast nur Beifahrer von Kinetosen befallen werden, kann eine Sedierung als unerwünschte Arzneimittelwirkung die Freude an einer (Schiffs-)Reise nachhaltig dämpfen. Auch nicht sedierende Antivertiginosa können erfolgreich bei Kinetosen eingesetzt werden, namentlich Cinnarizin/Dimenhydrinat (Arlevert®), Ingwerwurzelextrakte (Zintona®), cocculushaltige Zubereitungen (z.B. Vertigoheel®) und Vitamin B6. 5-HT$_3$-Antagonisten sind zwar ebenfalls empirisch wirksam, wegen ihres hohen Preises jedoch Sonderindikationen vorbehalten.

Postoperative Übelkeit und Erbrechen (PONV)

Die Ursachen des PONV (postoperative nausea and vomiting) sind patienten-, eingriffs- und narkoseabhängig (Apfel & Roewer 2000, McQuay &

Moore 1998). Zur Therapie und auch zur Prophylaxe bei bekannter PONV-Neigung haben sich die 5-HT$_3$-Rezeptorantagonisten in niedriger Dosierung (z. B. Dolasetron 12,5 mg bis 25 mg, Tropisetron 2 mg etc.) bewährt. Metoclopramid ist unwirksam.

Der HNO-Arzt wird mit Übelkeit und Erbrechen vor allem nach ohrnahen Eingriffen konfrontiert, wobei zwischen PONV und einer Alteration des Vestibularapparates durch die Operation selbst (otogener Schwindel) unterschieden werden muss. Die Frenzel-Brille kann entscheidende Hinweise liefern.

Die intraoperative Gabe von Corticosteroiden (z. B. Dexamethason 8 mg bis 40 mg) soll das Risiko einer postoperativen Übelkeit reduzieren; bei positiver PONV-Anamnese sollte prophylaktisch ein 5-HT$_3$-Antagonist gegeben werden. Nach eigener Erfahrung wirken 5-HT$_3$-Antagonisten vor allem dann, wenn der Patient seine Übelkeit auf das Abdomen und nicht auf den Kopf projiziert. In letzterem Fall scheinen die klassischen Antivertiginosa wie Dimenhydrinat oder Droperidol besser zu wirken.

Zentral-vestibulärer Schwindel, sog. vaskulärer Schwindel, „Altersschwindel"

Während sich obige Ausführungen auf zumindest theoretisch klar definierte, pathophysiologisch erklärbare Krankheitsbilder beziehen, muss nun auf den im ärztlichen Alltag häufigen, unter wissenschaftlichen Gesichtspunkten noch nicht in allen Teilaspekten überzeugend bearbeiteten Bereich des zentral-vestibulären Schwindels eingegangen werden. Hierunter sollen auch bzw. vor allem der sog. Altersschwindel (Presbystasis), der vaskuläre Schwindel (teilweise auch als vertebrobasiläre Insuffizienz bezeichnet) und schließlich der Schwindel unklarer Genese subsumiert werden. Auf der einen Seite scheint diese grobe Zusammenfassung unwissenschaftlich zu sein, auf der anderen Seite gibt es derzeit keine wissenschaftlichen Gesichtspunkten genügenden Kriterien, die die einzelnen Krankheitsbilder definieren und sicher voneinander abgrenzen lassen. Natürlich muss vor der Stellung einer solchen „Verlegenheitsdiagnose" ein gewisses diagnostisches Grundprogramm absolviert werden, um klar definierte Krankheitsbilder (z.B. Subclavian Steel-Syndrom, intrazerebrale Raumforderungen) oder Medikamentennebenwirkungen auszuschließen. Neben der HNO-ärztlichen Diagnostik bedarf es

meist neurologischer und internistischer Zusatzuntersuchungen.

Die Diagnose eines zentral-vestibulären Schwindels wird im Allgemeinen dann gestellt, wenn sich bei der Gleichgewichtsprüfung Befunde ergeben, die mit einer rein peripheren Genese nicht vereinbar sind (z. B. regellos richtungswechselnder Lagerungsnystagmus); finden sich keine richtungsweisenden Pathologien bei subjektivem Vorhandensein von Schwindel oder sind die Befunde inkongruent und nicht reproduzierbar, wird man von einem Schwindel unklarer Genese sprechen. Der subjektive Leidensdruck der betroffenen Patienten verlangt es zumeist, dass auch in Abwesenheit einer spezifischen Diagnose ein Therapieangebot erfolgen muss. Die beiden ersten Schritte bestehen in der kritischen Analyse der Eigen- bzw. Begleitmedikation und der Einleitung eines „Schwindeltrainings". Medikamentös sollten beim ansonsten mobilen, alltagsaktiven Patienten ausschließlich Pharmaka aus der Gruppe der nicht sedierenden Antivertiginosa Anwendung finden, um nicht die Unfall- und Verletzungsgefahr durch die Sedierung zusätzlich zu steigern. Empirisch bewährt haben sich an erster Stelle die Kombination Cinnarizin und Dimenhydrinat (Novotny et al. 1999. Schremmer et al. 1999), gefolgt von Ginkgo-biloba-Präparaten. Über Betahistin liegen keine verwertbaren Erfahrungen vor.

Auch die viel verordneten Nootropika sind unter dem speziellen Aspekt der antivertiginösen Wirkung bislang nicht ausreichend evaluiert.

Schwindel in der Schwangerschaft

Im Rahmen einer Schwangerschaft neu auftretende Schwindelbeschwerden sind ein Alarmsymptom, das unmittelbar an eine EPH-Gestose denken lassen muss. Sofern eine EPH-Gestose ausgeschlossen ist und auch unter der Prämisse eines äußerst restriktiven Einsatzes von Pharmaka in der Schwangerschaft eine medikamentöse Therapie für notwendig erachtet wird, so scheint Meclozin mit den wenigsten Bedenken (Einstufung in Gruppe 3 nach Roter Liste) einsetzbar zu sein.

Zusammenfassung und Fazit

1. Pharmaka zur Behandlung von Schwindel sind nicht organ- bzw. symptomspezifisch, sondern entfalten ihre (Neben-)Wirkung auch an anderen Stellen des Nervensystems, an denen der beeinflusste Neurotransmitter wirkt.

2. Sofern die Indikation für eine medikamentöse Schwindeltherapie gestellt ist, muss eine Entscheidung zwischen sedierenden und nicht sedierenden Antivertiginosa getroffen werden.

3. Sedierende Antivertiginosa haben den generellen Nachteil, dass sie die Kompensationsfähigkeit des zentralen Nervensystems negativ beeinflussen und sollten daher nur kurzzeitig zur Behandlung eines akuten Schwindels und dessen vegetativen Begleitreaktionen eingesetzt werden.

Literatur

Apfel CC, Roewer N: Einflussfaktoren von Übelkeit und Erbrechen nach Narkosen. Fiktionen und Fakten Anaesthesist 2000;49: 629 – 644

Bhansali SA: Therapy: Medical Alternatives. In: Goebel JA (ed) Practical Management of the Dizzy Patient. Philadelphia Lippincott Williams & Wilkins 2001, pp 299 – 315

Canty P, Valentine J: Betahistine in peripheral vertigo: a double-blind, placebo-controlled, cross-over study in Serc versus placebo. J Laryngol Otol 1981; 95: 687 – 692

van Deelen GW, Huizing EH: Use of a diuretic (Dyazide) in the treatment of Ménière's disease. A double-blind cross-over placebo-controlled study. ORL J Otorhinolaryngol Relat Spec 1986; 48: 287 – 292

Harris JP (ed): Ménière's Disease. The Hague Kugler Publications 1999

Kastrup O, Diener HC: Schwindel – Ätiologie und Therapie. Arzneimitteltherapie 2001; 19: 356 – 360

McQuay HJ. Moore RA: Postoperative analgesia and vomiting, with special reference to day-case surgery: a systematic review. Health Technology Assessment 1998; 2

Michel O: Morbus Ménière. Stuttgart Thieme 1998

Mowrey DB: Motion sickness, ginger and psychophysics. Lancet 1982: 655 – 657

Novotny M, Kostrica R, Cirek Z: The efficacy of Arlevert therapy for vertigo and tinnitus. Int J Tinnitus 1999;5: 60 – 62

Scherer H: Therapie von Gleichgewichtsstörungen. In: Scherer H: Das Gleichgewicht Berlin Springer 2. Auflage 1997; S. 613 – 620

Schremmer D, Bognar-Steinberg I, Baumann W, Pytel J: Efficacy and tolerability of a fixed combination of cinnarizine and dimenhydrinate in treatment of vertigo. Clin Drug Invest 1999; 18: 355 – 368

Slattery WH III, Fayad JN: Medical treatment of Ménière's disease. Otolaryngol Clin N Am 1997; 30: 1027 – 1037

Smith PF, Darlington CL: Pharmacology of the vestibular system. Baillière's Clinical Neurology 1994; 3: 467 – 484

Stoll W, Matz DR, Most E, Rudolf GAE: Schwindel und Gleichgewichtsstörungen. Stuttgart Thieme 3. Auflage 1998

Stoll W, Schmäl F: Kinetosen HNO 2000; 48: 346 – 356

Waldfahrer F, Finke C, Iro H: Aktuelle Aspekte der medikamentösen Schwindeltherapie. In: Stoll W (Hrsg) Vestibuläre Erkrankungen – eine interdisziplinäre Herausforderung. 3. Hennig-Symposium, Innsbruck 2000. Stuttgart Thieme 2001, S. 98 – 107

Waldfahrer F, Iro H: Volume Therapy in the Field of Otolaryngology, Head and Neck Surgery In: Treib J (ed): Volume Therapy Berlin, Heidelberg, New York Springer 2000, pp 53 – 59

Wood CD, Kennedy RE, Graybiel A, Trumbull R, Wherry RJ: Clinical effectiveness of anti-motion-sickness-drugs. Computer review of the literature. JAMA 1966; 198: 1155 – 1158

Chirurgische Therapie bei Morbus Ménière

H. Iro, F. Waldfahrer, Erlangen

Die den *Morbus Ménière* definierende Symptomentrias besteht aus anfallsweisem (Dreh)Schwindel, anfallsweiser Hörminderung sowie anfallsweisem Tinnitus; die Erkrankung ist durch einen chronisch-rezidivierenden Verlauf gekennzeichnet, wobei es in der Anfangsphase der Erkrankung im anfallsfreien Intervall meist zu einer Restitutio ad integrum kommt, wohingegen bei längerer Krankheitsdauer Defektheilungszustände vor allem auf Seiten der cochleären Funktion (Hörminderung, Tinnitus) eintreten können. Nicht selten kommen – vor allem in der Frühphase der Erkrankung – mono- oder oligosymptomatische Verläufe vor, die differenzialdiagnostische Schwierigkeiten nach sich ziehen.

Die Ätiologie und die Pathogenese des Morbus Ménière, erstmals 1861 beschrieben von dem französischen Ohrenarzt Prosper Ménière (1799–1862), sind bis heute noch nicht vollständig aufgeklärt.

Als gesichert kann gelten, dass es – aus unklarer Ursache – zu einer Drucksteigerung im Endolymphschlauch mit konsekutiver Überblähung desselben kommt (**Endolymphhydrops, „Glaukom des Ohrs"**). Diese pathophysiologische Veränderung kann im weiteren Verlauf zu einer **Ruptur der Reissner'schen Membran** führen, wodurch der Ménière-Anfall mit seinen typischen Anfällen ausgelöst wird (Abb. 1). Durch die Vermischung von Peri- und Endolymphe bricht das cochleäre Potenzial zusammen und bedingt akut einsetzende Funktionsstörungen des Cochleovestibularapparats (**Ausfallnystagmus** zur Gegenseite, Hörminderung, Tinnitus). Der unmittelbar vor der Ruptur der Reissner'schen Membran einsetzende transiente **Reiznystagmus** in das erkrankte Ohr entzieht sich allermeist der klinischen Beobachtung. Durch Reparaturmechanismen wird die Integrität der rupturierten Reissner'schen Membran wieder hergestellt; der Nystagmus kehrt sich typischerweise in einen auf das erkrankte Ohr gerichteten **Erholungsnystagmus** um, und das Hörvermögen erholt sich. Defektheilungszustände werden einerseits durch die chronische Druckschädigung der Haarzellen infolge des Endolymphhydrops, andererseits durch metabolische

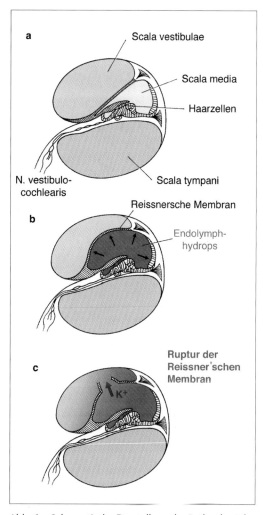

Abb. **1** Schematische Darstellung der Pathophysiologie des Morbus Ménière
a) physiologische Verhältnisse
b) Endolymphhydrops als zugrunde liegende Pathologie
c) Ruptur der Reissner'schen Membran als Korrelat des Ménière-Anfalls

Schädigungen der Rezeptorzellen im Rahmen der Anfälle und Veränderungen des Elastizitätskoeffizienten des membranösen Labyrinths erklärt.

Für die Ätiologie des Endolymphhydrops existieren mehrere Hypothesen. Neben immunologischen und infektiologischen Ursachen wird auch eine (Nahrungsmittel)Allergie als Auslöser diskutiert (Michel 1998, Harris 1999); dem Saccus endolymphaticus wird als „Überdruckventil" des Endolymphschlauchs eine entscheidende Rolle in der Pathophysiologie des Morbus Ménière zugesprochen. Die Erkrankung tritt in aller Regel zunächst einseitig auf, wobei es im zeitlichen Verlauf zu beidseitigen Manifestationen kommen kann; die Wahrscheinlichkeit hierfür wird zwischen 2% und 47% (in Abhängigkeit von der Nachbeobachtungszeit) angegeben.

Der Morbus Ménière gilt bis heute als unheilbar; allerdings kommen günstige Spontanverläufe vor. Das aus Sicht des Patienten lästigste Symptom des Morbus Ménière stellen die rezidivierenden Schwindelanfälle dar, da sie zu einer unkalkulierbaren Beeinträchtigung des täglichen Lebens führen können.

Entsprechend ist die Therapie des Morbus Ménière vor allem auf das Leit- bzw. Leidsymptom Schwindel zentriert.

Stufentherapie des Morbus Ménière

Prinzipiell muss zwischen einer Therapie im Anfall und einer Anfallsprophylaxe unterschieden werden. Im Anfall besteht die Therapie im Allgemeinen aus symptomatischen Maßnahmen (Antivertiginosa), während für die Anfallsprophylaxe häufig Betahistin eingesetzt wird. Die speziellen Aspekte der medikamentösen Therapie des Morbus Ménière sind im vorhergehenden Kapitel beschrieben.

Die chirurgische Therapie kommt im Allgemeinen erst dann in Betracht, wenn der Versuch einer medikamentösen Anfallsprophylaxe fehlgeschlagen ist. Hierbei ist es allerdings schwierig, allgemein gültige Kriterien für das Fehlschlagen der medikamentösen Prophylaxe aufzustellen. In jedem Fall müssen die subjektiven Belange des Patienten und berufliche Aspekte – letztere auch unter dem Aspekt des Erhalts bzw. der Wiederherstellung der Erwerbsfähigkeit – Berücksichtigung finden. Eine bestimmte Anzahl von stattgehabten Anfällen pro Zeiteinheit als Indikation für eine chirurgische Therapie starr definieren zu wollen, lässt somit individuelle Aspekte außer

Acht. Grundsätzlich erscheint es jedoch angebracht, den Morbus-Ménière-Patienten relativ frühzeitig im Krankheitsverlauf über die Möglichkeiten einer operativen Therapie zu informieren, um ihm Perspektiven für den Fall einer unzureichenden Wirkung der medikamentösen Therapie aufzuzeigen.

Chirurgische Therapieverfahren bei Morbus Ménière

Tab. 1 listet einige operative Therapieverfahren auf, die bei Morbus Ménière Einsatz fanden und finden. Im Rahmen dieses Kapitels soll näher auf folgende Verfahren eingegangen werden:
- intratympanale Instillation von Gentamicin („Gentamicin-Perfusion"),
- Dekompression des Saccus endolymphaticus („Sakkotomie"),
- Neurektomie der Nn. vestibulares.

Gentamicin-Therapie

Gentamicin gehört als Aminoglykosid-Antibiotikum zur Gruppe der ototoxischen Medikamente; die Substanz weist gegenüber anderen Aminoglykosiden eine akzentuierte vestibulotoxische Wirkung auf, hinter der die cochleotoxische Wirkung in den Hintergrund tritt (Wackym et al. 2000). Gentamicin eignet sich somit zur mehr oder weniger selektiven Ausschaltung des Vestibularapparats. Erste Beschreibungen basieren auf der Beobachtung dieser an sich unerwünschten Arzneimittelwirkungen bei Einsatz von Gentamicin zur Infektionstherapie; seither wurde Gentamicin bewusst zur Labyrinthausschaltung bei Morbus Ménière eingesetzt. Bei einseitiger Erkrankung kommt nur die lokale, intratympanale Anwendung in Betracht. Hierfür sind unterschiedliche Applikationsschemata (z.B. Mikrokatheter; Hoffer et al. 2001) beschrieben.

Aktuelle Zusammenfassungen der Therapieergebnisse finden sich bei Lange 1995, Shah & Kartush 1997, Lange 1998, Blakley 2000 und Harner et al. 2001.

Bei der Bewertung dieser Therapieoption muss allerdings die nicht unerhebliche Rate von Hörminderungen berücksichtigt werden (Walsted 2001, Shah & Kartush 1997). Somit eignet sich die Gentamicin-Therapie vor allem für Patienten mit einseitig bereits erheblich eingeschränktem Hörvermögen. Nach neueren Untersuchungen (Wackym et al. 2000) sollen bereits subototoxi-

Tab. **1** Chirurgische Therapieverfahren bei Morbus Ménière (zusammengestellt aus Michel 1998, Harris 1999, Rivas & Guzman 2000, Schuknecht et al. 2001)

Verfahren	Erläuterung	gegenwärtige Bedeutung*
Fenestration des lateralen Bogengangs	40er und 50er Jahre Versuch der Beseitigung eines Drucklabyrinths	obsolet
Vestibulotomie	60er und 70er Jahre Fensterung der Stapes-Fußplatte	obsolet
Sakkulotomie	Van Fick 1964 Perforation des Sacculus via Stapes-Fußplatte häufig Ertaubung	obsolet
Tack-Operation	Modifikation der Fick-Operation durch Cody (1969, 1973) Tack = Reißnagel häufig Ertaubung	obsolet
Otic-perotic Shunt	Pulec 1968 Verbindung zwischen Scala media und Scala tympani über Platin-röhrchen	nicht etabliert/in Europa nicht gebräuchlich
Cochleosacculotomie	Schuknecht 1982 Frakturierung der Lamina ossis spiralis durch das runde Fenster	nicht etabliert/in Europa nicht gebräuchlich
dorsale und zervikale Sympath-ektomie, Stellatumblockade	60er bis 80er Jahre kein therapeutischer Benefit	obsolet
Unterbindung der A. cerebellaris anterior inferior (AICA)	Anastasio 1969 kasuistischer Benefit	obsolet
Ultraschalldestruktion des Vestibularapparates	Arslan 1967, 1970 häufig Hörverschlechterung	allenfalls Einzelfällen vorbehalten
systemische Gentamicin- oder Streptomycintherapie	„Titration" durch wiederholte Gabe	nur bei beidseitiger Erkrankung vertretbar
topische Gentamicin-Therapie	Applikation durch transtympanale Injektion, Tubenkatheter oder spezielle Ports	etabliertes Verfahren
topische Applikation von hypertoner Kochsalzlösung, Lokalanästhetika, Alkohol, Corticosteroiden etc.	häufig nur kasuistische Mitteilun-gen, teils mit irreversiblen Hör-störungen; Dexamethason-Perfusion (Shea) unter der Annahme eines immun-vermittelten Geschehens	teilweise Außenseitermethoden
Sakkotomie, Saccus-Dekompression Endolymphshunt	Portmann 1927 verschiedene Shunts (Teflon, Silikon, Arenberg-Ventil)	etabliertes Verfahren
Labyrinthektomie	Schuknecht 1957 obligate Ertaubung	etabliertes Verfahren (bei funktioneller Ertaubung)

Fortsetzung Tabelle 1 ▶

Tab. **1** Fortsetzung

Verfahren	Erläuterung	gegenwärtige Bedeutung*
Neurektomie der Nervi vestibulares	Dandy 1928 (HN VIII) McKenzie 1932 Unterbindung der vestibulären Ménière-Symptome	etabliertes Verfahren
Neurolyse (neurovaskuläre Dekompression) des N. vestibulocochlearis	Jannetta, Wigand, Haid Beseitigung eventueller mechanischer Irritationen des Nervs	Mögliche Begleitmaßnahme im Rahmen einer Neurektomie
Kombination Sakkotomie & Neurektomie	Rivas & Guzman 2000	bislang noch nicht validierte Kombination zweier etablierter Verfahren
Paukendrainage	Thomsen et al. 1998 anekdotische Erfolge	nicht etabliertes Verfahren
Durchtrennung der Mittelohrmuskeln	Ehrenberger, Scherer anekdotische Erfolge	nicht etabliertes Verfahren

* Die Verwendung des Begriffs „obsolet" schließt nicht grundsätzlich aus, dass die entsprechenden Methoden in bestimmten Sonderfällen dennoch mit Erfolg und mit vertretbarem Risiko eingesetzt werden können, soll jedoch unterstreichen, dass die jeweilige Methode zum momentanen Zeitpunkt keinesfalls als Standardverfahren „im Normalfall" empfohlen werden kann

sche Dosen von Gentamicin wirksam sein; erklärt wird dies mit der selektiven Ausschaltung der für die Endolymphproduktion zuständigen dunklen Zellen.

Sakkotomie und verwandte Operationsverfahren

Die Rationale der Sakkotomie beruht auf der Annahme eines Endolymph-Hydrops auf der Basis einer Fehlfunktion des hierfür verantwortlichen Regulationsmechnanismus, der dem Saccus endolymphaticus zugesprochen wird. Durch die Eröffnung des Saccus endolymphaticus wird ein Endolymphshunt nach mastoidal bzw. subarachnoidal geschaffen.

Operationstechnik

Die Sakkotomie wurde erstmalig 1927 von Portmann (Portmann 1927) beschrieben. Hinsichtlich des Operationsumfangs kann unterschieden werden zwischen einer Saccus-Dekompression (ohne Eröffnung), der Saccus-Inzision (Sakkotomie im engeren Wortsinn) und der Anlage eines Shunts (Silikon, Arenberg-Ventil, Austin-Shunt, Huang-Gibson-Shunt). Diesen Techniken ist gemeinsam, dass der Zugang retroaurikulär-transmastoidal

im Sinne einer Mastoidektomie erfolgt. Der Saccus endolymphaticus wird dann zwischen Sinus sigmoideus und Felsenbeinoberfläche dargestellt, wo er sich in einer Duraduplikatur findet. Nach Identifikation des horizontalen Bogengangs wird der hintere Bogengang aufgesucht und so weit freigelegt, bis die „blaue Linie" sichtbar wird. Durch Beschleifen des Knochens zwischen dem hinteren Bogengang und dem Sinus sigmoideus Richtung hintere Schädelgrube lassen sich die bläulich durchscheinende Dura und der eher weißlich erscheinende Saccus endolymphaticus sichtbar machen. Sobald der Saccus endolymphaticus dargestellt ist, erfolgt dessen Dekompression bzw. Inzision (Coker & Jenkins 2001, Paparella 2001).

Ergebnisse

Die in verschiedenen großen Serien erzielten Ergebnisse sind bei Shah und Kartush (1997), bei Arenberg und Graham (1988) und bei Grant und Welling (1997) detailliert beschrieben. Bei der Beurteilung muss berücksichtigt werden, dass es sich bei den operierten Patienten zumeist um eine Negativauswahl im Sinne medikamentös nicht ausreichend therapierbarer Ménière-Patienten handelt. Für die komplette bzw. „substanzielle"

Besserung des Schwindels werden Raten von 35–100 % angegeben, wobei der Mittelwert zwischen 60 und 70 % liegt. Hörverbesserungen wurden in 0–64 %, Hörverschlechterungen in 17–65 % beobachtet.

Differenzialindikationen zur Sakkotomie

Es kann nicht verleugnet werden, dass die Sakkotomie noch immer im Kreuzfeuer der Kritik steht (Arenberg & Graham 1998). Auf der anderen Seite muss aber auch herausgestellt werden, dass durch die der Gruppe der „Sakkotomien" zuzuordnenden Eingriffe in nicht unerheblichem Prozentsatz Erfolge erzielt wurden, so dass das Verfahren nicht pauschal als unwirksam abqualifiziert werden kann. Ob der therapeutische Erfolg tatsächlich durch die Eröffnung und Drainage des Saccus endolymphaticus oder durch vorbereitende bzw. begleitende Therapieschritte herbeigeführt wird, muss mit Verweis auf die Literatur (Arenberg & Graham, Thomsen et al. 1981, Kerr et al. 1989, Thomsen et al. 1996, Thomsen et al. 1998) ausdrücklich offen bleiben. Insbesondere die teilweise randomisierten Studien der Arbeitsgruppe um Thomsen, die die Saccus-Chirurgie mit „Scheinoperationen" (Mastoidektomie, Paukendrainage) verglichen, müssen hierbei berücksichtigt werden. Auch soll es rasch zu einer fibrösen Verkapselung von Shuntventilen kommen. Schuknecht vermutet darüber hinaus eine Stenose des Ductus endolymphaticus als Ursache des Endolymphhydrops.

Die Vorteile der Sakkotomie bestehen unbestreitbar in dem vergleichsweise limitierten operativen Aufwand, einer vergleichsweise geringen Komplikationsdichte bezüglich Fazialisparese und Ertaubung und schließlich dem nicht destruktiven Charakter des Eingriffs. Bei beidseitiger Ménière-Erkrankung muss die Sakkotomie (sequenziell beidseits durchgeführt) sogar als **chirurgisches** Verfahren der ersten Wahl angesehen werden; Gleiches gilt bei Erkrankung des zweiten Ohres nach erfolgten destruktiven Maßnahmen am ersten Ohr. Die veröffentlichten „Erfolgsraten" dürften es rechtfertigen, den betroffenen Patienten auf die Möglichkeit einer Sakkotomie hinzuweisen, natürlich nicht ohne auf die erwähnten Pro- und Contra-Argumente einzugehen. Wichtigster Aspekt in diesem Zusammenhang dürfte der Hinweis sein, dass eine erfolglose Sakkotomie keinerlei Einschränkung hinsichtlich weiterer operativer Verfahren, namentlich der Neurektomie, impliziert.

Neurektomie der Nervi vestibulares

Die Neurektomie der Nervi vestibulares zielt auf den Umstand ab, dass die Schwindelattacken für den Patienten regelmäßig das lästigste Symptom des Morbus Ménière darstellen, da hierdurch das Alltags- und Berufsleben am heftigsten tangiert wird. Man muss sich klar vor Augen führen, dass die Durchtrennung der vestibulären Afferenzen auf den pathophysiologischen Hintergrund des Morbus Ménière (Endolymphhydrops, rezidivierende Rupturen der Reissner'schen Membran) absolut keinen Einfluss hat, sondern lediglich die mit dem Riss der Reissner'schen Membran einhergehenden vestibulären Symptome (Drehschwindel) mangels einer Weiterleitung an die höheren vestibulären Zentren unterdrückt werden. Nach einer Neurektomie erleidet der betroffene Patient weiterhin regelmäßig „Ménière-Anfälle" mit Hörminderung und Tinnitus, allerdings ohne das lästige Symptom Schwindel.

Nach der Operation kommt es je nach präoperativem Funktionszustand des Labyrinths zu einem mehr oder weniger heftigen Dauer-Drehschwindel, objektivierbar durch die entsprechenden Nystagmen, der durch die zentrale Kompensation im zeitlichen Verlauf deutlich an Intensität abnimmt. Im Idealfall tritt eine vollständige vestibuläre Kompensation ein, definiert als die fehlende Nachweisbarkeit von Spontan- und Provokationsnystagmen bei unilateraler kalorischer Unerregbarkeit (Haid 1990). Demgegenüber vermögen die kurz dauernden, einer speziellen Dynamik gehorchenden Ménière-Anfälle keine vestibuläre Kompensation herbeizuführen.

Patienten mit Begleiterkrankungen, die eine unzureichende zentrale vestibuläre Kompensation erwarten lassen (entzündliche und vaskuläre ZNS-Erkrankungen, stattgehabte Insulte etc.), sind demzufolge keine geeigneten Kandidaten für eine Neurektomie, da die Rehabilitation gefährdet ist.

Operationstechnik

Bei funktionell erhaltenswertem Restgehör erfolgt die Vestibularis-Neurektomie über einen transtemporalen Zugang zur mittleren Schädelgrube. In Erlangen wird hierbei der von Wigand und Haid angegebene erweiterte transtemporale Zugang verwendet (Haid 2001). Es erfolgt im Regelfall ein Monitoring des N. facialis und – abhängig vom präoperativen Hörvermögen – der Hirn-

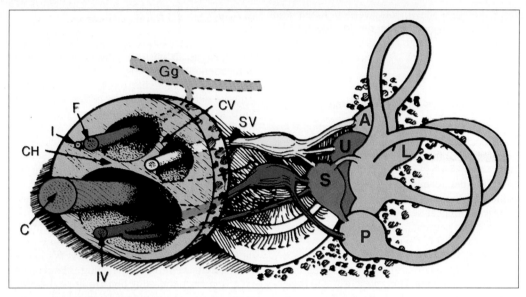

Abb. **2** Chirurgische Anatomie des inneren Gehörganges

C: N. cochlearis	A: anteriorer Bogengang
SV: Nervus vestibularis superior	L: lateraler Bogengang
IV: Nervus vestibularis inferior	P: posteriorer Bogengang
I: Nervus intermedius	S: Sacculus
F: N. facialis	U: Utriculus
CV: Crista verticalis (Bill's bar)	GG: Ganglion geniculi
CH: Crista horizontalis (Crista falciformis)	

stammpotenziale. Details der Operationstechnik sind u.a. beschrieben bei Fisch & Chen (2001), Haid (2001) und Iro et al. (2001). Die retrolabyrinthären Zugangswege sind bei Silverstein & Rosenberg (2001) dargestellt. Nach Aufsuchen und Eröffnen des Meatus acusticus internus werden die hier verlaufenden Leitungsbahnen identifiziert (Abb. 2). Hierbei muss berücksichtigt werden, dass die Nerven während ihres Verlaufs durch den inneren Gehörgang einer Torsion unterliegen. Zunächst wird der Nervus vestibularis superior in seiner Kontinuität getrennt, danach der darunter – unterhalb der Crista horizontalis – liegende Nervus vestibularis inferior. N. cochlearis und N. facialis müssen selbstredend geschont werden.

Ergebnisse

Nach einer tabellarischen Zusammenstellung von Grant und Welling (1997) wurde in 11 Studien von 1986 bis 1996 an zusammen 366 Patienten bei 94% (87 – 100%) eine völlige oder „substanzielle" Besserung des Symptoms Schwindel erzielt. Eine Hörverschlechterung trat bei rund 40% auf, eine Hörverbesserung bei 17%, wobei überwiegend der retrolabyrinthäre Zugang verwendet wurde. Bei den zwischen 1975 und 1998 in Erlangen operierten 135 Patienten sistierte der Schwindel in 94% der Fälle; eine Hörverschlechterung wurde in 25% und eine Ertaubung in 4% beobachtet. Ein vorbestehender Tinnitus sistierte in 11% und besserte sich in 33%; eine Verschlechterung trat in 11% auf. Bei 2% kam es zu einer Fazialisparese (House II), in 1% musste wegen einer persistierenden Liquorleckage ein Revisionseingriff durchgeführt werden.

Differenzialindikationen zur Neurektomie

Die Neurektomie der Nervi vestibulares gilt als das effizienteste Verfahren zur Therapie des unilateralen Morbus Ménière mit „Erfolgsraten" von 80% und mehr. Demgegenüber stehen der vergleichsweise hohe operative Aufwand und die potenziellen Komplikationsmöglichkeiten des Eingriffs. Aus anatomischen Gründen stellen Ertau-

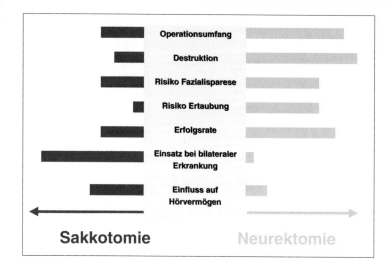

Abb. **3** Vergleich zwischen Sakkotomie und Vestibularis-Neurektomie

bung und Fazialisparese die bedeutsamsten Komplikationen dar; der Zugangsweg kann außerdem eine Druckschädigung des Temporalhirns mit Hirnödem und Wortfindungsstörungen (nach linksseitiger Operation bei Rechtshändern u.u.) nach sich ziehen. Intrazerebrale Blutungen sind seltene, jedoch mit dem operativen Zugangsweg fest verknüpfte Gefahren, die trotz ihrer Seltenheit zwingender Bestandteil der Operationsaufklärung sein müssen.

Im Vorfeld der Operationsplanung muss die zu erwartende Kompensationsfähigkeit des zentralen Nervensystems abgeschätzt werden.

Schlussbetrachtung

Zur Behandlung des Morbus Ménière stehen heute zahlreiche konservative und operative Behandlungsverfahren zur Verfügung. Chirurgische Maßnahmen sind im Regelfall erst dann angezeigt, wenn konservative Maßnahmen nicht zum gewünschten Erfolg, namentlich einer Reduzierung der Anfallsfrequenz auf eine für den Patienten subjektiv akzeptable Zahl, erbracht hat. Vereinfacht ausgedrückt, ist die Sakkotomie das einfachere Verfahren mit geringerer Erfolgsaussicht, während die Neurektomie der Nervi vestibulares das aufwendigere, jedoch mehr Erfolg versprechende Verfahren ist. Die Möglichkeit einer sequenziell beidseitigen Erkrankung muss bei der Therapieplanung Berücksichtigung finden. Das am besten geeignete Behandlungsverfahren muss

nach Erhebung von Anamnese und Befund individuell und einvernehmlich mit dem Patienten ausgewählt werden. In Abb. **3** sind abschließend Sakkotomie und Vestibularis-Neurektomie vergleichend gegenübergestellt.

Literatur

Arenberg IK, Graham MD. Treatment Options for Ménière's Disease. Endolymphatic Sac Surgery. Do it or don't do it. San Diego: Singular; 1998

Blakley BW. Update on intratympanic gentamicin for Ménière's disease. Laryngoscope 110 (2000) 236–240

Coker NJ, Jenkins HA. Atlas of Otologic Surgery. Philadelphia: W.B. Saunders; 2001; 420–494

Fisch U, Chen JM. Middle Cranial Fossa: Vestibular Neurectomy. In: Brackmann DE, Shelton C, Arriaga MA, eds. Otologic Surgery. 2nd ed. Philadelphia: W.B. Saunders; 2001; 385–396

Grant IL, Welling DB. The Treatment of Hearing Loss in Ménière's Disease. Otolaryngol Clin North Am 1997;30: 1123–1144

Haid CT. Indikationen für den erweiterten transtemporalen Zugang zur mittleren Schädelgrube und zum Kleinhirnbrückenwinkel zur Behandlung von Schwindel und Gleichgewichtsstörungen. In: Stoll W, Hrsg. Vestibuläre Erkrankungen – eine interdisziplinäre Herausforderung. Stuttgart: Thieme; 2001; 66–76

Haid CT. Vestibularisprüfung und vestibuläre Erkrankungen. Berlin: Springer; 1990; 123–147

Harner SG, Driscoll CL, Facer GW, Beatty CW, McDonald TJ. Long-term follow-up of transtympanic gentamicin for Ménière's syndrome. Otol Neurotol 2001; 22: 210–214

Harris JP. Ménière's Disease. The Hague: Kugler; 1999

Hoffer ME, Kopke RD, Weiskopf P, Gottshall K, Wester D, Balaban C. Use of the round window microcatheter in the treatment of Ménière's disease. Laryngoscope 2001; 111: 2046–2049

Iro H, Waldfahrer F, Wolf SR, Gjuric M, Haid CT, Wigand ME. Chirurgische Therapieoptionen bei Schwindel. In: Stoll W, Hrsg. Vestibuläre Erkrankungen – eine interdisziplinäre Herausforderung. Stuttgart: Thieme; 2001; 77–82

Kerr AG, Toner JG, McKee GJ, Smyth GD. Role and results of cortical mastoidectomy and endolymphatic sac surgery in Ménière's disease. J Laryngol Otol 1989; 103: 1161–1166

Lange G. Die Gentamicin-Injektionstechnik. Eine Vereinfachung der transtympanalen Therapie des Morbus Ménière. HNO 1998; 46: 1000–1002

Lange G. 27 Jahre Erfahrung mit der transtympanalen Aminoglykosid-Behandlung des Morbus Ménière. Laryngorhinootologie 1995; 74: 720–723

Michel O. Morbus Ménière und verwandte Gleichgewichtsstörungen. Stuttgart: Thieme; 1998

Paparella MM. Endolymphatic Sac Procedures. In: Brackmann DE, Shelton C, Arriaga MA, eds. Otologic Surgery. 2nd ed. Philadelphia: W.B. Saunders; 2001; 371–384

Portmann G. The saccus endolymphaticus and an operation for draining the same for relief of vertigo. Head Neck Surg 1927; 6: 309–317

Rivas JA, Guzman JE. Combined vestibular neurectomy and endolymphatic sac shunt via the retrosigmoid approach in the treatment of Ménière's disease. Ear Nose Throat J 2000: 79: 571–575

Schuknecht HF, McKenna MJ, Boyev KP. Cochleosacculotomy. In: Brackmann DE, Shelton C, Arriaga MA, eds. Otologic Surgery 2nd ed. Philadelphia: W.B. Saunders; 2001: 407–412

Shah DK, Kartush JM. Endolymphatic sac surgery in Ménière's disease. Otolaryngol Clin North Am 1997; 30: 1061–1074

Silverstein H, Rosenberg SI. Retrolabyrinthine/Retrosigmoid Vestibular Neurectomy. In: Brackmann DE, Shelton C, Arriaga MA, eds. Otologic Surgery. 2nd edition, Philadelphia: W.B. Saunders; 2001; 397–406

Thomsen J, Bonding P, Becker B, Stage J, Tos M. The nonspecific effect of endolymphatic sac surgery in treatment of Ménière's disease: a prospective, randomized controlled study comparing "classic" endolymphatic sac surgery with the insertion of a ventilating tube in the tympanic membrane. Acta Otolaryngol 1998; 118: 769–773

Thomsen J, Bretlau P, Tos M, Johnsen NJ. Ménière's disease: endolymphatic sac decompression compared with sham (placebo) decompression. Ann N Y Acad Sci 1981; 374: 820–830

Thomsen J, Kerr A, Bretlau P, Olsson J, Tos M. Endolymphatic sac surgery: why we do not do it. The non-specific effect of sac surgery. Clin Otolaryngol 1996; 21: 208–211

Wackym PA, Storper IS, Newman AN. Cochlear and Vestibular Ototoxicity. In: Canalis RF, Lambert PR, eds. The Ear: Comprehensive Otology. Philadelphia: Williams & Wilkins; 2000; 571–585

Walsted A. Unpredictable hearing loss after intratympanic gentamicin treatment for vertigo. A new theory. Acta Otolaryngol 2001; 121: 42–44

Die chirurgische Therapie des Schwindels

C.-T. Haid, Fürth

Einleitung

Schwindel und Gleichgewichtsstörungen sind häufig vorkommende Symptome. Sie können sehr lästig und so unangenehm sein wie das Symptom Schmerz. Viele Ärzte unterschiedlicher Fachdisziplinen werden von Patienten aufgesucht wegen dieser Symptome. Die Therapie ist natürlich abhängig von der Diagnose. Vielfach wird eine konservative Therapie eingeleitet. In bestimmten Fällen wird jedoch eine operative Therapie nötig sein.

Erkrankungen mit Indikation zur Operation

Eine Indikation zur Operation liegt bei folgenden vestibulären Erkrankungen vor (Tab. 1), die primär mit Schwindel, Gleichgewichtsstörungen, Hörstörungen, Tinnitus und sekundär bei einigen dieser Erkrankungen gar mit Fazialisparesen einhergehen können, z. B. eine Otitis media chronica, Labyrinthfistel, Labyrinthitis, Perilymphfistel, Morbus Ménière, ein Glomustumor und in manchen Fällen auch bei der Otosklerose. Da diese aufgelisteten Erkrankungen im Mittelohr oder Innenohr lokalisiert sind, wird man in der Regel über das Mittelohr (Tab. 2) vorgehen. Anders verhält es sich jedoch bei Krankheiten, die im inneren Gehörgang oder im Kleinhirnbrückenwinkel (s. Tab. 1 und 2) lokalisiert sind. Es existieren unterschiedliche Operationswege, um zu diesen Regionen zu gelangen (s. Tab. 2). Schwindel kann jedoch ebenso als Folge von otochirurgischen oder neurootochirurgischen Eingriffen sekundär ausgelöst werden. Sekundär resultiert in jedem Fall nach einer Neurektomie des N. vestibularis auf der erkrankten Seite (z. B. Operation eines Akustikusneurinoms oder nach Ménière-Eingriffen) zunächst ein intensiver Vertigo, der durch Antivertiginosa i. v. behandelt wird, während der stationären Behandlung nach solchen Eingriffen. Durch vestibuläre Rehabilitationsmaßnahmen, die sobald als möglich eingeleitet werden müssen zur Beschleunigung der vestibulären Kompensation,

Tab. 1 Vestibuläre Erkrankungen mit Indikation zur Operation

Mittelohr/ Innenohr	Otitis media chronica
	Labyrinthfistel
	Labyrinthitis
	Mastoiditis
	Perilymphfistel
	Glomus-Tumor
	Otosklerose
	Felsenbeinfraktur (mit Otoliquorrhö)
	M. Ménière
	Canalolithiasis (selten Operation notwendig)
Innerer Gehörgang	Akustikusneurinom
	Morbus Ménière
	Felsenbeinfraktur (mit Otoliquorrhö oder Abriss des N. facialis)
	Neurovaskuläres Kompressionssyndrom
Kleinhirnbrückenwinkel/Hirn	Akustikusneurinom
	Meningeom
	Neurovaskuläres Kompressionssyndrom
	Astrozytom
	Kleinhirnabszess
	Temporalhirnabszess
	offenes Schädelhirntrauma

verschwindet der Schwindel allmählich. Tertiär können Schwindel und/oder Hörstörung, Tinnitus oder andere Komplikationen (z. B. Fazialisparese) in seltenen Fällen nach Eingriffen wie Stapedektomie oder Tympanoplastik ausgelöst werden, als Folge von intraoperativen Manipulationen (iatrogen, sehr selten) oder postoperativ durch eine Infektion des Innenohres (Labyrinthitis, reaktives Granulom, Schädigung von vestibulären oder cochleären Sinneszellen, Meningitis).

Im Folgenden werden einige wichtige Erkrankungen erörtert, die in der Regel eine chirurgische Therapie benötigen.

Tab. **2** Vestibuläre Erkrankungen mit operativem Zugang

1. Otitis media chronica (Labyrinthfistel) (Labyrinthitis)	Tympanoplastik mit Fisteldeckung (endaural, transmastoidal, transtemporal in einer Sitzung bei Einbruch von Cholesteatom in der mittleren Schädelgrube)
2. Mastoiditis	Mastoidektomie (endaural, transmastoidal)
3. Perilymphfistel	Tympanotomie mit Abdeckung des runden und ovalen Fensters (endaural)
4. Otosklerose	Stapedotomie oder Stapedektomie (endaural)
5. Canalolithiasis (Cupulolithiasis)	a) Singularis-Neurektomie (endaural) b) Plombierung des Canalis semicircularis posterior (transmastoidal)
6. Glomustumor	Tumorexstirpation (je nach Tumorgröße: endaural, transmastoidal oder infratemporal, in der Regel selektive Embolisation präoperativ)
7. Felsenbeinfraktur	Reparation der Dura und/oder des N. facialis (endaural, transmastoidal, transtemporal)
8. M. Ménière	a) Ototoxische Medikation (transtympanal) b) Sakkotomie, Shunt-Operation, Labyrinthektomie (transmastoidal) c) Neurektomie und/oder neurovaskuläre Dekompression (erweiterter transtemporaler Zugang, retrolabyrinthär, retrosigmoidal, translabyrinthär, subokzipital)
9. Akustikusneurinom	Tumorexstirpation (erweiterter transtemporaler Zugang, retrolabyrinthär, retrosigmoidal, transotisch, translabyrinthär, subokzipital)

Perilymphfistel

Patienten mit einer *Perilymphfistel* klagen häufig über einen Provokations- bzw. Lagerungsschwindel, der mit einem plötzlichen Hörverlust mit oder ohne Ohrensausen auf dem erkrankten Ohr verbunden ist. Durch rasches Bücken oder Aufstehen, schnelle Körperbewegungen, Pressen, Schneuzen, Husten oder Niesen kann für einige Sekunden ein Dreh- oder Schwankschwindel ausgelöst werden. Der plötzliche Hörverlust weist häufig einen fluktuierenden Charakter auf, das heißt, die Stärke des Hörverlusts variiert. Eine Perilymphfistel kann auf mannigfaltige Weise entstehen. Bei starkem Pressen, Niesen, Schneuzen oder Husten erhöht sich kurzzeitig der intrakranielle Liquordruck und wird über den Aquaeductus cochleae und den Canalis acusticus internus fortgeleitet. Hierdurch kommt es in besonders ungünstigen Fällen (etwa bei Fehlbildung, zurückliegender Verletzung oder spontan) zu einer Ruptur des ovalen und/oder runden Fensters („explosiv"). Auch durch einen erhöhten Druck von außen, beispielsweise einen Schlag auf das Ohr (Abb. 1) oder infolge eines Explosionstraumas, kann eine Perilymphfistel entstehen, („im-

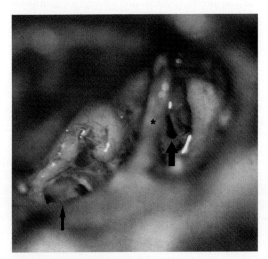

Abb. **1** Operationssitus (Tympanotomie links, endauraler Zugang) eines Patienten mit einer Perilymphfistel (Pfeil) als Folge eines verkippten Stapes nach einem Faustschlag auf das linke Ohr; sichtbar wird ein Flüssigkeitsspiegel als Folge von Austritt von Perilymphe und Endolymphe (dicker Pfeil); das runde Fenster (dünner Pfeil) liegt linksseitig im Bild.

plosiv"). Posttraumatisch kann es durch übergroße Akzelerations- und Deakzelerationsvorgänge des Kopfes zu Membranzerreißungen des Innenohres kommen, sodass sich in der Folge eine Perilymphfistel entwickelt.

Eine Perilymphfistel kann spontan (idiopathisch) oder als Folge von Otochirurgie (beispielsweise Stapeschirurgie) auftreten. Auch bei Tauchvorgängen mit extremer Kompression oder Dekompression kann eine Perilymphfistel durch ein Barotrauma verursacht werden. Dies ist beispielsweise der Fall bei Überdruck im Mittelohr, insbesondere, wenn die Tubenventilation erheblich gestört ist, aber auch intrakraniell über das Innenohr. Falls eine Fensterruptur nicht abheilt oder zu spät diagnostiziert wird, kann es zu irreversiblen Hör- und Gleichgewichtsschäden kommen. In besonderen Fällen kann sich eine Labyrinthitis oder gar eine Meningitis entwickeln.

Bei der Vestibularisprüfung ist insbesondere die Lage- und Lagerungsprüfung sehr wichtig (Haid 2001). Dabei entsteht in der Regel ein benigner paroxysmaler Lagerungsnystagmus. W. Stoll (1986) nennt diesen Nystagmus das so genannte Fensterfistelsymptom.

Bei Verdacht auf eine Perilymphfistel ist es ratsam, den Erkrankten stationär aufzunehmen und möglichst bald eine Tympanotomie zur Inspektion und in jedem Fall Abdichtung des runden und ovalen Fensters auszuführen (Abb. 2). Es ist auch ratsam so vorzugehen, wenn sich bei dem Eingriff kein eindeutiger Nachweis einer Fistel ergibt, da Mikroverletzungen in diesem Bereich nicht immer mit dem Operationsmikroskop sichtbar sein müssen. Weiterhin sollten Infusionen zur Förderung der Mikrozirkulation des Innenohres und Kortison verabreicht werden. Perilymphfisteln können jedoch auch von selbst heilen.

Labyrinthfistel

Eine *Labyrinthfistel* als peripher-vestibuläre Erkrankung stellt eine ernstzunehmende otogene Komplikation im Rahmen einer Otitis media chronica dar. Als Symptome werden in der Regel Hörverlust und oft Ohrensausen mit Ohrenlaufen und der Schwindel meist in Form eines Lagerungsschwindels, verspürt.

Die Cholesteatommassen, die häufig als Ursache in Frage kommen, können sich im Laufe der Zeit nach allen Richtungen ausbreiten und so andere wichtige Organstrukturen (z.B. N. facialis, Sinus sigmoideus oder Canalis caroticum), Einbruch von Cholesteatommatrix in die mittlere und/oder hintere Schädelgrube (z.B. Durabefall mit Beteiligung des Meatus acusticus internus, Befall des Canalis semicircularis superior und/oder Cochlea in der mittleren Schädelgrube) befallen. Es kann dadurch zu gefürchteten otogenen Komplikationen kommen, wie etwa einer otogenen Fazialisparese, Labyrinthfistel, Labyrinthitis, Meningitis bzw. Meningoenzephalitis oder gar zu einem Kleinhirn- oder Temporalhirnabszess. Am Labyrinthblock kommt es meist zur Entstehung einer Labyrinthfistel des Canalis semicircularis horizontalis.

Zum Nachweis einer Labyrinthfistel gibt es zwei bewährte Untersuchungsmethoden:
- die Prüfung des pressorischen Fistelsymptoms und
- die Prüfung des Lagefistelsymptoms (Stenger 1965, Haid 1990 und 2001).

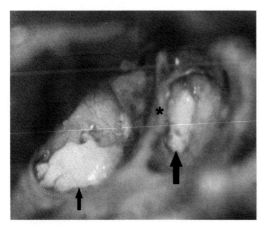

Abb. **2** Operationssitus (Tympanotomie links, endaurales Vorgehen) des gleichen Patienten von Abb. **1** nach Abdeckung des ovalen Fensters (dicker Pfeil) und auch sicherheitshalber des runden Fensters (dünner Pfeil) mit Fasziengewebe, getränkt in Fibrinkleber; Chorda tympani (Stern); postoperativ verschwand erfreulicherweise der Lagerungsschwindel und das Hörvermögen hat sich gebessert.

Bei Verdacht auf eine Labyrinthfistel ist es unbedingt ratsam, den Patienten stationär aufzunehmen. Zur Infektionsprophylaxe wird ein Antibiotikum gegeben. Die Mikrozirkulation des Innenohres wird durch Infusionsbehandlung gefördert.

Ein Antivertiginosum wird nur benötigt, wenn es zu einem intensiven Dauerschwindel im Rahmen einer Labyrinthitis acuta gekommen ist.

Möglichst bald muss eine Operation mit Abdeckung der Labyrinthfistel (Abb. 3 und 4) angestrebt werden (Tympanoplastik). Für den Operateur ist es bei Verdacht auf eine Labyrinthfistel ratsam, die über dem Labyrinth befindlichen Cholesteatommassen erst zum Schluss zu entfernen. Dann wird nach vorsichtigem Abpräparieren der Matrix vom Perilymphschlauch dieser sofort mit Fasziengewebe abgedeckt, mit Fibrinkleber fixiert (s. Abb. 4) und abgedichtet. Der Wiederaufbau als Tympanoplastik bzw. Tympanomeatoplastik hat gegenüber einer Radikalhöhle den Vorteil, dass die inzwischen abgedeckte Labyrinthfistel keiner Kälteeinwirkung von außen (z.B. Schwimmen, kalter Luftzug im Winter) mehr zugänglich ist, wodurch ein lästiger Schwindel vermieden werden kann. Liegt eine Ausbreitung in der mittleren Schädelgrube vor mit Gefahr der Meningitis, wird ein neurootochirurgischer Eingriff notwendig, d. h., die Cholesteatommassen müssen über den transtemporalen Zugang sorgfältig entfernt werden. Bei dieser Gelegenheit darf aus eigener Erfahrung erwähnt werden, dass in einer Sitzung und über den gleichen Zugang, nämlich dem transtemporalen Zugang, gleichzeitig über das Tegmen tympani eine Tympanoplastik bewältigt werden kann. Es können somit sowohl die Cholesteatommassen aus der mittleren Schädelgrube, als auch aus dem Mittelohr entfernt werden und gleichzeitig ein Trommelfellaufbau (Tympanoplastik über den transtemporalen Zugang) erfolgen.

Labyrinthitis

Die Ursachen für eine *Labyrinthitis* sind mannigfaltig (Otitis media acuta oder chronica, Infektionen durch Viren, Bakterien, Pilze, posttraumatisch, Tumor). Eine Labyrinthitis stellt für das Hörvermögen und Gleichgewichtssystem, sowie für benachbarte Strukturen, ein ernstes Problem dar. Je nach Schweregrad und Ursache der Labyrinthitis kann ein Hörverlust bis zur Taubheit, verbunden mit Tinnitus auf dem erkrankten Ohr, entstehen. Als Schwindelform kann bei einer schwächeren Form der Labyrinthitis lediglich ein Lagerungsschwindel, bei der schweren Labyrinthitis acuta dagegen ein akuter intensiver Dauerschwindel imponieren. Weitere Symptome können Ohrenschmerzen, Ohrenlaufen, manchmal Fieber oder zusätzliche Zeichen von otogenen Komplikationen sein, z. B. periphere Fazialisparese, Mastoiditis, Petrositis, Gradenigo-Syndrom, Sinusthrombose, Meningitis, Meningoenze-

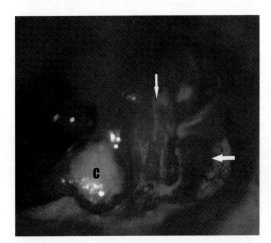

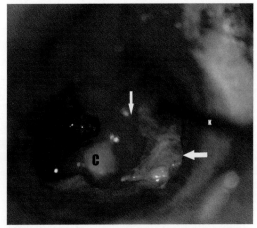

Abb. **3** Operationssitus (Tympanoplastik links, endaurales Vorgehen) eines Patienten mit einer ausgedehnten Labyrinthfistel und freiliegendem Perilymphschlauch (dicker Pfeil) des Canalis semicircularis horizontalis nach Entfernen der Cholesteatommatrix; links davon liegt der tympanale Verlauf des N. facialis (dünner Pfeil) völlig frei und die Cochlea (C).

Abb. **4** Operationssitus (Tympanoplastik links, endaurales Vorgehen) des gleichen Erkrankten wie Abb. **3**, nach Abdecken der Labyrinthfistel mit Fasziengewebe (dicker Pfeil) und Fixierung mit Fibrinkleber (Kanüle = K); N. facialis (dünner Pfeil); Cochlea (C); nach Beseitigung der Labyrinthfistel als Folge einer Otitis media chronica erfolgte der Aufbau als Tympanomeatoplastik.

phalitis, Temporalhirnabszess oder Kleinhirnabszess.

Eine kraniale Computertomographie oder MRI kann Hinweise über eine Ausbreitung des Prozesses im Felsenbein und/oder Endokranium geben. In der Vestibularisprüfung imponiert ein peripher-vestibuläres Bild. Die pathologischen Befunde sind abhängig von der Schwere der Labyrinthitis.

Die Therapie einer Labyrinthitis richtet sich in erster Linie nach der Diagnose. Der Patient sollte aus medizinischen Sicherheitsgründen stationär aufgenommen werden. Als Nächstes muss rasch ein Antibiotikum verabreicht werden. Je nach Diagnose müssen in vielen Fällen chirurgische Maßnahmen erfolgen (beispielsweise Mastoidektomie bei einer Mastoiditis, eine Tympanoplastik im Falle einer Otitis media chronica, gegebenenfalls eine Petrosektomie bei einer diffusen Labyrinthitis mit Befall des gesamten Felsenbeins, wie beispielsweise bei einer Otitis externa maligna). In besonderen Fällen bei diffuser Ausbreitung von beispielsweise Cholesteatommatrix im Felsenbein und in der mittleren Schädelgrube ist es üblich, die Ausräumung und Aufbau des Mittelohres und des Mastoids in einer Sitzung von unten auszuführen, danach transtemporales Vorgehen in die mittlere Schädelgrube und Entfernung des restlichen Cholesteatoms in einer zweiten Sitzung von oben. Möglich ist dieser Eingriff sogar, aus eigener Erfahrung, in einer einzigen Sitzung von oben über die mittlere Schädelgrube (transtemporaler Zugang zur Beseitigung der Cholesteatommassen in der mittleren Schädelgrube, inklusive Tympanoplastik mit Ausräumung der Cholesteatommassen im Mittelohr und Trommelfellaufbau) auszuführen. Gegebenenfalls muss auch ein Temporalhirnabszess mitbehandelt werden.

Felsenbeinfraktur (otobasale Fraktur, laterobasale Fraktur)

Bei der *otobasalen Fraktur* unterscheidet man zwischen zwei verschiedenen Typen: der *Felsenbeinlängsfraktur* und der *Felsenbeinquerfraktur*. Des Weiteren gibt es eine Kombination der beiden Frakturen. Die Symptome sind abhängig von Art und Ausmaß der Fraktur. Den Vertigo verspüren die Erkrankten entweder in Form eines akuten Dauerschwindels (meist bei einer Felsenbeinquerfraktur) oder mehr in Form eines diskreten Lagerungsschwindels (meist bei einer Felsenbeinlängsfraktur). Darüber hinaus kommt es zu Hörverlust, der häufig mit Ohrensausen auf der verletzten Seite verbunden ist. Je nach Ausmaß und Art der Fraktur kann sogar eine Taubheit und eine periphere Fazialisparese (meist bei einer Felsenbeinquerfraktur) hinzukommen.

Als Zeichen einer Fraktur gelten Blutung oder Austritt einer klaren Flüssigkeit (Liquor cerebrospinalis) aus dem Ohr. Als Komplikationen können neben einer Schädigung von Gesichtsnerv, Hörnerv, oberer und unterer Gleichgewichtsnerv auch eine Meningitis, Meningoenzephalitis oder gar ein Hirnabszess auftreten.

Die Resultate der Vestibularisprüfung sind abhängig von der Art der Fraktur und dem Ausmaß und Ort der Schädigung, wobei neben dem peripher-vestibulären System auch zentrale Bahnen mitgeschädigt werden können.

Bei der Therapie wird, je nach Schwere der Erkrankung, eine Intensivüberwachung inklusive interdisziplinäre Zusammenarbeit notwendig sein. Falls Liquorfluss besteht (Rhinoliquorrhö oder Otoliquorrhö) ist es wichtig, ein Antibiotikum zur Meningitisprophylaxe einzusetzen. Je nach Intensität des Schwindels kann ein Antivertiginosum verabreicht werden. Bei einem Labyrinthausfall muss die vestibuläre Kompensation so bald wie möglich durch aktive Bewegungsübungen gefördert werden (vestibuläre Rehabilitationsmaßnahmen). Es empfiehlt sich, bei einer traumatisch entstandenen sensorineuralen Hörstörung die Mikrozirkulation des Innenohres durch Infusionen zu fördern und als Ödemprophylaxe Kortison zu geben. Falls Liquor abfließt, ist es wichtig, das Ohr nur von außen steril abzudecken. In vielen Fällen (je nach Schwere der Verletzung) kann zusätzlich eine operative Therapie notwendig werden.

Eine Duraverletzung bei einer Felsenbeinfraktur, die persistiert oder die gar zu einer Meningitis geführt hat, muss mit einer Naht, Fascia temporalis oder Fascia lata über den endauralen, transmastoidalen oder am besten über den transtemporalen Zugangsweg beseitigt werden. Bei einer peripheren (otogenen) Fazialisparese hängt die Prognose davon ab, wie schwer (komplett oder inkomplett) der Nerv geschädigt wurde. In schweren Fällen muss operativ angegangen werden. Der transtemporale Zugang zur mittleren Schädelgrube eignet sich erneut besonders gut, da der Gesichtsnerv über eine anatomisch lange Strecke übersichtlich dargestellt werden kann. Aus eigener Erfahrung kann der N. facialis vom

Ganglion geniculi (häufigste Stelle der Fraktur) sowohl weiter nach medial (Verlaufsstrecke des Nervs über seinen intralabyrinthären Abschnitt zum Meaticus acusticus internus in den Kleinhirnbrückenwinkel hinein bis zur „root entry zone" in den Hirnstamm) dargestellt werden, als auch weiter nach lateral über seinen tympanalen und mastoidalen Verlauf bis zum Foramen stylomastoideum verfolgt werden, und zwar über den gleichen transtemporalen Zugang. Somit kann eine knöcherne Dekompression des N. facialis (mit oder ohne Rerouting) oder im Falle eines Abrisses des Nervs eine End-zu-End-Anastomose inklusive Rerouting oder ein anatomischer Kontinuitätsaufbau mithilfe eines Interponats erfolgen. Darüber hinaus kann über den transtemporalen Zugang die gesamte mittlere Schädelgrube, inklusive möglicher Frakturlinien, überblickt werden, ebenso die Dura vom Lobus temporalis. Einspießende Knochenfragmente in der Dura und Cerebrum werden entfernt, Frakturstellen enttrümmert und die Dura luft- und wasserdicht verschlossen (Fibrinkleber dafür zu verwenden ist sehr vorteilhaft, z. B. Tissucol® Baxter/Immuno, Heidelberg, Germany).

Erkrankungen im inneren Gehörgang und/oder Kleinhirnbrückenwinkel

Es existieren zahlreiche Erkrankungen in diesen Regionen, die primär als Symptome Hörstörung, Tinnitus, Schwindel, Gleichgewichtsstörung und gar Fazialisparese verursachen können (s. Tab. 1) und gleichzeitig darüber hinaus unterschiedliche Operationswege, um zu diesen anatomischen Bereichen zu gelangen (s. Tab. 2).

Der erweiterte transtemporale Zugang

Der Pionier in der Mikrochirurgie, der erstmals auf den transtemporalen Zugang hinwies, um zum inneren Gehörgang zu gelangen, war William House 1960. Mit dem sog. erweiterten transtemporalen Zugang (Wigand et al. 1982, Haid und Wigand 1992, Haid et al. 1994, Haid 2001, Wigand 2001) ist es jedoch möglich, nicht nur den inneren Gehörgang exakt übersichtlich darzustellen, sondern auch den Kleinhirnbrückenwinkel. Somit ist es über diesen Zugang möglich, zahlreiche unterschiedliche oto-neurochirurgische Eingriffe vorzunehmen, wie z. B. die Totalexstirpation von sowohl einem kleinen als auch größerem *Akustikusneurinom* oder *Meningeom,* eine Neurektomie

des Nervus vestibularis wegen unerträglicher Schwindelanfälle bei *Morbus Ménière*, eine neurovaskuläre Dekompression auch bei Patienten mit Morbus Ménière, oder mit einer Hemispasmus facialis. Darüber hinaus ist es über diesen Zugangsweg möglich, eine knöcherne Dekompression des N. facialis durchzuführen, bei einer kompletten Lähmung des N. facialis, oder ein Interponat einzufügen im Falle einer traumatischen Durchtrennung des Gesichtsnervs nach einer *Felsenbeinfraktur*. In vielen Fällen ist es dann gleichzeitig notwendig, eine Liquorfistel über diesen Zugangsweg abzudichten. Ebenso ist es möglich, *Pseudotumoren* wie ein Cholesteatom oder ein Cholesteringranulom, die die mittlere Schädelgrube erreicht haben, komplett zu entfernen (Haid 1999).

Im Folgenden wird über die eigenen Erfahrungen (510 Fälle) beim erweiterten transtemporalen Zugang zur Behandlung von Schwindel und Gleichgewichtsstörungen berichtet (Tab. 3). In den meisten Fällen handelte es sich um Patienten mit einem Akustikusneurinom (330 unilaterale und 13 bilaterale Neurinome). Bei 86 Patienten mit M. Ménière wurde es wegen unerträglicher Schwindelanfälle erforderlich, eine Neurektomie des N. vestibularis auf der erkrankten Seite auszuführen. Vielfach wurde gleichzeitig auch eine neurovaskuläre Dekompression des achten Hirnnervs vorgenommen. In 15 Fällen betraf es Meningeome, die im Kleinhirnbrückenwinkel lokalisiert

Tab. 3 Diagnosen mit Indikation zum erweiterten transtemporalen Zugang (n = 510)

| Akustikusneurinom | unilateral | 330 |
	bilateral	13
Morbus Ménière		86
Meningeom		15
Cholesteatom		14
Felsenbeinfraktur		14
Fazialisneurinom		10
Hemispasmus facialis		3
Lipom		2
Andere Diagnosen		23

waren. 14 Patienten wurden operiert an einem Cholesteatom, das sich in der mittleren Schädelgrube ausgebreitet hatte, und 14 wegen einer Felsenbeinfraktur. In 10 Fällen handelte es sich um ein Fazialisneurinom, 3-mal um ein Hemispasmus facialis, 2-mal um ein Lipom im inneren Gehörgang bzw. im Kleinhirnbrückenwinkel und in 23 Fällen um andere Diagnosen, die hier nicht im Einzelnen aufgezählt werden.

Es bestand keine Seiten- oder Geschlechtsbevorzugung. Das Durchschnittsalter bei der Operation betrug 48 Jahre. Der sog. erweiterte transtemporale Zugang zur mittleren Schädelgrube und zum Kleinhirnbrückenwinkel besteht aus 4 wichtigen Hauptabschnitten:

– Der erste Schritt ist die Schädeltrepanation. Der Knochendeckel muss so angepasst werden, dass der Operateur einen optimalen Winkel zur späteren, anatomisch wichtigen Operationsregion, wie dem inneren Gehörgang und Kleinhirnbrückenwinkel, erhält.
– Der zweite Abschnitt besteht hauptsächlich aus mühseligen Bohrarbeiten, um schließlich einen einwandfreien operationsmikroskopischen Einblick in den Meatus acusticus internus und Kleinhirnbrückenwinkel zu erhalten.
– Der dritte Operationsabschnitt besteht in der Tumorexstirpation im Falle eines Akustikusneurinoms oder Meningeoms.
– Der vierte und letzte wichtige Abschnitt liegt in einem luft- und wasserdichten Operationsabschluss (zur Vermeidung einer Liquorfistel).

Mit dem erweiterten transtemporalen Operationsweg – im anglo-amerikanischen Sprachgebrauch „enlarged (oder: extended) middle cranial fossa approach" – gelangt der Operateur als Erstes in die mittlere Schädelgrube und nach weiteren mikrochirurgischen Präparationen als Zweites in die hintere Schädelgrube zum Kleinhirnbrückenwinkel.

Es erfolgt dann im Falle eines Tumors die Identifizierung und vorsichtige Präparation des Akustikusneurinoms vom N. facialis, vom N. cochlearis und gegebenenfalls von anderen Hirnnerven sowie von anliegenden neuralen Strukturen (Kleinhirn, Hirnstamm) und Gefäßstrukturen. Nach distaler und am Ende proximaler Durchtrennung des N. vestibularis superior und inferior und nach mehrfacher intrakapsulärer Tumorverkleinerung gelingt es somit über den erweiterten transtemporalen Zugang, auch größere Neurinome in toto zu entfernen (Abb. 5 – 9).

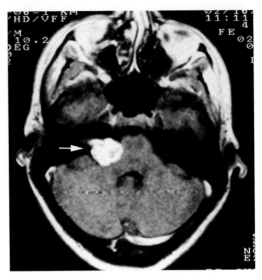

Abb. 5 In der Kernspintomographieaufnahme wird auf der rechten Seite ein großes Akustikusneurinom sichtbar (Pfeil). Der Kleinhirnbrückenwinkeltumor verursacht eine Druckwirkung auf den Hirnstamm, inklusive 4 Hirnventrikel, sowie auf das Kleinhirn.

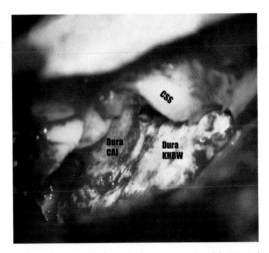

Abb. 6 Beim gleichen Patienten wie in Abb. 5 wird der Operationssitus des erweiterten transtemporalen Zugangs auf der rechten Seite sichtbar. Die Dura zum Canalis acusticus internus (CAI) und zum Kleinhirnbrückenwinkel (KHBW) wird dargestellt, sowie der Canalis semicircularis superior (CSS).

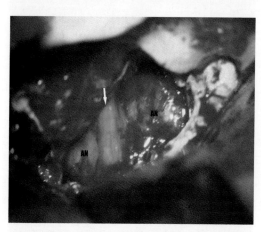

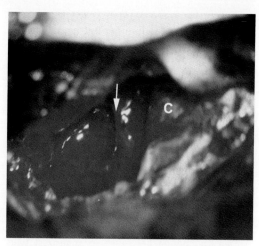

Abb. 7   Beim gleichen Patienten wie in Abb. 5 und 6 wird auf der rechten Seite der große extrameatale Anteil des Akustikusneurinoms (AN) im Kleinhirnbrückenwinkel beim erweiterten transtemporalen Zugang sichtbar. Der N. facialis (Pfeil) verläuft in der Mitte des Operationsfeldes.

Abb. 8   Situation nach Totalexstirpation des Akustikusneurinoms auf der rechten Seite beim selben Patienten wie in den Abb. 5–7 über den erweiterten transtemporalen Zugang. In der Tiefe des Operationsgebietes wird der N. facialis (heller Pfeil) sichtbar. Das Kleinhirn (Cerebellum = C) wölbt sich nach der Druckentlastung als Folge der Tumorentfernung in den Kleinhirnbrückenwinkel hinein.

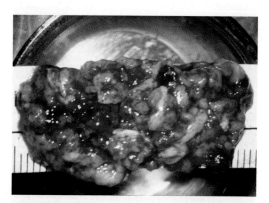

Abb. 9   Das entfernte Akustikusneurinom des gleichen Patienten wie in den Abb. 5–8 wies eine Größe von 3 cm auf.

Im Falle einer Neurektomie des N. vestibularis (bei Morbus Ménière) erhält man zunächst bei diesem methodischen Vorgehen des erweiterten transtemporalen Zugangs einen schönen Einblick auf die neuralen und vaskulären Strukturen vom Fundus des inneren Gehörgangs bis zu ihrer Einmündung im Hirnstamm. Man kann sehr exakt den Verlauf des N. facialis und des achten Hirnnervs erkennen. Zunächst werden sodann vestibulo-faziale Anastomosen vorsichtig durchtrennt. Anschließend wird der N. vestibularis superior vorsichtig mobilisiert und dann über eine Strecke von ca. 5 mm reseziert. Gleiches Vorgehen danach bei der Resektion des N. vestibularis inferior. Es ist jedoch ratsam, zuvor den N. cochlearis darzustellen, der unterhalb des N. facialis liegt, bevor der untere Vestibularisnerv durchtrennt wird. Erkennt man, dass Gefäßschlingen im inneren Gehörgang oder Kleinhirnbrückenwinkel einen innigen Kontakt zum achten Hirnnerv aufweisen (Abb. 10), ist es ratsam, zunächst die Kontaktstellen vorsichtig voneinander zu mobilisieren und dann anschließend ein Kunststoffstück zur Abdämpfung der Pulsationen (neurovaskuläre Dekompression) dazwischen zu legen und mit Fibrinkleber zu fixieren (Abb. 11). Allgemein wird als Ursache des Krankheitsbildes M. Ménière ein endolymphatischer Hydrops angesehen. Jedoch denkbar ist die Theorie, dass Gefäßschlingen die Symptomatik des M. Ménière retrolabyrinthär auslösen können, in Form einer Triggerung (Jannetta 1980, Haid et al. 1994). Die Erfolge der neurovaskulären Dekompression bestätigen diese Theorie.

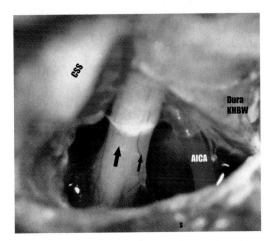

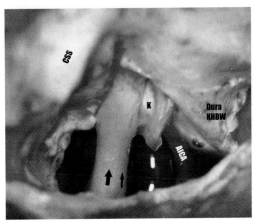

Abb. **10** Operationssitus des erweiterten transtemporalen Zuganges auf der linken Seite bei einem Patienten mit M. Ménière. Sichtbar wird die graue Linie des Perilymphschlauches des Canalis semicircularis superior (CSS). Die Dura zum inneren Gehörgang und zum Kleinhirnbrückenwinkel (Dura KHBW) sind nach vorne geklappt. Der Lobus temporalis wird durch einen speziellen Spatel (S) hochgehoben. Im Blickfeld ein Nervenstrang, bestehend aus N. facialis (dünner Pfeil) und dem N. vestibulocochlearis (dicker Pfeil). Rechts davon wird eine arterielle Gefäßschlinge (AICA = anterior inferior cerebellar artery) sichtbar, als Ursache für ein neurovaskuläres Kompressionssyndrom als mögliche Ursache einer Triggerung u. a. des M. Ménière durch mechanische Irritationen.

Abb. **11** Operationssitus des erweiterten transtemporalen Zugangs auf der linken Seite bei demselben Patienten wie in Abb. **10**; zwischen dem Nervenstrang, bestehend aus dem N. facialis (dünner Pfeil), und dem achten Hirnnerv (dicker Pfeil) und der Gefäßschlinge (AICA) wird ein Kunststoffstück (K) aus Teflon eingelegt, umwickelt in ein kleines Faszienstück und mithilfe von Fibrinkleber fixiert; dadurch können operativ die mechanischen Irritationen durch pulsierende Gefäßschlingen am Hirnnerv behoben werden (neurovaskuläre Dekompression = Neurolyse); CSS = Canalis semicircularis superior, Dura KHBW = Dura zum inneren Gehörgang und zum Kleinhirnbrückenwinkel nach vorne geklappt. Die Schwindelanfälle konnten durch die neurovaskuläre Dekompression beseitigt werden.

Ergebnisse

Der erweiterte transtemporale Zugang über die mittlere Schädelgrube zum Kleinhirnbrückenwinkel, zur Behandlung von Erkrankungen, die u.a mit den Symptomen Schwindel und Gleichgewichtsstörungen einhergehen können, stellt einen operationstechnisch schwierigen Zugang dar. Trotzdem traten in diesem Krankengut erfreulicherweise sehr vielversprechende positive Ergebnisse mit relativ wenigen Komplikationen auf (Haid 2001).

Bei 327 operierten einseitigen Akustikusneurinomen konnte eine Totalexstirpation des Tumors in 98 % erreicht werden (Tab. **4**). Der Fazialisnerv konnte anatomisch in 326 von 327 Fällen erhalten werden (99,7 %). Bei kleinen Neurinomen trat ein House I in 95 % der Fälle auf, bei mittelgroßen Tumoren zu 85 % und bei großen Neurinomen zu 64 %. Insgesamt trat ein House I in 80 % der Fälle

auf (Tab. **5**). Würde man neben dem House I als Zeichen einer völlig normalen Funktion des N. facialis auch den House-II-Index dazuzählen, als Hinweis für eine nahezu normale Funktion des Gesichtsnervs, trat bei den kleinen Neurinomen zu 97,5 %, bei den mittelgroßen zu 96 % und bei den großen zu 84 % ein House I – II auf und in allen Fällen zu 92 %. Ein House-Index von VI, als Zeichen einer Paralyse, entstand kein einziges Mal bei den kleinen und mittelgroßen Neurinompatienten, bei den großen Tumoren zu 3 %. Insgesamt zeigte sich bei Berücksichtigung aller Patienten ein House VI nur zu 1 % (s. Tab. **5**). Die Hörfunktion (s. Tab. **4**) konnte bei den kleinen Neurinomen in 73 % der Fälle erhalten werden, bei den mittelgroßen zu 58 % und bei den großen zu 30 %. Insgesamt konnte ein Hörvermögen bei 49 % der Patienten mit einem Akustikusneurinom postoperativ erhalten bleiben. Zusammenfassend folgt daraus, dass die postoperative Funktion des N. facialis

Tab. **4** Ergebnisse der Operation von Patienten mit einem einseitigen Akustikusneurinom über den erweiterten transtemporalen Zugang (n = 327)

	klein	mittelgroß	groß	total
Operationen	51	143	133	327
Totalexstirpation	51	143	126	320
N. facialis anatomisch erhalten	51	143	132	326
N. cochlearis anatomisch erhalten	43	104	99	246
Kandidat für Hörerhaltung (0 – 90 dB)	45	129	113	287
Erfolg der Hörerhaltung	33	75	34	142
Hörerhaltung (in Prozent)	73 %	58 %	30 %	49 %
Funktion des N. facialis (House I – II, in Prozent)	98 %	96 %	84 %	92 %

Tab. **5** Funktion des N. facialis von 233 Patienten nach Operation eines einseitigen Akustikusneurinoms über den erweiterten transtemporalen Zugang (Beobachtungszeit > 1 Jahr)

House-Index	Tumorgröße			
	klein (n = 43)	mittelgroß (n = 95)	groß (n = 95)	total (n = 233)
I	95 %	85 %	64 %	80 %
II	2,5 %	11 %	20 %	12 %
III	2,5 %	2 %	10 %	5 %
IV	0 %	1 %	1 %	1 %
V	0 %	1 %	2 %	1 %
VI	0 %	0 %	3 %	1 %

und insbesondere die Chance für eine Gehörerhaltung signifikant abhängig ist von der Tumorgröße (s. Tab. **4** und **5**). Daher ist die Frühdiagnostik eines kleinen gegenüber einem großen Akustikusneurinom von Vorteil für die Operationsergebnisse.

Die Erfolgsrate (Beseitigung oder Linderung der Schwindelanfälle) bei 86 Patienten mit M. Ménière, die wegen Unerträglichkeit dieser Symptome operativ behandelt werden mussten, lag bei 96 %. Meist blieb das Hörvermögen postoperativ unbeeinflusst. In ca. 10 % trat erfreulicherweise sogar eine Hörverbesserung auf. Die Gefahr einer Ertaubung nach solch einem Eingriff lag bei etwa 10 %. Hier ist es wichtig zu erwähnen, dass bei diesen Patienten bereits präoperativ eine ausgeprägte sensorineurale Hörstörung von 60 dB und mehr auf der erkrankten Seite vorlag. Postoperativ reduzierte sich oder verschwand gar der Tinnitus in ca. 35 % der Fälle. Bei etwa 20 % kam es vor, dass der Tinnitus auf der operierten Seite zunahm. Insgesamt war der operative Erfolg durch die Neurektomie des N. vestibularis und meist gleichzeitig vorgenommene neurovaskuläre Dekompression sehr vielversprechend. 74 % der Ménière-Patienten waren äußerst zufrieden und 26 % fühlten auf jeden Fall eine Verbesserung ihrer Beschwerden nach der Operation. Kein einziger Patient war unzufrieden und kein Einziger beklagte sich über eine Zunahme seiner Schwindelbeschwerden nach diesem Eingriff.

Insgesamt war die sog. vestibuläre Kompensation nach Operation eines Akustikusneurinoms und von M. Ménière sehr erfolgreich. 72 % der Patienten wiesen sowohl nach der Operation ihres Akustikusneurinoms, als auch nach der operativen Behandlung von M. Ménière eine zufriedenstellende, gute, sehr gute oder gar eine komplette vestibuläre Kompensation auf. Nur in 8 % der Fälle trat eine reduzierte vestibuläre Kompensation auf, als Hinweis für fortdauernde lästige Schwindelbeschwerden oder Gleichgewichtsstörungen. Diese Zahl konnte mithilfe des Vestibularis-Index herausgearbeitet werden. Es ist für den Patienten sehr wichtig, dass postoperativ vestibuläre Rehabilitationsmaßnahmen (Haid 2000) vorgenommen werden (z.B. Gymnastik, Ballspiele). Durch diese Maßnahmen entsteht eine zumindest zufriedenstellende vestibuläre Kompensation und damit kaum lästige Schwindelbeschwerden oder Gleichgewichtsstörungen. Vielfach verschwindet der Schwindel nach solchen selbst ausgeführten Therapiemaßnahmen.

Diskussion

Zur Behandlung von Erkrankungen, die mit Schwindel und Gleichgewichtsstörungen einhergehen, die im inneren Gehörgang oder im Kleinhirnbrückenwinkel lokalisiert sind (z.B. ein kleines oder großes Akustikusneurinom oder Meningeom, Patienten mit M. Ménière und unerträglichen Schwindelanfällen, bei denen eine Neurektomie des N. vestibularis oder eine neurovaskuläre Dekompression notwendig wird, oder eine knöcherne Dekompression des N. facialis wegen einer kompletten peripheren Fazialisparese oder eine End-zu-End-Anastomose oder Einsetzen eines Interponats nach einem traumatischen Abriss des N. facialis als Folge einer Felsenbeinfraktur oder Abdichtung einer gleichzeitig vorliegenden Liquorfistel oder Entfernung von Cholesteatom mit Ausbreitung in der mittleren Schädelgrube) eignet sich insbesondere der erweiterte transtemporale Zugang (Haid und Wigand 1992, Haid 1999, Haid 2001, Wigand et al. 1982, Wigand 2001, Kanzaki et al. 1994, Iro et al. 2001). Natürlich existieren auch andere Zugangswege zu diesen Regionen, wie z.B. der einfache transtemporale Zugang (House 1961), der translabyrinthäre Zugangsweg (Tos und Thomsen 1982, Pulec und Giannotta 1995, Draf 1994), der retrolabyrinthäre Zugang, der transotische Zugang (Fisch 1989), der retrosigmoidale Zugang (Sterkers 1981) und der

suboccipitale Zugang (Dandy 1925, Samii und Penkert 1984, Samii und Matthies 1997, Fahlbusch et al. 1991, Hahn et al. 1992). Erfahrungsgemäß ist zwar der Zugangsweg über den sog. erweiterten transtemporalen Zugang operationstechnisch schwierig, bietet jedoch einzigartige Vorteile.

Es ist wichtig und vorteilhaft für den Patienten, dass oto-neurochirurgische Eingriffe in speziell dafür ausgewiesenen Zentren durchgeführt werden. Um eine funktionserhaltende Chirurgie zu ermöglichen, ist es von großer Bedeutung, dass der Operateur und das Team grundlegende Punkte berücksichtigen:

- spezielle chirurgische Techniken, z.B. Benutzung von Fibrinkleber zur Beherrschung von Blutungen und zum wasser- und luftdichten Verschluss des Operationsfeldes,
- spezielle Mikroinstrumente (Mikroelektrokauter, Mikroscheren mit verschiedenen Scherenwinkeln, Haid et al. 1994),
- intraoperatives Monitoring des 7. und 8. Hirnnervs (EMG, BERA, Wolf et al. 1993, Lenarz 1985) und eine computerassistierte Chirurgie (chirurgische Navigation, Haid et al. 1994).

Mit dieser Publikation soll darauf hingewiesen werden, dass vor allem mithilfe des sog. erweiterten transtemporalen Zugangs an Patienten mit Schwindel- und Gleichgewichtsstörungen, die durch Erkrankungen im inneren Gehörgang und/oder im Kleinhirnbrückenwinkel verursacht sind, eine funktionserhaltende Chirurgie mit sehr geringer Komplikationsrate möglich ist. Zur Behandlung von vestibulären Erkrankungen, die u.a. mit den Symptomen Schwindel und Gleichgewichtsstörungen einhergehen, wird der Arzt stets bestrebt sein, mit konservativen Maßnahmen zu helfen. In Abhängigkeit von der Diagnose (s. Tab. **1** und **2**) kann es jedoch zwingend indiziert sein, eine operative Therapie vorzunehmen.

Literatur

Dandy W.F. (1925): An operation for the total removal of cerebello-pontine (acoustic) tumours. Surg. Gynecol. Obstet 16: 129

Draf W. (1994): Tumoren des Innenohres und des Felsenbeins. In: Oto-Rhino-Laryngologie in Klinik und Praxis. (Hrsg.: Naumann, H.H. et al.) Thieme, Stuttgart

Fahlbusch R, Strauss C, Romstöck C. The advantage of intraoperative monitoring in acoustic neurinoma surgery. In: Vestibular diagnosis and neuro-otosurgical management of the skull base. Haid, C.T., Ed, Demeter, Gräfelfing 1991

Fisch U: Transotic approach for acoustic neuroma. In Neurological Surgery of the Ear and Skull Base. U. Fisch, A. Valavanis, M.G. Yasargil, Eds. Amsterdam/ Berkeley/Milano: Kugler and Ghedini, 1989, p 185.

Hahn A, Schneider D, Haid CT, Claussen CF: Neurootological considerations for diagnosis of acoustic neurinomas. In Proceedings of XVIIth Bárány Society Meeting in Prague 1992. H. Krejcova, J. Jerabek, Eds.

Haid CT, Wigand ME: Advantages of the enlarged middle cranial fossa approach in acoustic neurinoma surgery, Acta Otolaryngol (Stockh) 112 : 387, 1992.

Haid CT, Wolf SR, Wigand ME: New trends in enlarged middle cranial fossa surgery. In Fibrin Sealing in Surgical and Nonsurgical Fields. Vol 5. Schlag et al, Eds. Berlin/Heidelberg: Springer-Verlag, 1994, p 8.

Haid CT, Wolf SR, Gjuric M, Wigand ME: Surgical treatment of Ménière's disease via the enlarged middle cranial fossa approach: long-term follow-up. Proceedings of the Third International Symposium on Ménière 's Disease, Rome (Italy) October 20–23, 1993, edited by R Filipo and M Barbara 1994, Kugler Publications, Amsterdam, New York

Haid CT: Neurootological Considerations in Microsurgery of Acoustic Neuromas via the Enlarged Middle Cranial Fossa Approach. In: Acoustic Neurinoma and other CPA Tumors. Editors: M. Sanna, A. Taibah, A. Russo, F. Mancini; Monduzzi Editore 259–265, 1999.

Haid CT: Neurootosurgical Indications for Enlarged Middle Cranial Fossa Surgery. In: Equilibrium Research, Clinical Equilibriometry and Modern Treatment. Editors: C. F. Claussen, C. T. Haid, B. Hofferberth; Elsevier Science B.V., 595–600, 1999.

Haid CT: Indikationen für den erweiterten transtemporalen Zugang zur mittleren Schädelgrube, In: Vestibuläre Erkrankungen; Hrsg: W. Stoll, Thieme Verlag 2001, 66–76

Haid CT: Ärztlicher Ratgeber: Schwindel und Gleichgewichtsstörungen, Wort & Bild Verlag, Baierbrunn, 2002

House WF: Surgical exposure of the internal auditory canal and its contents through the middle cranial fossa. Laryngoscope 71: 1962, 1961

Iro, H, Waldfahrer F, Wolf SR, Gjuric M, Haid CT, Wigand ME: Chirurgische Therapieoptionen bei Schwindel, In: Vestibuläre Erkrankungen, Hrsg: W. Stoll; Thieme-Verlag 2001, 77–82

Jannetta PJ: Neurovascular compression in cranial nerve and systemic disease. Ann Surg. 192:518, 1980.

Kanzaki J, O-Uchi T, Ogawa K, Shiobara R, Toya S: Hearing preservation by the extended and nonextended middle cranial fossa approach for acoustic neuroma. Skull Base Surg 4 (2):76, 1994.

Lenarz T, Sachsenheimer W (1985): Prognostic factors of postsurgical hearing and facial nerve function in cases of cerebello–pontine angle tumors. Acta neurochir. 78, 2–7

Pulec JL, Giannotta SL: Acoustic neuroma surgery in patients over 65 years of age. ENTJ 74/1 : 21, 1995.

Samii M, Matthies G.: Management of 1000 Vestibular Schwannomas (Acoustic Neuromas): Hearing Function in 1000 Tumor Resections (1997), Neurosurgery, Vol 40, No 2, 248–262

Samii M, Penkert G: Gesichtsnerven- und Hörfunktionserhaltung bei mikrochirurgischen Akustikusneurinom-Operationen. Acta Neurol 39 : 11, 1984.

Sterkers JM: Retrosigmoid approach for preservation of hearing in early acoustic neuroma surgery. In the Cranial Nerves. M. Samii, P. J. Jannetta, Eds. Berlin/Heidelberg/New York: Springer, 1981, p 579.

Stoll W, Das Fensterfistelsymptom bei Läsionen im Bereich des runden und ovalen Fensters, Laryng Rhinol Otol 1987, 66 : 139

Tos M, Thomsen J: The price of preservation of hearing in acoustic neuroma surgery. Ann Otol Rhinol Laryngol 1982, 91 : 240

Wigand ME, Haid CT, Berg M, Rettinger G: The enlarged transtemporal approach of the cerebellopontine angle: technique and indications. Acta otolaryngol Ital 2 : 571, 1982.

Wigand ME, Restitutional Surgery of the Ear and Temporal Bone, Thieme Verlag, 2001, 223–324

Wolf SR, Schneider W, Hofmann M, Haid CT, Wigand ME. Intraoperatives Monitoring des Fazialisnervs bei der transtemporalen Chirurgie des Akustikusneurinoms. HNO 1993; 41 : 179

Sachverzeichnis